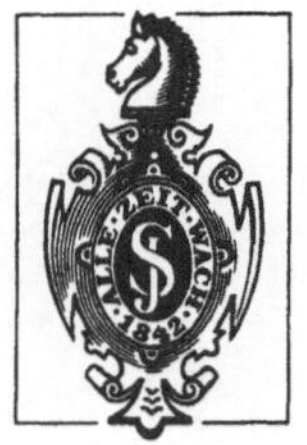

R. Kautzky · K. J. Zülch
S. Wende · A. Tänzer

Neuroradiologie
auf neuropathologischer Grundlage

2., neubearbeitete und erweiterte Auflage

Mit 251 Abbildungen

Springer-Verlag Berlin Heidelberg GmbH 1976

R. Kautzky, Professor Dr., Neurochirurgische Abteilung der Neurologischen Universitäts-Klinik, Martinistraße 52, 2000 Hamburg 20

K.J. Zülch, Professor Dr., Max-Planck-Institut für Hirnforschung, Abteilung für Allgemeine Neurologie, Ostmerheimerstraße 200, 5000 Köln 91

S. Wende, Professor Dr., Abteilung für Neuroradiologie der Neurochirurgischen Universitäts-Klinik, Langenbeckstraße 1, 6500 Mainz

A. Tänzer, Professor Dr., Neuroradiologische Abteilung der Neurologischen Universitäts-Klinik, Martinistraße 52, 2000 Hamburg 20

Die 1. Auflage ist 1955 erschienen mit dem Titel:
Kautzky/Zülch, Neurologisch-neurochirurgische Röntgendiagnostik und andere Methoden zur Erkennung intrakranialer Erkrankungen

ISBN 978-3-662-08963-7

Library of Congress Cataloging in Publication Data. Main entry under title: Neuroradiologie auf neuropathologischer Grundlage. Edition for 1955, by R. Kautzky and K.J. Zülch, published under title: Neurologisch-neurochirurgische Röntgendiagnostik und andere Methoden zur Erkennung intrakranialer Erkrankungen. Bibliography: p. . Includes index. 1. Central nervous system—Radiography. I. Kautzky, Rudolf, 1913– . II. Kautzky, Rudolf, 1933– . Neurologisch-neurochirurgische Röntgendiagnostik... RC349.R3K38 1976. 616.8′04′7572. 76-21623.
ISBN 978-3-662-08963-7   ISBN 978-3-662-08962-0 (eBook)
DOI 10.1007/978-3-662-08962-0

Vorwort

Die erste Auflage dieses Buches hat sich einen Platz bei den Ärzten erworben, die das neuroradiologisch gewonnene Bild bei Hirnkrankheiten nicht nur mit seinen Abweichungen erfassen und beschreiben, sondern auch seine Genese verstehen wollten. Diese Form der Darstellung hatte im In- und Ausland viele Freunde gefunden und zahlreiche Schemata sind inzwischen in Lehr- und Handbücher übernommen worden. Jedoch ist die erste Auflage im Laufe der Zeit durch die rasche Weiterentwicklung der Neuroradiologie überholt. Die Verfasser, die noch selbst als Kliniker neuroradiologisch gearbeitet hatten, mußten dieser Entwicklung Rechnung tragen. Es wurden zwei hauptberuflich arbeitende Neuroradiologen zur Erweiterung und Überarbeitung der Themen hinzugebeten. Einige Kapitel, wie die Hirnpunktion und der Farbversuch, haben inzwischen ihre Bedeutung verloren und wurden fortgelassen. Die Szintigraphie, die Hirndurchblutungsmessung und die in der Entwicklung begriffene Computer-Tomographie wurden nicht abgehandelt, da sie außerhalb des hier gesteckten Rahmens der neuroradiologischen Diagnostik liegen. Trotz mancher Anregungen wurde auch weiter bewußt auf die Besprechung des Nativbildes von Schädel und Wirbelsäule verzichtet, sie hätten den Rahmen dieser Bearbeitung gesprengt. Andererseits mußte die Myelographie und die neu entstandene radiologische Pathologie der cerebrovaskulären Störungen mitberücksichtigt werden.

Die übrigen Kapitel wurden dem heutigen Stand angepaßt. Die Bilder wurden großenteils erneuert. Doch hat sich an der Grundlinie der Darstellung nichts geändert.

Das Buch soll auch in seiner vorliegenden Form eine *Einführung* in die Besonderheiten der neuroradiologischen Diagnostik intrakranialer und spinaler Erkrankungen sein, die die Ergebnisse auch dem Kliniker verständlich machen können. Anders als in bereits existierenden Fach- und Handbuchdarstellungen möchten wir auch die pathologische Morphologie eines Prozesses und seiner Abbildungen mit Röntgen-Kontrastverfahren enger korrelieren, um dadurch das *Verstehen* der Röntgenbilder zu erleichtern. Wir haben deshalb, wie früher, eine Einführung in die Grundlage der intrakranialen Massenverschiebung vorausgeschickt und diese durch kurze Hinweise auf die pathologische Morphologie ergänzt.

Eine breitere Beschreibung der neuropathologischen Grundlagen wird sich auch bei Korrelation der neuroradiologisch gewonnenen Bilder mit den sich rasch entwickelnden Computer-Tomographien als nützlich erweisen. Trotzdem hoffen wir, in der Neufassung die alte gestraffte Form erhalten zu haben.

Wie früher wurde Wert darauf gelegt, die Vielzahl der normalen Varianten und die Fülle der technischen Fehlerquellen zu zeigen. Dadurch wächst die Aussagekraft und Reichweite des Röntgenbildes für die Diagnostik.

In dieser Form wendet sich das Buch besonders auch an den Kliniker, d.h. Neurochirurgen, Neurologen und Psychiater. Wir hoffen aber, daß es auch bei den Röntgenologen und Neuroradiologen gute Aufnahme findet, weil nur eine korrelative Darstellung des morphologischen Prozesses und seine Abbildung mit dem Röntgenverfahren die Diagnose verbessern und insbesondere atypische

Bilder erklären kann. Dieser Weg wurde dadurch gewährleistet, daß Neurochirurg, Neurologe und Neuroradiologe gleichzeitig an der Bearbeitung beteiligt waren. In diesem Sinne ist das Werk eine echte Gemeinschaftsarbeit, wenn auch, wie früher, jeweils einem Verfasser die Federführung für ein Kapitel oblag.

Herrn Chefarzt Dr. SCHMITZ-DRÄGER, Köln-Merheim, danken wir für die Erlaubnis zum Abdruck zahlreicher Aufnahmen.

Die Zeichnungen sind nach Vorlagen von Herrn cand. med. ANDRES, Fräulein INGRID VON MARCHTHALER, Frau Dr. ILSE MÜLLER, Herrn HELMUTH MÜLLER-MOLO, Fräulein INGRID SCHAUMBURG und von Herrn HANS GÖLDNER ausgeführt, der auch bei der Vorbereitung der Abbildungen mitwirkte. Frau MARGOT GÖLDNER danken wir für die Sekretariatsarbeiten bei der Fertigstellung des Manuskriptes zum Druck.

Dem Verlag schulden wir für die Ausstattung des Buches und das Wohlwollen bei der Abfassung unseren Dank.

Hamburg, Köln, Mainz, im Oktober 1976

R. KAUTZKY   K.J. ZÜLCH   S. WENDE   A. TÄNZER

Inhaltsverzeichnis

A. Hirndrucklehre: Der intrakraniale Druck und die Massenverschiebungen im Schädelinnenraum   1

   I. Der Inhalt des Schädels und die Verschieblichkeit der Hirnmassen . .   3
  II. Massenverschiebungen bei raumfordernden Prozessen   6
      1. Die Entstehung des örtlichen und allgemeinen intrakranialen Drucks   6
      2. Die Bildung von Hirn-„hernien" im Gebiet der Zisternen   7
      3. Die Entstehung des Hydrocephalus occlusus 11
      4. Die Bedeutung von Sitz und Art raumfordernder Prozesse für die
         Form der intrakranialen Massenverschiebungen 14
         a) Die Hemisphären-Prozesse 15
         b) Die paramedianen, insbesondere die Stammganglientumoren . . 17
         c) Prozesse in und nahe der medianen Liquorbahn 17
 III. Die Massenverschiebungen bei atrophisierenden Prozessen 21

B. Spezielle Neuropathologie 23

   I. Raumfordernde intrakraniale und spinale Prozesse 25
      a) Allgemeine Prädilektionen 25
      b) Die Tumoren im Schädel und im Spinalkanal 28
  II. Schrumpfende Hirn-Prozesse 41
 III. Veränderungen nach Schädel-Hirn-Trauma 42
      1. Verletzungen durch Sturz oder Einwirkung eines stumpfen Werkzeugs 42
         a) Bei breitflächiger Gewalt 42
         b) Bei umschriebener Gewalt 42
      2. Traumatische Blutungen 42
      3. Traumatische Zysten 42
      4. Traumatisches Hirn-Ödem 42
      5. Spezielle seltenere Traumafolgen 42
         a) Aerocele 42
         b) Carotis-Sinus cavernosus-Fistel 42
  IV. Veränderungen nach Schädel-Hirn-Trauma und Kontrastmittel-Diagno-
      stik 43
   V. Pathogenese der Infarkte 44
  VI. Aneurysmen und arteriovenöse Mißbildungen (Angiome) 48
 VII. Hypertonische Massenblutungen 48

C. Die kraniale Angiographie 49

   I. Geschichte 51
  II. Technik 53
      1. Injektion des Kontrastmittels 53
         a) Punktionsmethoden 53
         b) Kathetermethoden 54
         c) Retrograde Injektionsmethoden 55
         d) Katheter-Methoden und Gegenstromangiographie im Kindesalter 57

2. Die Kontrastmittel. 57
3. Röntgentechnik 58
   a) Vergrößerungs-Angiographie 59
   b) Subtraktion 61
4. Gefahren und Komplikationen der kranialen Angiographie 63
III. Das normale kraniale Angiogramm 65
   a) Die arterielle Phase des Angiogramms der A. carotis int. 65
   b) Die kapilläre und die venöse Phase des Angiogramms der A. carotis
      int. 76
   c) Das Angiogramm der A. carotis ext. 79
   d) Die arterielle Phase des Angiogramms der A. vertebralis 80
   e) Die venöse Phase des Angiogramms der A. vertebralis 87
IV. Das pathologische kraniale Angiogramm 89
   1. Die Diagnose raumfordernder Prozesse des Schädelinneren 89
      a) Die Verlagerung der normal angelegten Gefäße 89
      b) Die pathologische Vaskularisation der raumfordernden Prozesse . 110
   2. Das Angiogramm des Schädel-Hirn-Traumas 114
   3. Die Diagnose primärer intrakranialer Gefäßerkrankungen 122
      a) Die arteriellen Aneurysmen 122
      b) Die arteriovenösen Mißbildungen 129
      c) Die Carotis-Sinus cavernosus-Fistel 132
      d) Die Gefäßverengungen und Gefäßverschlüsse 133
      e) Die Hirnmassenblutungen 169
      f) Die venösen Abflußstörungen 170
   4. Der cerebrale Kreislaufstillstand 171
V. Besondere angiographische Untersuchungsverfahren 173
   1. Das Angiogramm der A. ophthalmica 173
   2. Die orbitale Phlebographie 173
   3. Die direkte Sinugraphie 176
   4. Das Angiogramm der Vena jugularis 177

D. Die Pneumencephalographie 181

I. Geschichte 183
II. Füllungs-Technik 184
   1. Die lumbale Pneumencephalographie 184
   2. Die suboccipitale (zisternale) Pneumencephalographie 186
   3. Die Ventrikulographie 188
III. Röntgen-Technik 191
   a) Empfehlung zur Normierung der Aufnahmen 191
   b) Lagerung des Patienten und Einstellung des Gerätes während der
      Aufnahme 192
   c) Die Ursache der Nicht-Füllung der Ventrikel 194
   d) Halbseitige Füllung 194
   e) Das 24-Std-Encephalogramm 194
IV. Gasresorption 194
V. Vegetative Reaktionen 195
VI. Gefahren 196
VII. Das normale Pneumencephalogramm 198
   1. Die inneren Liquorräume 198
   2. Die äußeren Liquorräume 209
VIII. Allgemeine Regeln für die Deutung von Pneumencephalogrammen 218

VIII

IX. Das pathologische Pneumencephalogramm 222
  1. Raumfordernde Prozesse 222
    a) Die Hemisphärenprozesse 222
    b) Die Prozesse der Ventrikel und der Stammganglien 235
    c) Die Blockaden der Liquorbahn in der Mittellinie (3. Ventrikel,
       Aquädukt, 4. Ventrikel) 237
    d) Die Tumoren des Brückenwinkels 252
    e) Normale Luftbilder bei raumfordernden Prozessen 256
    f) Die multiplen Tumoren, der Pseudotumor cerebri 256
    g) Die Artdiagnose raumfordernder Prozesse im Luftbild 256
  2. Schrumpfungsprozesse 257
    a) Allgemeine Hirnatrophien 257
    b) Halbseitige atrophische Prozesse 260
    c) Lappenatrophien 262
    d) Örtlich umschriebene Atrophien 262
  3. Veränderungen nach Schädel-Hirn-Trauma — Begutachtung . . . 262
  4. Mißbildungen 266
    a) Die Septum pellucidum-Zyste 266
    b) Der Balkenmangel 267
    c) Der unpaare Zyklopen-Ventrikel 267
    d) Arachnoidalzysten 267
 X. Die Indikationen und Gegenindikationen zur Angiographie und
   Pneumencephalographie 270
XI. Vergleich der Indikationsstellung zu den konventionellen neuroradio-
   logischen Eingriffen und zur Computer-Tomographie (CT) 273

E. Die Subdurographie 274

F. Die Myelographie 275

  I. Geschichte 277
 II. Technik 278
  1. Die Myelographie mit positiven wasserunlöslichen Kontrastmitteln 278
  2. Die Myelographie mit positiven wasserlöslichen Kontrastmitteln . . 279
  3. Die Myelographie mit negativen Kontrastmitteln 283
III. Komplikationen und Fehlerquellen 285
 IV. Indikationen 287
  V. Das normale Myelogramm 288
 VI. Das pathologische Myelogramm 291
  1. Intramedulläre raumfordernde Prozesse 291
  2. Intradurale extramedulläre raumfordernde Prozesse 292
  3. Extradurale raumfordernde Prozesse 293
  4. Das spinale Angiom 299
  5. Meningeale Verwachsungen 300
  6. Posttraumatische Veränderungen 300
  7. Rückenmarksatrophien 301
  8. Spinale Fehlbildungen 301

G. Die spinale Angiographie 305

  I. Geschichte 307
 II. Normale und pathologische Anatomie der Rückenmarksgefäße . . . 307

III. Untersuchungstechnik 309
    1. Zervikaler Anteil der Aa. spinales 309
    2. Thorako-lumbaler Abschnitt der Aa. spinales 309
    3. Vergleich der Reichweite der übrigen Untersuchungsmethoden mit der
       spinalen Angiographie 310
IV. Komplikationen 311

H. Die Diskographie 313

  I. Geschichte 315
  II. Technik der zervikalen Diskographie 315
  III. Das normale Diskogramm 315
  IV. Das pathologische Diskogramm 315
  V. Komplikationen 316

I. Die Ossovenographie 317

  I. Geschichte 319
  II. Anatomie 319
  III. Technik 319
  IV. Befunde 319
  V. Komplikationen und Kontraindikationen 320

Literaturverzeichnis 321

Sachverzeichnis 329

A. Hirndrucklehre:
Der intrakraniale Druck und die Massen-
verschiebungen im Schädelinnenraum

I. Der Inhalt des Schädels und die Verschieblichkeit der Hirnmassen

Das Hirn ist vom Schädel vollkommen umgeben. Der mit Dura ausgekleidete Hirnschädel gleicht beim Erwachsenen einem starrwandigen und „wasserdichten" Raum. Er besitzt nur *eine* kleine Öffnung für den Austritt von Liquor — und in beschränktem Maße auch von Hirnmassen — : das Foramen occipitale magnum. Der Innenraum des Schädels kann beim Erwachsenen nicht vergrößert werden. Sein Inhalt — Hirn, Blut, Liquor — ist unkomprimierbar. Es gibt jedoch eine große Zahl von intrakranialen Erkrankungen, die entweder mit einer Substanz*zunahme* einhergehen — man bezeichnet sie als *raumfordernde* Prozesse — oder zu einem Substanz*verlust* führen und daher *Schrumpfungs*prozesse (atrophische Prozesse) genannt werden. Diese pathologischen Vorgänge im Gehirn mit Volumenzunahme oder -abnahme sind nur dadurch möglich, daß der örtlich begrenzte Zuwachs oder Verlust an Substanz dadurch kompensiert wird, daß die übrigen Bestandteile des Schädelinhalts an Masse zunehmen oder verlieren (Abb. 1). Ein solcher Ausgleichsvorgang muß zwangsläufig zu Verschiebungen von Hirnmassen in verschiedenster Art und Richtung führen. Diese Veränderungen folgen dabei bestimmten bekannten Gesetzmäßigkeiten. Sie führen so gut wie immer zu Formveränderungen des Gehirns, seiner Gefäße und der Liquorräume.

Diese „Massenverschiebungen" lassen sich durch die röntgenologischen Kontrastmittel-Methoden zum Teil sichtbar machen und erlauben so Schlüsse auf den krankhaften Prozeß, der sie hervorruft. Es ist deshalb erforderlich, *vor* der Schilderung der Kontrastmittelverfahren die *Grundregeln der intrakranialen Massenverschiebungen* durch raumfordernde oder atrophische Prozesse zu beschreiben und ihre Entstehung verständlich zu machen.

Welcher *Art* ein krankhafter Prozeß ist, bleibt für den Verschiebungsvorgang *grundsätzlich* ohne Bedeutung. Ob es sich bei einem raumfordernden Prozeß um ein Blastom, einen Abszeß oder eine akute Eiterung bei Meningitis, um ein Granulom, einen Parasiten oder gar um eine Subarachnoidalblutung, ein sub- oder epidurales Hämatom oder Empyem, eine Arachnoidalzyste, eine wachsende „Strahlenspätnekrose" oder eine Hirnblutung, um einen örtlichen oder allgemeinen Hydrocephalus occlusus oder schließlich um Hirnödem oder Hirnschwellung handelt, ist an sich *gleichgültig.* Ebenso ist es für den Grundvorgang der Massenverschiebung belanglos, ob ein Schrumpfungsprozeß die Folge einer Verletzung, einer Entzündung, eines Gefäßverschlusses oder einer andersartigen Hirngewebsatrophie ist: Die Regeln für den Massenausgleich sind grundsätzlich gleich. Sie sind nur von *Sitz, Größe* und *Geschwindigkeit* der Zu- und Abnahme an Volumen abhängig.

Unter den Bestandteilen des Schädelinhaltes ist der *Liquor* am leichtesten verschieblich. Deshalb wird eine pathologische Zu- oder Abnahme des Schädelinhaltes am ehesten durch eine örtliche Veränderung der intrakranialen Liquormenge oder -verteilung kompensiert (Abb. 1). Der Füllungsgrad der Blutgefäße spielt eine wesentlich kleinere Rolle. Die Blutsinus verändern ihr Volumen kaum, hingegen können die Venen komprimiert werden. Das *Gehirn* selbst schrumpft — außer durch primäre Prozesse — meist nur nach örtlich und länger einwirkendem Druck durch Flüssigkeitsaustritt oder schließlich durch Gewebsabbau. — Diese Feststellungen gelten für den Inhalt des *Erwachsenen*-Schädels.

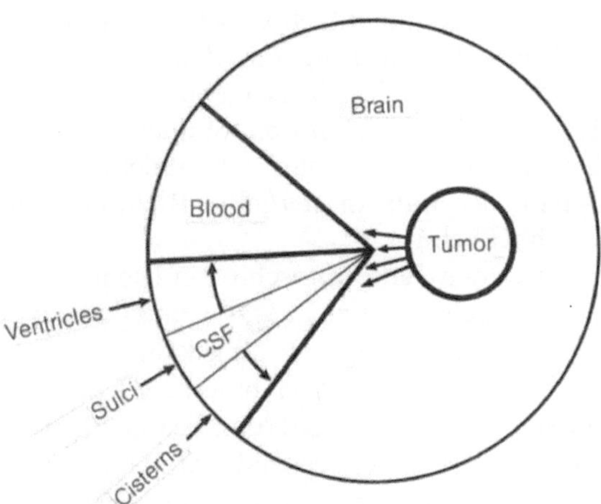

Abb. 1. Der „wasserdicht" gekapselte Schädelinnenraum ist mit Hirn, Liquor und Blut gefüllt. Wächst dort zusätzlich ein Tumor, so müssen die anderen Bestandteile den Raum dafür hergeben, zuerst der leicht verschiebliche Liquor cerebrospinalis, dessen Kammern verkleinert werden. (Die Volumenanteile entsprechen etwa den tatsächlichen Verhältnissen)

Die Situation beim *kindlichen* Schädel ist davon grundsätzlich verschieden: Sein Innenraum kann sich bei Volumenzunahme des Inhalts durch Verbreiterung („Sprengung") der noch nicht fest verknöcherten Nähte sowie durch Dehnung der Dura und der Weichteile oft bis zu grotesken Ausmaßen erweitern. Auch kann sich unter örtlichem Druck von Gliomen — selten — oder Arachnoidalzysten die Schädelkapsel umschrieben ausbeulen. Schließlich kann umgekehrt bei örtlicher — z.B. halbseitiger — Unterentwicklung des Gehirns das Wachstum der Schädelkapsel ebenfalls halbseitig zurückbleiben. Es kann sich auch kompensatorisch ein übernormales Wachstum gewisser Schädelteile, nämlich der Nebenhöhlen, ausbilden.

Verfolgen wir nun die Gesetzmäßigkeiten bei den Massenverschiebungen innerhalb des Schädels: Jeder raumfordernde Prozeß des Gehirns übt zunächst einen gleichmäßig exzentrischen *Druck,* umgekehrt jeder schrumpfende einen gleichmäßigen *Zug* auf seine Umgebung aus. Dieser kann sich jedoch nicht ungestört auswirken, da ihm mehrere Faktoren entgegenarbeiten. Der erste wirkt *mechanisch:* er besteht in der äußeren Fixierung und der inneren Faserstruktur des benachbarten Gehirns. Der zweite arbeitet *hydrodynamisch:* es ist dies der Sekretionsdruck des Liquors, der bei raumfordernden Prozessen einer Kompression der Liquorräume entgegenwirken kann. Der dritte ist ebenfalls *hydro-(hämo-)dynamischer* Natur: der Blutdruck wirkt geringfügig im Sinne einer Streckung auf alle gekrümmten Arterienteile ein.

Dabei wirkt sich wahrscheinlich die Tatsache aus, daß die drei großen Hirnarterien in weitem Bogen verlaufen, ein Faktum, das beim schwebenden Gleichgewicht, in dem die Hirnmasse sich im Schädelinneren befindet, die Form des Hirns zu erhalten sucht. Denn die Pulswelle versucht, die Arterien ständig zu strecken und preßt dadurch das Hirn gegen seine knöchernen Wandungen. So liegt dem Hirn außen zur Verfestigung ein — wenn auch elastisches — „Skelet" aus Arterienstämmen an, das wirksam ist, solange der Blutdruck ausreichend hoch bleibt.

Im übrigen schwebt das Gehirn in seinem Liquorbett und hängt damit in der mit Dura ausgekleideten Schädelkapsel; es ist an dieser Wandung nur durch Gefäße, Nerven und den Hypophysenstiel lose verankert. Zwei breite Duraplatten, die Falx und das Tentorium, unterteilen den intrakranialen Raum in drei große Abschnitte (Abb. 2). Da ihnen das Hirn lose an- und aufliegt, stützen auch sie die Hirnmasse und verhindern größere Verschiebungen. Unten liegt das Hirn der knöchernen Basis auf. Dabei senkt sich die vordere Schädelbasis weiter occipital zur *mittleren Schädelgrube;* die Grenze liegt in der Kante des kleinen Keilbeinflügels. So entsteht eine weitere Unterteilung der intrakranialen Räume: es findet sich auf jeder Seite der Raum der *vorderen* und der der *mittleren* Schädelgrube sowie kaudalwärts der *infratentorielle* Teil der Schädelhöhle, der auch *hintere Schädelgrube* genannt wird (Abb. 2). Dabei ist die Trennfläche zwischen vorderem und mittlerem Schädel jedoch nur angedeutet und ergibt sich aus der verschiedenen Höhe der erwähnten beiden Schädelgruben; die Trennlinie des kleinen Keilbeinflügels wirkt sich bei weitem nicht so stark unterbrechend aus wie die oben besprochene Falx oder das Tentorium.

Die rechts und links der Falx und oberhalb des Tentoriums liegenden Abteilungen des Hirnschädels nehmen je eine Großhirnhemisphäre auf. Sie kommunizieren unterhalb des Falxrandes breit miteinander (Abb. 2). Die hintere Schädelgrube wird mit den beiden anderen Hemisphärenräumen durch den relativ engen „Tentoriumschlitz" verbunden, dessen Ränder das Mittelhirn umfassen (Abb. 2). Er ist allerdings individuell verschieden groß.

Diese Kammerung des Schädelinnenraumes erlaubt größere Verschiebungen nur
1. *innerhalb* einer Hemisphäre oder
2. von einer Hemisphäre zur anderen unterhalb der Falx in *seitlicher* Richtung oder schließlich
3. durch den Tentoriumschlitz in Richtung der „Hirnachse", d.h. „*axial*", und zwar von oben nach unten oder umgekehrt.

Doch behindert oder modifiziert auch die äußere und innere Fixierung des Gehirns die Massenverschiebungen und Formveränderungen bis zu einem gewissen Grade. Die äußere Fixierung entsteht durch die Befestigung an den Venen, Arterien, Nerven und dem Hypophysenstiel, während die innere Fixierung vor allem durch die Struktur des Gehirns, besonders seines Gehaltes an langen weißen Markbahnen, wie Balken und übrige Kommissuren,

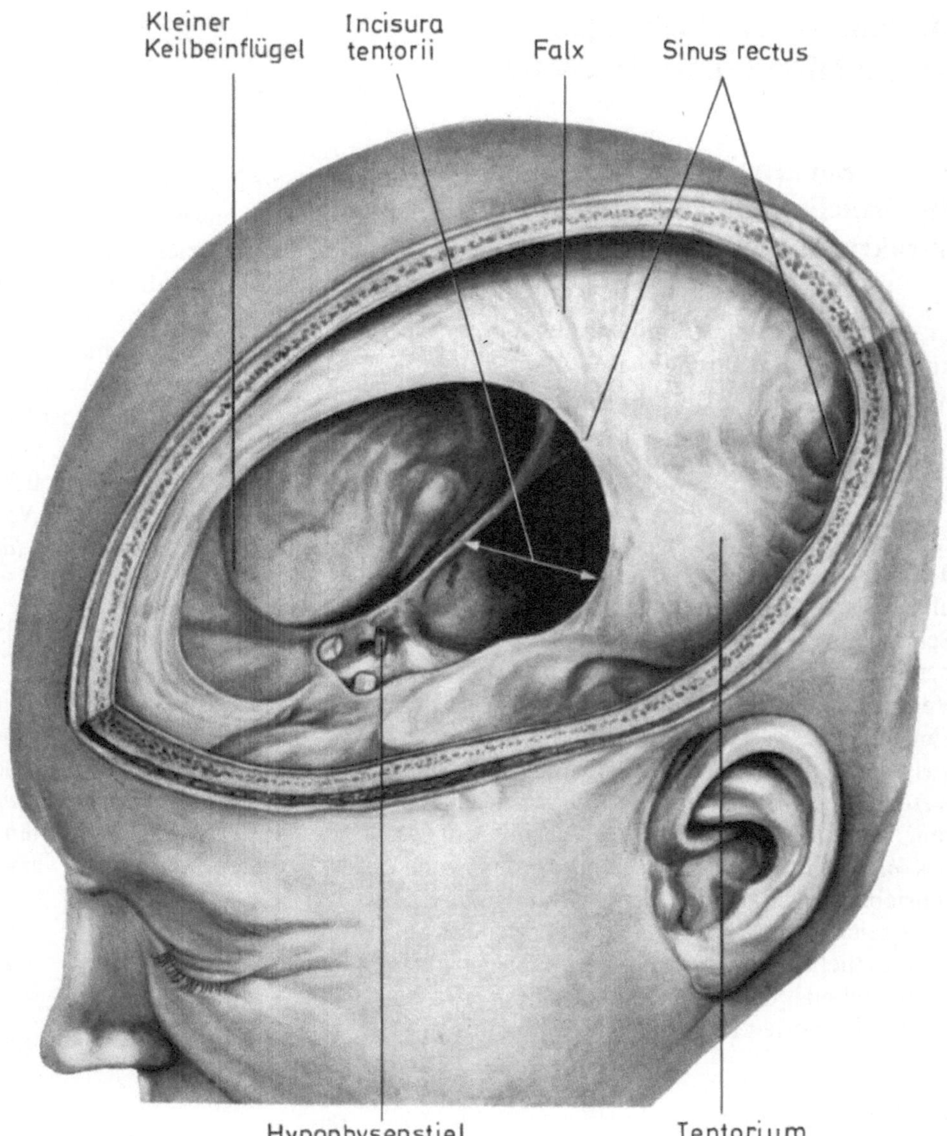

Abb. 2. Die Kammerung des Schädels durch Falx und Tentorium. Der Pfeil geht quer durch den Tentoriumschlitz

Assoziationsbahnen, innere Kapsel, Corona radiata und Hirnschenkel zustande kommt. Schließlich wirkt sich der Sekretionsdruck des Liquors vor allem bei der Bildung des Hydrocephalus occlusus in seinen verschiedenen Abschnitten aus. Diese Vorgänge werden in einem der folgenden Kapitel näher beschrieben.

II. Massenverschiebungen bei raumfordernden Prozessen

1. Die Entstehung des örtlichen und allgemeinen intrakranialen Drucks

In der Entwicklung raumfordernder Prozesse können zeitlich mehrere Phasen unterschieden werden.

I. Phase

Ein Tumor preßt in der ersten Phase zunächst den Liquor aus den benachbarten Hirnfurchen und drängt die Windungen dort gegen die Schädelinnenfläche. Gleichzeitig dellt er die benachbarten inneren Liquorräume, d.h. die Ventrikelteile ein. Ein Tumor dehnt sich also zunächst in seiner „eigenen" Schädelgrube aus, wobei die inneren Liquorräume verformt werden, die äußeren ihren Liquorgehalt verlieren. Dadurch entstehen die Veränderungen des *örtlichen Hirndrucks,* nämlich eine umschriebene Abflachung der Windungen, ein Verstreichen der Furchen, eine Verkleinerung und örtliche Verschiebung der anliegenden Ventrikelteile, evtl. bereits auch eine Verlagerung der Arterien und Venen (s. Abb. 3 oben).

II. Phase

Das Volumen des befallenen Hirnlappens nimmt weiter zu, es kann nicht mehr örtlich durch Auspressung und Verkleinerung der benachbarten Liquorräume kompensiert werden. Als Reaktion auf die Geschwulst können sich als zusätzliche raumfordernde Prozesse Ödem und Schwellung der Nachbarschaft ausbilden. Danach überträgt sich der zunächst „örtliche" Druck auf die ganze Hemisphäre (Abb. 3 oben). Bald aber reichen auch die „Reserveräume" *einer* Hemisphäre — nämlich die Furchen, Zisternen und Ventrikel — zur Aufnahme des Volumen auctum nicht mehr aus. Es müssen Hirnmassen in größerem Ausmaß verschoben werden, um neue Liquorräume zur Kompensation zu gewinnen. Also erfolgt jetzt die Verlagerung von Hirnteilen in die Nachbarräume und die übrigen Ventri-

kelteile: Hirnmassen treten unter der Falx in seitlicher Richtung in die *gegenseitige* Hälfte des supratentoriellen Raumes ein (Abb. 3, 9) und dabei auch noch weiter, nämlich „*axial*" durch den Tentoriumschlitz in die hintere Schädelgrube (Abb. 3 unten, 9).

Die Seitenverschiebungen müssen sich vorwiegend im freien Raum *unterhalb* der Falx abspielen, denn die starke Sehnenplatte der Falx hängt an ihrem Oberrand ganz fest am Schädel und ist nur am Unterrand verschieblich, wobei sie sich etwas schräg stellen kann. Untere Teile der Falx selbst können ihre Lage aber nur dann verändern, wenn der Druck „lokal" und von einem großen raumfordernden Prozeß in der *direkten Nachbarschaft* sowie unter großem *Druck* und *langsam* vor sich geht (Abb. 9).

Ausnahmen von dieser Regel sind eine Rarität. Es sind dies z.B. riesige Infarkte im Gebiet der Aa. cerebri ant. und media mit massivstem Ödem, bei denen es schon *in wenigen* Tagen zu erheblichen seitlichen Massenverschiebungen mit Schrägstellung der Falx kommen kann.

Die Seitenverschiebungen des Hirns unterhalb der Falx sind *regional verschieden* stark (s. auch S. 7). Am leichtesten werden Hirnmassen im Frontalbereich verschoben, da hier

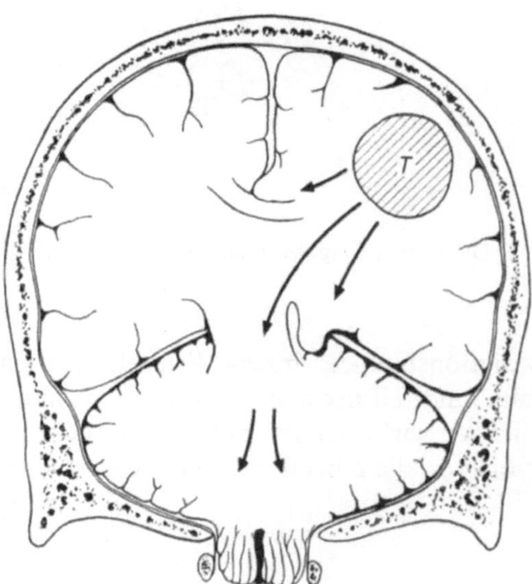

Abb. 3. Halbschematisches Modell der Massenverschiebungen bei einem Tumor des Parietallappens. Oben: Der Gyrus cinguli wird zur Gegenseite verschoben. Mitte: Neben dem Hirnstamm werden mediale Anteile des Temporallappens als Hernie in die hintere Schädelgrube gepreßt. Unten: Der Hirnstamm wird nach kaudal verschoben und die Tonsillen in das Foramen magnum vorgetrieben. — Über dem Tumor sind die Windungen abgeplattet

zwischen unterem Falxrand und Balkenoberfläche ein breiter Abstand liegt. Parietal hingegen liegt die Falx dem Splenium des Balkens fest auf (Abb. 4). Sie hält hier also den Balken — und damit die anliegenden Hirnmassen vorne, z.B. das Septum — durch die Verstrebung mit dem Centrum semiovale in der Medianebene fest. Nur wenn ein raumfordernder Prozeß den Balken vorher von der unteren Falxkante nach abwärts drängt, können auch parietal Hirnmassen nach seitlich in erheblichem Maße verschoben werden und über die Mittellinie treten. Es müssen also zunächst die Hirnmassen nach basal verschoben werden, ehe sie unter dem Falxrand in die gegenseitige Schädelhälfte übertreten können (Abb. 4). Bei diesen in der Seitenrichtung verschobenen Hirnteilen handelt es sich in erster Linie um Balken und Gyrus cinguli, Teile des medialen Stirnlappens, sowie um tiefe Mark- und Stammganglienteile um den 3. Ventrikel mit ihren Gefäßen. Die letzterwähnten Teile können bei raumfordernden Prozessen im Parietalgebiet sogleich (und ohne die obenerwähnte Senkung des Balkengebietes nach basal!) seitlich verschoben werden. Das ist wichtig, weil die tiefen Hirnvenen in diesem Gebiet liegen und angiographisch sichtbar sind.

Wurden nun Hirnteile seitlich über die Mittellinie verschoben, so gerät dadurch auch die Gegenhemisphäre unter Druck. Gleichzeitig mit diesem Vorgang der Seitenverschiebung kann sich der Druck jedoch auch „axial" durch den Tentoriumschlitz in die hintere Schädelgrube fortpflanzen (Abb. 3), dies besonders, wenn der raumfordernde Prozeß seinen Druck in der Längsachse des Hirns ausübt, d.h. vom Frontallappen aus. — Dabei wird der orale Hirnstamm — erkennbar an den Formationen des Mittelhirns! — nach kaudal verlagert und damit wieder ein weiterer Reserveraum für die Geschwulst gewonnen. Dieser oral-kaudale Verschiebungsvorgang kann sich von hier aus gegen das Foramen magnum und gegen den Spinalkanal fortsetzen und so Raum gewinnen, d.h. einen weiteren Massenausgleich aus dem intrakranialen Raum durchführen. Die Medulla oblongata, besonders aber die oberhalb derselben liegenden Tonsillen, werden jetzt in den Spinalkanal hinabgepreßt. Es entsteht hierbei der „cerebelläre" oder „Tonsillen"-Druckkonus (s. Abb. 3, 9/II).

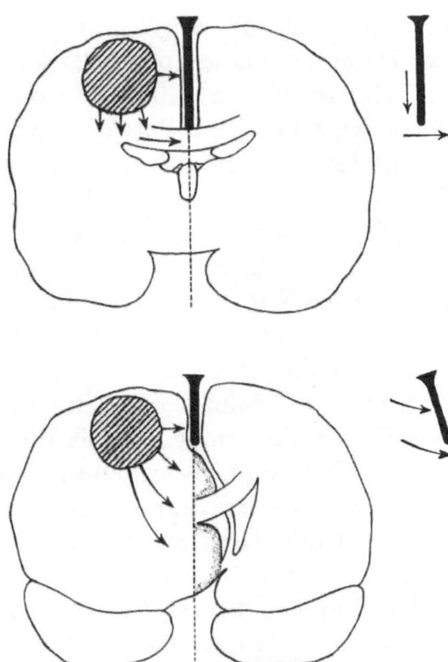

Abb. 4. Unterschiede in den Massenverschiebungen bei raumfordernden Prozessen im Parietal- und Frontallappen. Oben: Im Parietalgebiet liegt der Unterrand der Falx direkt dem Corpus callosum auf, eine Seitenverschiebung des Hirns ist nur möglich, nachdem vorher der Balken nach abwärts verschoben ist. Hier kann infolge ihrer Befestigung die Falx nur mit größter Kraft seitlich verschoben werden. Unten: Im Frontalgebiet ist eine seitliche Massenverschiebung des Hirns viel einfacher, da die Falx einen großen Abstand vom Corpus callosum hat. Auch kann die Falx selbst (s. rechts am Rand) bei nötigem Druck nach lateral verschoben werden

So setzt sich der Hirndruck auch auf die hintere Schädelgrube fort und aus dem *örtlichen* entsteht jetzt der *allgemeine* Hirndruck (TÖNNIS, 1938, 1959; ZÜLCH, 1950a, 1959).

2. Die Bildung von Hirn-„hernien" im Gebiet der Zisternen

Wir verfolgten das Wachstum eines raumfordernden Prozesses in mehreren Phasen. Wir sahen, daß zunächst *örtlich*, dann an der *ganzen Hemisphäre*, später an der *Gegenhemisphäre* und schließlich auch in der *hinteren Schädelgrube* Hirnmassen in die Reserveräume der äußeren Liquorbahn gepreßt wurden. Dabei spielt die *Einpressung* von Hirnteilen in die *Zisternen* an den Verbindungsstellen der drei großen Schädelgruben bzw. am Beginn des Spinalkanals eine besondere Rolle. Wir sprechen hier von Hirn-„hernien" im Gebiet der Zisternen. Diese sind in der konventionellen Darstellung in Abb. 167, 168 und 173 wiedergegeben. (Zum Vergleich mit den neuen Computer-Tomogrammen dienen die Abb. 5—7.)

Die Hernien bilden sich während der Massenverschiebung, wenn nämlich Hirnteile über die scharfen Kanten der Trennflächen hinweggepreßt werden, wobei Schnürfurchen entstehen. Das Auftreten der Hernien weist also deutlich auf solche Massenverschiebungen hin. Durch die heutige Technik der Angiographie (Abb. 8) und Zisternographie ist es möglich, den Sitz eines raumfordernden Prozesses auch aus den Hernien in den verschiedenen Zisternen (Abb. 5—7, 167, 168, 173) ungefähr zu bestimmen, da seit RIESSNER und ZÜLCH (1939) die Verschiebungsvorgänge und damit die Topographie der entstehenden Hernien für jeden raumfordernden Prozeß bestimmt sind. Das kann eine Rolle spielen, wenn es zu keiner Füllung des inneren Liquorsystems kommt, aber die Hernien abgebildet werden. Die Zisternensysteme werden auf Seite 208 ff. genau beschrieben. Hier sollen aber schon die Massenvorgänge mit Hernienbildung aufgezählt werden, die für die Analyse des Zisternogramms (Abb. 5—7, 167, 168, 173) (LINDGREN, 1948—1954; DI CHIRO, 1967, 1971) von Bedeutung sind (ZÜLCH, 1956b).

Folgende Hernien können wichtig sein:

a) Kleine Hernien, bestehend aus einem oder beiden *Gyri recti,* können vorne in den prächiasmatischen Teil der Cisterna chiasmatica gepreßt werden (frontobasale Tumoren, Hydrocephalus occlusus) (Abb. 6).

b) Der *Uncus hippocampi* und benachbarte Teile werden von lateral her in die Pars anterior der Cisterna cruralis verschoben (temporale, parietale Tumoren). Es entsteht die *vordere transtentorielle* oder *temporale* Hernie in der Cisterna cruralis interpeduncularis (Abb. 5, 6, 167, 168, 173).

c) Teile des Gyrus hippocampi und occipitomedialis werden in die Pars posterior der Cisternae cruralis und ambiens verlagert (Temporal- und Parietal-Tumoren). Es entsteht die sog. *hintere transtentorielle* oder *temporale Hernie* (oder *Druckkonus*) (Abb. 3). Dabei wird das Mittelhirn seitlich verschoben und verformt, der Aquädukt zusammengepreßt, es kann ein sekundärer

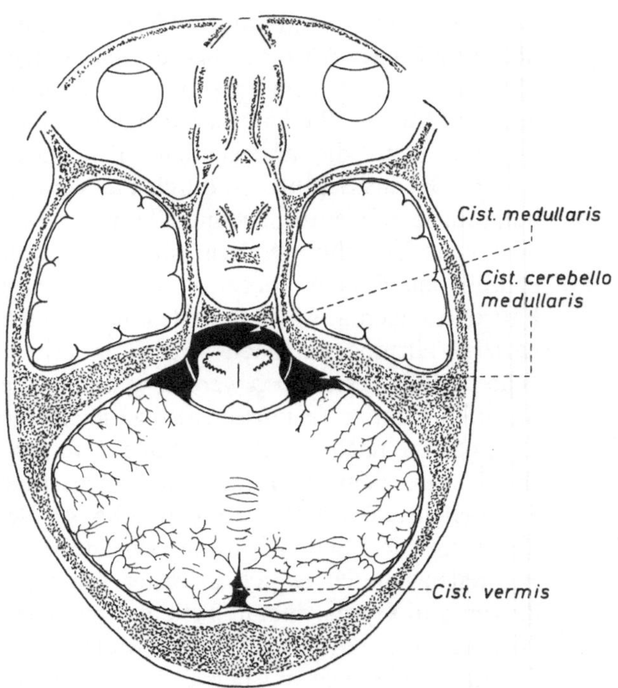

Abb. 5. Die Hauptzisternen des Hirns auf einem Horizontalschnitt (entsprechend dem der Computer-Tomographie)

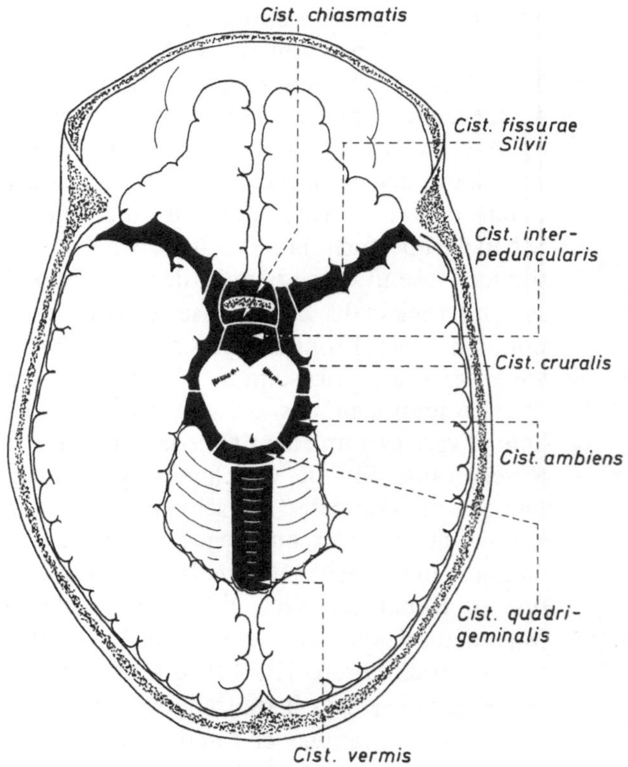

Abb. 6. Die Hauptzisternen des Hirns auf einem Horizontalschnitt (entsprechend dem der Computer-Tomographie)

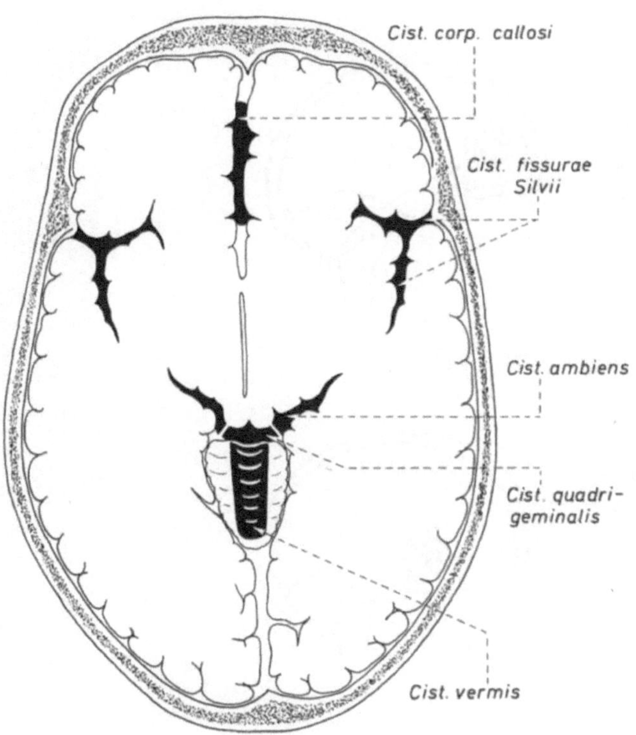

Abb. 7. Die Hauptzisternen des Hirns auf einem Horizontalschnitt (entsprechend dem der Computer-Tomographie)

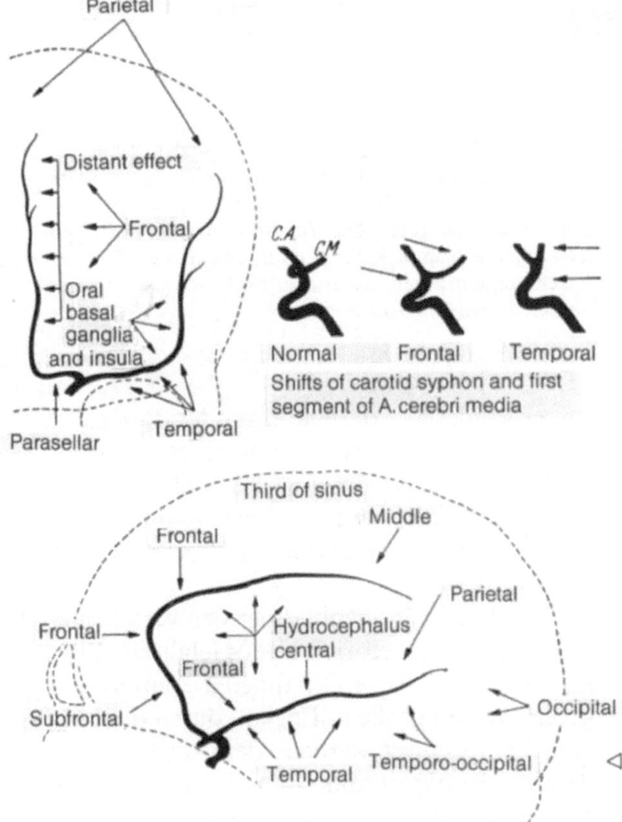

Hydrocephalus der oral des Hindernisses liegenden Ventrikelteile entstehen (Abb. 3).

d) Es können Uncus hippocampi plus Gyri hippocampi und occipitomedialis als Gesamthernie in die ganze *Cisterna interpeduncularis* und *ambiens* vorgepreßt werden; dann entsteht der „totale" temporale oder transtentorielle Druckkonus (s. unten „Einklemmungssyndrome").

e) Vordere — seltener vordere *und* hintere — Anteile der Medialfläche von Frontal- und Parietallappen, besonders des *Gyrus cinguli,* werden zusammen mit den entsprechenden Balkenanteilen als *Hernie* unter der Falx zur Gegenseite verlagert, wenn raumfordernde Prozesse es zum Massenausgleich erfordern (s. Abb. 3, 9/I u. II). Dabei werden die Arteria cerebri anterior und Teile der A. calloso-marginalis mit verlagert.

f) Es kann bei einer Raumforderung in der hinteren Schädelgrube zur Verschiebung von Teilen des Lobus anterior cerebelli durch den Tentoriumschlitz nach oben kommen (*cerebellärer Druckkonus nach oben*). Dabei wird das Mittelhirn nach oben gequetscht (s. Abb. 10) und je nach Lage des raumfordernden Tumors auch nach seitlich verschoben.

g) Es werden bei einer Raumforderung in der hinteren Schädelgrube die *Tonsillen* als *Hernie* nach abwärts in das Foramen magnum und gegen die Medulla oblongata gepreßt (s.S. 11, „Einklemmungssyndrome"); das geschieht oft asymmetrisch.

Der gleiche *Kleinhirndruckkonus nach unten* oder *Tonsillendruckkonus* tritt häufig auch bei raumfordernden Prozessen im *supra*tentoriellen Raum auf, dies besonders, wenn sie nahe der Hirnachse liegen, also bei Sitz im *Frontallappen* oder *Stammgangliengebiet* (s. Abb. 9/I). Es kommt gerade bei diesen Prozessen zur starken „axialen" Verschiebung gegen die hintere Schädelgrube.

h) Bei seitlich im Brückenwinkel gelegenen raumfordernden Prozessen sieht man gelegentlich eine Einpressung von Kleinhirnmassen in den *gegenseitigen* Brückenwinkel.

◁ Abb. 8. Zusammenfassende schematische Darstellung der Verschiebungsmöglichkeiten der Hirngefäße bei raumfordernden Prozessen durch direkte und Fern-Wirkung

9

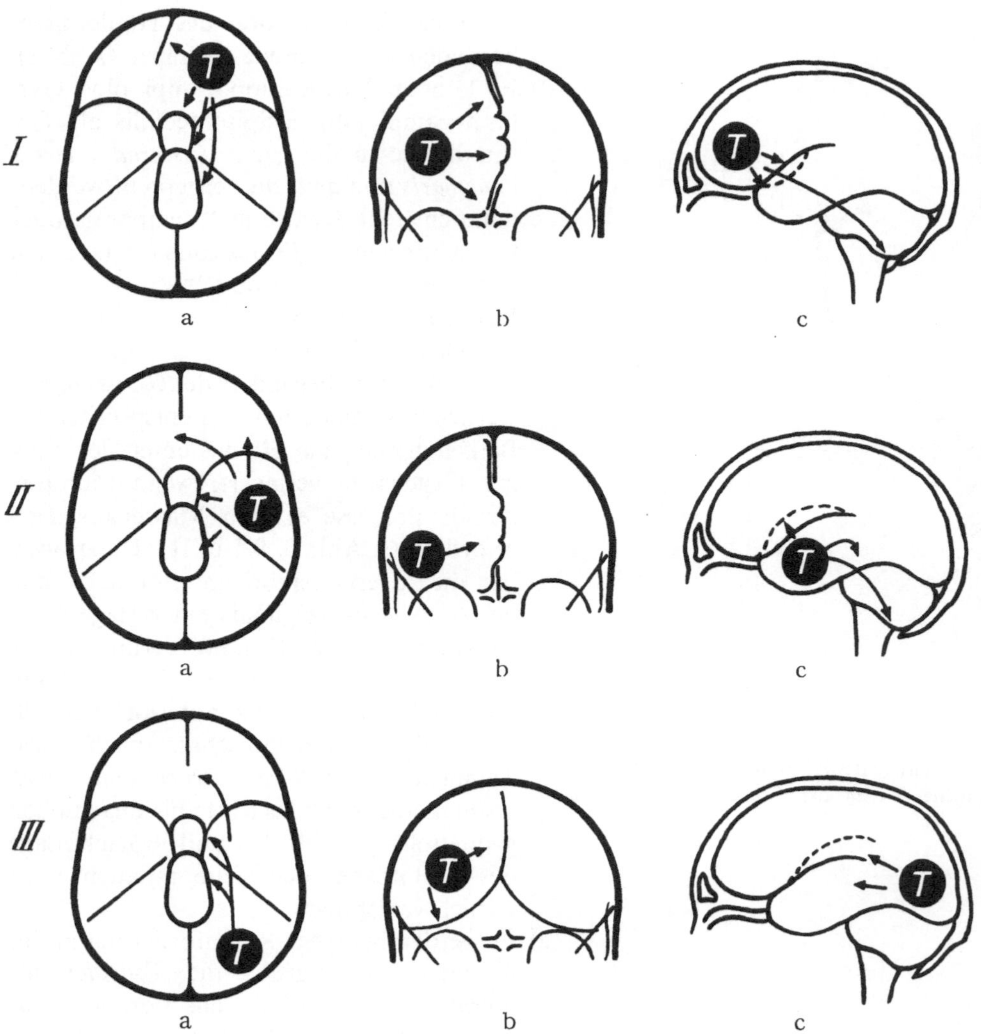

Abb. 9. Schema der wichtigsten Massenverschiebungen bei I frontalen, II temporalen und III occipitalen Tumoren. I. Hier drückt der frontale Tumor auf die Falx, stellt sie schräg, preßt über den Keilbeinflügel gegen den oberen Temporallappen und verschiebt den Hirnstamm frühzeitig „axial"; II. der temporale Tumor drückt gegen den Frontallappen und verschiebt die Fissura Sylvii nach vorne-oben, den Uncus aber gegen den Tentoriumschlitz. Die Kraft reicht frontal nicht aus, um die Falx schräg zu stellen; III. der occipitale Tumor muß — da in einem kegelförmigen Raum der Dura gelegen — erst die benachbarten Hirnmassen nach vorne drücken, wo er aber noch frontale Hirnteile über die Mittellinie zur Gegenseite verlagern kann. Die Fissura Sylvii wird angehoben

i) Die *axialen* Verschiebungen des unteren Hirnstammes nach oben und unten sind in ihrer Pathogenese noch nicht ganz geklärt, besonders nicht in ihrer Wirkung auf die abgehenden *Hirnnerven. Supratentoriell* liegende raumfordernde Prozesse quetschen den Nervus *oculomotorius* gegen das Ligamentum petroclinoideum (Symptom: entsprechende Pupillenerweiterung). Beim generalisierten Hirnödem nach Sinusblokkade (meist des *rechten* Sinus transversus) hingegen wird — paradoxerweise ebenso wie bei Tumoren der hinteren Schädelgrube

bei Kindern — oft eine ein- oder doppelseitige Pressung oder Zerrung eines oder beider Nervi *abducentes* beobachtet (Syndrom: Schielstellung). Deren Pathomechanismus ist nicht geklärt (s. ZÜLCH, 1964).

Bei dieser Hernienbildung der verschiedenen Typen ergeben sich zwei Gefahren. Zum ersten können Teile der inneren Liquorbahn gerade an den großen „Engen" durch die Hernien komprimiert werden: der Aquädukt im *Tentoriumschlitz* (Abb. 6) und das Foramen Magendie am *Foramen occipitale magnum.*

10

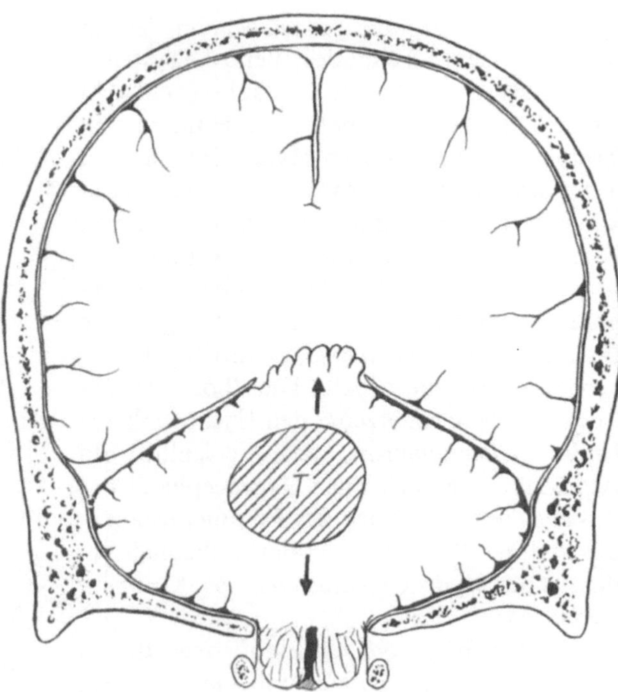

Abb. 10. Halbschematisches Modell der Massenverschiebungen bei einem Tumor der hinteren Schädelgrube: Hier wird eine Hernie nach „oben" in den Tentoriumschlitz, eine zweite nach „unten" in das Foramen magnum gepreßt („Kleinhirn"- oder „Tonsillendruckkonus")

Dadurch kann es zu einer Behinderung des Liquorstromes (s. unten, S. 12) und zum *zusätzlichen* Hydrocephalus occlusus und damit zu einer neuen raumfordernden Größe kommen. Auf diesen Vorgang wird später noch eingegangen.

Weiter kann bei den axialen Massenverschiebungen im Tentoriumschlitz (von „oben nach unten" und von „unten nach oben", Abb. 3 u. 10) das *Mittelhirn* mit seinen wichtigen Zentren gequetscht oder es können beim Vordringen der Tonsillen in den Spinalkanal die vitalen Zentren der *Medulla oblongata* (Abb. 9, 10) „eingeklemmt" und geschädigt werden. Diesen äußerst lebensbedrohlichen Vorgängen der „Einklemmung" mißt die Klinik schon seit Jahrzehnten wachsende Bedeutung zu. Die Einklemmung kann durch Angiographie (Abb. 60) und Zisternographie frühzeitig (s. S. 247) erkannt werden, bevor sich die klinischen Erscheinungen voll manifestieren (ZÜLCH, 1950a; PIA, 1954; ECKER, 1948; AZAMBUJA u. Mitarb., 1956a—d). Schließlich kommt es vor, daß von den gepreßten Hirnteilen wichtige *Arterien* miterfaßt und gequetscht

werden (s. S. 104), wodurch es zur hämorrhagischen Infarzierung im Versorgungsgebiet dieser Arterien kommen kann. Es entstehen z.B. Occipitallappeninfarkte infolge Strangulierung der A. cerebri post. durch den temporalen Druckkonus. Durch die Hernie in die Cisternae ambiens, interpeduncularis und cruralis (temporaler Druckkonus) kann die A. cerebri post. hochgradig medial verschoben, gesenkt und stranguliert werden (Symptome: Hemianopsie, Erblindung; s.a. RIESSNER und ZÜLCH, 1939).

Die drei großen Hirnarterien verlaufen in drei großen Zisternensystemen: Die A. cerebri ant. in den Cisternae chiasmatis, laminae terminalis und corp. callosi, die A. cerebri media in der Cisterna fissura Sylvii und die A. cerebri post. in den Cisternae interpeduncularis, cruralis und ambiens.

Hier ist auch hinzuweisen auf die Blutungen im Brückenfuß und im Mittelhirn, die bei Verschiebung der Hirnachse von oben nach unten, d.h. bei „Axialverschiebung" auftreten. Bisher gestattet die vertebrobasiläre Angiographie noch nicht diese in vivo zu erkennen.

3. Die Entstehung des Hydrocephalus occlusus

Der Vorgang der Massenverschiebungen im Schädelinnenraum und die Entwicklung des Hirndruckes sind eng mit der Mechanik des Liquorkreislaufes verbunden. Die Hauptmenge des Liquors wird nach den heutigen Anschauungen von den Plexus chorioidei der Seitenventrikel produziert. Der Liquor fließt von dort durch die Foramina Monroi in den 3. Ventrikel und durch den Aquädukt zum 4. Ventrikel. Dabei erfolgt ein weiterer Zufluß aus den Plexus des 3. und 4. Ventrikels. Aus dem 4. Ventrikel entleert sich der Liquor durch die beiden Recessus laterales und das Foramen Magendie in die Cisterna magna bzw. in die Cisternae pontocerebellares. Von der Cisterna magna aus führt ein System von Zisternen zur Konvexität. Dort wird der Liquor in die Arachnoidalräume der Hirnfurchen verteilt und resorbiert (Abb. 11).

Aus den ependym- und cortexnahen Gefäßscheiden wird wahrscheinlich nur eine geringfügige Flüssigkeitsmenge produziert, die in die äußeren Liquorräume abfließt.

Wahrscheinlich wird die Hauptmenge des Liquors in den Pacchionischen Granulationen resorbiert. Doch wird wohl auch an den gesamten äußeren Liquorräumen des Gehirns und des Rückenmarks, ja in geringer Menge sogar von der Ventrikelwand Liquor resorbiert. Für diese Auffassung spricht die Tatsache, daß die Pacchionischen Granulationen beim Neugeborenen noch gar nicht ausgebildet sind, und daß bei Verlegung der äußeren Liquorbahn von den basalen Zisternen zur Konvexität zwar ein Hydrocephalus internus, aber meist kein lebensbedrohlicher Hirndruck entsteht.

Welche Elemente die Resorption an den genannten Stellen besorgen, ist also noch strittig, für unsere Fragestellung aber gleichgültig. Wichtig ist nur die folgende Tatsache: *wenn durch einen raumfordernden oder vernarbenden Prozeß die Liquorstrombahn zwischen der Liquorproduktion in den Ventrikeln und den Resorptionsstätten über der Konvexität beengt oder abgesperrt wird, so erweitert sich der stromaufwärts gelegene, seines Abflusses beraubte Teil der Liquorräume, sofern er einen Plexus chorioideus enthält.* Es entsteht dann ein partieller oder totaler Hydrocephalus occlusus (Abb. 11).

Liegt ein Verschluß *paramedian* im Verlauf der „paarigen" Teile des Ventrikelsystems, d.h. in einem der Seitenventrikel, so entsteht ein örtlicher Hydrocephalus: ein Hindernis im Trigonum führt z.B. zum Hydrocephalus von Temporal- und Hinterhorn. Liegt die Blokkade weiter „abwärts" an einem Foramen Monroi, so wird die ganze Seitenkammer hydrocephal. In jedem Falle ist der Hydrocephalus „asymmetrisch". Liegt dagegen die Blockade in der *Medianlinie*, so wird der Hydrocephalus „symmetrisch". Die Blockade der Foramina Monroi erzeugt den Hydrocephalus *beider Seitenkammern,* der Verschluß am Aquädukt zusätzlich einen Hydrocephalus des *3. Ventrikels*; ein Block des Foramen Magendie und der Recessus laterales schließlich bedingt einen Hydrocephalus *aller vier Kammern* (Abb. 11).

Aber auch die *äußeren* Liquorwege zu den Resorptionsstellen können blockiert werden, z.B. durch arachnitische Vernarbung des Weges über die basalen Zisternen zu den Pacchionischen Granulationen. Besonders typisch ist die nach basaler Meningitis auftretende Obli-

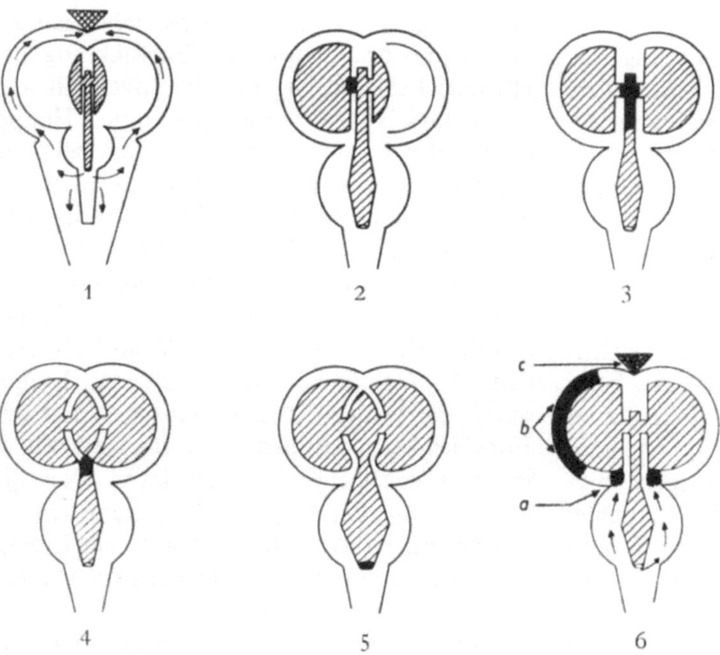

Abb. 11. Die verschiedenen Formen des Verschluß-Hydrocephalus und der Sitz der Blockaden. 1. Schematische Darstellung des normalen Liquorstromes. 2. Unilaterale Blockade am Foramen Monroi: Halbseitiger Hydrocephalus. 3. Block an den Foramina Monroi bzw. im 3. Ventrikel: Doppelseitiger Hydrocephalus der Seitenkammern. 4. Block am Aquädukt: Hydrocephalus der ersten drei Kammern. 5. Block am Foramen Magendie: Hydrocephalus der ersten vier Kammern. 6. Blockade der äußeren Liquorräume um das Mittelhirn bzw. an der Konvexität: sog. Hydrocephalus communicans (e occlusione externa). a) Cisterna ambiens, b) Fissura Sylvii und Arachnoidalräume der Konvexität, c) Pacchionische Granulationen und Sinus sagittalis

teration des Zisternenringes um das Mittelhirn („Zisternenblock"). Diese kann z.B. als schwartige Vernarbung nach medikamentös geheilter tuberkulöser Meningitis entstehen. Oder es können bei andersartiger Meningitis oder Subarachnoidalblutung die Furchen verlegt werden (Abb. 11).

Solche Formen wurden bisher als Hydrocephalus *aresorptivus* bezeichnet. Logischerweise müßte man vom Hydrocephalus occlusus durch *„äußeren" Block der Liquorbahn* sprechen.

Die Hauptursachen dieser Hydrocephalusformen sind folgende Tumor-„Gruppen" bzw. -Prozesse:

1. Am Trigonum	Tumoren (wie das intraventrikuläre Plexusmeningeom)
2. Am Foramen Monroi: halbseitig	Ependymome des Seitenventrikels

3. Am Foramen Monroi: doppelseitig (Abb. 12)
   A. Die orale Gruppe der 3. Ventrikel-Tumoren
	I. Ependym- oder Kolloidzysten
	   Plexuspapillome
	   Epidermoide
	II. Meningeome
	   Septumgliome

B. Die basale Gruppe der 3. Ventrikel-Tumoren	I. Intraventrikuläre Kraniopharyngeome
	   Große, nach oben drängende Basistumoren wie Kraniopharyngeome oder Hypophysenadenome
	   Große pilozytische Astrozytome (Spongioblastome) im Hypothalamus/Chiasmagebiet
	   Gangliozytome (selten)
	   Liquormetastasen

4. Am Aquädukt (Abb. 12) kaudale Gruppe der 3. Ventrikel-Tumoren	I. Pinealozytome, Germinome und andere Pinealistumoren
	   Teratome
	   Ependymome
	   Ependym- oder Arachnoidal-Zysten (selten)
	II. Vierhügelgliome
	III. Primäre Aquäduktverschlüsse (durch Narben, Mißbildungen oder Gliome)

5. Tumoren im oder nahe dem 4. Ventrikel	I. Pilozytische Astrozytome (Spongioblastome) des Kleinhirns und des Bodens des 4. Ventrikels
	   Medulloblastome
	   Ependymome
	   Plexuspapillome
	   Angioblastome (Lindau)
	   Extracerebrale Prozesse der hinteren Schädelgrube wie Neurinome, Meningeome, Epidermoide, Glomustumoren, Chondrome etc.

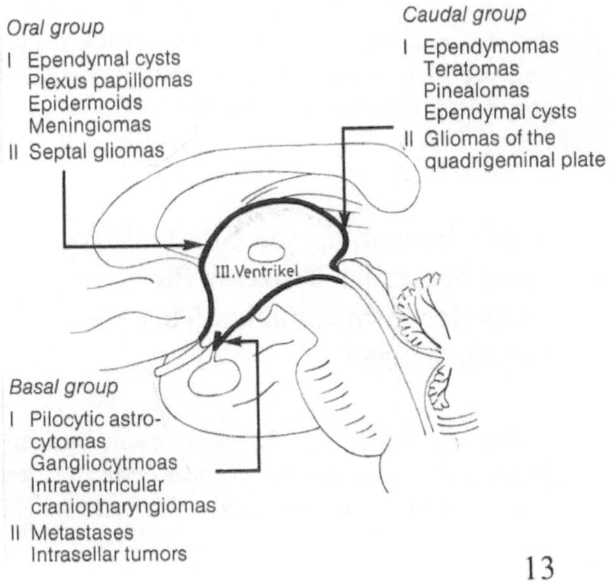

Abb. 12. Tumoren des 3. Ventrikels, aufgeteilt nach ihrer Lokalisation

Liegt ein großer Prozeß *innerhalb* der Liquorwege selbst, d.h. in den Ventrikeln oder in deren unmittelbarer Nähe, so wird verständlicherweise der Liquorstrom besonders stark behindert. Es können aber auch *weiter ab vom Ventrikelsystem* liegende raumfordernde Prozesse durch Massenverschiebungen zu ähnlichen — wenn auch meist geringeren — Veränderungen führen, wie etwa die lateral gelegenen Neurinome des Brückenwinkels. Weiter wurde bereits erwähnt, daß allein durch Bildung von Hernien gegen die beiden „Engen" der Liquorbahn, den Aquädukt und das Foramen Magendie, durch fernab liegende raumfordernde Prozesse ein mäßiger zusätzlicher Hydrocephalus occlusus entstehen kann.

Es können aber auch eines oder beide Foramina Monroi verengt werden: wenn sich z.B. eine Hemisphäre durch einen raumfordernden Prozeß besonders starken Volumens (Glioblastom, Metastase, Abszeß mit reichlich Hirnödem) vergrößert und nun Hirnteile unter der Falx gegen die andere Hemisphäre vorgepreßt werden. Dann wird die Liquorbahn an den Foramina Monroi vermutlich durch eine Art von Abscherung *relativ* beengt. Eigentlich müßte dieser Vorgang zu einer Erweiterung *beider* Seitenkammern führen. Da aber der homolaterale Ventrikel durch den direkten Tumordruck nicht erweitert werden kann, entsteht meist nur ein mäßiger Hydrocephalus der kontralateralen Hirnkammer. Dieser ist zuerst nur „mäßig", da ja der Verschluß nicht vollständig ist. Immerhin bildet sich im Hydrocephalus eine neue raumfordernde Größe, und der gesamte *supratentorielle* Druck wird weiter gesteigert. Damit verstärken sich auch die Massenverschiebungen in axialer Richtung und die Gefahr der „Einklemmung" bei den genannten Prozessen nimmt zu.

4. Die Bedeutung von Sitz und Art raumfordernder Prozesse für die Form der intrakranialen Massenverschiebungen

Form und Stärke der Massenverschiebungen hängen also sehr wesentlich von dem Sitz des raumfordernden Prozesses ab. Wir unterschei-

den nach dem Sitz drei große Gruppen von raumfordernden Prozessen:

a) Die *Hemisphären*-Prozesse:
Die *medianen* Prozesse, die direkt in der medianen Liquorbahn zwischen den Foramina Monroi und Magendie lokalisiert sind. Die *paramedianen* Prozesse, die in unmittelbarer *Nähe* des *Ventrikelsystems* liegen.

b) Die (paramedianen) *Stammganglientumoren.*

c) *Prozesse* in und nahe der medianen Liquorbahn.

Bei der ersten Gruppe spielen sich die Massenverschiebungen während des Wachstums in den beschriebenen Phasen ab, bei der zweiten kommt es sehr rasch zur Bildung eines Hydrocephalus occlusus, der dann das ganze Bild beherrscht. Die dritte Gruppe nimmt eine gewisse Mittelstellung zwischen beiden ein: bald wirken sich die Massenverschiebungen, bald der Hydrocephalus occlusus stärker aus.

Auch die *Art* des raumfordernden Prozesses kann die Massenverschiebungen beeinflussen. Es ist nicht gleichgültig, ob das Wachstum rein *verschiebend* oder ob es *infiltrierend,* ob es *rasch* oder *langsam* erfolgt. Ein infiltrierender Tumor wirkt als solcher weniger raumfordernd als ein verdrängend wachsender. Bei den malignen — *infiltrierend und gleichzeitig destruierend* wachsenden — Blastomen wird dieser Vorteil allerdings durch die starke Neigung zur Bildung von intra- und extracellulärem Hirnödem wieder aufgewogen. Ein langsam sich entwickelndes Blastom — z.B. ein Meningeom — gibt dem Hirn besser die Möglichkeit zur Verformung und zum Ausweichen als ein rasch wachsendes „malignes" Gewächs, bei dem zum Volumen der Geschwulst noch die eben genannte, für diese Gruppe besonders charakteristische Entwicklung von intra- und extracellulärem Begleitödem und -schwellung hinzukommt. So erklärt sich, daß sich bei den „malignen" Prozessen (Glioblastomen und Metastasen, aber auch bei manchen Abszessen) besonders früh erhebliche Seitenverschiebungen ausbilden und verhältnismäßig rasch auch ein allgemeiner Hirndruck entsteht.

a) Die Hemisphären-Prozesse

Frontale Tumoren

Bei Raumbeengung im Frontallappen stehen die seitlichen Massenverschiebungen unter dem Falxrand zur Gegenseite im Vordergrund (Abb. 9/I). Dabei kann die vordere und obere Falx dem Druck von großen Tumoren, die ihr unmittelbar anliegen, nachgeben und sich schräg stellen, besonders wenn diese Geschwülste langsam wachsen. Hier wandern auch die der Falx anliegenden Hirnteile und Gefäße etwas über die Mittellinie zur Gegenseite, zum Unterschied von den Verhältnissen bei den fernab liegenden Tumoren, wo die Falx vorne in der Mittellinie stehen bleibt (Abb. 13). Man bezeichnet die hierdurch entstehenden Röntgensymptome als „Nahzeichen". Das wird später (s.S. 102f.) näher ausgeführt. Ihre Entstehung geht also auch auf die Möglichkeit zu einer geringen Verschiebung der Unterkante der Falx zurück, die jedoch im allgemeinen nur bei *langsamer* Volumenzunahme erfolgt (Abb. 9/Ib u. IIb). Selten tritt sie auch *akut* bei einer sehr erheblichen Raumforderung ein, wie z.B. bei manchen Total-Infarkten von A. cerebri media und ant. durch massives Ödem.

Auf der Seite des raumfordernden Prozesses werden auch Teile des basalen Frontallappens nach hinten abwärts über den Keilbeinflügel in die *mittlere* Schädelgrube gedrängt und drücken den „Keilbeinabschnitt" der A. cerebri media nach hinten und unten (Veränderungen im Angiogramm s.S. 104, Abb. 60 u.S. 105).

Wegen seiner Nähe zur „Hirnachse" neigt der Frontallappentumor daneben besonders zu „axialen" Verschiebungen des Hirnstammes, die sich bis in die hintere Schädelgrube auswirken (Abb. 9/Ic). Daraus erklärt sich die besonders rasche und häufige Bildung des Tonsillen-Druckkonus bei Frontallappenprozessen. Das wurde oben erwähnt.

Parietale Tumoren

Der parietale raumfordernde Prozeß verschiebt eigenartigerweise die Hirnmassen oberhalb des Balkens zunächst eher *rostral* zur Gegenseite, d.h. *fernab* stärker als in seiner direkten Nähe (Abb. 4). Die Ursache liegt, wie auf Abb. 4 näher ausgeführt, in der Lage der Falxkante zum Balkensplenium.

Sehr charakteristisch ist bei parietalen raumfordernden Prozessen die Verdrängung von Teilen des medialen Temporallappens durch die Cisterna cruralis und ambiens in den Tentoriumschlitz als sog. „temporaler Druckkonus" (Abb. 3), ähnlich wie bei temporalen Tumoren (Einzelheiten s.S. 15, 16ff.). In seltenen Fällen kann die Hernie in die Cisterna cruralis und ambiens nur „partiell" sein, d.h. entweder nur *vorne* oder nur *hinten* liegen. Die Grenze bildet das Crus pedunculi (s.S. 8).

Temporale Tumoren

Bei raumfordernden Prozessen im Temporallappen sind die Verschiebungen *zur Gegenseite* gleich stark wie die *nach oben* und *nach rostral*

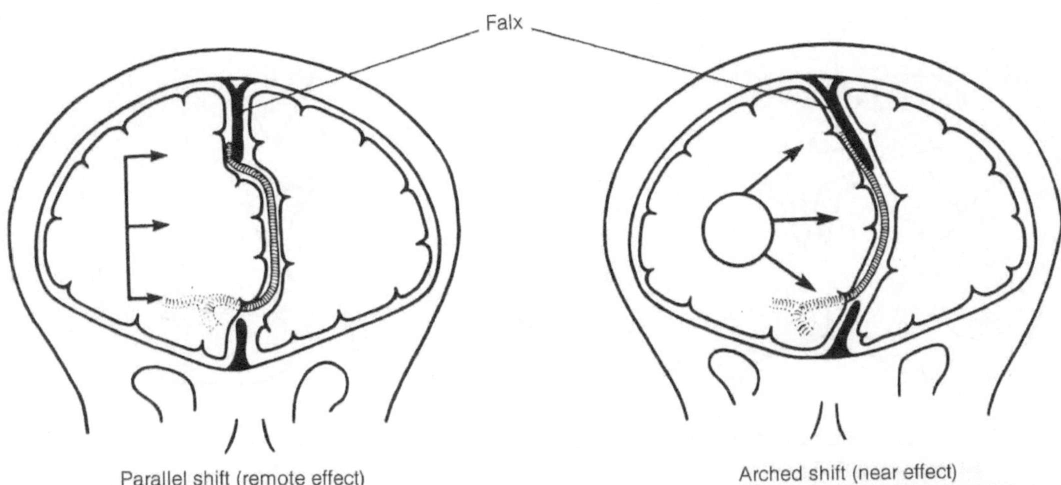

Abb. 13. Die unterschiedliche Seitenverschiebung des Vorderlappens, je nach „nahem" oder „fernem" Sitz des Tumors

(Abb. 9/II). Dabei wird die ganze Fissura Sylvii einschließlich der Gefäße nach oben, dann auch nach vorne gegen den Frontallappen zu verlagert (Abb. 9/IIa, c). Gleichzeitig werden die dem 3. Ventrikel anliegenden Hirnteile einschließlich der „inneren Hirnvenen" zur Gegenseite verschoben. Verständlicherweise wird der 3. Ventrikel dabei stärker zur Gegenseite verlagert als die weiter vorn liegenden Ventrikelteile um das vordere Septum (s. Abb. 14 und S. 15ff.). Diese werden ja von dem Verschiebungsvorgang erst sekundär erfaßt. Das spielt bei der Deutung des ap-Luftbildes (Septum — 3. Ventrikellinie!) eine große Rolle (Abb. 14).

Durch die Seitenverschiebungen kann der Thalamus die beiden Foramina Monroi beengen. Der erwähnte temporale Druckkonus schiebt das Mittelhirn mit Aquädukt seitwärts. Das macht verständlich, daß Schläfenlappenprozesse häufig durch Beengung der medialen Liquorbahn einen kontralateralen Hydrocephalus hervorrufen. Die kontralaterale Bevorzugung erklärt sich, weil der homolaterale Ventrikel durch den raumfordernden Prozeß beengt wird.

Charakteristisch für diesen Verschiebungsvorgang bei Temporallappen-Tumoren ist weiter die Beobachtung, daß der Balken nahezu horizontal stehen bleibt (Abb. 15). Die sonst bei Großhirnhemisphärentumoren häufige halbseitige Senkung des Balkenmassivs fehlt. Das erklärt sich aus dem Gegeneinanderwirken zweier Verschiebungsprozesse, die sich aufheben. Es resultiert eine rein horizontale Verschiebung.

Typisch ist, wie wir feststellten, die Verlagerung von Teilen des medialen Temporallap-

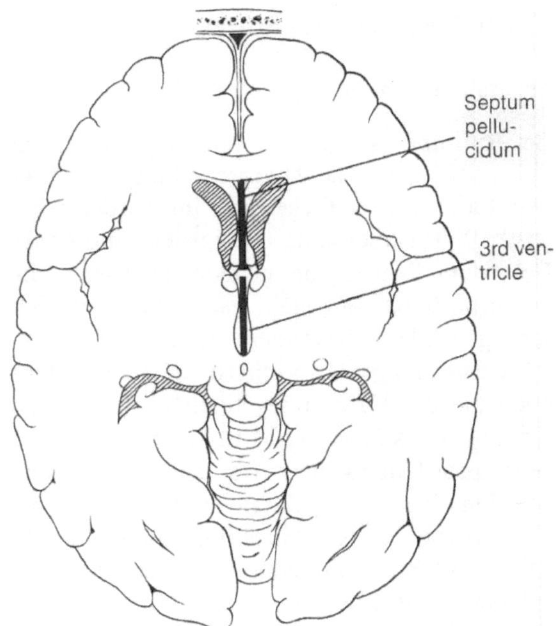

Abb. 14. Das Schema zeigt die Lage von Septum pellucidum und 3. Ventrikel „hintereinander" in der Längsachse des Hirns. Sie werden also beide normalerweise im ap-Pneumogramm auf der „Mittellinie" übereinander dargestellt. Da beide aber bei Massenverschiebungen oft nicht gleich stark verlagert werden, erklärt sich ihre „Dissoziation" auf Pneumogrammen frontaler, temporaler bzw. parietaler Tumoren

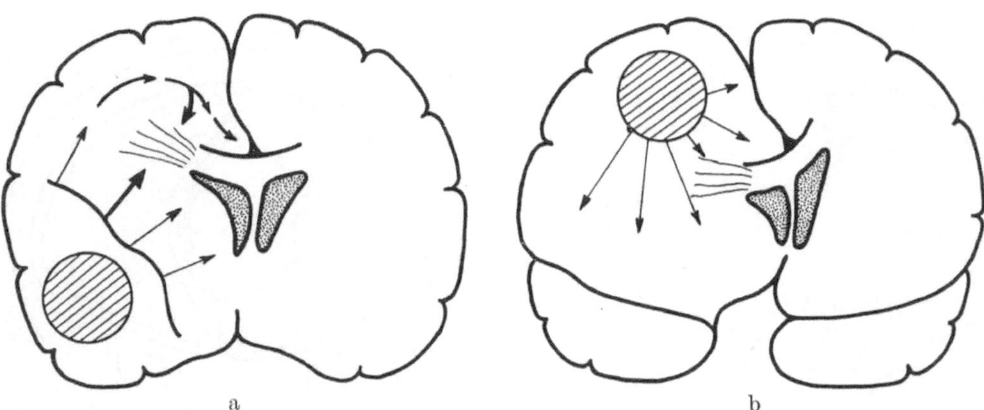

Abb. 15a u. b. Die Unterschiede in der Balkenstellung bei temporalen und frontalen Tumoren lassen sich aus den dabei entstehenden Druckkräften erklären. a) Beim Temporallappen-Tumor heben sich zwei Kräftepaare auf, es wirkt ein direkter Druck von unten und ein entgegengesetzt arbeitender Druck von oben (Hernie des Gyrus cinguli), der Balken bleibt *waagerecht* stehen. b) Beim hinteren Frontallappentumor entsteht direkt eine starke *Senkung* des herdseitigen Balkens, weil beide Kräfte in der gleichen Richtung wirksam werden

pens in den Tentoriumschlitz. Es bildet sich bei mehr oral liegenden Tumoren die „vordere" (Uncus-)Hernie in die Cisterna cruralis. Bei mehr kaudal gelegenen Tumoren dringen die Hirnteile eher gegen die Cisterna cruralis und ambiens als „hinterer" temporaler Druckkonus vor. Ist der Tumor jedoch besonders groß, so dringt die Hernie gleichzeitig in den *gesamten* Tentoriumschlitz vor. Hierdurch erklären sich die Formveränderungen. Im Falle der „vorderen" Hernie werden im wesentlichen die Hirnschenkel verschoben, im Falle der „hinteren" Hernie Hirnschenkel und Vierhügelplatte nach seitlich, unten und hinten. Bei dieser Verschiebung kann die in den beiden Zisternen verlaufende A. communicans post. bzw. die A. cerebri post. von der Hernie erfaßt und nach medial und unten herabgedrückt werden (s. S. 11). Diese Gefäßverschiebung durch die Hernie kann im ap- und seitlichen Angiogramm (s. Abb. 60) wie auch im ap-Zisternogramm abgebildet werden (s. S. 208 ff.).

Occipitale Tumoren

Der Occipitallappen liegt von Schädel und Dura umschlossen in einem kegelförmigen Raum, dessen zwei ausschließlich von Dura gebildete Wände (Falx, Tentorium) nur einem länger dauernden und sehr erheblichen örtlichen Druck etwas nachgeben können (Abb. 9/III b). Um das Volumen eines jeden dort gelegenen raumfordernden Prozesses zu kompensieren, werden daher zunächst Hirnmassen nach rostral verlagert, und zwar die oben liegenden mehr nach parietal, die unteren mehr nach temporal. Danach drängen sie von dort aus zum Massenausgleich unter der Falx über die Mittellinie zur Gegenseite. Diese rostrale Verschiebung großer Tumoren (Abb. 9/III c) verlagert das Trigonum und Hinterhorn in charakteristischer Weise nach vorne (oben oder unten). Jedoch wirken sich kleinere raumfordernde Prozesse nur örtlich auf das Hinterhorn aus. Bei dem späteren Massen-Ausgleich zur Gegenseite werden — ähnlich wie beim Temporallappen-Prozeß — verständlicherweise die Hirnteile um den 3. Ventrikel zunächst stärker nach seitlich verlagert als die Gegend um das Septum (s. S. 231 und Abb. 14), denn sie werden vom Verschiebungsvorgang früher erfaßt.

b) Die paramedianen, insbesondere die Stammganglientumoren

Die Tumoren der Stammganglien

Raumfordernde Prozesse in den Stammganglien (besonders im Thalamus) nehmen eine Mittelstellung zwischen der oben beschriebenen Gruppe der Hemisphärenprozesse und den unten besprochenen Prozessen ein, die die mediane Liquorbahn blockieren. Der aufgetriebene Thalamus dringt nach lateral und oben gegen das Trigonum vor und wölbt dieses bogenförmig aus. Auch verschiebt er das Balkensplenium nach oben und drängt den 3. Ventrikel nach medial und zur Gegenseite, so daß dieser sich schalenförmig um den Tumor lagert. Durch Beengung des 3. Ventrikels und des verlagerten Aquäduktes entsteht zusätzlich ein Hydrocephalus der Seitenkammern, gleichzeitig meist auch des oralen 3. Ventrikels.

Die Tumoren der Seitenventrikel

Auch die Tumoren der Seitenventrikel nehmen eine Sonderstellung ein. Sie können sich eine beträchtliche Zeit innerhalb des Ventrikelraumes entwickeln und führen erst dann durch seitliche Verschiebung und Beengung des 3. Ventrikels bzw. Aquäduktes — wenn im Trigonum bzw. Unterhorn gelegen — oder bei Lage im Vorderhorn — durch Abscherung der Foramina Monroi (Abb. 11) — zum partiellen oder totalen, meist asymmetrischen Hydrocephalus der Seitenkammern (s. S. 235 ff.).

c) Prozesse in und nahe der medianen Liquorbahn

Blockaden zwischen Foramen Monroi und Foramen Magendie führen, wie auf S. 241 ff. gezeigt wird, stets zum symmetrischen Hydrocephalus der vorliegenden Kammerteile (Abb. 11). Die Blockade kann anfangs nur eine „relative" sein oder „ventilartig" wirken; dadurch braucht der Hydrocephalus längere Zeit zur Ausbildung. Tritt jedoch akut ein *totaler Block* auf, so kann sich der Hydrocephalus occlusus bereits in *kürzester* Zeit ausbilden. Das Hirn wird dadurch sozusagen von innen her „aufgeblasen" und der Liquor rasch aus den gesamten äußeren Liquorräumen ausgepreßt. Bei Verschwinden des Blockes kehrt das Hirn — wohl infolge der Elastizität seiner Innenstrukturen — sehr rasch in eine der Norm angenäherte Form des inneren Kammersystems und der Arachnoidalräume zurück. Daraus erklärt sich die oft bestehende Diskrepanz zwischen der Größe des Hydrocephalus im Luftbild *vor* der operativen Beseitigung einer Blockade und einer Kontroll-Encephalographie zu einem *späteren* Zeitpunkt. Auch im Falle einer Autopsie einige Zeit nach der Operation sieht man diese Diskrepanz.

Einige Phasen des asymmetrischen Hydrocephalus occlusus verdienen noch eine eingehende Erörterung. Wenn sich die Seitenkammern erweitern, so drängen sie ihr „Dach", nämlich den Balken, nach oben, bis dieser gegen den unteren Falxrand stößt. Das ist parietal am Splenium viel früher als frontal am Rostrum der Fall (s. S. 6 ff. und Abb. 4). Die Verschluß-Hydrocephali sind daher, ähnlich wie auch die atrophischen Formen, zunächst stärker an den Vorderhörnern ausgebildet: der Balken kann dort rasch nach oben ausweichen. Während dieser Phase bildet die geschwungene Form der A. cerebri ant. bzw. pericallosa im Seiten-Angiogramm die Kontur des unteren Falxrandes ab (Abb. 58a). In der Endphase des Hydrocephalus occlusus erweitern sich die Seitenkammern allerdings weit über dieses Niveau hinaus und steigen beiderseits der Falx in die Höhe. Man sieht das gut im Luftbild: auf dem Frontalschnitt ist bei mäßigem Hydrocephalus der Balkenwinkel über den Ventrikeldächern stumpf (Abb. 211). Bei weiterer Zunahme des Hydrocephalus wird der Balkenwinkel immer spitzer und ist zum Schluß nahezu 0°. Da der Balken hierbei immer weiter angehoben wird, zerreißt schließlich das daran hängende Septum, und beide Kammern kommunizieren in der letzten Phase des Hydrocephalus frei miteinander.

Ist der 3. Ventrikel an der Bildung eines Hydrocephalus occlusus beteiligt, so stülpt er sich *ballonförmig nach vorne und unten* aus und bildet später eine papierdünne Blase, die von oben her wie ein Tumor gegen das *Chiasma* und die *Sella* drückt. Er kann eine entsprechende Symptomatologie der beteiligten Regionen hervorrufen (Chiasma-Hypophysen-Hypothalamus-Syndrom).

Entsteht ein Hydrocephalus der ersten drei Ventrikel durch einen primären Aquäduktverschluß, so kann sich gelegentlich der *Recessus suprapinealis* bis zu Kastaniengröße ausweiten. Er dringt dann über die Vierhügelplatte in den Tentoriumschlitz vor, drückt gegen den *Oberwurm* und hinterläßt hier eine entsprechende Impression. Dabei können Symptome von den Vierhügeln und dem Cerebellum ausgehen. Beim Kleinhirntumor ist das jedoch nicht möglich, da hier die Hernie von Kleinhirnteilen „nach oben" (Abb. 10) den Eintritt des aufgeblasenen Recessus suprapinealis nach abwärts, d.h. in den Tentoriumschlitz verhindert.

Gelegentlich ist auch eine sackförmige Ausstülpung der Arachnoidea, also eine offene arachnoidale Zyste, beobachtet worden, die sich in der Gegend der Zirbel ausbreitet. Sie wirkt auf das Vierhügelgebiet wie ein raumfordernder Prozeß. Sie kann bei langdauerndem kindlichem Hydrocephalus occlusus infolge Aquäduktverschlusses durch eine Ventrikelperforation an der medialen Trigonumwand entstehen.

Blockaden im 3. Ventrikel

Raumfordernde Prozesse mit primärer Lage im *vorderen* Teil des 3. Ventrikels führen zur Blockade der Foramina Monroi. Diesen Verschluß zeigen besonders typisch die kirschgroßen Ependymzysten zwischen den beiden Foramina Monroi (Abb. 11) und unterhalb der Fornices. Die eigentlichen Tumoren hingegen pflegen größer zu sein. Sie wirken stärker auf die Form des 3. Ventrikels ein (s. S. 241). Wir unterscheiden am besten drei große Gruppen von Tumoren des 3. Ventrikels, und zwar mit „oraler", „basaler" und „dorsaler" Lage (Abb. 12, S. 13). Große, unterhalb des 3. Ventrikels in und oberhalb der Sella „basal" wachsende Geschwülste können sekundär zum Block der Foramina Monroi führen. Unter diesen stehen an erster Stelle die Hypophysenadenome und Kraniopharyngeome, die oft von unten in den 3. Ventrikel „einbrechen" und sich dort weiter entwickeln. Einzelne Kraniopharyngeome wachsen auch primär im Lumen des 3. Ventrikels. Über ihnen pflegt jedoch, wie bei allen extracerebralen Tumoren der Sellaregion, lange Zeit eine schmale Liquorbahn am Oberrande des früheren 3. Ventrikels zu persistieren.

Die Tumoren des 3. Ventrikels biegen die Vena cerebri int. nach oben aus, oft bei entsprechender Größe sogar auch die Vena basalis Rosenthal nach außen unten. Die von der Basis (Sella) kommenden Tumoren heben ver-

18

ständlicherweise — im Gegensatz zu den primären Geschwülsten des 3. Ventrikels — auch den Anfangsteil der A. cerebri ant. — A1-Abschnitt, pars circularis — an (Abb. 52). Das ist für die Differentialdiagnose dieser beiden Gruppen von Bedeutung.

Blockaden im Aquädukt

Tumoren der Mittelhirnplatte bzw. der Zirbel oder auch die des hinteren Anteils des 3. Ventrikels (s. S. 13 „dorsale" Tumoren) drücken auf den Aquädukt und blockieren ihn. Wir können sie als „Vierhügeltumoren" zusammenfassen, da sie praktisch alle gleichartig auf diese Region einwirken; sie verursachen „sekundäre" Verschlüsse des Aquäduktes. Sie verschieben die Vena magna Galeni nach oben (bzw. nach seitlich oben) und die A. basilaris nach vorne unten gegen den Clivus, wo sie im Angiogramm angepreßt erscheint. „Vierhügeltumoren" verlagern auch die Zirbel je nach dem Ausgangspunkt des raumfordernden Prozesses. Das wird bei Kalkeinlagerung bereits im Nativbild gut sichtbar.

„Primäre" Aquäduktverschlüsse hingegen blockieren meist die Liquorbahn, ohne wesentliche örtliche Massenverschiebungen hervorzurufen (Abb. 11). Kleine Geschwülste, Ependym-Membranen und Entzündungsnarben können das Lumen verlegen, ohne daß uns aber nach eigenen Erfahrungen Sitz und Form der Blockaden im Ventrikulogramm einen sicheren Aufschluß über die Art des Verschlusses geben können. Allenfalls kann man sagen, daß ein kolbenförmiger Aquädukt eher bei Mißbildung durch Membranen, ein spitz zulaufender (tütenförmiger) eher bei entzündlichen oder blastomatösen Verschlüssen gesehen wird.

Blockaden im 4. Ventrikel, am Foramen Magendie oder in den Recessus laterales

Alle raumfordernden Prozesse der hinteren Schädelgrube führen früher oder später zur Blockade der Liquorbahn und damit zu einer erheblichen Erweiterung der ersten drei Kammern. Charakteristisch ist für alle raumfordernden Prozesse der hinteren Schädelgrube die Verformung des Aquäduktes. Diese kann von einer reinen Dorsalverlagerung bis zu einer ausgesprochenen „Knickbildung" gehen. Liegt der raumfordernde Prozeß vorwiegend

im Oberwurm, so werden die am Tentoriumschlitz liegenden Vorderlappenteile des Kleinhirns gegen das Mittelhirn zu verschoben, wobei der Aquädukt gestaucht wird und seine stärkste „Basalknickung" erfährt. Im Gegensatz dazu bewirken Tumoren im hinteren Anteil des 4. Ventrikels nur eine mäßige „Ausbiegung" des Aquäduktes. Die Faustregel heißt also: je näher der raumfordernde Prozeß dem Tentorium liegt, desto stärker ist der Aquädukt geknickt, je näher dem Foramen Magendie, desto sanfter ist der Bogen des Aquäduktes. Auch ist der Aquädukt bei den Wurmtumoren (pilozytische Astrozytome bzw. Spongioblastome, Medulloblastome) bereits kurz nach dem Knick verlegt, bei den Tumoren im hinteren Anteil des 4. Ventrikels (Ependymome) hingegen ist hier der Anfangsteil des 4. Ventrikels noch von Tumormassen frei und wird deshalb ebenfalls hydrocephal erweitert. Liegt der Prozeß mehr lateral, so wird der Aquädukt ebenfalls weniger gestaucht und der Anfangsteil des komprimierten 4. Ventrikels ist oft noch dargestellt. In diesem Falle erfolgt der Druck gegen das Mittelhirn und den Aquädukt vorwiegend von schräg unten her. Der Aquädukt und der 4. Ventrikel weichen zur Gegenseite aus, was im Ventrikulogramm dargestellt werden kann. Bei „lateralen" Tumoren der hinteren Schädelgrube wird die herdseitige Tonsille stärker herabgepreßt (als „Tonsillenzeichen" bei der Operation bzw. bei der Zisternographie sichtbar).

*Brücken*tumoren verschieben den Aquädukt nur in sanfter Rundung nach dorsal und wandeln den 4. Ventrikel in eine schmale Platte um. Auch ist der hintere Teil des 3. Ventrikels gelegentlich etwas nach oben-vorne verlagert. Man kann extrapontine Tumoren des Clivus von den intrapontinen am Verhalten der Cisterna pontis im Zisternogramm bzw. der A. basilaris im Seitenbild unterscheiden: die Arterie wird entweder vom Clivus abgehoben oder an ihn angepreßt. Doch wird auch bei allen anderen Fällen starker Raumforderung in der hinteren Schädelgrube die A. basilaris fest an den Clivus gepreßt.

Bei der Verschiebung von Kleinhirnmassen durch den Tentoriumschlitz (Kleinhirnhernie „nach oben") wird unter Umständen die A. cerebri post. bzw. die A. cerebelli sup. erfaßt und nach oben verlagert. Umgekehrt ist bei Verschiebung der Tonsillen „nach unten" (als Kleinhirnhernie bzw. cerebellärer Druckkonus) die A. cerebelli inf. post. oft in die große Zisterne bzw. nach kaudal in den Spinalkanal verschoben, was das Seitenbild des Angiogramms zeigen kann.

Liegt der Prozeß im *Brückenwinkel* (extracerebellär), so ist sowohl die Verschiebung des Aquädukts wie auch die des 4. Ventrikels durch Druck von basolateral nur mäßig stark.

Auch ist seine Blockade meist nicht vollständig, sondern nur „relativ". Doch werden die benachbarten Gefäße, d.h. die Aa. basilaris, cerebelli sup. und inf. ant. häufig verschoben (Abb. 63) und die Cisterna pontocerebellaris tamponiert (s.S. 247).

Eine Übersicht über die Hauptwirkung der raumfordernden Prozesse auf die einzelnen Abschnitte der intrakranialen Arterien zeigt die Abb. 8.

III. Die Massenverschiebungen bei atrophisierenden Prozessen

Als schrumpfende Prozesse bezeichnen wir am Hirn alle jene Krankheitsvorgänge, bei denen es zum Verlust von Gewebe kommt. Nur gelegentlich vermag ihre Abbildung mit Kontrastmitteln anzuzeigen, auf welche Weise der Substanzverlust entstanden ist. Die morphologischen Folgen von Traumen, primären Gefäßprozessen (meist Gefäßverengungen oder -verschlüssen) und von entzündlichen Vorgängen können im Röntgenbild später etwa gleich erscheinen. Nur die Prädilektion im Sitz und die örtliche Ausbreitung des Substanzdefektes können bis zu einem gewissen Grade auch auf die Pathogenese hinweisen (s. S. 257 ff., Abb. 16). Dabei durchlaufen auch hier die krankhaften Prozesse mehrere Phasen. Viele beginnen mit einer Raumbeengung infolge von extra- oder intracellulärem Hirnödem, Hyperämie oder Blutung. Während dieser Zeit verhält sich der Prozeß nach den Regeln, die im vorigen Kapitel für die Massenverschiebungen bei *raumfordernden Prozessen* gegeben wurden (s. S. 6 ff.).

Erst nach Abklingen dieser Volumenvermehrung und nach Abbau und Abtransport des dadurch geschädigten Gewebes beginnt die Phase des *Substanzverlustes,* d.h. der „Schrumpfung". Das ist meist erst nach Wochen der Fall.

Wie beim raumfordernden Prozeß der „Zuwachs", so muß jetzt bei den narbig-atrophischen Vorgängen der „Verlust" an Gewebe gedeckt werden. Das ist durch Ausweitung der äußeren und inneren Liquorräume möglich. Ob im Einzelfall mehr die Arachnoidalräume oder die Ventrikel zur Kompensation einspringen, hängt von der Art und dem Sitz des Prozesses ab. Beim „offenen" und nicht selten auch beim „gedeckten" Hirntrauma kommt es zu einer Hirnduranarbe mit Verwachsungen zwischen den beiden Hirnhäuten (s. auch die Besprechung der subduralen Luftfüllung, S. 274). Ein Substanzverlust kann dann nur durch Ausweitung des benachbarten Ventrikelteils ausgeglichen werden. Wahrscheinlich kann die schrumpfende Narbe sogar einen gewissen örtlichen Zug an der Kammerwand ausüben. Nach größeren flächenhaften Hirngewebs-Zerstörungen — z.B. nach akutem Ca-

rotisverschluß — kommt es sogar zur Wanderung des ganzen Ventrikelsystems in Richtung auf die Narbenseite! (s. Abb. 16, 216), obwohl hier eine Hirnduranarbe gar nicht besteht, die die Hirnoberfläche an der Dura fixieren könnte, wie z.B. bei Zangengeburts-Schädigungen, bei Kontusionsherden ohne Zerstörung der Arachnoidea und bei lokalen gefäßbedingten Erweichungen. Hier kann sich dann am Ort und über dem Zerstörungsherd eine Zyste ausbilden, die breit mit den Arachnoidalräumen kommuniziert. Dies ist nach kindlichen Gefäßverschlüssen die Regel, man findet dort die sog. Porencephalie (s. S. 260, 269). Ernährungsstörungen des Hirns hingegen, d.h. eine Atrophie beim Altern oder durch Arteriosklerose, führen zur gleichmäßigen Erweiterung der äußeren und inneren Liquorräume (Hydrocephalus externus und internus). Dabei ist je nach Art des Prozesses eine gewisse Prädilektion für die Atrophie der Rinde oder des Markes sichtbar (s. S. 257 ff.). Denn Gewebs-

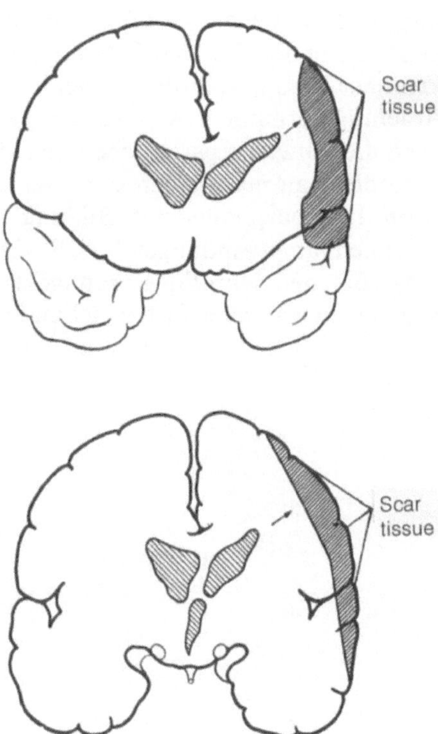

Abb. 16. Halbschematische Abbildung eines anatomischen Präparates mit flächenhafter Hirnkontusion (schwarz schraffiert). Es kommt zu einer Schrumpfung, die zur Ventrikelwanderung führt. Ein ähnlicher Vorgang kann sich bei der Erweichung nach Gefäßverschluß (z.B. eines Carotisverschlusses) abspielen

schwund als Folge von diffusem Ödem oder von Schwellungszuständen bedingt eher eine Ventrikelerweiterung.

Bildet sich in einem derart atrophischen Hirn ein raumfordernder Prozeß, so stößt seine Diagnose und Lokalisation oft auf Schwierigkeiten, da der Volumenzuwachs lange Zeit von den erweiterten äußeren Liquorräumen kompensiert wird (s. S. 257). Das gilt besonders für die frontal gelegenen „Alterstumoren", deren Diagnose sehr erschwert sein kann.

Nach den Erfahrungen von Fällen mit gesicherter Pathogenese der Hirnatrophie kann man die folgenden Faustregeln für die hydrocephalen Erweiterungen des Liquorsystems aufstellen:

Das Ventrikelsystem nach *Trauma* zeigt eine deutlich stärkere Erweiterung, wahrscheinlich durch Schwund der weißen Substanz infolge Ödemschadens, weniger stark ist die Erweiterung der Arachnoidalräume. Sie kann allerdings örtlich stark betont sein (Abb. 218, 219). Nach *frühkindlichen Hirnschäden* zeigt sich eher eine *Ventrikelerweiterung,* und zwar ebenfalls oft mit örtlicher Betonung, besonders bei den Patienten mit neurologischer Symptomatologie, weniger sind die Arachnoidalräume erweitert. Überwiegen jedoch die schweren psychischen Schädigungen, so findet man meist einen stärkeren *arachnoidalen* Hydrocephalus mit Bildung von sog. „Hahnenkammwindungen" (s. S. 261, Abb. 215). Bei den *Anfallsleiden* ungeklärter Genese sehen wir eine fast gleichmäßige Beteiligung innerer und äußerer Kammern am Hydrocephalus. *Intoxikationen* und *Stoffwechselstörungen* schädigen vorwiegend die weiße Substanz durch ein Ödem, entsprechend führen sie eher zum schweren Hydrocephalus internus. Der *senile* und *präsenile* Altersabbau ist durch Substanzschwund vorwiegend am Grau, aber auch am Markweiß charakterisiert. Entsprechend bildet sich ein grober Hydrocephalus *externus* et *internus,* manchmal ist der Hydrocephalus internus etwas geringer. Die *multiple Sklerose* sowie Encephalitiden können zum Hydrocephalus internus und externus führen. Die Zustände bei und nach *Meningitis* zeigen verständlicherweise vorwiegend den Hydrocephalus internus. *Gefäßverschlüsse* im späteren *Alter* führen im Gegensatz zu den frühkindlichen Schäden über dem Infarkt einen lokalen Substanzschwund erheblichen Ausmaßes herbei, der sich jedoch eher am inneren als am äußeren Kammersystem manifestiert. Bei akutem Carotis-Verschluß kann er grobe Ausmaße erreichen. Durch „Anzapfen" der Gefäße der Gegenseite (s. S. 166 ff.) kann auch diese Hemisphäre Ernährungsstörungen mit Atrophie zeigen (s. S. 262). *Chronisch stenosierende Gefäßerkrankungen* hingegen schädigen mehr diffus die graue und weiße Substanz und bieten entsprechend das gleichmäßige Bild des inneren und äußeren Hydrocephalus.

Literatur siehe: Azambuja u. Mitarb. (1956a–d), Di Chiro (1971), Ecker (1948), Fischer (1939, 1940), Pia (1954), Riessner und Zülch (1939), Tönnis (1959), Zülch [1958, 1959 (dort ausführl. Lit.), 1965, 1968, 1971b, 1975], Zülch u. Mitarb. (1974, dort ausführl. Lit.).

B. Spezielle Neuropathologie

Die Morphologie und Biologie der raumfordernden und atrophischen Prozesse, soweit für die neuroradiologische Diagnose von Bedeutung: Sitz und Ausbreitung eines raumfordernden und atrophischen Prozesses sind bis zu einem gewissen Grade *artspezifisch.* Der neuroradiologisch Arbeitende muß daher die verschiedenen Arten der Krankheits-Prozesse kennen.

I. Raumfordernde intrakraniale und spinale Prozesse

a) Allgemeine Prädilektionen

Es gibt einen Prädilektions-Sitz nicht nur für die Meningeome, was den meisten geläufig ist, sondern auch für die vom Hirngewebe ausgehenden Tumoren, die „Gliome" im weitesten Sinne (Abb. 18ff.). Das wird unten genauer gezeigt. Darüber hinaus ergibt sich für die verschiedenen Tumoren eine gewisse Altersprädilektion für die Manifestation der Erkrankung; manche malignen und benignen Tumoren bevorzugen auch ein Geschlecht (Abb. 17a—n). Davon gibt es nur eine Ausnahme: die Sarkome; sie folgen keiner Regel.

Im folgenden wird eine kurze schematische Übersicht über Sitz, Form und typische Ausbreitung der häufigsten intrakranialen Tumoren sowie eine Übersichtskarte über die Segmentverteilung der häufigsten spinalen Geschwülste gegeben. Schließlich werden Bemerkungen über das Wachstum der verschiedenen Tumorarten folgen, soweit diese für den Neuroradiologen wichtig sind. Grundlage für die Einteilung sind die Atlanten von ZÜLCH (Springer-Verlag 1971b, 1975), die auch Einzelheiten für dieses Gebiet vermitteln.

Diese topographische Zusammenstellung des Vorzugssitzes und der Gestalt der Hirngeschwülste ist besonders auch für die radiologische *Art*diagnose wichtig. Sie zeigt die Haupttypen in *einer* Region.

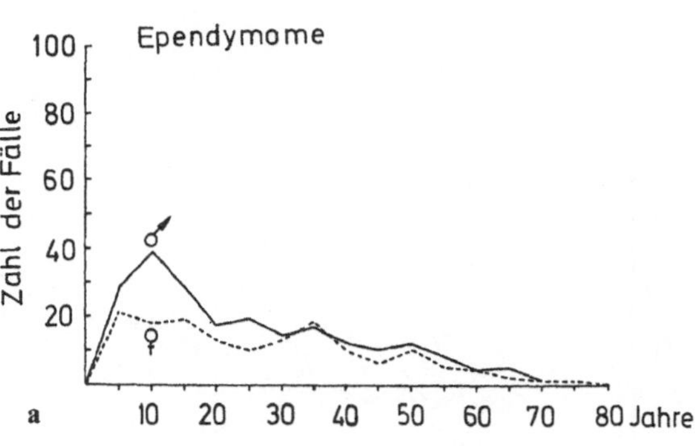

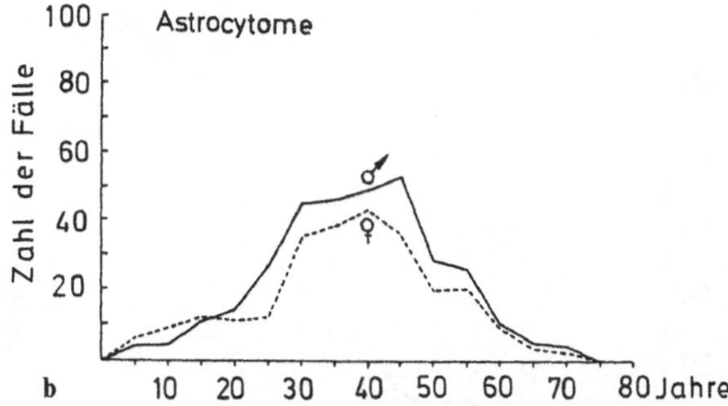

Abb. 17. a) — m) Häufigkeit der einzelnen Tumorarten in den einzelnen Altersgruppen (getrennt nach Geschlechtern). n) Altersspektrum eines Krankenkollektivs mit Hirntumoren (getrennt nach Geschlechtern)

25

Abb. 17 Forts.

Oligodendrogliome
Zahl der Fälle
Glioblastome
Zahl der Fälle
Spongioblastome
Zahl der Fälle
Medulloblastome
Zahl der Fälle
Neurinome
Zahl der Fälle
Meningeome
Zahl der Fälle
Angioblastome
Zahl der Fälle
Hypophysenadenome
Zahl der Fälle
Jahre

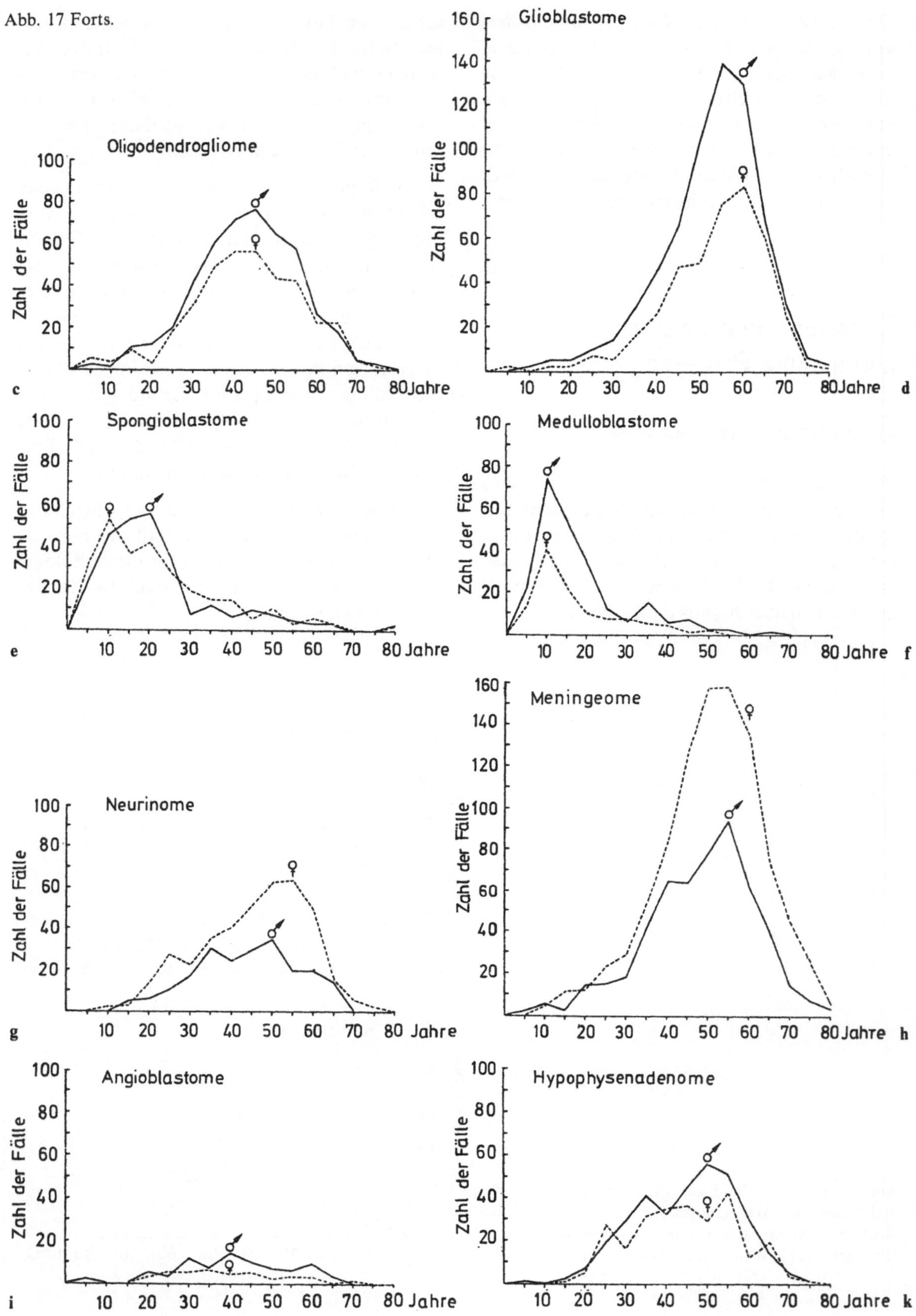

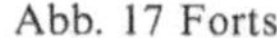

Abb. 17 Forts.

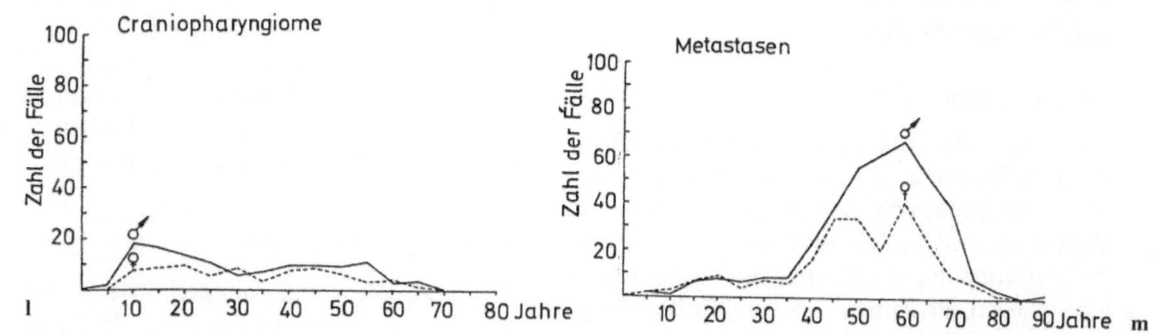

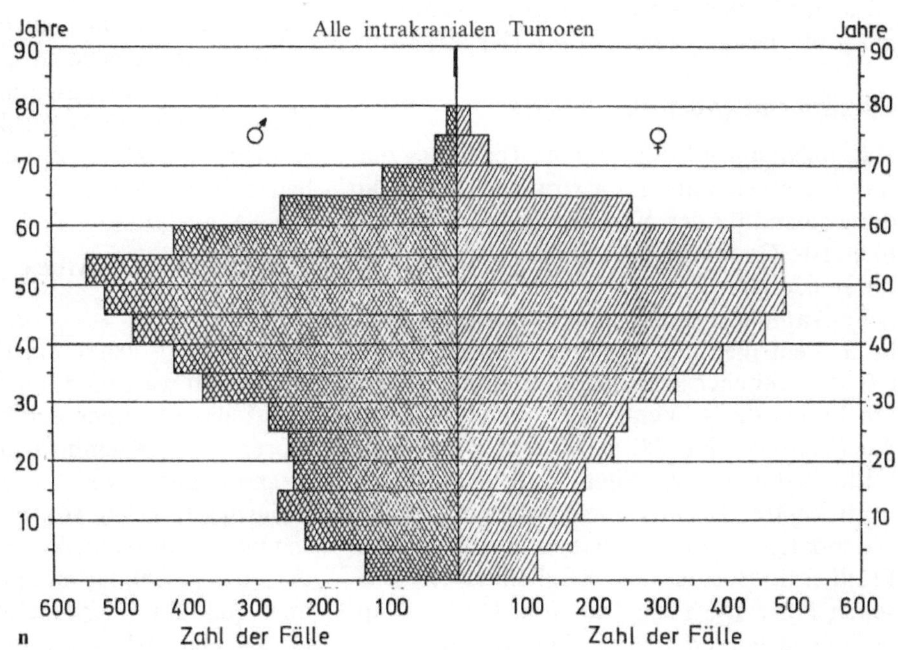

27

b) Die Tumoren im Schädel und im Spinalkanal

Gangliozytome (Abb. 18)

Mit etwa 0,4% eine seltene Gruppe neuroepithelialer Tumoren. Am häufigsten mediobasal im Temporallappen, sowie am Boden des 3. Ventrikels und im Tuber-Gebiet, in der Medulla oblongata, im Rückenmark und Kleinhirn gelegen. Pflaumen- bis apfelgroße, oft zystische, meist derbe Tumoren, oft mit Einwachsen in die weichen Häute; meist gutartig; bösartige Formen sind eine Rarität. Temporobasal oft verkalkt und zystisch (Nr. 27).

Ependymome (Abb. 18)

Häufigkeit 4—5%. Sitz in allen Teilen des zentralen Nervensystems. „Extraventrikulär" an der Außenseite der Ventrikel gelegen als das häufigste Großhirngliom im Jugendalter vorkommend (Nr. 30). „Intraventrikulär" in den Seitenkammern direkt am Foramen Monroi, im 3. Ventrikel oder vor dem Vierhügelgebiet (Nr. 56), seltener im Aquädukt, häufig kaudal am Boden des 4. Ventrikels (Nr. 71) oder im Rückenmark (Nr. 78) bzw. sehr typisch an Cauda equina bzw. Filum terminale. Extraventrikuläre „Ependymome des Großhirns im Jugendalter" (Nr. 30) haben große Zysten, Prädilektionsort ist das „Dreiländereck" zwischen Parietal-, Temporal- und Occipitallappen. Gelegentlich sind sie hier verkalkt. Alle Ependymome wachsen verdrängend, metastasieren kaum auf dem Liquorwege außer durch Abriß bei der Operation. Diffuse geringe kapilläre Vaskularisierung. Die Ependymome sind gutartig, wenn intraventrikulär gelegen bzw. im Spinalkanal (Grad I), weniger gutartig (Grad II) ist die extraventrikuläre „cerebrale" Gruppe im Jugendalter.

Es besteht eine entfernte Verwandtschaft mit frontobasal im Ventrikel gelegenen Tumoren bei der tuberösen Sklerose. Vom Ependym ausgehend entstehen auch erbs- bis kirschgroße gutartige „Kolloidzysten" (Nr. 40) zwischen den Foramina Monroi im Vorderteil des 3. Ventrikels (Ependymzysten, Foramen Monroi- bzw. Kolloidzysten). Sie sind vollzystisch und nur von einer Membran umgeben.

Choroid-Plexuspapillome

Mit $^1/_2$ bis 1% selten, kommen im 4. Ventrikel sowie in den Seitenkammern mit Prädilektion am Trigonum vor, ebenso im 3. Ventrikel, selten im Recessus lateralis; es sind verdrängend wachsende gutartige Geschwülste. Verkalkung häufig, keine Zysten im Inneren. Selten sind „angeborene" Plexuspapillome. Diffuse, kapilläre, mäßig starke Vaskularisierung. Gelegentlich *zusätzliche* Zysten aus Bindegewebe benachbart gelegen.

Pilozytische Astrozytome (Spongioblastome) (Abb. 18)

Häufigkeit 7—8%. Gutartige Gliome, sehr gut abgegrenzt wachsend, mit Prädilektion für die „Mittellinie". Einer der beiden häufigen Tumoren im Kleinhirnwurm (Nr. 67, 68). Kommt auch vor in Hypothalamus und Chiasma (Nr. 39) sowie Fasciculus opticus, seltener „extraventrikulär cerebral" (ähnlich den eben geschilderten Ependymomen); weiter im Aquädukt, Vierhügelgebiet (Nr. 58) sowie im Rückenmark als „Stiftgliom". Wenn cerebral zystisch und/oder verkalkt, nur geringe Nekrosen; gutartig (Grad I); maligne Entartung (Anaplasie) sehr selten; kapilläre, sehr geringe Vaskularisierung. Häufiger bei Mädchen als bei Jungen; ausgesprochener Tumor des Jugendalters.

Astrozytome (Abb. 18)

Häufigkeit 7—9%. Prädilektionssitz frontodorsal (Nr. 2), frontomedial (Nr. 12) und fron-

---

Abb. 18. Schematische Zeichnung der häufigsten intrakranialen Tumoren.   ▷

Frontale Tumoren

1 Meningeom des vorderen Drittels des Sinus sagittalis — frontodorsales Meningeom. *2* Frontodorsales Astrozytom. *3* Frontodorsales Glioblastom. *4* Meningeom des vorderen Drittels des Sinus sagittalis (bilateral). *5* Meningeom der Falx (frontomediales Meningeom). *6* Bilaterales Meningeom der Falx. *7* Frontolaterales Glioblastom. *8* Frontolaterales Oligodendrogliom. *9* Frontolaterales Astrozytom. *10* Frontolaterales (F 3) Meningeom. *11* Frontolaterales Meningeom (auch „Meningeom der Konvexität"). *12* Frontomediales Astrozytom. *13* Frontomediales Oligodendrogliom (parasagittales Oligodendrogliom). *14* Olfaktoriusmeningeom (frontobasales Meningeom). *15* Frontobasales Glioblastom

Abb. 18

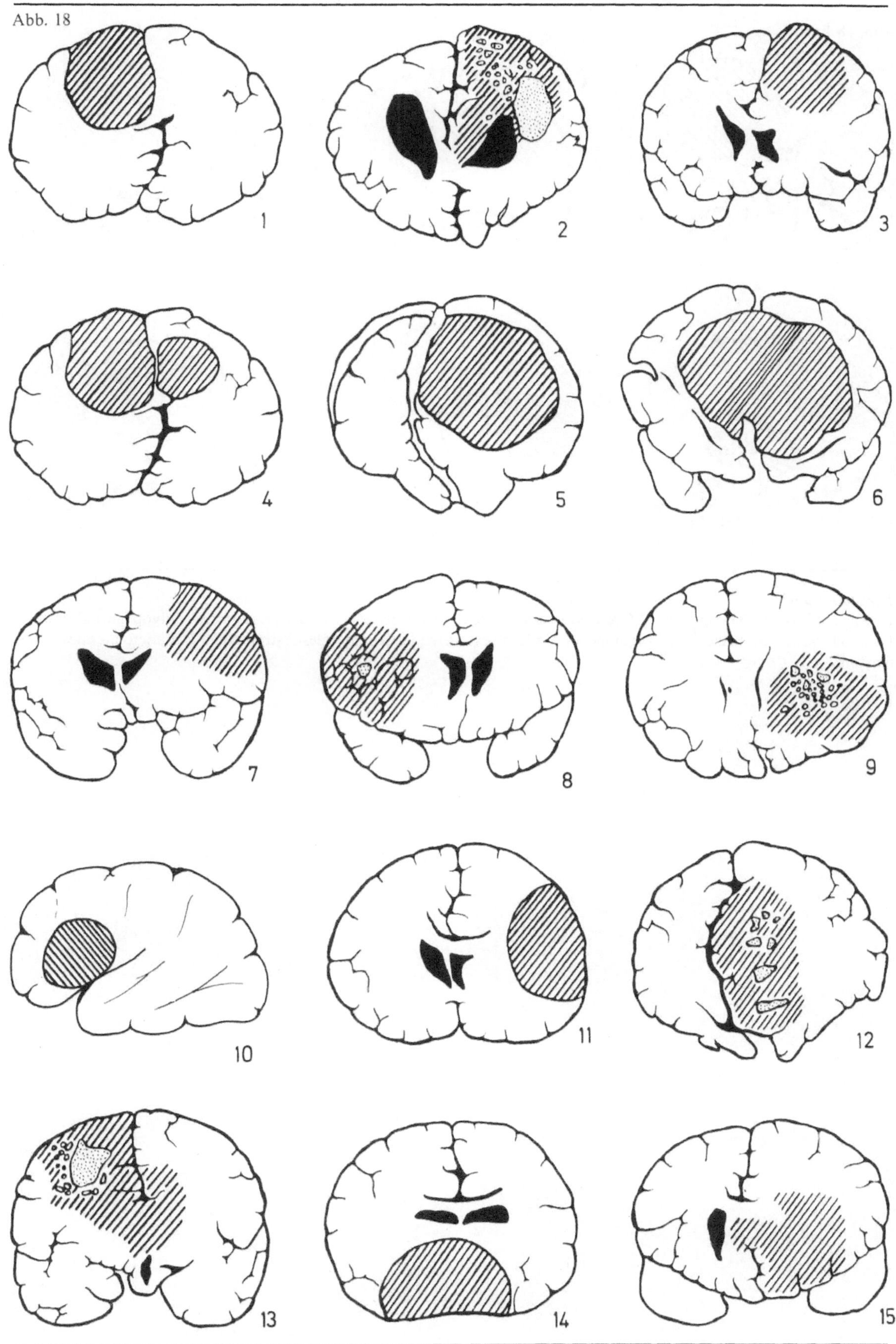

Abb. 18 Forts.

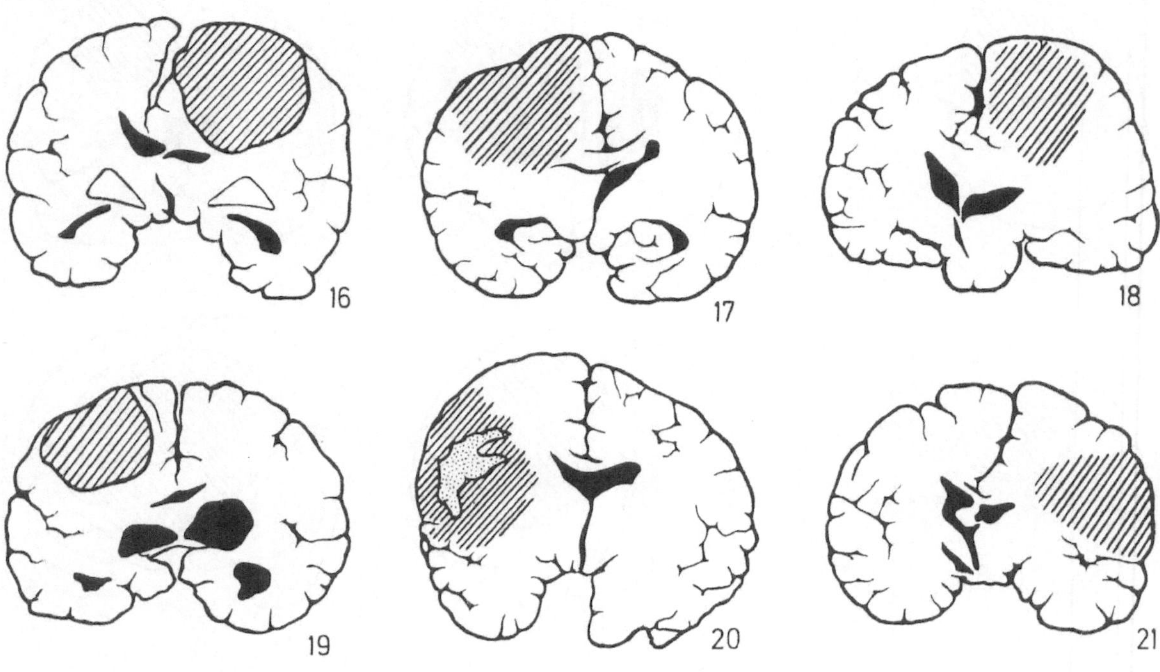

Parietale Tumoren
16 Parietodorsales Meningeom (Meningeom des mittleren Sinusdrittels). *17* Parietodorsales Oligodendrogliom. *18* Parietodorsales Glioblastom. *19* Meningeom der Konvexität. *20* Parietolaterales Astrozytom. *21* Parietolaterales Glioblastom

Abb. 18 Forts.

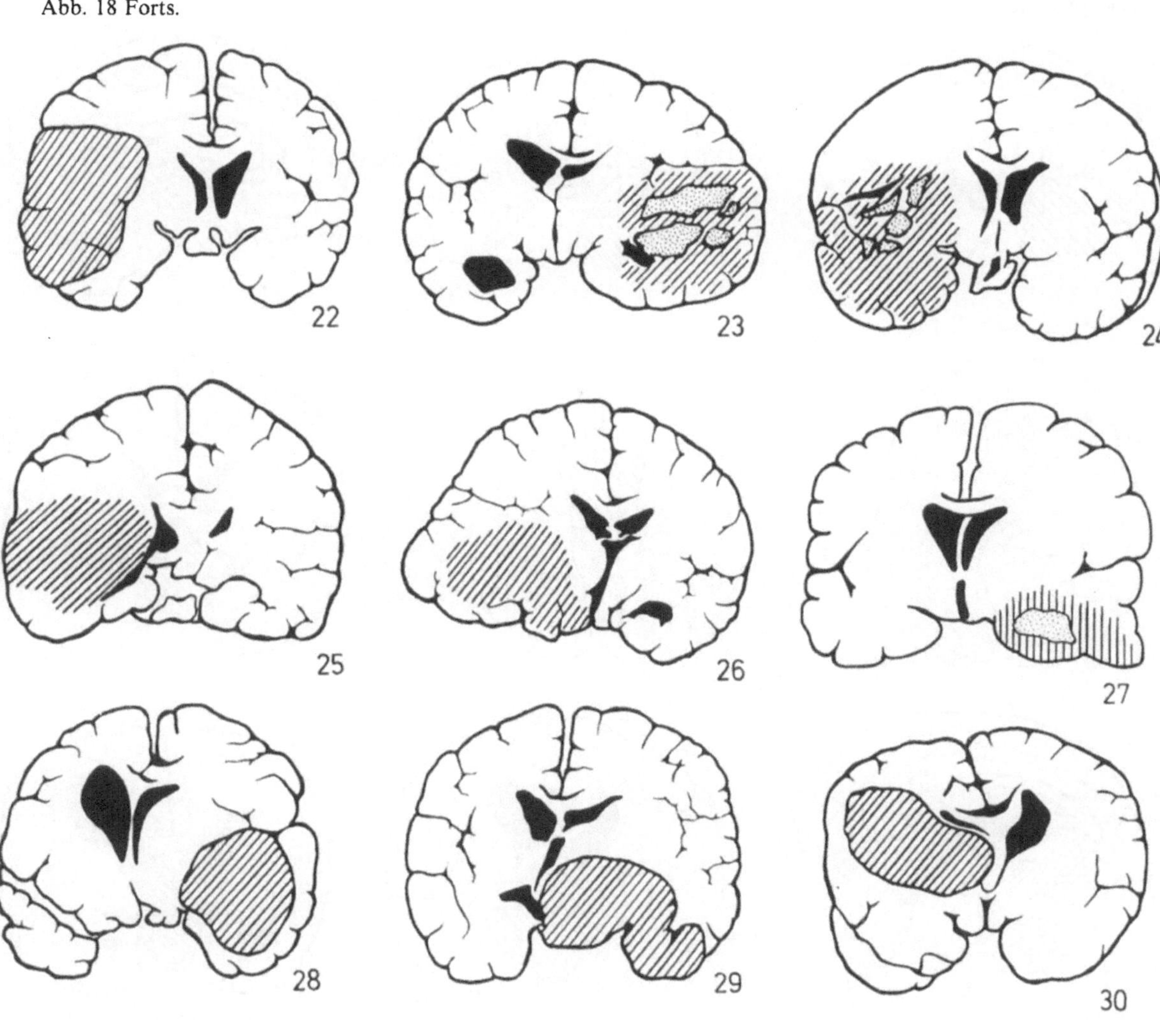

Temporale Tumoren
22 Meningeom der Fissura Sylvii. *23* Temporales Astrozytom. *24* Temporales Oligodendrogliom. *25* Temporolaterales Glioblastom. *26* Temporomediales Glioblastom. *27* Temporobasales Gangliozytom. *28* Meningeom des Keilbeinflügels. *29* Meningeom en plaque des Keilbeinflügels. *30* Ependymom der Großhirnhemisphäre (cerebrales Ependymom)

Abb. 18 Forts.

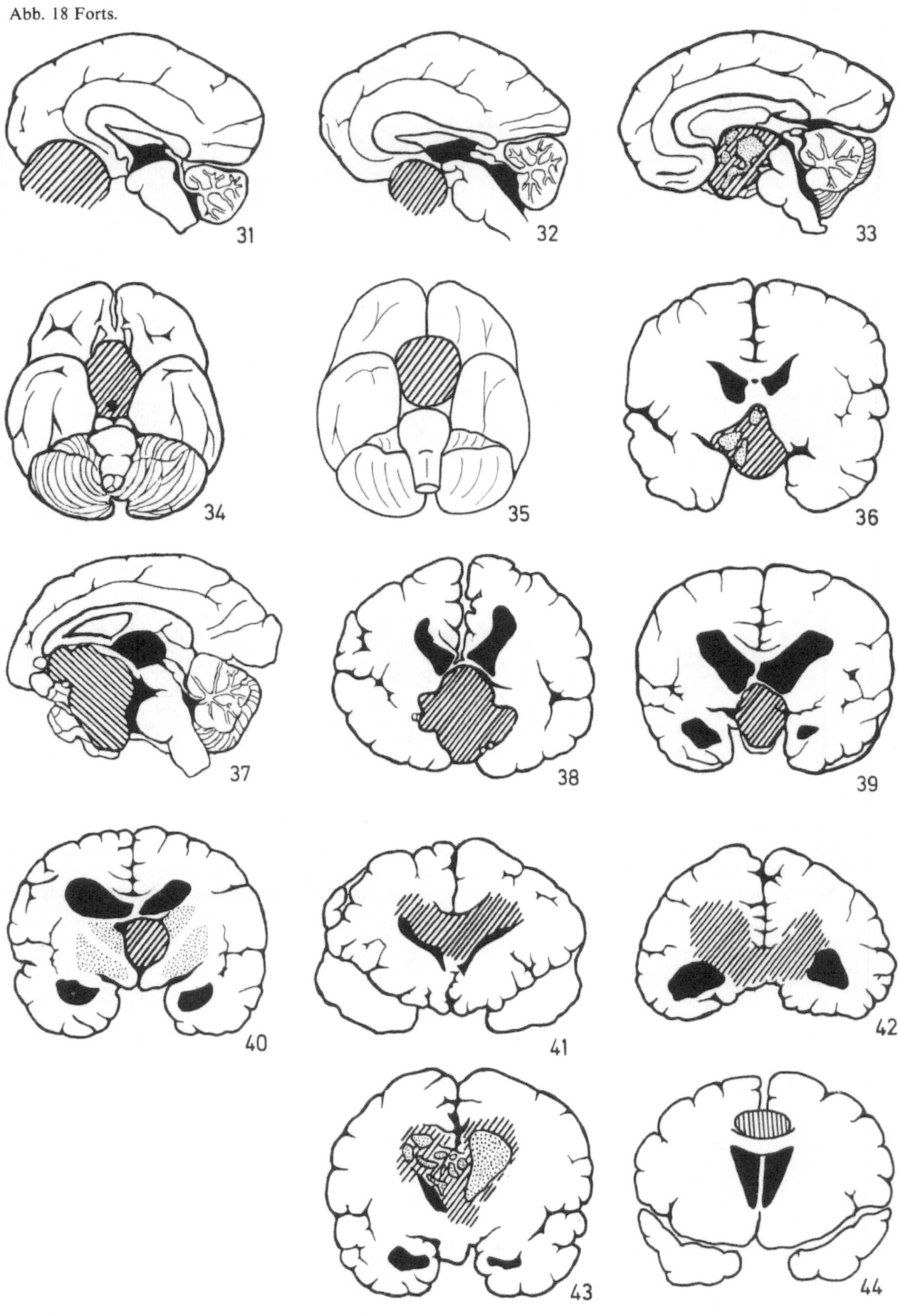

Abb. 18 Forts.

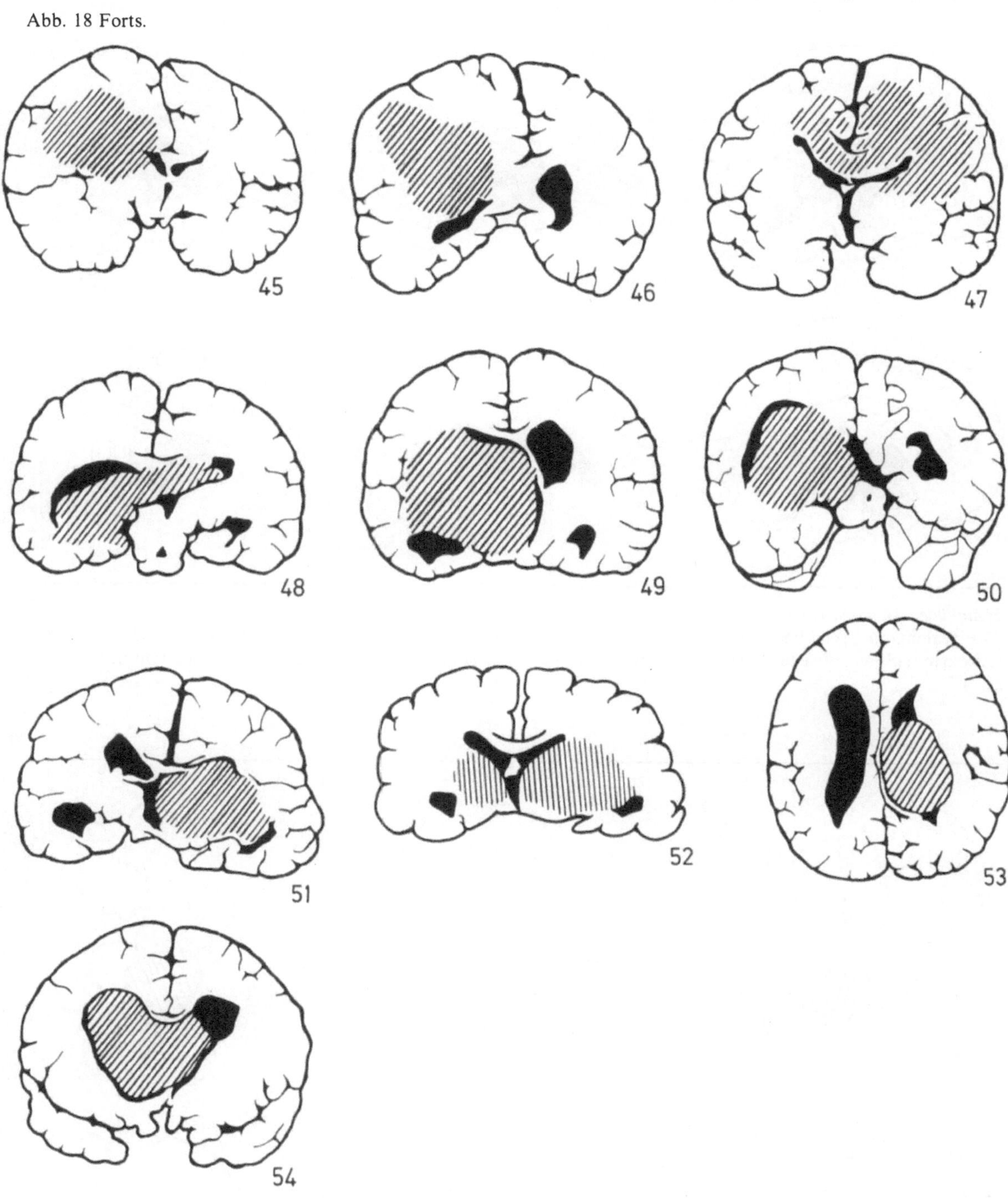

Paramediane Tumoren des Großhirns
45 Glioblastom der rostralen Balkenstrahlung. *46* Glioblastom der kaudalen Balkenstrahlung. *47* Diffuses Astrozytom. *48* Glioblastom des Fornix. *49* Oligodendrogliom des Thalamus. *50* Glioblastom des Thalamus. *51* Astrozytom des Thalamus. *52* Glioblastom des Thalamus (bilateral) *53* Meningeom des Seitenventrikels. *54* Ependymom des Seitenventrikels (am Foramen Monroi)

◁ *Mittellinien-Tumoren des Großhirns*
31 Olfaktoriusmeningeom. *32* Meningeom des Tuberculum sellae. *33* Kraniopharyngeom. *34* Kraniopharyngeom. *35* Meningeom des Tuberculum sellae. *36* Kraniopharyngeom. *37* Hypophysenadenom. *38* Hypophysenadenom. *39* Pilozytisches Astrozytom (Spongioblastom) des Chiasma. *40* Ependym- (Kolloid-) Zyste des Foramen Monroi. *41* Glioblastom des rostralen Balkens. *42* Glioblastom des kaudalen Balkens. *43* Balken-Oligodendrogliom. *44* Balken-Lipom

Abb. 18 Forts.

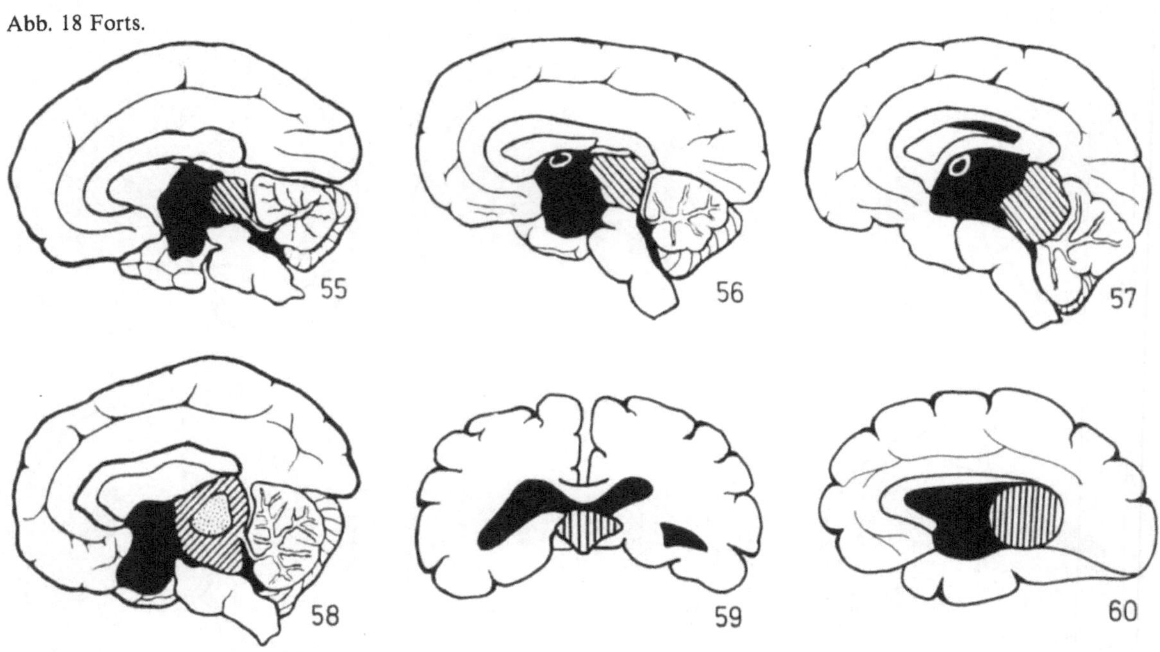

Mittellinien-Tumoren (mesencephal)
55 Pinealom. *56* Ependymom des 3. Ventrikels (Vierhügelgegend). *57* Glioblastom des Mittelhirns. *58* Pilozytisches Astrozytom (Spongioblastom) des Mittelhirns. *59* Pinealom. *60* Meningeom der Vierhügelgegend („des Tentoriumschlitzes")

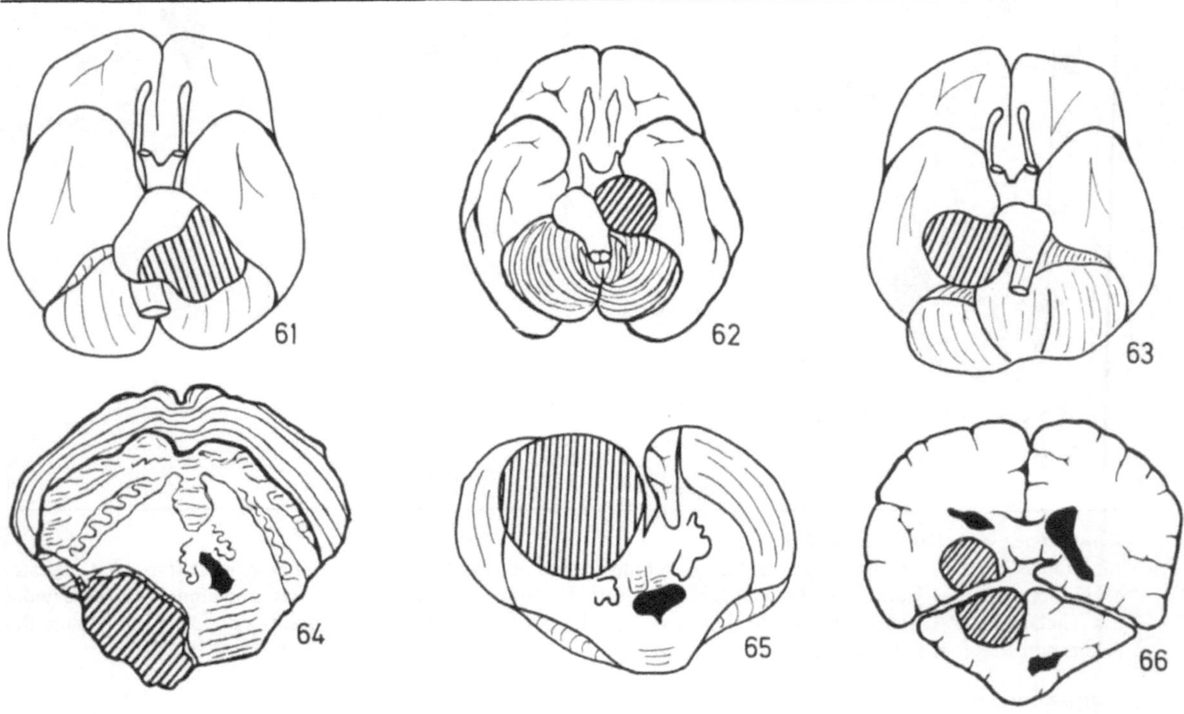

Paramediane Tumoren der hinteren Schädelgrube
61 Epidermoid des Kleinhirnbrückenwinkels. *62* Meningeom der Pyramidenspitze (Kleinhirnbrückenwinkel). *63* Neurinom des Kleinhirnbrückenwinkels. *64* Neurinom des Kleinhirnbrückenwinkels. *65* Meningeom, peritorkulär. *66* Tentoriummeningeom

Abb. 18 Forts.

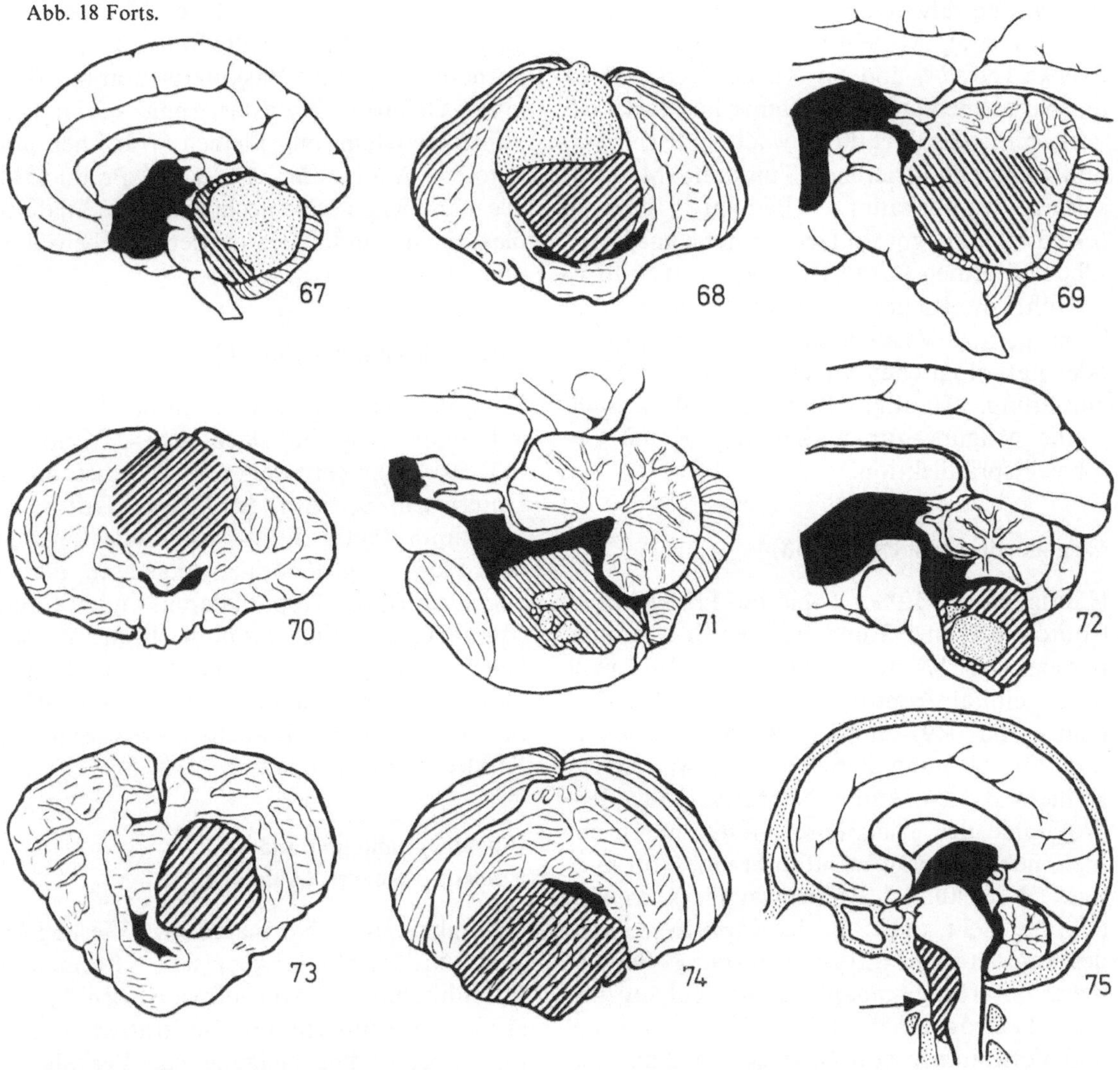

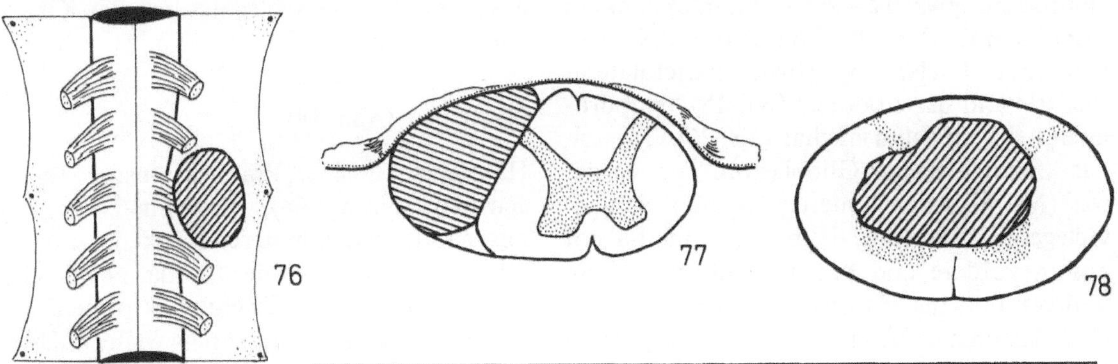

Mittellinien-Tumoren der hinteren Schädelgrube
67 Pilozytisches Astrozytom (Spongioblastom) des Kleinhirns. 68 Pilozytisches Astrozytom (Spongioblastom) des Kleinhirns. 69 Medulloblastom des Kleinhirns. 70 Medulloblastom des Kleinhirns. 71 Ependymom des 4. Ventrikels. 72 Angioblastom des 4. Ventrikels. 73 Angioblastom der Kleinhirnhemisphäre. 74 Astrozytom der Pons. 75 Meningeom des Clivus (kraniospinales M.)

Spinale Tumoren
76 Neurinom, spinal. 77 Meningeom, spinal. 78 Ependymom, spinal

35

tolateral (Nr. 9), parietal (meist vor oder hinter den Zentralwindungen; Nr. 20), im Thalamus (Nr. 51), Mittelhirn, Aquädukt, in der Brücke (Nr. 74) und im Rückenmark. Meist umschriebene kortikale, seltener im Markweiß vorkommende, dort diffus wachsende (Nr. 47) und immer infiltrierende Tumoren. Metastasierung unbekannt. Bedingt gutartig (Grad II); maligne Entartung der „anaplastischen" Formen (Grad III—IV) — etwa 10% — führt in Richtung auf das Glioblastom. Sonst geringe Vaskularisierung, keine großen oder pathologischen Gefäße, außer bei Malignisierung. Häufige Bildung von Zysten. Keine Neigung zur Verkalkung. Keine Geschlechtsprädilektion.

Oligodendrogliome (Abb. 18)

Häufigkeit 8—12%. Topische Prädilektion: frontolateral in F 2 und F 3 (Nr. 8), oft auch parietal (Nr. 17), temporal (Nr. 24) und temporooccipital, frontomedial (Nr. 13), im Thalamus (Nr. 49) und im Corpus callosum (Nr. 43). Neigung zur Verkalkung; seltener kleinere Zysten, kaum Nekrosen. Oligodendrogliome des Thalamus (Nr. 49) meist nur im Kindesalter. Diffus infiltrierendes, oft knotiges Wachstum („Rindenwarzen"). Gefäßnetz oft dicht, daher in der kapillären Phase des Angiogramms diffuse Anfärbung! Bei maligner Entartung („anaplastische" polymorphe Oligodendrogliome) größerer Gefäßreichtum und Vorkommen von Nekrosen. Bedingt gutartig (Grad II), wenn anaplastisch Grad III. Keine Geschlechtsprädilektion.

Maligne Glioblastome (Abb. 18)

Häufigkeit etwa 12—20%. Prädilektionssitz frontolateral (Nr. 7), frontobasal (Nr. 15), frontodorsal (Nr. 3) sowie parietolateral (Nr. 21) und parietodorsal (Nr. 18), temporolateral (Nr. 25) und medial (Nr. 26). Typisch das „Schmetterlings-Glioblastom" im vorderen (Nr. 41) oder hinteren (Nr. 42) Balken. Gelegentlich Sitz nur halbseitig vom Balken aus in vordere und hintere Balkenstrahlung und von dort ins Markweiß wachsend. Selten: Glioblastome im Thalamus (Nr. 50, 52), Vierhügelgebiet (Nr. 57) oder in der Brücke. Nur als Ausnahme im Rückenmark. Im Kleinhirn nicht bekannt. Glioblastome wachsen infiltrierend und destruierend, sie sind charakterisiert durch das große Ausmaß der Nekrosen, oft auch durch frische und alte Blutungen. Starkes Hirnödem. Massive Vaskularisation mit fistulösen Gefäßen. Metastasierung spontan im Ventrikelsystem mit kleinen Wärzchen und Knoten. Malignität: Grad IV. Prädilektion des männlichen Geschlechtes wie bei Medulloblastomen. Tumor des mittleren Lebensalters und später.

Medulloblastome (Abb. 18)

Häufigkeit etwa 4%. Meist in der Kleinhirnmittellinie. Lage im Dach des 4. Ventrikels (Nr. 69, 70), bei weiterem Wachstum im Unterwurm. Selten in der Brücke. Diffuse Infiltration. Häufig diffuse Metastasierung auf dem Liquorweg. Knotige Metastasen auch in Seitenventrikel, Hypothalamus und Cauda equina. Gelegentlich desmoplastisch mit reichlichem Bindegewebe. Keine Zysten. Kleinere Nekrosen. Hochmaligne (Grad IV). Häufiger bei Jungen als bei Mädchen, vorwiegend im Kindes- und Jugendalter.

Pinealozytome und andere Pinealis-Tumoren (Abb. 18)

Häufigkeit $^1/_2$%. Normaler Sitz: Vierhügelregion (Nr. 55, 59). „Ektopische" Formen im Infundibulum („Abtropfmetastasen"?) oft größer als Primärtumor. Infiltratives Wachstum, hochgradige Neigung zur Verkalkung; seltener Nekrose oder Zyste. Neigung zur diffusen Metastasierung auf dem Liquorweg, ähnlich wie beim Medulloblastom. Gewöhnlich Grad I oder II, maligne Formen werden als „Germinome" etc. aufgefaßt. Überwiegen des männlichen Geschlechtes und des Kindes- und Jugendalters.

Neurinome (Abb. 18)

Häufigkeit 7—8%. Prädilektionsort am N. acusticus (Nr. 63, 64), selten am N. trigeminus, häufig an den hinteren Rückenmarkswurzeln (Nr. 76) oder an der Cauda. Nicht selten im Thorakalgebiet „Zwerchsackformen", die außerhalb des Vertebralkanals weiterwachsen. Gutartig (Grad I). In den mittleren Lebensjahrzehnten vorkommend und häufiger bei Frauen. Bei spinalen (zwerchsackartig) oder peripheren Tumoren selten auch maligne Entartung („Anaplasie"). Als Akustikustumoren erreichen die Neurinome bis zu Kastaniengröße, frühzeitig diagnostiziert sind sie auch kleiner anzutreffen. Sie drängen die Brücke nach medial, die Oblongata nach kaudal, Kleinhirn und Brücke nach dorsal und dorsolateral; die „cerebelläre" Geschwulst ist wenig zystisch, die „spinale" sehr ausgeprägt. Am kaudalen Ende der Geschwulst liegen gelegentlich eine oder mehrere arachnoidale Zysten; niemals Verkalkung. Doppelseitige Brückenwinkelneurinome kommen vor, vielleicht als forme fruste der Neurofibromatose. Neurinome kommen gelegentlich zusammen mit anderen Tumoren bei der Recklinghausen-Krankheit vor. Das weibliche Geschlecht erkrankt gehäuft. Tumor des mittleren Lebensalters.

Meningeome (Abb. 18)

Mit 14—15% aller Tumoren die häufigste extracerebrale Geschwulst im Schädel. Im Spinalkanal gemeinsam mit den Neurinomen das häufigste extramedulläre Gewächs (Nr. 77). Prädilektionssitz der Meningeome: parasagittale Meningeome (Nr. 1), Meningeome der Falx (Nr. 5, 6), der Schädelkonvexität, besonders frontolateral in der 3. Frontalwindung (Nr. 10, 11), am Keilbein und an der temporalen Schädelbasis (Nr. 28, 29), der Fossa Sylvii (Nr. 22), der Olfaktoriusgegend (Nr. 14, 31), dem Tuberculum sellae (Nr. 32, 35; supraselläres Meningeom), der Vierhügelgegend (Nr. 60), dem Tentorium (Nr. 65; peritorkuläres Meningeom); die letzten oft in Sanduhrform (Nr. 66). Meningeome auch im Brückenwinkel (Nr. 62), dem Plexus der Seitenventrikel (Nr. 53), selten im 4. Ventrikel oder Velum interpositum des 3. Ventrikels, am Clivus (Nr. 75; kraniospinale Meningeome) und schließlich im Spinalkanal (Nr. 77). Extrakranial gelegene Meningeome im Orbitadach sowie an der Opticusscheide, schließlich auch extradural im Vertebralkanal. Häufiger bei Frauen. Gut gekapselte, verschieden harte, oft verkalkte(!), selten zystische Tumoren. Am Knochen Abbau (Arrosion mit vermehrter Vaskularisation) oder Aufbau (Hyperostose), besonders massiv gelegentlich am Keilbein, in Form von „Spiculae" vielfach an Sella und Calvaria. Arterielle und venöse Zu- und Abflüsse

ebenfalls oft im Nativbild sichtbar (A. meningea media, Sinus sphenoparietalis, Diploe-Venen in erheblicher Erweiterung). Größe zwischen Erbs- und Faustgröße. Strangulation großer Arterien (Keilbeinflügel, Siphon) möglich, dann sekundärer Hirninfarkt. Meist perifokales Ödem. Arterielle Versorgung des Tumors oft doppelt, gleichzeitig von A. carotis int. und ext.; Metastasierung in den Körper ungewöhnlich selten. Multiple Meningeome nicht so selten, diffuse Meningeomatose als Rarität. Meningeome, Neurinome, Ependymome, pilozytische Astrozytome (Spongioblastome) und Neurofibrome gemeinsam bei der Recklinghausenschen Krankheit. Malignitätsgrad üblicherweise I, als Recidiv gelegentlich Grad III oder IV (wie ein Fibrosarkom). Häufung in mittleren und späteren Lebensjahrzehnten; spinale Meningeome später im 5. und 6. Jahrzehnt auftretend, vorwiegend bei Frauen im Thorakalgebiet und dann hochgradig psammomatös. Im Ausnahmefall Meningeome auch bei Kindern und Jugendlichen.

Angioblastome (Lindau-Tumoren) (Abb. 18)

Häufigkeit 1—2%, besonders am Kleinhirn (Nr. 73), selten am Ausgang des 4. Ventrikels (Nr. 72) und im Großhirn, gelegentlich im Rückenmark als zystenbildender Stift-Tumor. Multiple Angioblastome um das Foramen magnum. Infiltrierend wachsend. Von den angioblastischen Meningeomen durch fehlende Kapselung und fehlenden Zusammenhang mit der Dura zu unterscheiden. Ausgesprochene Neigung zur Zystenbildung, besonders auch am Kleinhirn; keine Verkalkung; keine Nekrose. Malignität Grad I. Multiple Angioblastome nicht selten, sog. „Rezidiv" ist daher möglicherweise Zweittumor. Maligne Entartung nicht sicher beschrieben. Abgrenzung vom Hämangioperizytom oft noch schwierig. Tumor des mittleren Lebensalters.

Sarkome

Häufigkeit 2—3%. Verschiedene Wachstumsformen und Lokalisation: diffus in den Gefäßscheiden oder im Hirngewebe. Umschriebene Formen: sog. Sarkom der Arachnoidea des Kleinhirns — ein umschriebenes hartes Gewächs, ähnlich wie das desmoplastische Medulloblastom. „Monstrozelluläre Sarkome"

— ähnlich den Riesenzell-Glioblastomen — mit Nekrosen und/oder Zystenbildung, weniger mit Ausbildung maligner pathologischer Gefäßneubildungen. — „Primäres Fibrosarkom der Dura" — Retikular-Sarkome (Retothelsarkome) in den verschiedensten Teilen des Groß- und Kleinhirns, besonders häufig auch epidural im Spinalkanal vorkommend. Sie zeigen Einwachsen in die darüber liegenden Wirbel und können als Sonderform der „malignen Lymphome" aufgefaßt werden. Nekrosen häufig, Blutungen nicht. Sarkome haben keine Alters- und Sitzprädilektion.

Hypophysenadenome (Abb. 18)

Extracerebrale Tumoren. Häufigkeit etwa 8—12%. Vorwiegend chromophob, weniger häufig eosinophil, selten basophil. Wachstum zunächst in der Sella mit Ausbeulung des Diaphragma in den suprasellären Raum (Nr. 37, 38). Später oft Ruptur der Dura. A. cerebri ant. und Chiasma durch das Gewächs nach vorne oben oder seitlich verlagert. Eosinophile Tumoren lange intrasellär, chromophobe Adenome häufig größer und mit Zystenbildung, Nekrosen seltener. Gelegentlich intrablastomatöse Blutungen, Verkalkung extrem selten. Eine größere Ausdehnung bei chromophoben Typen geht nach oben gegen den 3. Ventrikel oder nach seitlich und/oder vorwärts, d.h. aufwärts gegen den Frontal- oder seitlich gegen den Temporallappen oder gegen beide. Malignitätsgrad gewöhnlich I, maligne Entartung nur als Rarität. Häufung in den mittleren Lebensjahrzehnten. Keine Geschlechtsprädilektion.

Kraniopharyngeome (Abb. 18)

Extracerebrale Tumoren. Häufigkeit zwischen 2 und 5%. Meist unter drei Formen: 1. intrasellär (Nr. 36) mit Sellaerweiterung und -zerstörung. — 2. suprasellär (Nr. 33, 34) mit und ohne Sellaerweiterung oder -zerstörung. — 3. selten intraventrikulär im 3. Ventrikel. Neigung zur Zystenbildung, häufig verkalkt, seltener Nekrose. Ausbreitung ähnlich dem Hypophysenadenom. Häufiger bei männlichen Jugendlichen.

Epidermoide, Dermoide und Teratome (Abb. 18)

Extracerebrale Tumoren. Häufigkeit: Epidermoide 0,6—1,5%. Dermoide 0,1%; Teratome etwa 0,3%.

Epidermoide mit Prädilektionssitz im Brückenwinkel („parapontin"; Nr. 61), in der Chiasmagegend (parapituitär), der Vierhügelgegend, am hinteren Balken, in der Fissura Sylvii, dem Seitenventrikel, dem 3. Ventrikel, dem 4. Ventrikel, der Fissura longitudinalis, dem vorderen Balken, dem Rückenmark und der Schädeldiploe. Bei großen intraventrikulären Epidermoiden reißt oft die feine Kapsel ein, man sieht das Eindringen von Luft im Pneumogramm. Dann entsteht ein Reizsyndrom des Liquors unter dem Bild der chronischen lymphozytären Meningitis! Gelegentlich Kalkeinlagerung.

Dermoide. Besonders „parapituitär" und „parapontin", auch in der Mittellinie der hinteren Schädelgrube, der Oberkiefer-Augen-Schließungslinie mit Entwicklung gegen Orbita und vordere Schädelgrube. Häufig Kalk, Knochen, Zähne.

Teratome. Die Teratome liegen besonders an der Pinealis (etwa die Hälfte), der Hypophyse (etwa $^1/_6$), dem Rückenmark (ebenfalls $^1/_6$), dem Seitenventrikel und an anderen Lokalisationen. Die Größe schwankt zwischen der eines Stecknadelkopfes bis zur Kinderfaust. Die Teratome sind knollig und gut gekapselt, knorpelig hart, gelegentlich verkalkt oder mit Haaren oder Knochenspangen durchsetzt. Selten anaplastisch und maligne. Das männliche Geschlecht überwiegt deutlich.

Lipome

Besonders oberhalb des Balkens, auch an Chiasma, Brückenwinkel und Rückenmark sowie Cauda equina. Gutartig. Leptomeninx darüber verkalkt (Nativbild!).

Parasiten

In Europa nur vereinzelte Fälle von Zystizerken oder echten Echinokokken. *Zystizerken* bohnenförmig oder größer, multipel diffus über Hirn und Liquorsystem verstreut, in den Zisternen als „racemöse" Form multipel in einer Reihe liegend; später Verkalkung im Nativbild. Zystizerken oft intrakranial noch nicht verkalkt, obwohl in der Muskulatur schon kalkdicht. *Echinokokkus:* viel größerer Parasit, taubenei- bis orangegroß. Seltener im intrakranialen Raum, dort auch multilokulär. Im Spinalkanal gelegentlich multipel und dann entlang einer Rückenmarkswurzel vom Thorakalraum in den extraduralen Vertebralraum vordringend.

Granulome

Jetzt äußerst selten (Lues, Tuberkulose etc.).

Arachnitis

Als raumfordernder Prozeß in den Zisternen, obliterierend als Block der Liquorbahnen. Prädilektionssitz: Cisterna magna, Cisterna chiasmatis, Spinalkanal. Oft zystisch gekapselt.

Arachnoidalzysten

s. oben, aber auch gelegentlich angeboren, meist in der Cisterna fissura Sylvii gelegen, aber auch oberhalb des Balkens, gelegentlich faustgroß; entsprechende Verlagerung der Arterien, Ausbeulung des (temporalen) Schädels.

Seltenere, typische Tumoren der Schädelbasis

Prädilektionssitz siehe Schema (Abb. 19, wo die typischen Sella-Tumoren, die Adenome, Meningeome und Kraniopharyngeome fortgelassen sind). Wichtig sind an der *Schädel*basis „zylindromatöse" Epitheliome (bzw. „adenoide Karzinome") oder andere Karzinome der Nebenhöhlen; Chordome meist postsellär; *parasellär* große extradurale Aneurysmen der A. carotis; weiter Teratome, Epidermoide, die letzten auch im Brückenwinkel, temporale Meningeome an der Schädelbasis; an der Felsenbeinspitze: Chondrome, oft verkalkt, Meningeome sowie intrakraniale Glomustumoren. Diese äußerst gefäßreichen Tumoren sind auch am Meatus acusticus externus oder am Foramen magnum sichtbar. An der Außenseite der *Pyramide* Trigeminus-Neurinom; am unteren *Clivus* gegen das Foramen magnum wachsend das kraniospinale Meningeom.

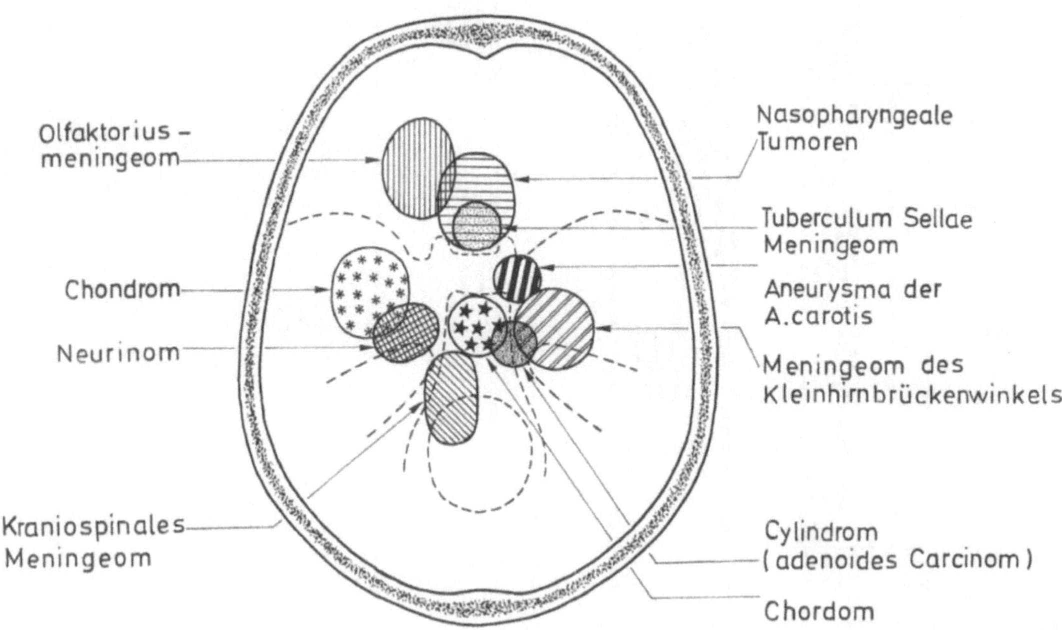

Abb. 19. Schema des Sitzes der häufigsten Tumoren der Schädelbasis (ohne Sellatumoren)

Raumfordernde Prozesse im Spinalkanal (Abb. 20)

Intramedullär: an erster Stelle Ependymome, an zweiter Stelle pilozytische Astrozytome (Spongioblastome) und Angioblastome-Lindau; sonst auch Gliome aus den übrigen Arten. Große, über viele Segmente reichende raumfordernde Zysten müssen nicht „Syringomyelie" sein, sondern eher längliche Zysten bei Tumoren. Extramedullär: spinale Meningeome und Neurinome. Lipome meist an der Dorsalfläche des Rückenmarkes oder der Kauda, fest mit den weichen Häuten verwachsen und an den Septen infiltrierend. Spinale Teratome und Dermoide oft gemeinsam mit Schließungsanomalien oder kutanen Anomalien (wie Hauteinziehungen und pathologischem Haarwuchs). Extramedullär, aber intravertebral gelegene Tumoren: Meningeome an der Dura, gehäuft im Thorakalgebiet; Hinterwurzelneurinome, ebenso häufig wie Meningeome, haben im Spinalkanal gelegentlich Zysten; nicht selten Zwerchsack-Neurinome durch das Foramen intervertebrale in die nächste Leibeshöhle reichend. Gelegentlich im Spinalkanal Arachnitiden. Epidurale Tumoren, besonders Retothelsarkome oder andere „Lymphome", wieder am ehesten im Thorakalgebiet, meist mit Wirbelzerstörung; häufig auch Metastasen anderer Malignome in der Wirbelsäule. Angiomatöse Bildungen nicht so selten, aber keine gekapselten Aneurysmen.

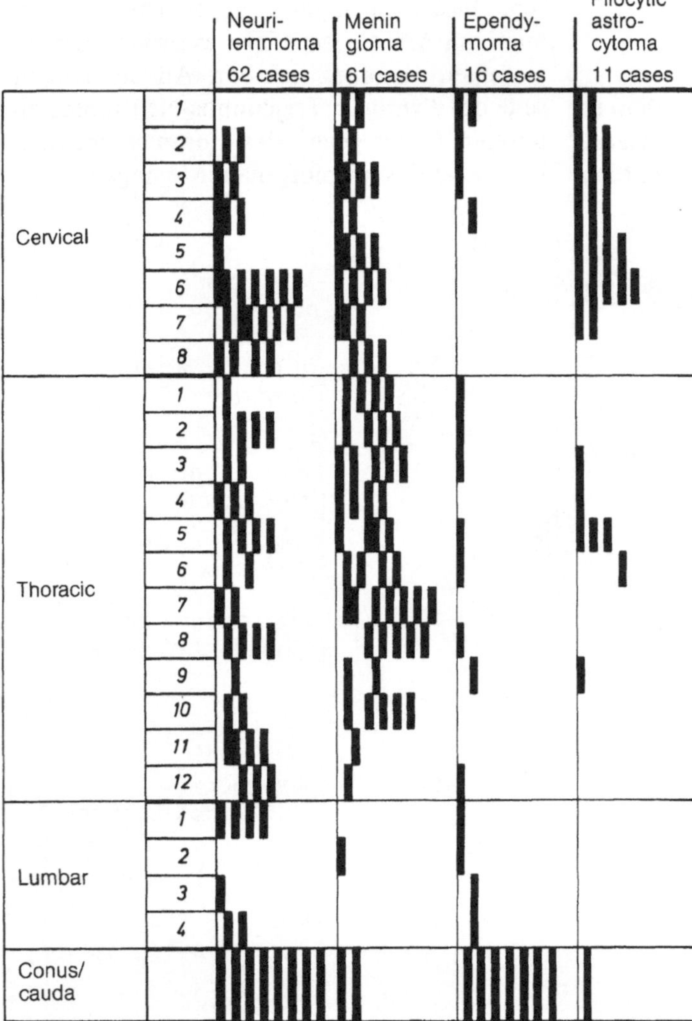

Abb. 20. Verteilung der häufigsten spinalen Tumoren und ihr Lieblingssitz

II. Schrumpfende Hirn-Prozesse

Die topographischen Besonderheiten der atrophisierenden Prozesse (s. S. 260): Die atrophisierenden, d.h. mit Gewebsverlust einhergehenden Prozesse können verschiedene Ursachen haben. Das Hirn ist entweder als ganzes oder in Teilen geschrumpft und untergewichtig. Eine allgemeine Atrophie des Hirns macht sich, wie man aus Gewebsmessungen weiß, bereits nach dem 25. Lebensjahr bemerkbar. Die Liquorräume beginnen sich zu weiten (siehe Abb. 180). Bei der physiologischen „Altersatrophie" beginnt die Erweiterung der Kammern im Frontalhirn, es folgt später die Erweiterung des Trigonums und schließlich die des Temporalhorns. Die äußeren Liquorräume weiten sich besonders im Frontal-, danach auch im Parietalgebiet und schließlich im Temporallappen um die Fissura Sylvii. Basale Windungen nehmen an der Altersatrophie nicht teil. Die Altersatrophie hat also ihre topische Prädilektion.

Neben dem allgemeinen physiologischen Altersprozeß, der sich bei den einzelnen Menschen verschieden früh und verschieden stark bemerkbar macht, gibt es ein „verfrühtes" Altern bei den sog. „systematischen Atrophien". Die Alzheimersche Krankheit führt zur gemeinsamen Atrophie von Rinde und weißer Substanz, gelegentlich mit temporaler Betonung. Die Picksche Krankheit zeigt im Schwerpunkt der Veränderung je nach dem Typ eine mehr „frontal" oder „temporal" gelegene grobe Atrophie. Sie kann auch in beiden Hirnlappen gleichzeitig, sowie als Besonderheit auch im Parietallappen vorkommen. Bei der Pickschen Krankheit fällt neben der hochgradigen Ventrikelerweiterung auch die grobe Verbreiterung der Arachnoidalräume auf, die Windungen gleichen „Hahnenkäm-

men", sehen makroskopisch geschrumpft aus wie „Walnußkerne". Charakteristisch und unterschiedlich von allen anderen Atrophieformen ist die hochgradige Beteiligung auch der „basalen" Windungen bei der Pickschen Krankheit. Bei der Huntingtonschen Chorea besteht eine Atrophie der Stammganglien sowie beider Frontallappen, d.h. eine grobe Erweiterung der Ventrikelhörner und der Arachnoidalräume. Bei der multiplen Sklerose und als Folge anderer, nur einmalig auftretender Encephalitiden steht der Markschwund im Vordergrund; entsprechend findet man also vorwiegend Ventrikelerweiterungen. Bei den meisten Intoxikationen kommt es ebenfalls zu diffusen Ventrikelerweiterungen, beim Alkoholismus dagegen eher zur gleichmäßigen Schädigung von Rinde und Markweiß. Eiweißmangelschäden und Hungerdystrophien treffen besonders das Markweiß, die Rinde wird wenig geschädigt. Von den systematischen Atrophien des Kleinhirns führt die „Rindenatrophie" besonders zur Erweiterung der Furchen zwischen den Läppchen, mit Bevorzugung des Oberwurms, daneben auch zur Erweiterung des 4. Ventrikels. Bei der olivopontocerebellären Atrophie schwindet zusätzlich der Brückenfuß. Über die Veränderungen nach Trauma: siehe Seite 262.

Für die röntgenologische Diagnostik ist also die Neuropathologie der atrophisierenden Prozesse nur insoweit wichtig, als durch sie Raum und Größe der inneren und äußeren Liquorkammern beeinflußt wird. Aus Sitz und Grad eines inneren oder äußeren Hydrocephalus kann man daher mit einer gewissen Wahrscheinlichkeit — die allerdings nur den Wert einer Faustregel hat — auch eine Artdiagnose stellen. Das erklärt sich aus der für die betreffende Krankheit charakteristischen Lokalisierung und Intensität des Gewebsverlustes.

III. Veränderungen nach Schädel-Hirn-Trauma
(s. auch S. 262)

Die Folgen des Schädel-Hirn-Traumas sind mit der Zunahme der „Akzeleration" der Gewalteinwirkung sehr vielfältig geworden. So konnte man früher bei den durch Sturz oder „Werkzeug"wirkung auf den Schädel entstehenden Verletzungen die Lokalisation mit einer gewissen Wahrscheinlichkeit aus der Stoßrichtung voraussagen. Heute werden — etwa beim Autounfall — die durch Verwirbelung des Körpers entstehenden Gewalteinwirkungen lokalisatorisch immer unsystematischer und nicht mehr vorausschaubar.

Versucht man bei diesem Stand ein Lexikon der Hirn-Schadens-Typen zu geben, kann man folgendes Schema zusammenstellen:

1. Verletzungen durch Sturz oder Einwirkung eines stumpfen Werkzeugs

a) Bei breitflächiger Gewalt

Wenn leicht und ungerichtet: Commotio, d.h. ein reversibler Hirnstammfunktionsschaden mit folgender Durchblutungsstörung und Neigung zur Bildung eines inneren Hydrocephalus. Wenn schwerer: Hirnstammkontusion.

Bei bekannter Stoßrichtung: frontal/temporal/parietal entstehen „Stoß"- sowie „Gegenstoß"-Herde. Besonders typische Gegenstoßherde frontoorbital bei occipitaler Gewalt.

b) Bei umschriebener Gewalt

Contusio cerebri: evtl. mit entsprechenden Gegenstoßherden

bei erhaltenem Schädel,
bei frakturiertem oder zertrümmertem Schädel.

2. Traumatische Blutungen

a) Akute epidurale
durch Riß eines Astes der A. meningea media,
durch Riß eines Sinus.
(Unterschiede im Sitz entstehen in der Lokalisation je nach Lage des Arterienastes frontal, temporal oder occipital!).
b) Akute subdurale, durch Lazeration eines kortikalen Gefäßes: meist recht stereotyp temporoparietal (-frontal) gelegen.
c) Intracerebrale: unter einer Kontusion oder Lazeration im Mark gelegen (besonders frontobasal).
d) Tiefe Markblutungen älterer Menschen mit verschiedenem Sitz.
e) Die — verspätet auftretenden — chronischen subduralen gekapselten Hämatome. Sitz s. 2b).
f) Hirnabszesse: Sowohl nach Hirn-Kontusion/Lazeration als auch nach Blutungen kann es bei Verbindung nach außen (Hirnwunde!) zur Infektion und zur Bildung von Abszessen kommen. Dies ist unter Friedensverhältnissen allerdings nicht häufig.

3. Traumatische Zysten

Durch Abräumen von subkortikal gelegenem Kontusionsgewebe. Sie stehen gelegentlich auch im Zusammenhang mit dem Ventrikel.

4. Traumatisches Hirn-Ödem

a) Diffus nach Commotio (s.o.), 3—4 Tage.
b) Perifokal bei *Kontusion* bzw. *Blutung*, 1—4 Tage.
c) Bei Sekundärinfarkt nach traumatischer Thrombose: A. carotis am Hals oder Aneurysma dissecans der A. cerebri media am Keilbeinflügel,
d) Ödem durch thrombotische Verlegung eines großen Sinus oder größerer kortikaler Venen.

5. Spezielle seltenere Traumafolgen

a) Aerocele

Aus einer der Nasennebenhöhlen tritt nach Einrissen und Verklebung der Hirnhäute Luft in Hirnmasse oder Ventrikelsystem über.

b) Carotis-Sinus cavernosus-Fistel

Traumatischer Riß der A. carotis im Sinus cavernosus mit fistulöser Verbindung und entsprechenden Umwandlungen der Gefäßbahn.

IV. Veränderungen nach Schädel-Hirn-Trauma und Kontrastmittel-Diagnostik

In der akuten und subakuten Phase des Hirntraumas (s. S. 262) dient die Kontrastmitteldiagnostik im wesentlichen dem Nachweis von Blutungen, von raumfordernden Hirngewebs-Kontusionen mit Hirnödem, von Gefäßverletzungen und des akuten traumatischen Hirnabszesses. In der Spätphase kann die posttraumatische Hirnatrophie, der posttraumatische Hydrocephalus, die Liquorfistel, der chronische traumatische Hirnabszeß sowie das chronische subdurale Hämatom nachgewiesen werden. Es sind also sehr unterschiedliche Vermutungsdiagnosen, die zur Anwendung von Angiographie oder Pneumencephalographie Anlaß geben. Ihre Indikation basiert auf folgenden Erwägungen:

In der *Früh*phase von Hirnverletzungen kommt als diagnostische Maßnahme praktisch nur die Angiographie in Frage. *Extracerebrale Hämatome* sind mit ihr so gut wie immer an der Abdrängung der Hirngefäße von der Schädelkalotte erkennbar. Man muß allerdings u.U. bei der Aufnahme zusätzliche Einstellungen heranziehen, so besonders bei frontal oder occipital liegenden Hämatomen ein tangentiales Angiogramm. Erkennungsschwierigkeiten können kleine temporale Hämatome machen. Bei doppelseitigem Hämatom kann die A. cerebri ant. in der Mitte stehen. Epi- und subdurale Hämatome lassen sich oft nicht unterscheiden, es sei denn in den seltenen Fällen von epiduralem Hämatom über dem Sinus sagittalis sup., der dann von der Kalotte abgedrängt ist. Auch weist der Prädilektionssitz der subduralen Hämatome über dem Fronto-Temporo-Occipitalgebiet eher auf diese Diagnose hin.

Intracerebrale Hämatome machen gewöhnlich das Bild eines avaskulären raumfordernden Prozesses. Sie sind oft von einer mehr oder weniger lokalbetonten Hirnkontusion oder einer umschriebenen Hirnschwellung nicht zu unterscheiden. Nicht vergessen sollte man, daß sehr selten intra- oder extracerebrale Hämatome auch in der hinteren Schädelgrube vorkommen. Gelegentlich kann man im Angiogramm den *Austritt von Kontrastmittel* in einem intracerebralen oder epiduralen Hämatom finden. Es bleibt dann als Zeichen für seine extravasale Lage in der angiographischen Serie länger sichtbar als das verletzte Gefäß. Wenn dagegen das Hämatom bzw. das Kontrastmittel in der Zirkulation bleibt, handelt es sich bei dem Kontrastmittel-„Fleck" meist um ein traumatisches Aneurysma spurium.

Eine besondere im Angiogramm nachweisbare Gefäßverletzung ist die Zerreißung der A. carotis int. im Sinus cavernosus mit der Folge einer arteriovenösen Fistelbildung. Sie kann auch erst einige Zeit nach dem Trauma Symptome bilden (s. S. 132). — Im Phlebogramm läßt sich ab und zu eine traumatisch bedingte Verlegung bzw. *Thrombose* einer der großen *Venen* oder eines *Sinus* nachweisen. Der *akute traumatische Hirnabszeß* erzeugt das angiographische Bild eines gefäßlosen raumfordernden Prozesses. Auf seine Artdiagnose ist nur aus der klinischen Situation zu schließen. Das gilt mit einer kleinen Einschränkung auch für die Spätabszesse. Denn bei diesen bildet sich manchmal eine zarte Vaskularisation der meist runden Abszeßkapsel ab.

Traumatisch bedingte Störungen in der Liquorzirkulation der Spätphase werden pneumencephalographisch untersucht oder durch Liquor-Resorptionsstudien mit Rhisa. Symptome des Hydrocephalus, die bereits im Angiogramm erkennbar sind, werden an anderer Stelle beschrieben (s. S. 102).

V. Pathogenese der Infarkte

Die Darstellung einer Stenose oder eines Verschlusses einer größeren oder kleineren Arterie läßt meist auf eine Durchblutungsstörung, d.h. eine inkomplette oder komplette Ischämie in ihrem Ausbreitungsgebiet schließen, wenn nicht Anastomosen und ein entsprechender Kollateralkreislauf die Störung verhindern. Diese Regel gilt *ohne* Ausnahmen nur für die „Endarterien" im Hirn, d.h. die noch relativ großen medianen und paramedianen Stammganglien- und Hirnstammarterien (von der Heubnerschen Arterie bis zu den Arterien der Brücke bzw. Medulla oblongata). Nach Perforieren der Hirnsubstanz sind diese, wie auch alle anderen kleineren Zweige der großen Hirnarterien, funktionell als „Endarterien" anzusehen, denn es bestehen nur noch kapilläre Anastomosen; diese können eine Durchblutungsstörung nicht mehr verhindern. In der Mehrzahl aller angiographisch aufgezeigten Gefäßverschlüsse muß man sich also fragen, ob ein ausreichendes Anastomosennetz vorhanden ist, das als Basis eines Kollateralkreislaufes dient. Es ist daher nahezu unmöglich, allein aus einem angiographischen Befund wie dem „Verschluß" die hämodynamischen und morphologischen Folgen vorauszusagen, d.h. anzugeben, ob ein Infarkt besteht oder nicht. Umgekehrt kann bei klinisch-neurologisch bzw. durch Szintigraphie nachgewiesener Durchblutungsstörung in einem Verschluß oder einer Stenose — evtl. mit retrograder Füllung einer Arterie aufgrund eines Kollateralkreislaufes — die ursächliche Erklärung für die Störung gefunden werden.

Bei der Deutung der Pathogenese spielen die bekannten Regeln für die Ausbildung von regionalen Störungen eine entscheidende Rolle. Unter gewissen hämodynamischen Verhältnissen können sich nämlich an den Endverzweigungen *eines* oder an den Grenzzonen *zweier* Versorgungsgebiete bevorzugt Durchblutungsstörungen einstellen (s. Abb. 21). Es kann also auch an den „Wasserscheiden", zwischen zwei Arterien, d.h. „extraterritorial" eine Mangeldurchblutung entstehen. An der Oberfläche des Hirns findet man solche Zonen zwischen den Grenzen der drei großen Arterien oder in der Tiefe zwischen einem von der Oberfläche kommenden und einem in die Tiefe eindringenden Arteriensystem, z.B. zwischen Putamen und Insel. Aus diesen besonderen hydrodynamischen Regeln, aus einem örtlich an der Arterienwand nachgewiesenen, die Durchblutung störenden Faktor und aus den allgemeinen Besonderheiten der Hämodynamik (Herzschlag-Volumen, Blutdruck, Oxygenation, Viskosität etc.) leiten sich *Sitz, Größe und Schwere* einer Durchblutungsstörung ab. Ihre häufigsten Prädilektionstypen im Großhirn lassen sich im Schema zeigen (s. Abb. 22a, b). Auch ihre durchschnittliche Häufigkeit ist bekannt (s. Abb. 23; Daten von 700 Infarkten!).

Als besonders drastisches Beispiel solcher Durchblutungsstörungen mit regionalen Besonderheiten sei auf den Befund bei Verschluß einer A. vertebralis hingewiesen, wo wir Infarkte in 7 verschiedenen Niveaus des Versorgungsgebietes gefunden haben (s. Abb. 24). Sie lagen in Oblongata, Brücke, Mittelhirn und Thalamus, im mediobasalen Temporal- bzw. Occipitallappen sowie im ventralen und dorsa-

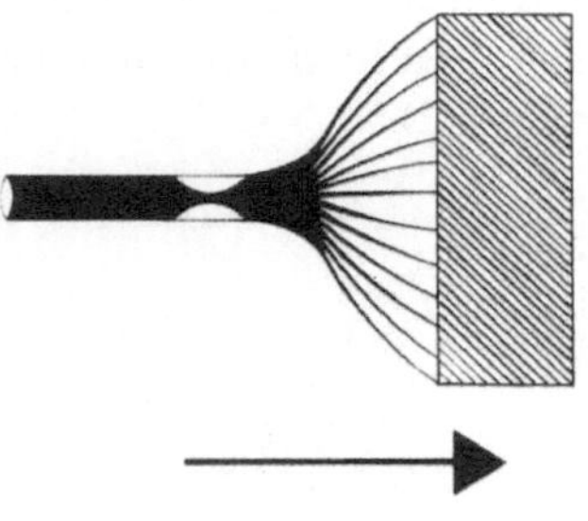

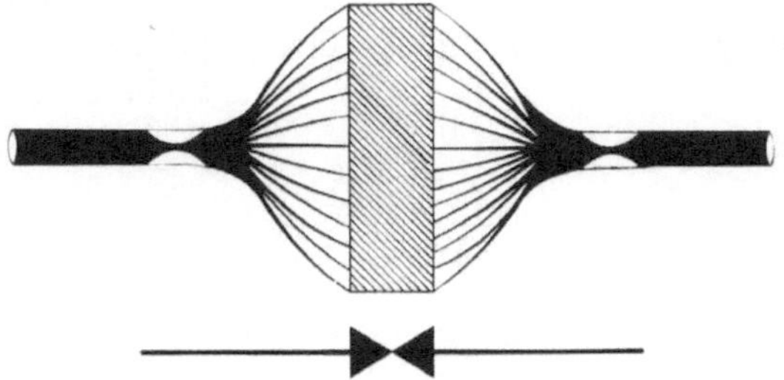

Abb. 21. Hämodynamik der cerebralen Insuffizienz

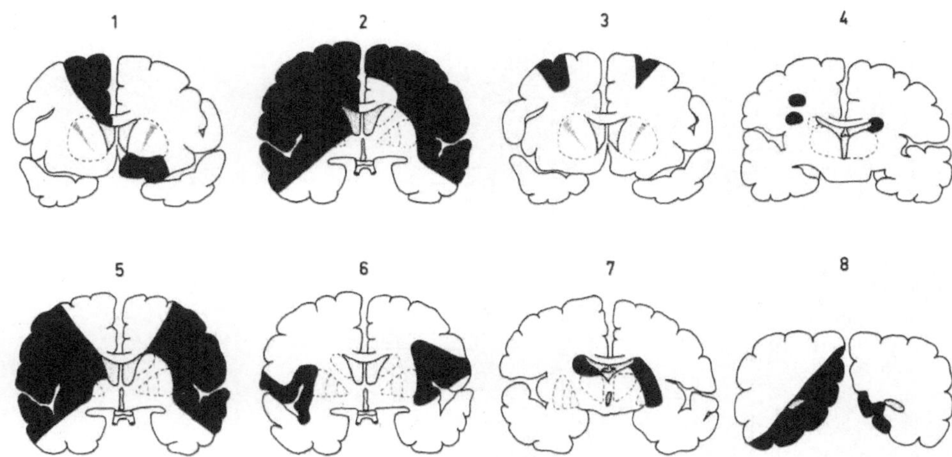

Abb. 22a. Topographie der häufigsten Hirn-Infarkt-Typen. *1* A. cerebri ant.; *2* Aa. cerebri ant. und media mit (li.!) oder ohne Beteiligung der Aa. striatae; *3* Grenzzonen-(Wasserscheiden-)Infarkte; *4* zystische Infarkte im Centrum semiovale (li.) und Caudatum; *5/6* Infarkte der A. cerebri media: *5/li* Total-, *re* kortikaler-, *6/li* Minimal-, *re* Keil-Infarkt; *7* Endflächen- und Grenzlinieninfarkte der A. cerebri media, tiefe Äste; *8* occipitale Maximal- und Minimal-Infarkte der A. cerebri post.

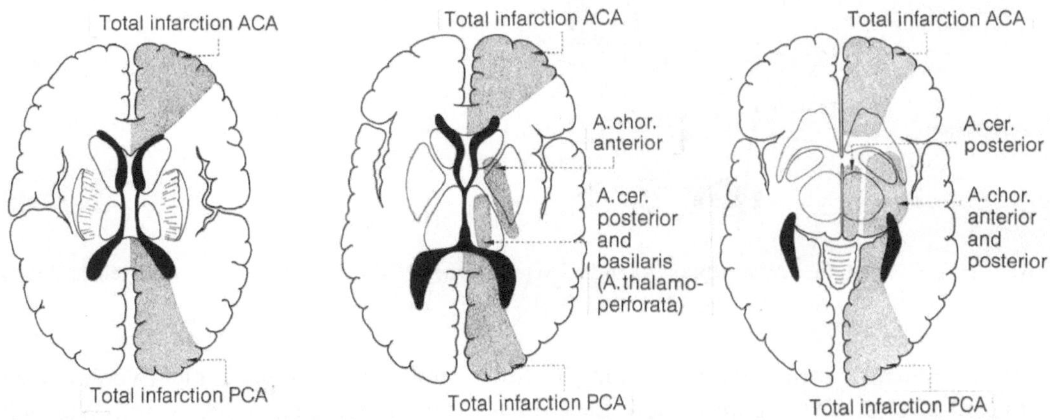

Abb. 22b. Maximalinfarkte bei Verschluß der großen Hirnarterien im Horizontalschnitt, wie bei Computer-Tomographie

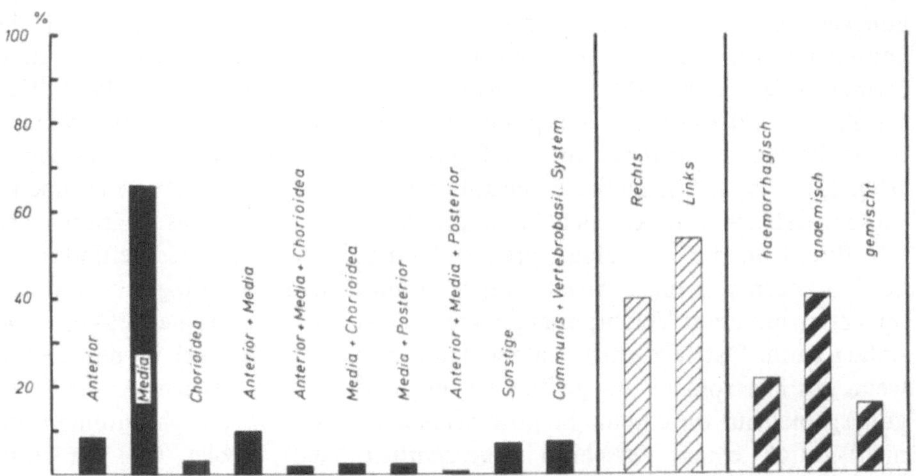

Abb. 23. Durchschnittliche Häufigkeit der Hirninfarkte

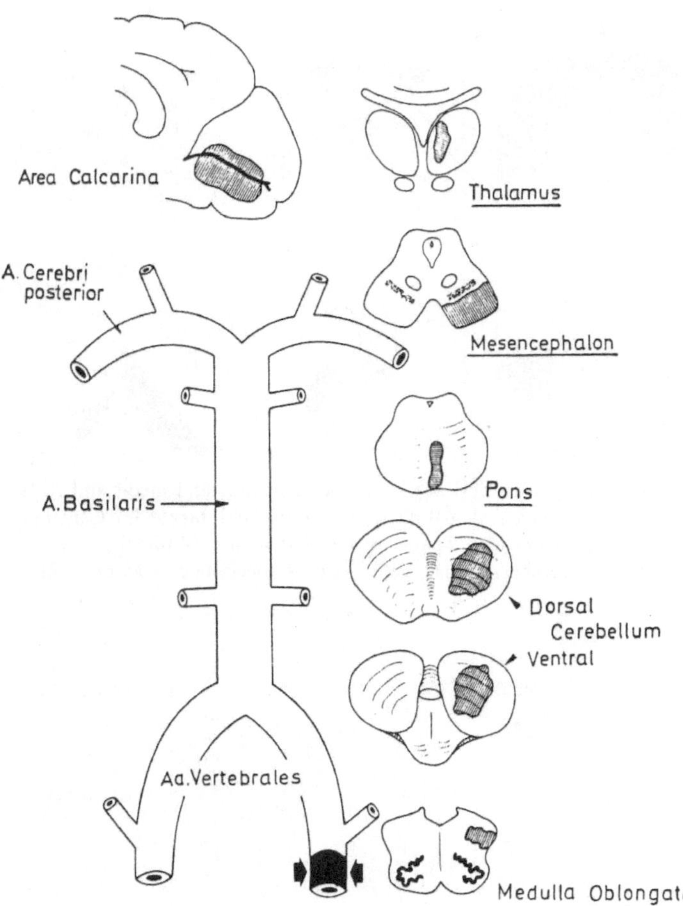

Abb. 24. Der Block einer A. vertebralis kann in 7 verschiedenen Niveaus Infarkte in den gefährdeten Zonen erzeugen

len Kleinhirn. Sämtlich waren es nur „Teilinfarkte" solcher Versorgungszonen. Sie bilden gleichzeitig die topischen Prädilektionsorte des vertebro-basilären Versorgungssystems.

Die Infarkte können verschiedene Größe haben, d.h. in einem einheitlichen Versorgungsgebiet wie dem der A. cerebri media kann der Infarkt „total", „mittelgroß", „keilförmig" oder „minimal" sein, je nach Wirksamkeit der kollateralen Versorgung durch die benachbarten Aa. cerebri ant. und post. (s. Abb. 25). Es sei schließlich darauf hingewiesen, daß ein Infarkt auch „stumpfnahe", d.h. direkt an den Verschluß grenzend oder bei Vorliegen nur einer *Stenose* auch mitten im „Zentrum eines Versorgungsgebietes" entstehen kann. Das letzte tritt immer dann ein, wenn der Zustrom in das gefährdete Versorgungsgebiet nur durch eine Stenose *behindert*, nicht durch einen Verschluß *abgeschnitten* wird. Es ist also hier zu betonen, daß ein irreversibler Infarkt auch bei „durchgängigen"

und röntgenologisch nicht veränderten kleineren Arterien entstehen kann. Wie sich pathogenetisch ein „roter" (hämorrhagischer) von einem „weißen" (anämischen) Infarkt angiographisch unterscheidet, ist noch nicht voll geklärt. Die Hyperämie mancher Infarktzonen ist „reaktiv", d.h. durch den örtlichen Stoffwechsel verursacht. In diesen Fällen kommt es meist zur „frühen" Venenfüllung. Beide, frühe Vene und Hyperämie, müssen aber nicht zur gleichen Zeit bestehen. Die Ursache für diese Dissoziation ist noch nicht geklärt.

Ein letztes Phänomen hat kürzlich besonderes Interesse gefunden: Gelegentlich findet man neurologisch und elektrophysiologisch die Symptome auf der „falschen" Seite, d.h. zum Beispiel in der Gegenhemisphäre einer verschlossenen A. carotis int. Hier entsteht also die Durchblutungsstörung im „angezapften" Gebiet, d.h. der gesunden Hemisphäre (steal-Syndrom). Für diese hämodynamisch entstandene Verlagerung der Hauptmasse der

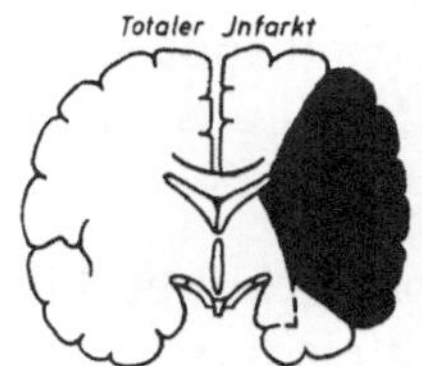

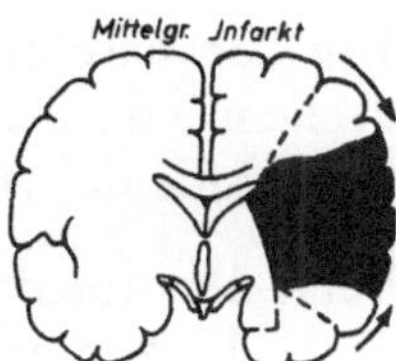

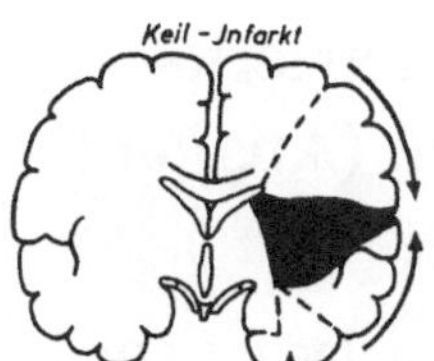

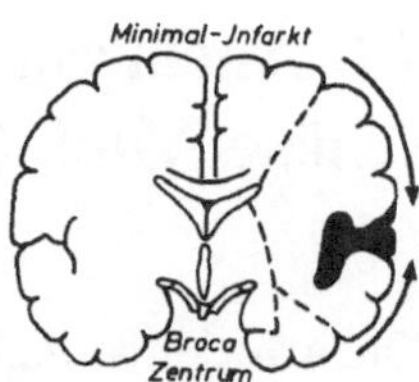

Abb. 25. Verschiedene Größen der Infarkte bei Verschluß der A. cerebri media im Frontalschnitt je nach Wirksamkeit der meningealen Anastomosen aus den Aa. cerebri ant. und post.

Durchblutung auf die gefährdete Seite auf Kosten der „Spender"-Hemisphäre ist weder die formale noch die kausale Pathogenese bekannt (s. Abb. 130). In solchen Fällen wird oft die Indikation zur Angiographie auf der falschen Seite gestellt.

Hirn-Infarkte beim Neugeborenen oder Kleinkind haben ihre Besonderheiten. Die Porencephalie geht im allgemeinen auf einen zystischen Abbau eines Media-Infarktes bei der Geburt zurück. Dies erklärt sich aus der Neigung des jugendlichen Hirngewebes zum zystischen Abbau. Bei den „Spastikern" des Little-Syndroms sind vorwiegend an der Mantelkante gelegene Windungssysteme ischämisch geschädigt und atrophisch. Bestehen gleichzeitig Hyperkinesen, so sind auch die Stammganglien betroffen und atrophiert. Grö-

ßere Narbenbildungen nach Ischämie während einer frühkindlichen Hirnschädigung nennt man Ulegyrien. Sie können „lobär", aber auch generalisiert auf einer ganzen Hemisphäre als postischämisches (asphyktisches) Phänomen vorkommen.

Aus diesen Regeln läßt sich die Reichweite der Neuroradiologie bei der Diagnose der Durchblutungsstörungen ableiten. Sie gestattet z.B. noch nicht, Durchblutungsstörungen bzw. Infarkte *allein aus dem Angiogramm* zu erkennen. Man kann sie meist nur vermuten. Umgekehrt werden sie von der Szintigraphie abgebildet, wenn diese überhaupt positiv ausfällt, was selbst am optimalen Termin nicht immer der Fall ist. Erst die jetzt neu ausgebildete Computer-Tomographie wird diese Lücke ausfüllen können.

VI. Aneurysmen und arterio-venöse Mißbildungen (Angiome)

Die arteriellen Aneurysmen und die arteriovenösen Mißbildungen werden hier nicht näher beschrieben: Es werden nur vier Fakten herausgestellt, die für die Neuroradiologie wichtig sind:

1. Ein Angiom kann örtlich eine erhebliche Hirnatrophie hervorrufen, da vermehrter Durchfluß zu Anzapfphänomenen in der Umgebung führen kann.

2. Es besteht eine örtliche Prädilektion für die Entstehung der sackförmigen Aneurysmen an den Gabelungen der Gefäße mit einer statistisch erfaßten durchschnittlichen Häufigkeit. (Siehe die Schemata von McDoNALD und KORB und vielen späteren Bearbeitern.)

3. Wenn es aus einem dieser säckchenförmigen Aneurysmen in die benachbarte Hirnsubstanz blutet, so findet dies gehäuft in drei Lokalisationen statt:
   a) zwischen den beiden Frontallappen basal aus dem Aneurysma der A. communicans ant.
   b) in den Temporallappen von mediobasal einbrechend aus dem Aneurysma der A. communicans post., gelegentlich dem supraklinoidalen Carotisaneurysma.

c) in den basolateralen Frontallappen einbrechend von der Fissura Sylvii aus einem Aneurysma der A. cerebri media.

4. Wenn das Aneurysma selbst nicht abgebildet wird, kann der Spasmus eines Arteriensegments die Region einer umgebenden besonders massiven Subarachnoidalblutung anzeigen. Der Spasmus kann also durch seine besondere Lokalisation einen Hinweis auf den Blutungsort geben.

Literatur siehe: BAILEY (1951), BAILEY und CUSHING (1926, 1930), COURVILLE (1967), HENSCHEN (1955), KERNOHAN und SAYRE (1952), MEYER u.Mitarb. (1957, 1960a, b), PENFIELD (1927), RUBINSTEIN (1972), RUSSELL und RUBINSTEIN (1971), TÖNNIS (1938), ZÜLCH (1956, dort ausführl. Lit., 1958, 1965, 1971b, 1975), ZÜLCH und MENNEL (1974, dort ausführl. Lit.).

VII. Hypertonische Massenblutungen

Massenblutungen („Striatumblutungen") entstehen bei Hypertonikern besonders häufig durch Riß einer Stammganglienarterie auf dem Boden der Arteriolosklerose (Hyalinose). Es werden besonders auch „hyalinotische" Mikroaneurysmen als Rißstelle angeschuldigt. Sie kommen auch seltener an Thalamus, Dentatum oder Pons vor.

C. Die kraniale Angiographie

I. Geschichte

Im Jahre 1927 berichtete EGAS MONIZ über eine neue Untersuchungsmethode, mit der man durch Injektion eines Kontrastmittels die kranialen Gefäße röntgenologisch abbilden konnte. Die ursprüngliche Bezeichnung der Methode als „arterielle Encephalographie" wurde von MONIZ selbst später durch den zweckmäßigeren Namen „cerebrale Arteriographie" für die Darstellung der Hirnarterien und „Phlebographie" für die Darstellung der Venen ersetzt. Als übergeordneten Begriff wählte er den Ausdruck Angiographie.

In der fast 50jährigen Geschichte der kranialen Angiographie war man ununterbrochen bemüht, das Untersuchungsverfahren so zu vervollkommnen, daß die Belastung und Gefährdung des Patienten auf ein Minimum reduziert, der diagnostische Erfolg dagegen auf ein Höchstmaß gesteigert werden konnte. Die Verbesserungen betrafen im wesentlichen drei Komplexe der kranialen Angiographie: Das Kontrastmittel, die Technik der Kontrastmittelinjektion und die Röntgentechnik.

MONIZ gelang die erste brauchbare Angiographie mit einer 25%igen Jod-Natrium-Lösung, die er in die freigelegte A. carotis injizierte. Jod-Natrium hatte aber eine Reihe von schädlichen Nebenwirkungen, so daß es bald nicht mehr benutzt wurde.

1931 wurde Thorotrast — eine 25%ige kolloidale Lösung von Thoriumdioxid — als Kontrastmittel für die kraniale Angiographie eingeführt. Dieses zeichnete sich durch einen hohen Kontrast und durch eine gute Verträglichkeit während der Injektion aus. Sehr bald zeigte sich aber, daß Thorotrast die Kapillaren schädigen und zu Thrombosen führen konnte. Als besonders schwerwiegend erwiesen sich jedoch Spätschäden, die dadurch zustande kamen, daß das Thorotrast nicht ausgeschieden, sondern im retikuloendothelialen System gespeichert wurde und daß es, da radioaktiv, kanzerogen wirkte. Maligne Tumoren verschiedener Organe, die 10 bis 15 Jahre nach der Applikation des Mittels auftraten, wurden beschrieben. Aus diesem Grund wurde Thorotrast als Kontrastmittel verlassen und durch jodhaltige Substanzen in organischer Verbindung ersetzt. Zunächst wurden dijodierte, in den letzten Jahren nur noch trijodierte Kontrastmittel verwendet, da diese infolge ihres höheren Jodgehaltes einen intensiveren Kontrast geben. Für die cerebrale Angiographie sollten nur reine Methylglucaminsalze gebraucht werden, deren Toxizität minimal ist.

MONIZ legte für die Injektion des Kontrastmittels die A. carotis frei. LOMAN und MYERSON injizierten 1936 als erste das Kontrastmittel durch perkutane Punktion der A. carotis. In Deutschland wurde diese Methode von WOLFF und SCHALTENBRAND propagiert.

Der Zugang zur A. vertebralis erwies sich als nicht ganz einfach: 1933 legten MONIZ u. Mitarb. (s. 1940) die A. subclavia frei und injizierten Thorotrast zur retrograden Darstellung der A. vertebralis. 1937 führte SHIMIDZU zum gleichen Zweck die perkutane Punktion der A. subclavia durch. 1940 wurde von TAKAHASHI die perkutane Punktion der A. vertebralis in die angiographische Diagnostik als Routinemethode eingeführt.

In den 40er Jahren kamen die Kathetermethoden auf. RADNER beschrieb 1947 die Möglichkeit, mit einem Katheter von der A. radialis aus den Aortenbogen und die dort abgehenden Gefäße darzustellen. Von E. LINDGREN (1956) stammt das Verfahren, die A. vertebralis durch einen in die A. femoralis eingeführten Katheter mit Kontrastmittel zu füllen. Dies war möglich geworden, nachdem 1953 SELDINGER die nach ihm benannte Technik der perkutanen Einführung eines Katheters in die A. femoralis mit Hilfe einer Führungssonde entwickelt hatte.

Die Methode der Gegenstromangiographie basiert auf den Erfahrungen von CASTELLANOS und PEREIRAS, die bei Kindern die Aortographie mit retrograder Injektion des Kontrastmittels in die A. brachialis durchführten. Die Gegenstromangiographie hat unsere Kenntnisse über die pathologischen Veränderungen an den 4 Kopfarterien und die daraus resultierenden Zirkulationsstörungen ganz wesentlich bereichert.

In den letzten Jahren haben die selektive Katheterisierung der A. carotis ext. und die superselektive Katheterisierung ihrer Zweige an Bedeutung gewonnen, nicht zuletzt auch im Zusammenhang mit der Embolisierungstherapie von Angiomen und von einigen blutreichen Tumorarten (DJINDJIAN u. Mitarb. 1969, 1970).

Die Kontrastdarstellung einiger venöser Systeme fand in den 50er Jahren Interesse: DEJEAN und BOUDET haben 1951 die orbitale Phlebographie und FISCHGOLD u.Mitarb. (1953) die direkte Sinugraphie in die neuroradiologische Diagnostik eingeführt. 1960 haben GEJROT und LINDBLOM die Technik der retrograden Darstellung der Vena jugularis beschrieben.

Den Besonderheiten der angiographischen Untersuchungsmethoden in der Neuroradiologie hat die Röntgentechnik erst in den letzten 20 Jahren durch Konstruktion spezieller Geräte und spezieller Röntgenröhren Rechnung getragen. Die Bedeutung der Serienangiographie in 2 Ebenen hat schon MONIZ erkannt.

Sie ist heute technisch ebenso gelöst wie die Röntgen-Kinematographie. Die Stereoangiographie, die Ende der 30er Jahre in die angiographische Diagnostik eingeführt wurde, hat sich nicht durchgesetzt. Dagegen haben in den letzten Jahren, nachdem die Industrie die technischen Voraussetzungen geschaffen hatte, die Angiotomographie und die Vergrößerungsangiographie viele Anhänger gefunden (s.S. 59).

Eine wichtige Verbesserung des angiographischen Bildes auf photographischem Weg wurde 1934 von ZIEDSES DES PLANTES (s. 1961) eingeführt: Das Subtraktionsverfahren (s. S. 61).

II. Technik

1. Injektion des Kontrastmittels

Die Injektion des Kontrastmittels kann auf verschiedene Art erfolgen: Durch *direkte Punktion* der A. carotis oder der A. vertebralis, durch *Katheterisierung* einer der vier Kopfarterien, oder durch *retrograde Überdruckinjektion* in die A. brachialis — *Gegenstromangiographie*.

a) Punktionsmethoden

Die Punktion der A. carotis

Die perkutane Punktion der A. carotis erfolgt beim Erwachsenen in lokaler oder in allgemeiner Anästhesie. Beim Kind, wie auch bei sehr empfindlichen oder unruhigen erwachsenen Patienten muß die Punktion in Allgemeinnarkose durchgeführt werden. Als Punktionsstelle wählt man etwa die Mitte zwischen dem unteren Rand des Unterkiefers und dem oberen Schlüsselbeinrand. In dieser Höhe befindet sich neben dem medialen Rand des M. sternocleidomastoideus der meist gut palpable distale Abschnitt der A. carotis communis.

Die Punktion kann schwierig sein, wenn die A. carotis von einer Struma überlagert wird. Das Strumagewebe, insbesondere aber die Strumakapsel, setzt der Kanüle einen erheblichen Widerstand entgegen. Oft erweist es sich als notwendig, kranial von der Struma zu punktieren.

Liegt die A. carotis weit medial, d.h. dicht neben dem Kehlkopf, ist es zweckmäßig, das erste Depot des Lokalanästheticums medial und dorsal von der Arterie zu deponieren. Dadurch wird das Gefäß nach lateral und zur Oberfläche verlagert und erreicht so eine für die Punktion günstige Lage. Ein zusätzliches laterodorsales und laterales Depot sowie ein kutanes ventrales Depot bewirken eine ausreichende Anästhesie.

Eine Reihe von Kanülen wurde für die Punktion angegeben. Bewährt hat sich eine Konstruktion von BUCHTALA und GERLACH (1954), nämlich eine mit einem spitzen und einem stumpfen Mandrin versehene Nadel. In Abhängigkeit vom Alter des Patienten werden Durchmesser von 1,0 bis 1,4 mm verwendet.

Die Punktion erfolgt in leichter Reklination des Kopfes, bei der man das Pulsieren der A. carotis am deutlichsten palpieren kann. Übermäßiges Reklinieren des Kopfes ist unzweckmäßig, da das gespannte Platysma dann das Palpieren der A. carotis erschwert. Zeige-

und Mittelfinger der linken Hand lokalisieren durch sanftes Tasten das Gefäß, ohne den Sinus caroticus allzusehr zu komprimieren oder zu irritieren. Dies ist besonders bei älteren Patienten zu beachten.

Die Haut wird in schräger Richtung in einem Winkel von etwa 60° durchstoßen und die Spitze der Kanüle an die Vorderwand der A. carotis herangeführt. Die direkte Übertragung der Pulsation auf die Kanüle weist auf eine richtige Lage hin. Durch eine wohldosierte ruckartige Bewegung wird die Vorderwand der A. carotis durchstoßen. Liegt die Spitze der Kanüle richtig im Lumen des Gefäßes, spritzt nach Entfernung des spitzen Mandrins aus der Nadel sofort pulsierend arterielles Blut. Hierauf wird der stumpfe Mandrin in die Kanüle eingeführt und diese so gedreht, daß ihre schräge Schlifffläche der Gefäßhinterwand zugekehrt ist. Nun wird die Kanüle in die Arterie nach kranial vorgeschoben, indem man ihren Griff senkt und ihre Spitze anzuheben versucht. Das Vorschieben kann mißlingen, wenn die äußerste Spitze der Kanüle bereits in die Hinterwand der A. carotis eingedrungen war. Zieht man die Kanüle bei gleichzeitigem Senken ihres Griffes zurück, fühlt man, wie ihre Spitze in das freie Lumen gelangt; der Weg für das Vorschieben ist nun frei. Durch eine Einzelaufnahme des Halses mit Injektion von 2—3 ml Kontrastmittel kann man sich von der Lage der Kanüle, insbesondere auch von ihrem richtigen Sitz im Lumen des Gefäßes überzeugen. Will man eine gleichzeitige Kontrastfüllung der Systeme der A. carotis int. und der A. carotis ext. erreichen, beläßt man die Spitze der Kanüle in den distalen Abschnitten der A. carotis communis. Durch gezieltes Vorschieben der Kanüle ist eine selektive Kontrastdarstellung der A. carotis int. oder der A. carotis ext. möglich.

Über den Erfolg der angestrebten selektiven Sondierung der A. carotis int. oder der A. carotis ext. kann man sich durch eine nochmalige Einzelaufnahme überzeugen. Eine gewisse Orientierung erlaubt die rasche Injektion von 5 bis 10 ml Ringerlösung. Liegt die Kanüle in der A. carotis int., so blaßt für kurze Zeit ein umschriebener Hautbezirk im medialen supraorbitalen Versorgungsgebiet der A. ophthalmica ab; eine passagere Rötung folgt gewöhnlich (sog. „Frontalis-Test"). Liegt die Nadel jedoch in der A. carotis ext., so geben die Patienten ein Kältegefühl in der Wangenschleimhaut an bzw. es kommt zu einem Abblassen der Wange und nach einigen Sekunden zu einer Rötung.

Die Punktion der A. vertebralis

Die direkte Punktion der A. vertebralis ist von der Katheterisierung weitgehend verdrängt worden. Am häufigsten wird die von LINDGREN angegebene Punktionstechnik angewandt: Der Kopf des Patienten wird rekliniert, damit der Zugang zum Foramen intervertebrale bzw. zur A. vertebralis erleichtert wird. Mit dem Zeige- und Mittelfinger der linken Hand verlagert man die A. carotis communis nach lateral unter den M. sternocleidomastoideus. Lateral vom Wirbelkörper schiebt man die Kanüle in schräger Richtung zwischen die Processus costotransversarii von HW3 und 4 oder von HW4 und 5 vor. Pulsierender Blutaustritt zeigt an, daß sich die Spitze der Kanüle im Lumen der A. vertebralis befindet. Aus anatomischen Gründen ist ein Vorschieben der Nadel in das Gefäß nicht möglich, so daß die Gefahr einer intramuralen oder einer paraarteriellen Injektion verhältnismäßig groß ist. Jede Bewegung des Kopfes steigert diese Gefahr. Für die exakte Einstellung zur Aufnahme muß aber der reklinierte Kopf angezogen werden. Eine besondere Komplikationsmöglichkeit ist das Eindringen der Kanüle in den Subarachnoidalraum mit der Möglichkeit der intrathekalen Kontrastmittelinjektion mit allen ihren Konsequenzen. Ein blitzartiger, in den Nacken oder in die Schulter ausstrahlender Schmerz zeigt an, daß die Nadelspitze schon zu tief liegt, d.h. eine Zervikalwurzel getroffen hat.

Bei der Methode von MASLOWSKI (1955) wird die A. vertebralis oberhalb des Atlasbogens punktiert. Der Einstich liegt dicht hinter der Warzenfortsatzspitze. Dieses Verfahren bietet trotz der besseren Möglichkeit, die Kanüle auch in die Arterie vorzuschieben, gegenüber der Methode von LINDGREN (1950) keine wesentlichen Vorteile.

Einen nicht unerheblichen Unsicherheitsfaktor für die direkte Punktion der A. vertebralis bildet deren einseitige Hypoplasie, die man rechts häufiger findet als links. Ihr Kaliber kann dann nur 2 bis 3 mm betragen. Unter derartigen Bedingungen ist eine direkte Punktion nicht möglich.

Literatur siehe: BUCHTALA und GERLACH (1954), E. LINDGREN (1950), NEWTON und POTTS (1974).

b) Kathetermethoden

Die direkte Katheterisierung der 4 Hirnarterien wird am häufigsten mit Hilfe eines Femoraliskatheters durchgeführt. Die Kontrastdarstellung der Aa. vertebrales und der rechten A. carotis kann auch mit Hilfe eines in die A. axillaris eingeführten Katheters vorgenommen werden. Dieser Weg wird meist nur dann beschritten, wenn die Katheterisierung mit Hilfe eines Femoraliskatheters nicht gelingt.

Der Weg über die A. femoralis

Die perkutane Einführung eines Katheters in die A. femoralis wird nach der von SELDINGER (1953) angegebenen Technik vorgenommen. In Lokalanästhesie wird die A. femoralis (meist die rechte) unterhalb des Leistenbandes entweder mit einer Seldinger-Kanüle oder mit einer Buchtala-Kanüle punktiert. Dann schiebt man eine spiralenförmige Führungssonde mit flexibler Spitze ein, über die nach Entfernung der Kanüle der Katheter in die Arterie eingeführt wird. Nach Entfernung der Führungssonde und sofortiger Durchspülung mit einer Heparinlösung 1:1000 wird der Katheter unter Durchleuchtungskontrolle bis in den Aortenbogen vorgeschoben.

Derzeit stehen Katheter aus unterschiedlichem Material zur Verfügung. Eine der ältesten Formen ist der Ödman-Ledin-Katheter, ein Polyäthylenschlauch, der verhältnismäßig steif ist, so daß es relativ leicht zu Intimaverletzungen kommen kann, ganz besonders wenn er in eine Gefäßschleife vorgeschoben wird. In den letzten Jahren wurden Katheter aus weicherem Material auf den Markt gebracht, deren Oberfläche ganz glatt ist, so daß die Gefahr einer Thrombenbildung stark vermindert werden konnte. Diese Katheter werden z.T. mit präformierter, d.h. mit einer für das Sondieren der einzelnen Gefäßabgänge im Aortenbogen zurechtgebogenen Spitze geliefert, z.T. aber auch als Meterware, wobei man der Spitze dann über heißem Wasserdampf die gewünschte Krümmung gibt. Die schon präformierten Katheter werden in der Regel steril verpackt geliefert. Ansonsten erfolgt das Sterilisieren der Katheter in geeigneten Desinfektionslösungen.

Die Katheterisierung der linken A. vertebralis gelingt bei Kindern und bei jugendlichen Patienten schon mit einem geradlinigen Katheter verhältnismäßig leicht, weil die Aorta descendens, der Anfangsabschnitt der A. subclavia und die A. vertebralis fast eine gerade Linie bilden. Es empfiehlt sich aber, der Spitze des Katheters eine leichte Biegung zu geben, denn so erreicht man durch Drehen des Katheters um seine Achse eine gewisse Manövrierfähigkeit für das Einführen in die A. subclavia bzw. in die A. vertebralis. Gelingt das Einführen des Katheters in die A. subclavia oder in die A. vertebralis nach einigem Manövrieren nicht, empfiehlt es sich, durch Injektion von 5–6 ml Kontrastmittel den genauen Abgang dieser Gefäße unter Durchleuchtungskontrolle oder mit einer Einzelaufnahme zu bestimmen, um dann besser gezielt vorgehen zu können. Stellt sich heraus, daß die linke A. vertebralis hypoplastisch ist, wird man auf ihre Kontrastfüllung verzichten. Man kann dann versuchen, den Katheter in den Truncus brachiocephalicus und von hier in die rechte A. vertebralis vorzuschieben, um dann das Vertebralis-Basilaris-System darzustellen. Meist ist es erforderlich, für diese Operation den Katheter gegen einen solchen mit stärker gebogener Spitze auszuwechseln, oder in den Katheter eine Führungssonde mit gebogener Spitze einzuführen, damit der Katheter nicht in die linke A. subclavia gleitet, sondern den Weg in den Truncus brachiocephalicus nimmt. Ähnlich muß man vorgehen, wenn man den Katheter in die linke oder in die rechte A. carotis communis einführen will, sei es zur selektiven Kontrastdarstellung der A. carotis int. oder der A. carotis ext. Auf die gleiche Weise kann man auch die superselektive Katheterisierung von Zweigen der A. carotis ext. erzielen, allerdings müssen entsprechend dünne und weiche Katheter verwendet werden.

Bei älteren Patienten kommen nicht selten an den großen Gefäßen arteriosklerotische Veränderungen vor, so daß das Vorschieben des Katheters mit größter Vorsicht erfolgen muß, um nicht Fragmente von Plaques loszulösen. Verschlüsse der Aorta abdominalis, der A. iliaca und der A. femoralis vereiteln jedwede Katheteruntersuchung auf diesem Wege.

Der Weg über die A. axillaris

Gelingt die Katheterisierung der Aa. vertebrales mit einem Femoraliskatheter nicht, kann man versuchen, mit einem perkutan in die A. axillaris eingeführten Katheter doch noch zum Ziel zu kommen. Dies gelingt auf der rechten Seite meist gut, wenn die Katheterspitze einen relativ scharfen Bogen bildet, auf der linken Seite nur dann, wenn die A. vertebralis im Bereich des Bogens der A. subclavia abgeht. Ein spitzwinkeliger Abgang aus dem aufsteigenden Anteil der A. subclavia macht das Einführen des Katheters in der Regel unmöglich.

Literatur siehe: NEWTON und POTTS (1974).

c) Retrograde Injektionsmethoden

Versuche von MONIZ und SHIMIDZU, die Kontrastdarstellung der kranialen Gefäße durch Injektion des Kontrastmittels in die A. subclavia zu erreichen, waren die ersten indirekten Methoden der kranialen Angiographie. BARBIERI und VERDECCHIA (1957) führten die Punktion supraclaviculär durch, POUYANNE u.Mitarb. (1960) wählten den infraclaviculären Weg. Von WEIBEL und FIELDS (1963) stammt eine Modifikation der infraclaviculären Punktion der A. subclavia bds.: Sie führten bilateral einen Katheter ein und injizierten das Kontrastmittel über einen Y-förmigen Verbindungsschlauch *gleichzeitig in beide Gefäße*. Die Spitze des linken Katheters lag in der A. subclavia, die des rechten im Truncus brachiocephalicus. Man injizierte rasch etwa 30 ml Kontrastmittel. Damit wurde eine sehr gute Darstellung der rechten A. carotis und beider Aa. vertebrales erreicht. Diese Methode ist durch die Gegenstromangiographie von der A. brachialis verdrängt worden.

Bei der *retrograden Angiographie* von der *A. brachialis — Gegenstromangiographie —* soll die Punktion dort erfolgen, wo die Pulsation am besten zu tasten ist. Das ist meistens in der Bizepsfurche des distalen Oberarmdrittels der Fall. Das Gefäß verläuft hier sehr oberflächlich und wird durch den Lacertus fibrosus fixiert. Auch ist hier distal des Abganges weiterer Gefäße ein ausreichender Kollateralkreislauf gewährleistet.

Nach Desinfektion der Haut und Lokalanästhesie erfolgt die Gefäßpunktion mit einer Trokar-Nadel. Die Größe des Lumens muß ein rasches Einfließen des Kontrastmittels bei der Injektion gestatten. Hat man beide Gefäßwände perforiert, so wird der Trokar entfernt

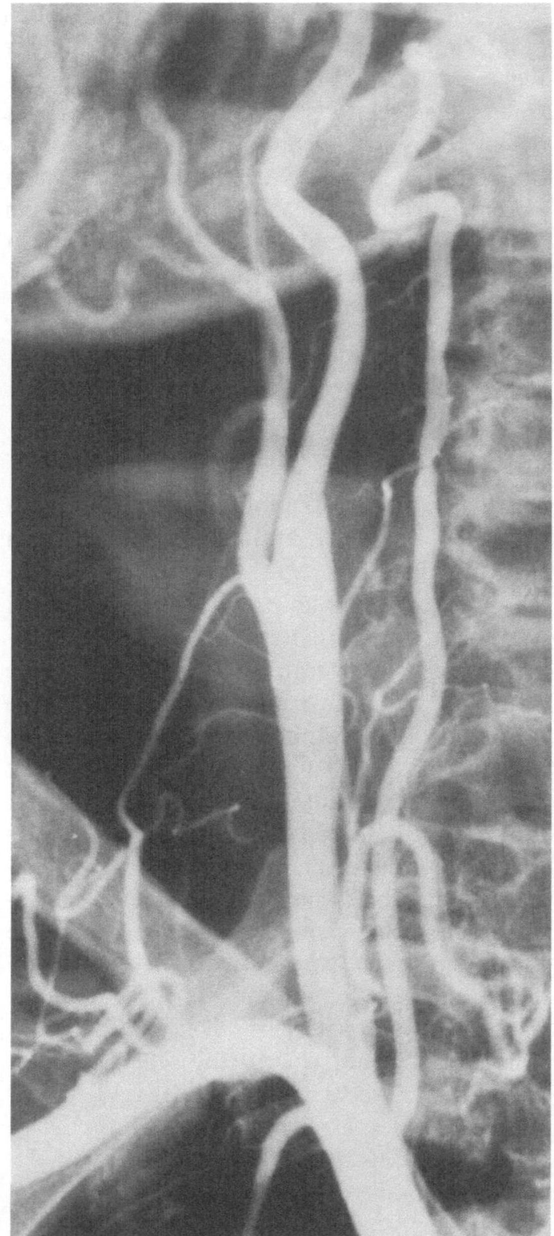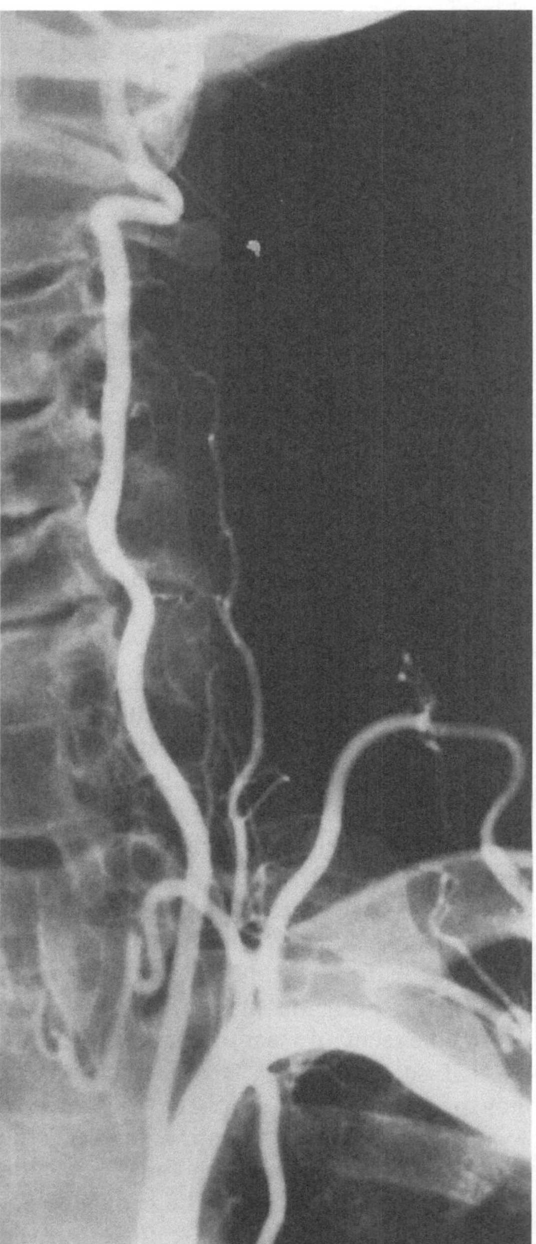

Abb. 26. a) Gegenstromangiographie von der rechten A. brachialis. Kontrastfüllung der rechten A. subclavia und des Truncus brachiocephalicus mit ihren Ästen: der A. carotis communis und ihrer Gabel sowie des Halsabschnittes der rechten A. vertebralis (hier 2 geringe Stenosen). b) Gegenstromangiographie von der linken A. brachialis. Kontrastfüllung der linken A. subclavia und ihrer Zweige: Gute Darstellung des Halsabschnittes der linken A. vertebralis, die eine Ausbuchtung durch osteochondrotischen Sporn zeigt

und die Nadel zurückgezogen, bis ihre Spitze im Lumen liegt; das ist kenntlich am pulssynchronen Austritt arteriellen Blutes. Die Nadel wird dann mit einem stumpfen Mandrin verschlossen, der über die Nadelspitze hinausragt und so die Gefäßwand vor weiteren Verletzungen schützt. Anschließend wird die Kanüle in die A. brachialis vorgeschoben. Bevor man das Kontrastmittel mit Hilfe einer automatischen Druckspritze injiziert, ist der periphere Brachialiskreislauf durch eine Blutdruckmanschette zu unterbrechen, die bis über die Höhe des systolischen Blutdrucks aufgepumpt wird.

Die Menge des pro Injektion verwandten Kontrastmittels beträgt im allgemeinen 25—

30 ml. Der Injektionsdruck liegt zwischen 4 bis 6 atü. Kurz nach Injektionsbeginn wird eine Serie von Röntgenaufnahmen im seitlichen und sagittalen Strahlengang mit Hilfe eines Filmwechslers angefertigt.

Bei der Injektion in die *rechte A. brachialis* erreicht das Kontrastmittel die rechte A. subclavia, dann den Truncus brachiocephalicus. Von der A. subclavia fließt das Kontrastmittel in die A. vertebralis, von dem Truncus brachiocephalicus in die A. carotis communis ein (Abb. 26a). Durch Kompression der linken A. carotis ist auch eine Darstellung des linksseitigen intrakranialen Carotiskreislaufs zu erzielen.

Wählt man dagegen den Injektionsweg über die *linke A. brachialis,* so erfolgt nur eine Darstellung der linken A. vertebralis, da die A. carotis links direkt aus dem Aortenbogen entspringt (Abb. 26b). Stellt sich jedoch die linke A. vertebralis nicht dar, kann dies auf einen direkten Abgang vom Aortenbogen zurückzuführen sein (5% der Fälle).

Die röntgenologische Abbildung der intrakranialen Stromabschnitte und auch der kleinsten intrakranialen Gefäße ist mit dieser Methode ausgezeichnet und der direkten perkutanen Kontrastmittel-Injektion in die A. carotis oder A. vertebralis gleichwertig. Konturunregelmäßigkeiten im Bereich der Halsabschnitte der Hirngefäße sind bei dieser Untersuchungsmethode nicht mehr als Punktionsfolge anzusehen, sondern weisen eindeutig auf pathologische Veränderungen der Gefäßwand hin.

Literatur siehe: GOULD u.Mitarb. (1955).

d) Katheter-Methoden und Gegenstromangiographie im Kindesalter

Auch im Kindesalter können kraniale Angiographien sowohl mit einem Femoralis-Katheter als auch retrograd über die A. brachialis durchgeführt werden. Die perkutane Punktion der A. femoralis gelingt bei Kindern etwa ab dem 2. bis 3. Lebensjahr nahezu immer, während im Säuglingsalter u.U. eine Freilegung dieses Gefäßes erforderlich ist. Die perkutane Punktion der A. brachialis stößt bei Kindern vom 3. Lebensjahr an kaum auf Schwierigkeiten, während sie bei Säuglingen, vor allem in den ersten Lebensmonaten, relativ selten gelingt. Die Untersuchung kann dann nach Freilegung der A. brachialis in der Bizepsfurche des distalen Oberarmdrittels erfolgen. Mit einer Injektionsnadel wird für einen dünnen Polyäthylen-Katheter eine Öffnung in dem Gefäß geschaffen, dieser Katheter wird dann 5 bis 10 cm nach proximal vorgeschoben. Bei Säuglingen und Kleinkindern werden 10 bis 15 ml Kontrastmittel mit einem Druck von 2−3 atü injiziert. Anschließend erfolgt eine Hautnaht und ein Druckverband wird angelegt. Cerebrale Komplikationen wurden nur bei vorher bereits schwer hirngeschädigten Kindern beschrieben. Ausnahmsweise kann es zu einer Thrombosierung des Gefäßes kommen. Durchblutungsstörungen treten aber nicht auf, was auf den bestehenden Kollateralkreislauf zurückzuführen ist.

2. Die Kontrastmittel

Für die cerebrale Angiographie werden heute nur noch trijodierte organische Verbindungen in Form eines reinen Methylglucaminsalzes verwendet. Gemische von Natrium- und Methylglucaminsalzen, die für die periphere Angiographie, aber auch für die Angiokardiographie herangezogen werden, sind für die cerebrale Angiographie nicht geeignet, da sie eine weit höhere Toxizität aufweisen als die reinen Methylglucaminsalze.

Für die Darstellung des Carotissystems sollen höchstens 10 ml Kontrastmittel injiziert werden. Für die Kontrastdarstellung des Vertebralis-Basilaris-Systems sollte man über 7−8 ml nicht hinausgehen. Wenn Kontrastmittel mehrfach injiziert werden muß, soll zwischen den einzelnen Injektionen eine Pause von etwa 10 min eingelegt werden, um eine genügende Erholungszeit für das Gehirn zu gewährleisten. Die Gesamtdosis darf bei einer Carotisangiographie nicht mehr als 40 ml betragen, bei einer Vertebralisangiographie höchstens 14−16 ml, bei einer Brachialisangiographie sollte sie 150 ml nicht überschreiten.

Alle Kontrastmittel rufen kurz nach der Injektion ein Wärme- bzw. ein Hitzegefühl hervor. Auf das Einströmen des Kontrastmittels in die A. ophthalmica reagieren die Patienten mit Lichtempfindungen.

Überempfindlichkeitsreaktionen nach Kontrastmittelinjektion kommen vor, so daß bei jedem Patienten eine Allergie-Anamnese erhoben werden muß. Jod-Allergie bedeutet allerdings noch nicht, daß der Patient auch gegenüber dem Kontrastmittel empfindlich ist, da das Jod komplex gebunden ist, die Überempfindlichkeitsreaktion aber gegen den ganzen Molekülkomplex des Kontrastmittels gerichtet ist. Da das Vortesten nicht ganz ungefährlich ist und sein Wert angezweifelt wird, ist man von der routinemäßigen Durchführung des Vortestens abgekommen.

3. Röntgentechnik

Aufgabe der cerebralen Angiographie ist es, ein möglichst genaues Bild der arteriellen, der kapillären und der venösen Hirngefäße in ihrer räumlichen Anordnung und ihrer zeitlichen Durchströmung zu geben.

Diese Aufgabe erfüllt weitgehend die *Serienangiographie in 2 Ebenen,* und zwar im seitlichen und im sagittalen Strahlengang. Unter Umständen kann zur Ergänzung als dritte Ebene die Projektion im axialen Strahlengang angeschlossen werden. Für die Beantwortung spezieller Fragen können Schrägaufnahmen erforderlich sein.

Als leistungsfähiges Seriengerät hat sich der AOT Blattfilmwechsler der Firma Elema-Schönander erwiesen, der in jeder Ebene bis zu 30 Aufnahmen mit einer Frequenz bis zu 6 Bildern/sec liefern kann. Für die Beantwortung besonderer Fragen, z.B. der Feststellung einer Sinusthrombose oder des cerebralen Kreislaufstillstandes, kann die Ablaufgeschwindigkeit des Gerätes verringert werden. Es empfiehlt sich, eine alternierende Belichtungstechnik anzuwenden, bei der die sich entsprechenden seitlichen und sagittalen Aufnahmen nicht gleichzeitig, sondern in kurzen zeitlichen Abständen belichtet werden. So kann man auch im 2-Ebenen-Betrieb mit einer einzigen Kontrastmittelinjektion Bilder ohne zusätzliche Streustrahlung erhalten.

Für die *Einstellung* bzw. Haltung des Kopfes ist es zweckmäßig, wenn der Patient auf einem höhenverstellbaren Untersuchungstisch liegt. Durch Heben des Tisches ist es möglich, den Kopf eine solche Reklination einnehmen

zu lassen, die für das Punktieren der A. carotis am günstigsten ist. Durch ein gleichmäßiges Senken des Tisches erreicht man, daß der Kopf nach der Punktion, d.h. bei liegender Punktionskanüle, unter Vermeidung ruckartiger Bewegungen in eine Position gebracht werden kann, die für die Einstellung zur Aufnahme am zweckmäßigsten ist. Sorgfältig ist darauf zu achten, daß der Kopf *symmetrisch* eingestellt wird, denn schon eine geringe Verkantung erschwert die Beurteilung der Lage der Mittellinienstrukturen sehr. Der exakt symmetrisch eingestellte Kopf muß fixiert werden, um einer Verkantung während des Ablaufs der Serie vorzubeugen. Einfach und wirkungsvoll ist die Fixierung mittels einer um die Stirn geführten Binde, die auf beiden Seiten an einem Feststell-Mechanismus befestigt ist, der zusätzlich eine Korrektur der Feineinstellung des Kopfes ermöglicht.

Die für die *sagittale* Aufnahme bestimmte Röntgenröhre muß fußwärts so geneigt werden, daß der Zentralstrahl mit der Deutschen Horizontalen einen Winkel von etwa 12 bis 15° bildet. Bei dieser Einstellung projizieren sich die oberen Pyramidenkanten auf die Orbitadächer oder in das oberste Viertel der Orbitae. Bei älteren Patienten, die den Kopf weniger ausgiebig anziehen können, muß der Neigungswinkel der Röhre zur Filmebene entsprechend verkleinert werden.

Bei der Vertebralisangiographie dürfen im sagittalen Strahlengang die Gefäße der hinteren Schädelgrube von den Strukturen der Schädelbasis nicht überlagert werden. Um dies zu erreichen, muß die Neigung der Röhre so verändert werden, daß der Zentralstrahl mit der Deutschen Horizontalen einen Winkel von etwa 25° bildet.

Die Anwendung der *axialen* Projektion bei der cerebralen Angiographie ist nur selten angezeigt. Im wesentlichen geht es um die Darstellung von Aneurysmen, die im sagittalen und im seitlichen Strahlengang infolge Überlagerung nicht übersichtlich abgebildet sind. Der Kopf des Patienten wird maximal rekliniert. Die Röhre wird nach kranial so geneigt, daß der Zentralstrahl mit der Deutschen Horizontalen einen Winkel von etwa 65 bis 80° bildet. Für die Darstellung des Vertebralis-Basilaris-Systems wird eine geringere Neigung gewählt als für die Darstellung des Carotissystems.

Für die angiographische Abklärung der anatomischen Verhältnisse im Bereich des Ramus communicans ant., aber auch der Carotisgabel und des Abganges der A. ophthalmica sind *Schrägaufnahmen* in der Projektion nach LÖFSTEDT (1950) sehr günstig. Der Kopf wird dabei um ca. 30° zur kontralateralen Seite gedreht, wobei die Röhre um etwa 20° nach kaudal geneigt werden muß. Soll die Region des Ramus communicans post. oder die Teilungsstelle der A. cerebri media untersucht werden, muß der Kopf um etwa 20° zur angiographierten Seite gedreht und leicht rekliniert werden (umgekehrte Löfstedtsche Einstellung).

Die *kinematographische Technik* bei der cerebralen Angiographie dient vornehmlich dem Studium der Zirkulationsverhältnisse des Carotis- und des Vertebralis-Basilaris-Systems. Außerdem gelingt es, durch Drehung des Kopfes während des Kontrastmitteldurchflusses kleine Aneurysmen von Überlagerungen zu befreien.

In den letzten Jahren wurde als neue Technik die *Angiotomographie* entwickelt. Auch sie hat zur Aufgabe, Überlagerungseffekte im Angiogramm zu eliminieren. Das wichtigste Anwendungsgebiet liegt in der Diagnostik von Aneurysmen, wobei insbesondere die überlagerungsfreie Darstellung des Stiels des Aneurysmas angestrebt wird. Um mit einer einzigen Kontrastmittelinjektion die zur Abklärung anstehende Formation tomographisch erfassen zu können, werden Simultankassetten verwendet. Diese sind so konstruiert, daß gleichzeitig mehrere Filme belichtet werden, die in Abständen von 5 mm zueinander angeordnet sind, so daß entsprechend unterschiedliche Schichttiefen abgebildet werden.

Literatur siehe: GOULD u.Mitarb. (1955), LANG (1963), SCOTT u.Mitarb. (1963), WEIBEL und FIELDS (1963).

a) Vergrößerungs-Angiographie

Seit einigen Jahren ist es möglich, bei der angiographischen Abbildung der Hirngefäße die Vergrößerungstechnik anzuwenden.

Die geometrische Vergrößerung (= Röntgenvergrößerung) erfolgt durch Verlagerung des Patienten von der Film-Ebene in Richtung auf die Röntgenröhre bei einem konstant gehaltenen Fokus-Film-Abstand. Es besteht zwischen dem Film und den darzustellenden Gefäßen des Patienten ein Abstand, der je nach dem gewünschten Vergrößerungsfaktor variiert werden kann. Die geometrische Vergrößerung ergibt eine ausgezeichnete Auflösung. Gleichzeitig besteht eine Kontrastverbesserung, die auf ein wesentlich kleineres Streuvolumen zurückzuführen ist. Durch die geometrische Vergrößerung können Objekte, die auf konventionellen Aufnahmen wegen der Kleinheit oder der Folienunschärfe nicht abgebildet sind, auf dem Vergrößerungs-Film noch erkannt werden.

Bei der Anwendung einer 0,3 mm Fokus-Röhre für die Röntgenvergrößerung ist der Vergrößerungsfaktor von 2,25 als optimal anzusehen. Gefäße mit einem Lumen bis 120 µ Durchmesser werden hier deutlich dargestellt. Durch einen weiteren Anstieg des Vergrößerungsfaktors wird bei dieser Fokusgröße die diagnostische Aussagekraft jedoch nicht mehr erhöht, sondern eher vermindert. Die Abbildungen werden unscharf.

Eine weitere Verbesserung des Auflösungsvermögens und eine Erhöhung des Vergrößerungsfaktors kann jedoch mit der 0,1 mm Feinst-Fokus-Röhre erreicht werden. Es sind dann bei einem Vergrößerungsfaktor von 4 noch Gefäße mit einem Lumen von 80 µ deutlich darstellbar.

Neben der beschriebenen Röntgenvergrößerung ist auch eine *photographische Vergrößerung* einer bereits vorliegenden Röntgenaufnahme möglich. Bei dieser photographischen Vergrößerung kann unter Umständen ein gewisser Kontrastgewinn eintreten, sofern beim Kopieren ein Film mit steiler Gradation verwendet wird. Eine Verbesserung der Auflösung wird dagegen *nicht* erzielt. Auch weist eine photographische Vergrößerung oder eine Betrachtung mit einem Vergrößerungsglas nicht die Vorteile der Röntgenvergrößerung auf, da das ebenfalls vergrößerte Korn von Film und Folie und auch das Raster die Erkennbarkeit des Details negativ beeinflussen. Die geometrische Vergrößerung ist der photographischen Vergrößerung also eindeutig überlegen.

Vergrößerungsaufnahmen im seitlichen Strahlengang

Es wird zuerst eine normale Serienangiographie in 2 Ebenen durchgeführt. Nach Auswertung der Angiogramme erfolgt dann die Vergrößerungs-Angiographie. Dafür wird bei einer 0,3 mm Fokus-Röhre der seitliche Filmwechsler 55 cm von der darzustellenden Gefäßebene des Patienten entfernt aufgestellt. Die Röntgenröhre wird an den Kopf des Patienten herangeschoben. Dann beträgt die Distanz zwischen der Röntgenröhre und den Gefäßen 45 cm. Damit ist der Vergrößerungsfaktor 2,25 gewählt.

Bei einer 0,1 mm Feinst-Fokus-Röhre beträgt der Abstand zwischen dem Filmwechsler und der darzustellenden „Gefäßebene" dagegen 65 cm und der Abstand zwischen der Röntgenröhre und der Gefäßebene 35 cm. Damit ist der Vergrößerungsfaktor 3 erreicht.

Da bei dieser Vergrößerungstechnik nur ein Teil des Schädels röntgenologisch dargestellt wird, ist eine genaue Einstellung des gewünschten Schädelabschnitts erforderlich. Eine Probe-Röntgenaufnahme ist notwendig. Die Probe-Aufnahme erlaubt es auch, eine optimale Belichtungszeit auszuwählen. Eine Überbelichtung ist möglich und bedingt keine Verschlechterung der Bildgüte. Bei einer Unterbelichtung jedoch wird das darzustellende Objekt unscharf und zu kontrastarm. Es ist darauf zu achten, daß die Vergrößerungsaufnahmen *ohne Raster* erfolgen!

**Vergrößerungsaufnahmen
im sagittalen Strahlengang**

Von besonderem diagnostischem Wert sind die Vergrößerungsaufnahmen im sagittalen Strahlengang. Diese Aufnahmen werden jedoch erst durch technische Zusätze am Arbeitsplatz möglich. Um einen Vergrößerungsfaktor bis 3,5 zu erreichen, muß man zu dem bereits vorhandenen höhenverstellbaren Angiographie-Tisch auch den ap-Wechsler mit einem Hubwagen ausstatten. Dieses Hubwagen-Stativ ermöglicht dann einen um 30 cm größeren Objekt-Film-Abstand. Zur Vergrößerungsaufnahme wird der Untersuchungstisch nach einer normalen Übersichts-Angiographie heraufgefahren, der ap-Wechsler mittels des Hubwagen-Stativs gesenkt. Zwischen der Röntgenröhre (0,3 mm Fokus oder 0,1 mm Feinst-Fokus) und der darzustellenden „Gefäßebene" ist der gleiche Abstand einzuhalten wie er oben bei den Aufnahmen im seitlichen Strahlengang beschrieben wurde. Dies gilt auch für den Abstand zwischen der „Gefäßebene" und dem Blattfilmwechsler.

Welche Vorteile sind durch die Vergrößerungs-Angiographie gegeben?

a) *Hirngeschwülste.* Hier kommt es zu einer besseren Darstellung von pathologischen Gefäßveränderungen, Gefäßlakunen und Gefäßkurzschlüssen (sog. arterio-venöse Fisteln). Man kann die Einzelheiten der Tumor-Gefäße weit besser erkennen, es wird eine Art von „röntgenmikroskopischer" Diagnose möglich. Kleinste pathologische Gefäße sind im Übersichtsangiogramm sehr oft verdeckt oder nicht erkennbar, ihr Nachweis ist aber bei der Frage nach einem Tumor-Rezidiv besonders wichtig.

b) *Gefäßveränderungen.* Einen besonderen Vorteil bietet die Vergrößerungs-Serienangiographie bei der Darstellung der Hirngefäße von $120-300 \mu$. Bei Kranken mit einer Hirnarteriosklerose sind im Vergrößerungs-Angiogramm Kaliberunregelmäßigkeiten der Hirngefäße, Plaques und Gefäßabbrüche deutlich nachweisbar. Im sagittalen Strahlengang sind es besonders die Aa. lenticulostriatae, die nur mit der Vergrößerungs-Angiographie in allen Abschnitten exakt dargestellt und beurteilt werden können. Auch hat die Vergrößerungstechnik für den Nachweis von Mikro-Aneurysmen und Mikro-Angiomen ihren besonderen Wert (Abb. 27). Bei der Darstellung der A. auditiva int. können Verlagerungen in diesem Gefäßbereich und Kontrastmittel-Anfärbungen zur Diagnose einer Geschwulst beitragen. Dies gilt auch für die Darstellung der das Innenrohr versorgenden Gefäße bei Patienten mit einem Hörsturz.

**Vergrößerungs-Angiographie
unter Hypokapnie und Hypertension**

Durch forcierte Hyperventilation, die den normalen pCO_2-Wert von ca. 38 mm Hg um $10-15$ mm Hg herabsetzt kommt es zu einer Vasokonstriktion. Diese Vasokonstriktion kann verstärkt werden, wenn gleichzeitig eine induzierte Hypertension um 50 mm Hg, z.B. durch intravenöse Injektion von Akrinor, durchgeführt wird. Die Gefäßverengung kann sich an den pathologischen Gefäßen eines Tumors nicht auswirken; diese stellen sich dadurch be-

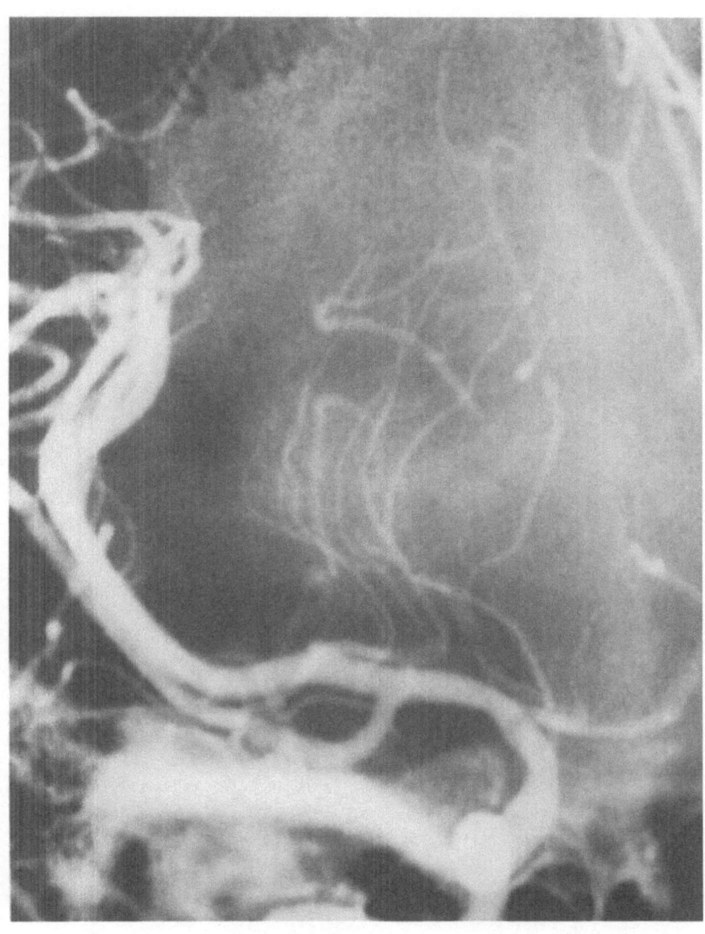

Abb. 27. Sagittale Vergrößerungs-Angiographie: Mikroaneurysmen der Aa. lenticulostriatae (s. S. 48, 169)

sonders gut im Angiogramm dar (Inverse-Steal-Syndrome) (Abb. 28a—c).

Mit dieser modifizierten Vergrößerungs-Technik kann die Größenausdehnung eines Tumors exakt dargestellt werden, auch lassen sich dicht nebeneinander liegende Geschwülste (Metastasen) genauer voneinander abgrenzen. Ebenfalls wird die Möglichkeit einer Art-Diagnose eines Hirntumors verbessert. Bei cerebrovaskulären Prozessen kann bei der Vergrößerungs-Serienangiographie unter Hypokapnie und Hypertension eine vorher anscheinend vorhandene diffuse Tumor-Anfärbung (Blush) dann nicht mehr nachweisbar sein. Dadurch wird eine Differentialdiagnose zwischen einem Hirntumor und einem Hirninfarkt besser möglich. Voraussetzung für diese differentialdiagnostische Möglichkeit ist allerdings, daß die Gefäße im Bereich des Infarkts ihre Autoregulation nicht verloren haben, was allerdings nur in einem Teil der Fälle beobachtet wird.

Literatur siehe: WENDE u. Mitarb. (1974).

b) Subtraktion

Die Auswertung cerebraler Angiogramme bereitet Schwierigkeiten wenn die wenig strahlendurchlässigen Teile des Schädelskeletts kontrastgefüllte Gefäßabschnitte überdecken. Es ist dann möglich, durch die Methode der Subtraktion eine bessere Detaildarstellung dieser Gefäße zu erreichen.

Die Subtraktionsmethode wurde 1934 von ZIEDSES DES PLANTES (s. 1961) in die Röntgenologie eingeführt. Ihr Prinzip ist es, die Knochenstruktur des Schädels auszulöschen, indem man zwei Aufnahmen übereinander projiziert, nämlich das Negativ einer Röntgenaufnahme vor Injektion des Kontrastmittels und die Röntgenaufnahme während der Injektion des Kontrastmittels. Diese Auslöschung kann sowohl photographisch als auch elektronisch durchgeführt werden.

Technik der photographischen Subtraktion

Zunächst wird eine Übersichtsaufnahme des Schädels angefertigt (Nativbild). Die Anferti-

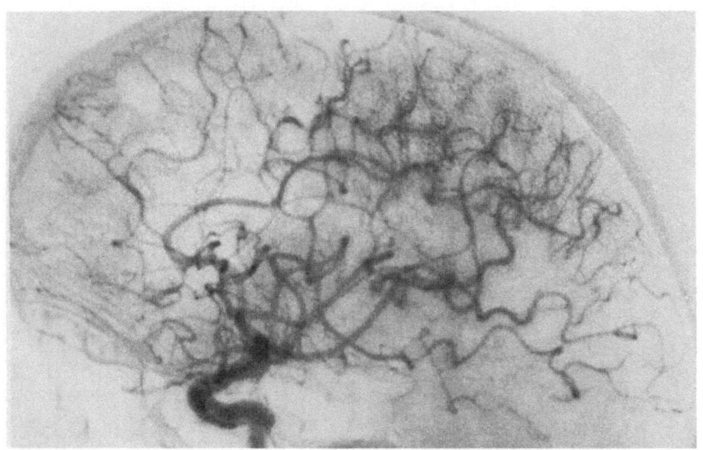

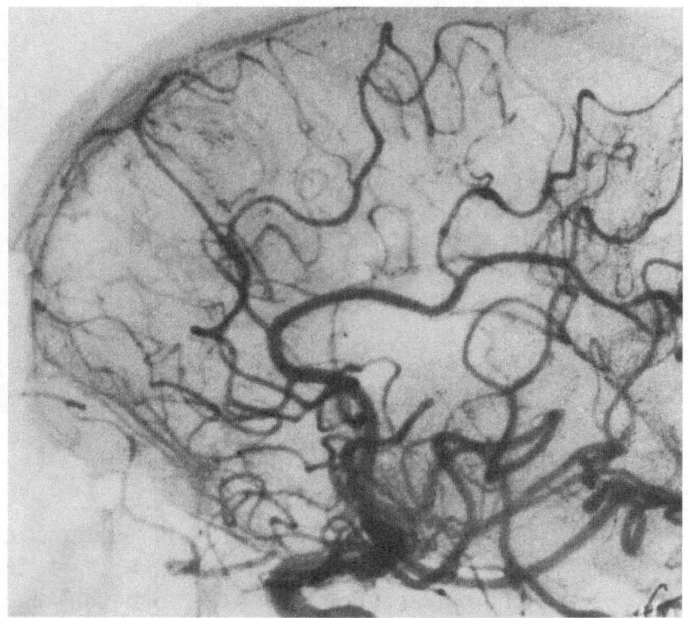

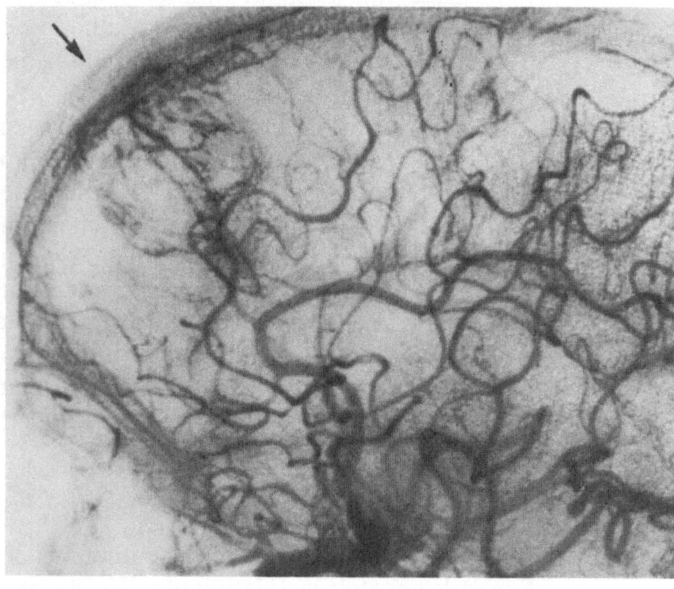

Abb. 28a—c. Karzinom-Metastase frontal. a) Normales Serienangiogramm. b) Gleicher Pat.: Vergrößerungsangiographie unter Normoventilation. c) Vergrößerungsangiographie des gleichen Pat. unter Hyperventilation

gung dieses Nativbildes darf erst nach der Gefäßpunktion und bei fixiertem Kopf erfolgen, da die gleiche Position des Schädels wie bei der Angiographie eingehalten werden muß. Es kann anstelle des Nativbildes auch das erste Röntgenbild der Angiographie-Serie verwendet werden. Anschließend wird eine Umkehrung des Nativbildes hergestellt: Das Nativbild wird zusammen mit einem Spezialfilm in einem Kopierrahmen fixiert und belichtet. So entsteht das sogenannte Ausgleich-Diapositiv. Dieses Ausgleich-Diapositiv muß streng dekkungsgleich über einem ausgewählten Bild der Angiographie-Serie befestigt und dann auf einen Spezialfilm kopiert werden.

Bei zu kontrastreichen Nativbildern kann das Subtraktionsbild nicht optimal sein. In diesen Fällen ist ein zweites, sekundäres Ausgleich-Diapositiv anzufertigen. Das Nativbild und das davon bereits angefertigte Ausgleich-Diapositiv werden übereinander kopiert. Das so entstandene Doppel-Diapositiv wird mit dem ersten Ausgleich-Diapositiv und dem Röntgenbild der Angiographie zur Deckung gebracht und erst davon das endgültige Subtraktionsbild hergestellt.

Es ist auch möglich, statt des Nativbildes ein Röntgenbild der Angiographie einer späteren Phase zu verwenden, so daß die arterielle gegen die venöse Phase subtrahiert wird. Dabei stellen sich die Gefäße in gegensätzlicher Schwarz-Weiß-Tönung dar, die Knochenstrukturen sind ebenfalls ausgelöscht.

Eine rasche Subtraktion ist mit zusätzlichem technischem Aufwand auch apparativ (elektronisch) möglich. Hier übernimmt das elektronische Subtraktionsgerät das Umkopieren eines der beiden Bilder und die umgekehrte Kontrastdarstellung. Das Subtraktionsbild stellt sich auf dem Monitor dar, es kann ausgewertet oder durch eine Photographie (Polaroid-Kamera) als Dokument erfaßt werden.

Häufigste Anwendungsgebiete

Alle Gefäßabschnitte, die durch Knochenstrukturen überlagert werden, weisen nach der Subtraktion eine bessere Detailerkennbarkeit auf, d.h. besonders die Sinus der hinteren Schädelgrube, arteriovenöse Mißbildungen im Basis-Bereich, Sinus cavernosus-Fisteln, Tumoren der Schädelbasis, Orbita-Tumoren, der intraossäre Carotis-Abschnitt, die Aa. vertebrales und basilaris, der Kollateral-Kreislauf einer verschlossenen A. carotis int. usw.

Literatur siehe: ZIEDSES DES PLANTES (1961).

4. Gefahren und Komplikationen der kranialen Angiographie

Die kraniale Angiographie ist eine nicht ganz ungefährliche Untersuchungsmethode, so daß jeder Patient schon aus juristischen Gründen über mögliche Komplikationen unterrichtet werden muß. Die Häufigkeit der Zwischenfälle wird in der Literatur mit 0,2 bis 4,5% angegeben. Diese nicht unerhebliche Schwankungsbreite dürfte z.T. damit zusammenhängen, daß die den Statistiken zugrundeliegenden Untersuchungen nicht überall von gleich geschulten und gleich erfahrenen Ärzten durchgeführt wurden, z.T. aber auch damit, daß das Krankengut unterschiedlich war. Kranke mit cerebralen Durchblutungsstörungen sind mehr gefährdet als solche mit normalen Zirkulationsverhältnissen (s. S. 133).

Komplikationen können durch die *Anästhesie*, den *Punktions-* und *Injektionsvorgang* und durch das *Kontrastmittel* bedingt sein. Schmerzen an der Punktionsstelle oder in den Kiefer ausstrahlende Schmerzen sollten noch nicht als Komplikation gewertet werden, ebensowenig Schluckbeschwerden, eine passagere Heiserkeit oder eine Pupillenerweiterung.

Die Narkosezwischenfälle sollen hier nicht erörtert werden. Dagegen muß hervorgehoben werden, daß die Injektion schon geringer Mengen des Lokalanästhetikums in die A. carotis einen Krampfanfall hervorruft. Die Untersuchung muß dann sofort abgebrochen werden. Ein derartiger Zwischenfall kann vermieden werden, wenn man sich vor jeder Injektion des Lokalanästhetikums durch Aspiration vergewissert, daß die Spitze der Kanüle nicht im Lumen der A. carotis liegt.

Bei Patienten mit einem *hypersensitiven Carotis-Sinus* können schon durch geringe mechanische Reize Kollapserscheinungen eintreten. Man sollte besonders bei älteren Kranken die A. carotis ganz vorsichtig palpieren.

Schwerwiegender als die genannten Komplikationen sind solche, die durch eine nicht korrekte Punktion der A. carotis oder der A. vertebralis zustande kommen können. Wird die Intima an der Hinterwand der Arterie durch die Kanülenspitze verletzt bzw. eingerissen, kann ein dissezierendes Aneurysma entstehen. Ist die Spitze der Kanüle ganz oder auch nur z.T. unter die Intima eingedrungen, entwickelt sich während der Kontrastmittelinjektion, aber auch während der Injektion von Ringerlösung, ein subintimales Depot, welches die Arterie vorübergehend verschließen kann. Eine derartige intramurale Injektion kann passagere, aber auch bleibende Lähmungen zur Folge haben. Diese Komplikation kann vermieden werden, wenn für die Angiographie Kanülen mit kurz geschliffener Spitze verwendet werden und wenn die Kanüle, nachdem ein stumpfer Mandrin eingeführt worden ist, in die Arterie vorgeschoben wird. Intimaverletzungen können aber auch durch die Spitze eines in die Arterie eingeführten Katheters zustande kommen, ganz besonders wenn dieser aus hartem Material besteht. Man sollte deshalb nur flexible Einmalkatheter verwenden, die die Industrie in den letzten Jahren entwickelt hat. Flexibel muß auch die Spitze der Führungssonde sein.

Durch die Punktionskanüle, aber auch durch den Katheter, können Fragmente von arteriosklerotischen Plaques losgelöst und durch den Blutstrom verschleppt werden.

Die *paraarterielle Kontrastmittelinjektion* ist weniger gefährlich, da sie den Blutstrom in der A. carotis nicht unterbricht. Sie ist allerdings schmerzhaft.

Von der *korrekten Lage* der Injektionskanüle, aber auch des Katheters muß man sich durch eine Probeinjektion von 2—3 ml Kontrastmittel überzeugen.

Sowohl in der Kanüle als auch im Katheter, insbesondere wenn sie über längere Zeit in einer Arterie verweilen müssen, können sich Thromben ausbilden. Die Gefahr, daß diese Thromben verschleppt werden, nimmt zu, wenn wiederholte Kontrastmittelinjektionen vorgenommen werden müssen. Zur Vorbeugung müssen Kanüle oder Katheter entweder dauernd oder mindestens in kurzen Zeitabständen mit einer Heparinlösung durchspült werden.

Wird ein relativ dicker Katheter in eine enge Arterie eingeführt, wird deren Lumen z.T. oder auch ganz verlegt. Dadurch können Zirkulationsstörungen im Versorgungsgebiet dieser Arterie auftreten. Ein relativ dicker Katheter, aber auch eine verhältnismäßig kräftige Kanüle, können zu einem Spasmus der untersuchten Arterie führen (s. Abb. 109).

Zwischenfälle bzw. Schäden durch das *Kontrastmittel* sind im Vergleich zu früheren Jahren seltener geworden, da für die cerebrale Angiographie derzeit nur Kontrastmittel aus der Reihe der reinen Methylglucaminsalze verwendet werden. Diese sind weniger gefährlich als die früher verwendeten Natriumsalze. Den Schäden dürften Störungen der Blut-Hirn-Schranke und des Säurebasengleichgewichtes zugrunde liegen. Ödeme und punktförmige Blutungen im Hirn sind beschrieben worden. Überempfindlichkeitsreaktionen sind selten, doch muß auch mit ihnen gerechnet werden. Medikamente zur Bekämpfung eines Schocks müssen jederzeit griffbereit sein.

Bei stark verminderter Strömungsgeschwindigkeit des Blutes muß an die Möglichkeit gedacht werden, daß durch den Kontrastmittelbolus die ohnehin schon bestehende Hypoxie des Gehirns noch verstärkt wird, was u.U. zu einer zusätzlichen Schädigung führen könnte. Bei einem entsprechenden Verdacht sollte man die Kontrastmittelmenge reduzieren.

Nach *Angiographien* der A. vertebralis sind passagere Erblindungen, die bis zu 24 Std. anhalten können, beobachtet worden. Diese Zwischenfälle sind seltener, wenn der Katheter gegen Ende der Kontrastmittelinjektion aus der Arterie herausgezogen wird, damit das Kontrastmittel durch den nachfolgenden Blutstrom aus dem Vertebralis-Basilaris-System herausgespült wird. Man nimmt heute allgemein an, daß es sich hier um einen reinen Kontrastmittelschaden im Bereich der Sehrinde handelt.

Vorübergehende Erblindungen sind vereinzelt auch nach Gegenstromangiographien von der A. brachialis beschrieben worden. Bei dieser Untersuchungsmethode kann es auch zu passageren Irritationen des N. medianus kommen. Ernster zu nehmen ist ein über Stunden andauernder Verlust des Radialispulses. In diesen Fällen muß daran gedacht werden, daß sich an der Punktionsstelle ein Thrombus ausgebildet hat, der dann operativ entfernt werden muß. Das gleiche gilt auch für die Punktionsstelle an der A. femoralis bzw. A. axillaris nach einer Katheteruntersuchung, wenn der periphere Puls über Stunden nicht zu tasten ist.

III. Das normale kraniale Angiogramm

Der Circulus arteriosus Willisi stellt eine ring-förmige Anastomose zwischen dem System beider Aa. carotides und dem Vertebralis-Basilaris-System dar. Trotzdem versorgt normalerweise jede A. carotis nur ihre eigene Hirnhälfte. Der Circulus arteriosus ist also unter normalen Bedingungen nur eine potentielle Anastomose.

Die Serienangiographie (Abb. 29, 30) erlaubt nicht nur, die anatomischen Verhältnisse des cerebralen Gefäßsystems zu erkennen, sie ermöglicht auch, die Strömungsbedingungen zu untersuchen. Dies erfolgt durch die Bestimmung der Zirkulationszeit, die unter der Einwirkung pathologischer Prozesse allgemein oder örtlich verändert sein kann. Die exakteste Bestimmung der Zirkulationszeit erreicht man zwar mit radioaktiven Substanzen, doch bietet die cerebrale Angiographie sehr gute Vergleichswerte, wenn konstante Untersuchungsbedingungen eingehalten werden. Nach GREITZ (1956) beträgt die normale Zirkulationszeit, gemessen mit ^{131}J- 4,13 sec. Die auf der Angiographie beruhenden Zeitwerte sind weniger genau, sie sind abhängig von der Menge und der Konzentration des Kontrastmittels, von der Injektionszeit und vom Zeitpunkt der Messung. Einige Autoren geben als Zirkulationszeit das Intervall zwischen dem Beginn der Injektion und dem Ende der venösen Phase an, andere den Abstand zwischen dem Eintritt des Kontrastmittels in den Carotissiphon und seinem Verschwinden aus den Venen. Die Durchschnittswerte betragen etwa 7 — 8 sec. Auf diesen Zeitwert sollte man auch den Programmwähler am Angiographie-Gerät einstellen (s. S. 58).

Im Kindesalter ist die Strömungsgeschwindigkeit größer als im späteren Alter. Eine Verlangsamung der Zirkulation, d.h. eine Verlängerung der Zirkulationszeit, findet man bei intrakranialer Drucksteigerung. Eine örtliche Beschleunigung der Zirkulation kommt bei allen Formen arteriovenöser Kurzschlüsse vor, ganz gleich, ob es sich um Geschwülste oder um eine arteriovenöse Fehlbildung handelt. Die örtliche Verlangsamung der Strömungsgeschwindigkeit des Kontrastmittel-führenden

Blutes auf der Grundlage eines Gefäßprozesses ist auf S. 136 abgehandelt.

Um eine räumliche Vorstellung zu gewinnen, ist es von großer Wichtigkeit, die auf verschiedene Ebenen projizierten Bilder nebeneinander zu betrachten und sich im einzelnen stets klar zu machen, welche Gefäßabschnitte im Vorderbild und im Seitenbild einander entsprechen. Hierzu kann die von FISCHER (1938, 1939) inaugurierte Nomenklatur der einzelnen Gefäßstrecken nutzbringend angewandt werden. Wenn diese Bezeichnungen auch von dem Erfahrenen in der praktischen Diagnostik nicht mehr immer benutzt werden, so erleichtern sie doch zweifellos die allgemeine Verständigung und helfen dem Anfänger, sich zu einer systematischen Analyse der Angiogramme zu erziehen.

Es sollen daher im folgenden zunächst die einzelnen normalen Gefäßbilder unter Benutzung dieser Bezeichnungen beschrieben werden.

a) Die arterielle Phase des Angiogramms der A. carotis int.

Bei Injektion des Kontrastmittels in die A. carotis int. erhalten wir in der arteriellen Phase ein Bild der A. carotis int. selbst, ferner der A. ophthalmica, der A. chorioidea ant. sowie der Aa. cerebri ant. und media der gleichen Seite. Vom Bau des Circulus arteriosus Willisi und von den hämodynamischen Bedingungen zum Zeitpunkt der Injektion hängt es ab, ob auch der Ramus communicans ant. mit der A. cerebri ant. der Gegenseite und der Ramus communicans post. mit der A. cerebri post. mit Kontrastmittel gefüllt werden (Abb. 31a u. b). Ein allseits geschlossener Circulus arteriosus Willisi kommt in etwa 25% vor. In etwa 75% sind aber einzelne Abschnitte des Circulus Willisi hypoplastisch bis aplastisch. Dies kann an den Rami communicantes ant. und post., aber auch der Pars circularis der Aa. cerebri ant. und post. vorkommen (s. S. 137). Aus diesem Grund stellt sich gelegentlich die A. cerebri ant. nicht dar, ein Umstand, der keineswegs berechtigt, ihren Verschluß anzunehmen. Eine Kontrastmittelfüllung der A. cerebri ant. auch über eine hypoplastische Pars circularis kann durch Kompression der gegenseitigen A. carotis meist erzwungen werden. Mit dieser Maßnahme kann oft auch die Dar-

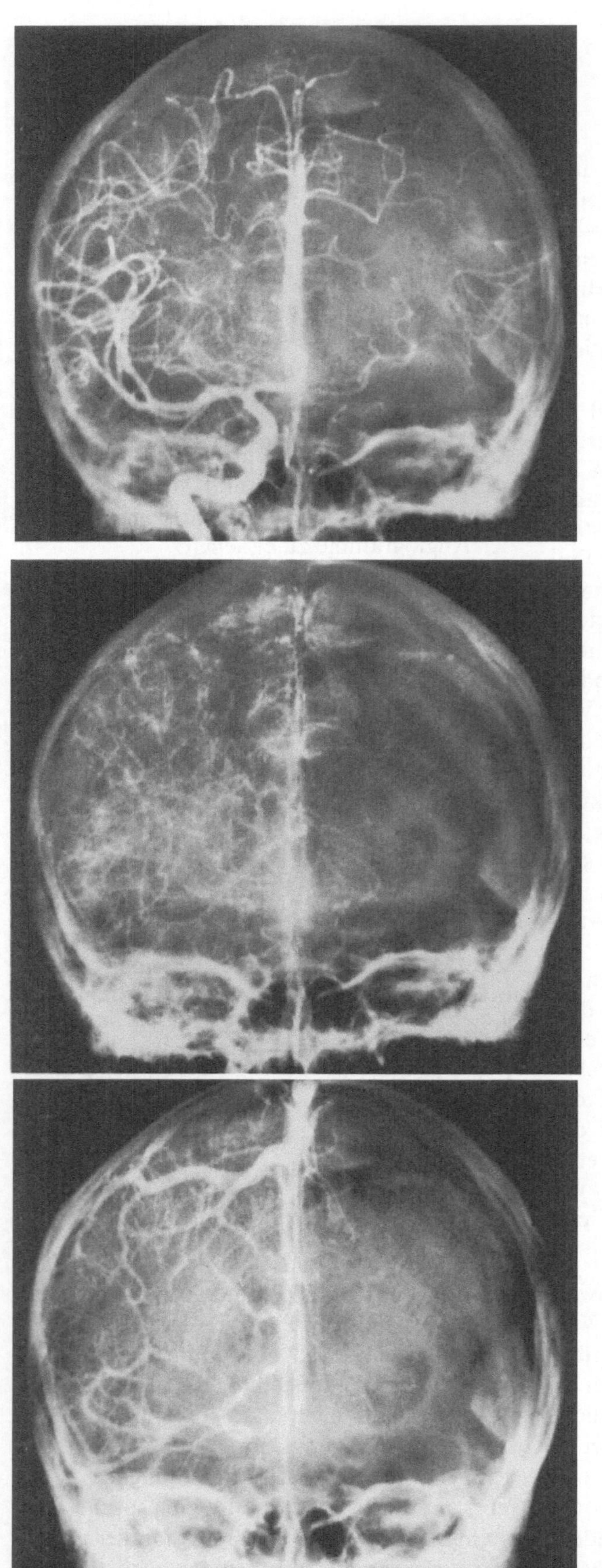

Abb. 29a—c. Vorderbilder eines normalen Serienangiogramms der A. carotis int.: a) arterielle Phase b) kapilläre Übergangsphase c) venöse Phase

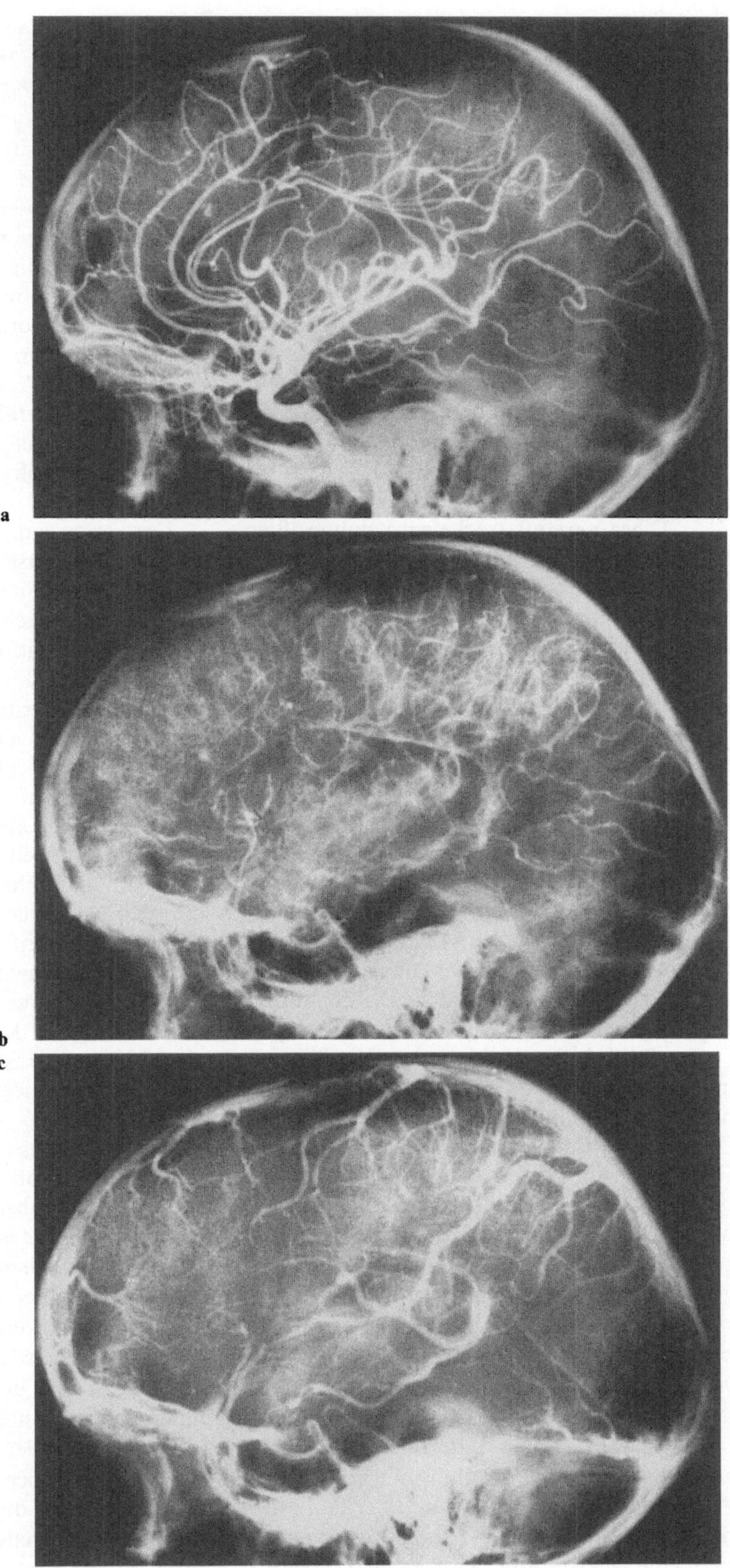

Abb. 30a—c. Seitenbilder zu
Abb. 29

stellung des Ramus communicans ant. erreicht werden (Abb. 32).

Das Seitenbild

Auf Seitenbildern (Abb. 33) ist die *A. carotis int.* im Halsbereich als breites Band zu erkennen, das in verschiedenen Varianten bald nahezu gestreckt, bald in Windungen, manchmal sogar unter Bildung ausgeprägter Schleifen bis zur Schädelbasis verläuft. Hier biegt sie in die Horizontale ein und gelangt in den Canalis caroticus des Schläfenbeins. Diesen Abschnitt der A. carotis int. bezeichnet man auch als *„Kanalabschnitt"*. Hierauf steigt die A. carotis dem Keilbeinkörper anliegend steil nach oben (C 5). Diese Verlaufsstrecke wird zum größten Teil lateral vom Ganglion Gasseri bedeckt, so daß man sie auch als *„Ganglionabschnitt"* bezeichnen kann. Danach biegt die Arterie im Sinus cavernosus wieder in die Horizontale ein (C 4), um sich beim Durchtritt durch die Dura scharf nach occipital zu wenden. Dann verläuft sie horizontal oder leicht ansteigend nach hinten etwa bis über das Dorsum sellae. Die beschriebene kurvenartig verlaufende Strecke der A. carotis int., die sich in der Seitenaufnahme ungefähr auf die Sella projiziert (C 4 bis C 2), wird *Carotissiphon* genannt. Man kann an ihm einen (infraklinoidalen) *„Cavernosusabschnitt"* (C 4), das *Carotisknie* (C 3) und einen (supraklinoidalen) *„Zisternenabschnitt"* (C 2) unterscheiden. Das Siphongebiet kann sehr ausgeprägte Varianten zeigen.

Im Bereich des Halses gibt die A. carotis int. keine Zweige ab. Im Sinus cavernosus gehen von ihr normalerweise einige kleine Zweige u.a. zum Ganglion Gasseri und zur Hypophyse ab. Diese sind jedoch so zart, daß sie meist erst im Subtraktionsbild sichtbar werden. Hier entspringen auch dünne meningeale Zweige, die zum Tentorium ziehen. Sie werden deutlich sichtbar, wenn sie vom Tentorium ausgehende Geschwülste oder im Tentoriumbereich liegende Angiome bzw. Blastome versorgen und dadurch hypertrophieren (BERNASCONI-CASSINARI) (Abb. 34).

Als seltene Variante, die auf der Persistenz embryonaler Gefäße beruht, sind *Anastomosen* zwischen der A. carotis int. und der A. basilaris anzuführen. Die *A. primitiva trigemina* stellt eine Anastomose zwischen dem Caverno-

susabschnitt der A. carotis int. und der A. basilaris dar (Abb. 35). Sie liegt zum größten Teil extradural und tritt erst am Clivus durch die Dura. Die *A. primitiva acustica* verbindet den Kanalabschnitt der A. carotis int. mit der A. basilaris. Die *A. primitiva hypoglossica* geht vom Halsanteil der A. carotis int. ab, zieht durch den Canalis nervi hypoglossi und mündet ebenfalls in die A. basilaris.

An den Siphon schließt sich der *Endabschnitt* der A. carotis int. (C 1) an, der scheitelwärts aufbiegt, um sich in die A. cerebri ant. (A 1) und in die A. cerebri media (M 1) aufzuteilen. Diesen Gefäßabschnitt — C 1, A 1 und M 1 — bezeichnet man als *Carotisgabel,* die sich jedoch als solche nur im sagittalen Strahlengang abbildet.

Der erste im Angiogramm regelmäßig sichtbare Seitenast der A. carotis int. ist die *A. ophthalmica.* Sie entspringt aus dem oberen Schenkel des nach vorn konvexen Siphonknies, das sich auf den vorderen Klinoidfortsatz projiziert. Ihr Kaliber beträgt etwa 1,8 bis 2,2 mm. Sie tritt durch das Foramen opticum in die Orbita ein, wobei sie zunächst unter dem N. opticus liegt. Im weiteren Verlauf umfaßt sie ihn dann von lateral und oben und gelangt so in den medialen oberen Quadranten der Orbita. Im seitlichen Angiogramm unterscheidet man an ihr eine proximale, eine mittlere und eine distale Strecke. Die mittlere Strecke reicht vom Abgang des ersten Zweiges der A. ophthalmica bis zur Chorioidea des Bulbus, die in etwa 80% der Fälle als zarter bogenförmiger Kontrastschatten sichtbar wird. Ein genaues Studium der Verzweigungen der A. ophthalmica ist nur im Subtraktionsbild möglich.

Aus der nächsten, occipital konvexen Biegung der A. carotis int., und zwar am Übergang in den Endabschnitt (C 1), zweigt der *Ramus communicans post.* ab, dessen Länge und Kaliber erheblichen Schwankungen unterliegen. Er bildet einen basal konvexen Bogen und ist in Abhängigkeit von anatomischen, aber auch strömungsdynamischen Bedingungen nur in etwa 20—30% der Fälle im Carotisangiogramm dargestellt. Sein Kaliber ist meist dünner als das der A. cerebri post. Es kann aber auch dem der hinteren Hirnarterie gleichen, wenn diese direkt aus der A. carotis int. abgeht (embryonaler Typ — etwa 20% der Fälle). Unmittelbar am Abgang kann der Ra-

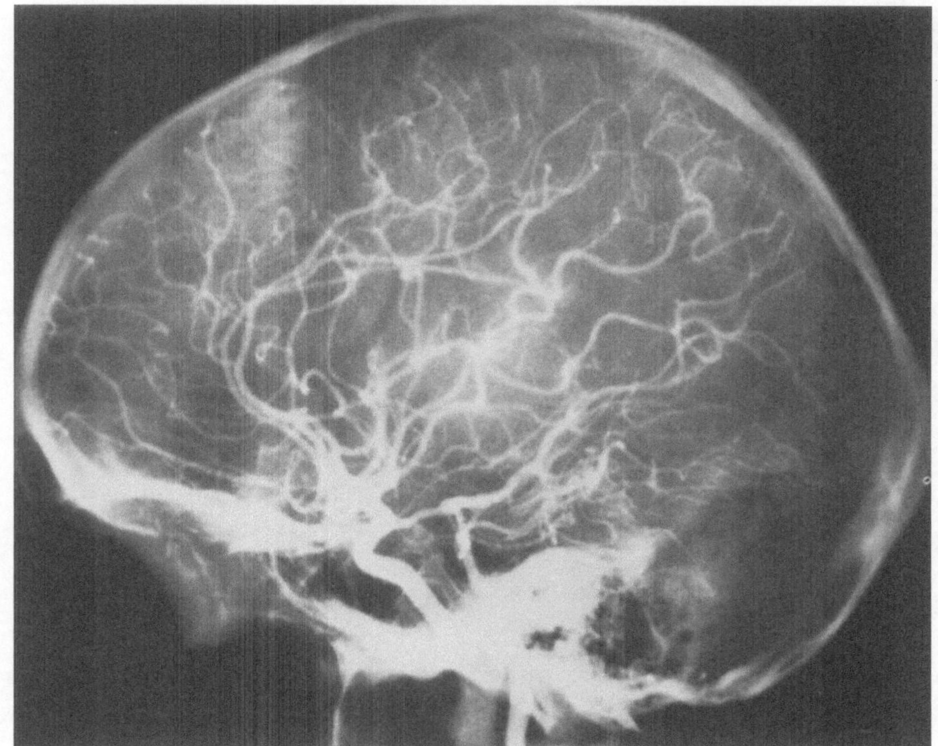

a

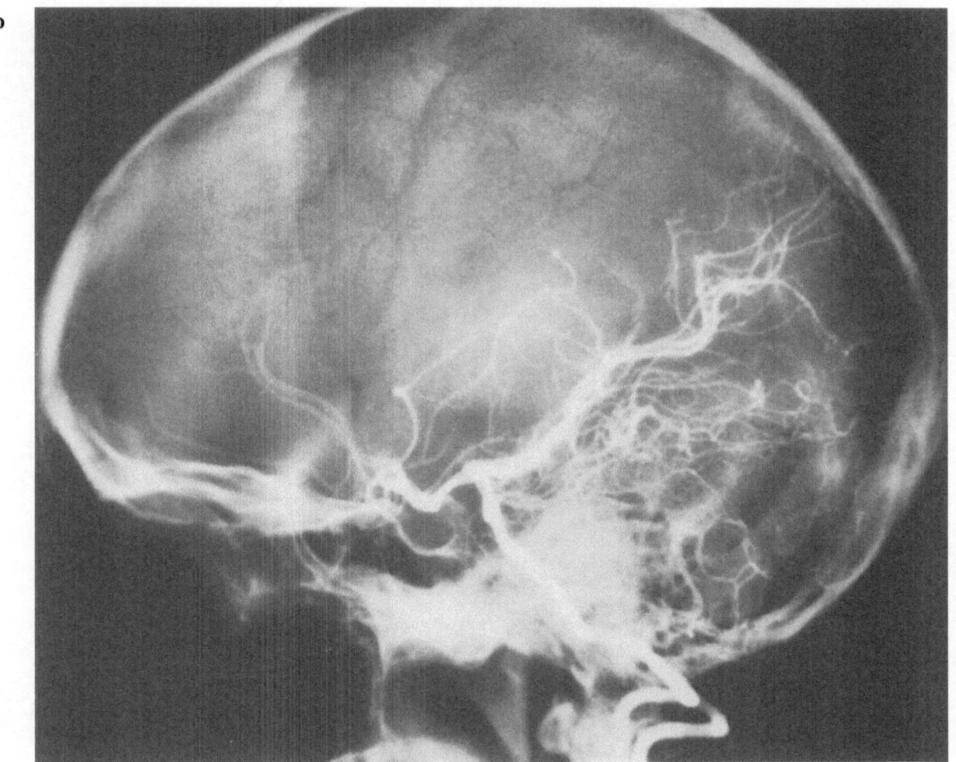

b

Abb. 31a u. b. Angiographie der rechten A. carotis int. (a) und der A. vertebralis (b) des gleichen Pat. Der Ramus communicans post. erhält kontrastmittelführendes Blut in Abhängigkeit vom Druckgefälle entweder von der A. carotis int. oder von der A. basilaris

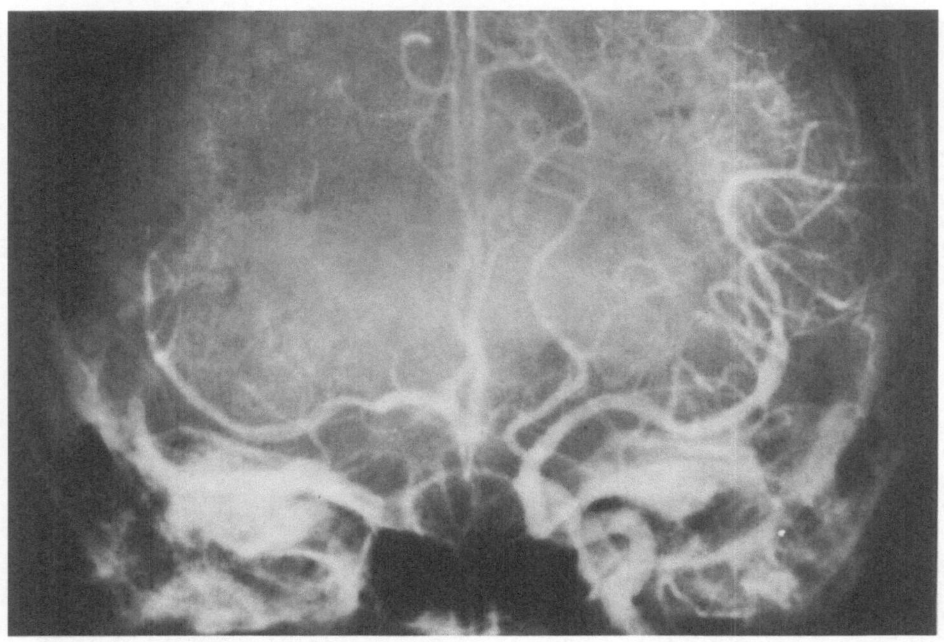

Abb. 32. Trotz Hypoplasie der Pars circularis der rechten A. cerebri ant. füllte sich bei Verschluß der linken A. carotis int. das linksseitige Carotissystem über den Ramus communicans ant.

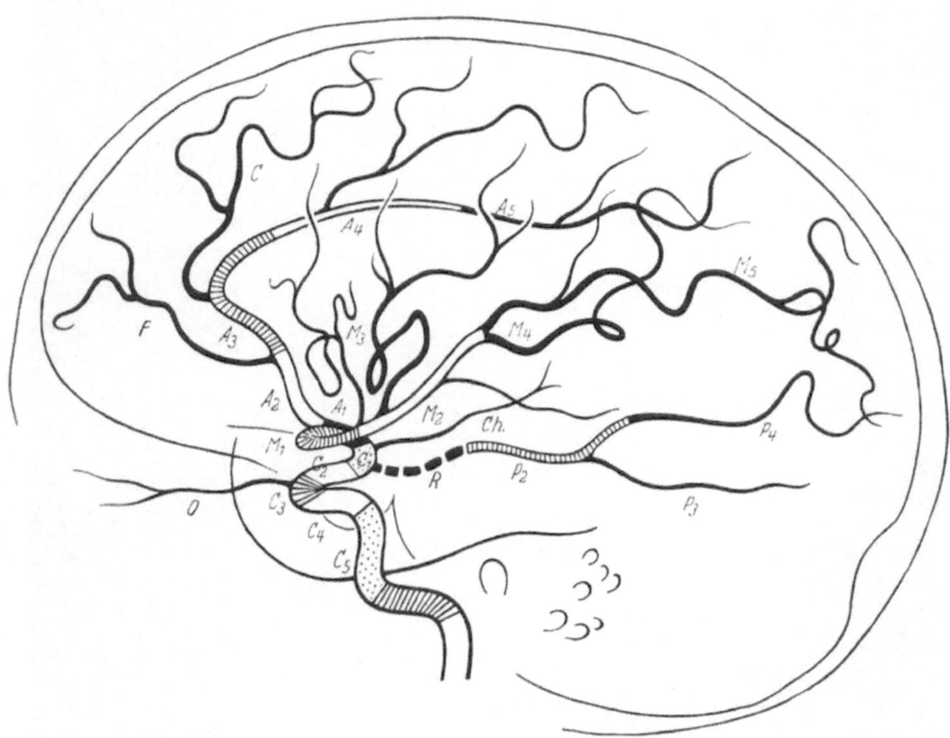

Abb. 33. Schematische Darstellung des Arteriogramms der A. carotis int. im Seitenbild (s. auch Abb. 30a—c)

70

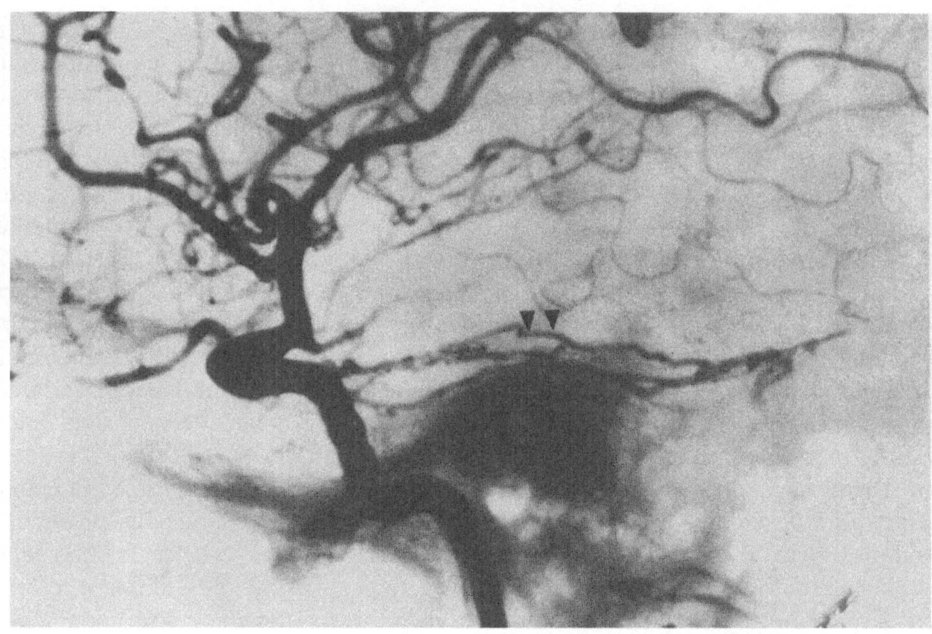

Abb. 34. Hypertrophie der A. Bernasconi-Cassinari bei arteriovenösem Angiom im Tentoriumbereich (Zustand nach Operation)

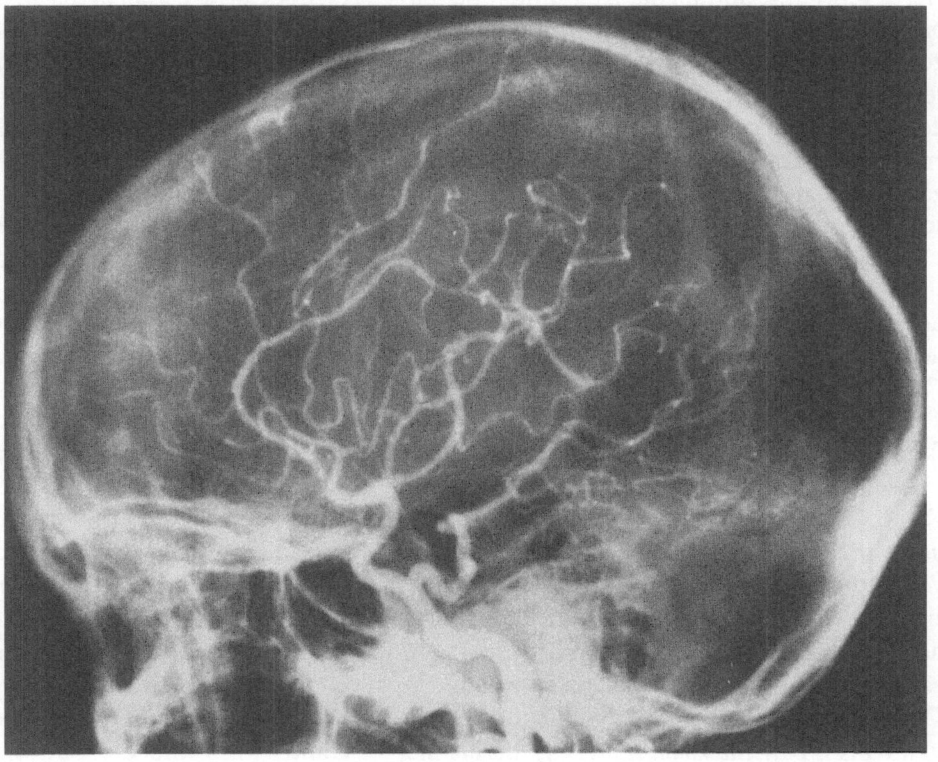

Abb. 35. A. primitiva trigemina

mus communicans post. trichterförmig erweitert sein — sog. *infundibuläre Dilatation,* die nicht mit einem Aneurysma verwechselt werden darf. Er gibt mehrere zarte Zweige ab, die das Chiasma, den N. oculomotorius, den Hypothalamus und z.T. die Stammganglien versorgen.

Wenige Millimeter oberhalb des Ramus communicans post. entspringt aus der A. carotis int. die *A. chorioidea ant.* Ihr Abgang kann aber auch in Höhe der Carotisgabel oder im Anfangsabschnitt der A. cerebri media liegen. Sie wendet sich zunächst etwas basal und verläuft dann in einem flachen, nach oben konkaven Bogen in Richtung auf das Glomus chorioideum, wo sie stärker scheitelwärts abbiegend auf dem Angiogramm immer weniger sichtbar wird. Sie geht Anastomosen mit Zweigen der A. chorioidea post. ein und versorgt Teile der inneren Kapsel, der Stammganglien und den Plexus chorioideus im Unterhorn des Seitenventrikels.

Die Teilungsstelle der A. carotis int. in die Aa. cerebri ant. und media ist auf dem Seitenbild des Carotisangiogramms infolge Überlagerung durch den Anfangsabschnitt der A. cerebri media nicht zu erkennen. Sie ist „verdeckt". Sie wird nur dann „geöffnet", wenn entweder pathologische Massenverschiebungen vorkommen oder wenn die Aufnahme schlecht eingestellt wurde.

Die A. cerebri ant. verläuft nach ihrem Ursprung aus der A. carotis int. zunächst etwa horizontal nach medial und leicht rostral. Man nennt dies den *„Chiasmaabschnitt"* oder die *Pars circularis* (A 1). Im Seitenbild wird dieser Teil der A. cerebri ant. gewöhnlich vom Anfangsabschnitt der A. cerebri media verdeckt. Danach beschreibt sie eine leicht S-förmige Kurve; diesen Teil bezeichnet man als *Orbitaabschnitt.* Er verläuft zunächst leicht basal-konvex und dann basal-konkav (A 2), und wendet sich der Balkenkrümmung folgend als *Knie* der A. pericallosa (A. epicallosa, A. corporis callosi) schließlich scharf occipitalwärts (A 3). Der weitere Verlauf auf der Balkenoberfläche kann als *„Balkenabschnitt"* (A 4) bezeichnet werden.

Im Bereich des „Orbitaabschnittes" gibt die A. cerebri ant. in der Regel die A. frontobasalis ab, die die mediobasale Fläche des Stirnhirns versorgt. Weiter distal entspringen aus ihr gewöhnlich noch unterhalb des Balken-

knies zwei stärkere Zweige: Die A. frontopolaris und die A. callosomarginalis. Die erste zieht zum Stirnhirnpol. Die zweite, deren Ursprung sehr variabel ist, strebt zunächst parallel zu der über dem Balken verlaufenden A. pericallosa im Sulcus cinguli occipitalwärts und steigt dann zur Mantelkante auf. Nach Abgabe mehrerer variabler Zweige verliert sich das Endstück der A. cerebri ant. (A 5) in der Parietalgegend. Der Endabschnitt der A. pericallosa fällt manchmal dadurch auf, daß er geradlinig nach occipital unten verläuft. Ein solcher Verlauf darf nicht als Verdrängungszeichen gewertet werden. Ist die A. cerebri ant. der anderen Seite ebenfalls abgebildet, verlaufen beide Gefäße dicht nebeneinander oder sie überlagern sich gegenseitig.

Das Seitenbild der *A. cerebri media* ist nur verständlich, wenn man sich den anatomischen Verlauf dieses Gefäßes vergegenwärtigt (vgl. Abb. 33, 36, 37).

Nach ihrem Ursprung aus der A. carotis int. verläuft die A. cerebri media als lateraler Ast der Carotisgabel in der Fissura Sylvii horizontal in einem leichten Bogen hinter der Keilbeinflügelkante. Dies ist der *„Keilbeinabschnitt".* Hierauf biegt sie weiterhin in der Tiefe der Fissura Sylvii allmählich nach occipital um und steigt gleichzeitig parietalwärts auf. Man nennt dies den *„Inselabschnitt".* Schließlich teilt sie sich im hinteren Inselgebiet oder an der Oberfläche des Temporo-Parietalbereiches in ihre Endzweige auf.

Auf dem angiographischen Seitenbild ist der *Keilbeinabschnitt* der A. cerebri media (M 1) orthograd getroffen. Er erscheint daher als ein scheinbar blind endendes Gefäßstück, das von der Carotisteilungsstelle nach vorn und etwas basal zieht. Das „blinde" Ende ist durch den Scheitel des vorn konvexen Bogens vorgetäuscht, der den Keilbeinabschnitt bildet. Das Bild wird außerdem noch dadurch kompliziert, daß sich der Keilbeinabschnitt der A. cerebri media (M 1) auf die Pars circularis der A. cerebri ant. (A 1) projiziert. Klar erkennbar sind im Seitenbild der Inselabschnitt (M 2) und die Endverzweigungen der A. cerebri media (M 3, M 4, M 5). Der *Inselabschnitt* besteht aus zwei oder drei, mitunter auch aus mehreren Zweigen, die als ein Bündel parietalwärts aufsteigen. Man spricht deshalb von der „Sylvischen Gefäßgruppe". Die Achse dieser Gruppe wird normalerweise von einer

Geraden gebildet, die das Foramen incisivum des Oberkiefers mit den vorderen Klinoidfortsätzen verbindet und die mit der Achse der Schädelbasis einen Winkel von etwa 60° bildet. Der Ausdruck Kandelaberarterien wird heute nicht mehr gebraucht.

Die *Endverzweigung* der A. cerebri media ist individuell verschieden ausgebildet. Relativ häufig kann man drei charakteristische, leicht divergierende Hauptzweige unterscheiden: der obere ist die A. parietalis post., der mittlere die A. gyri angularis und der untere die A. temporalis post. Noch variabler sind die zum Scheitel- und Stirnlappen aufsteigenden Zweige (Aa. ascendentes oder M 3-Abschnitt). Sie werden A. orbitalis, A. frontalis und A. parietalis genannt. Die von der Fissura Sylvii basalwärts absteigenden Zweige sind die Aa. temporales (anterior und media). Die aus dem Keilbeinabschnitt entspringenden zarten Stammganglienäste, die Aa. lenticulostriatae med. und lat. sind auf dem Seitenbild vom Inselabschnitt der A. cerebri media weitgehend verdeckt. Erst wenn dieser verlagert oder durch Verschluß ausgefallen ist, werden sie deutlich sichtbar.

Das Vorderbild

Auf der ap-Aufnahme, auch *Vorderbild* genannt (Abb. 36), erscheint die *A. carotis int.* im *Halsbereich* zunächst als ein mehr oder weniger geschlängeltes Band, an das sich die horizontal medialwärts ziehende Strecke im *Cana-*

lis caroticus anschließt. Im nächsten Abschnitt, dem *„Ganglionabschnitt"* (C 5), steigt sie in einer Sagittalebene zum Sinus cavernosus auf. Darüber projiziert sich der *Siphon* (C 4 bis C 2). Da dieser ebenfalls ungefähr in einer Sagittalebene, also etwa in der Strahlenrichtung verläuft, erscheint er sehr verkürzt und ist nur als kurze Krümmung oder Verdickung des Kontrastbandes erkennbar (nicht für ein Aneurysma halten!). Die A. ophthalmica läßt sich wegen ihrer sagittalen und nur mäßig nach lateral strebenden Verlaufsrichtung auf dieser Aufnahme nur unzureichend beurteilen. Man erkennt sie jedoch oft, wenn die Einstellung für eine Orbitaaufnahme gewählt wird (der Kopf wird leicht rekliniert, so daß sich die oberen Pyramidenkanten auf die unteren Orbitaränder projizieren). Der *Endabschnitt* der A. carotis int. (C 1) zieht in einer Länge von etwa 1—2 cm in der Sagittalebene oder leicht nach lateral tendierend parietalwärts, um sich dann in die Anfangsabschnitte der Aa. cerebri ant. und media (A 1 und M 1) zu teilen. Diese weichen etwa horizontal nach medial und lateral auseinander, sind dabei verschieden stark geschwungen und bilden die *Carotisgabel.*

Der Anfangsabschnitt der *A. cerebri ant.* (A 1) — *Pars circularis* oder *Chiasmaabschnitt* — zieht horizontal oder gering ansteigend oder leicht absteigend nach medial in den Interhemisphärenspalt. Er gibt eine Reihe zarter Zweige ab, die Aa. perforantes, die im Angio-

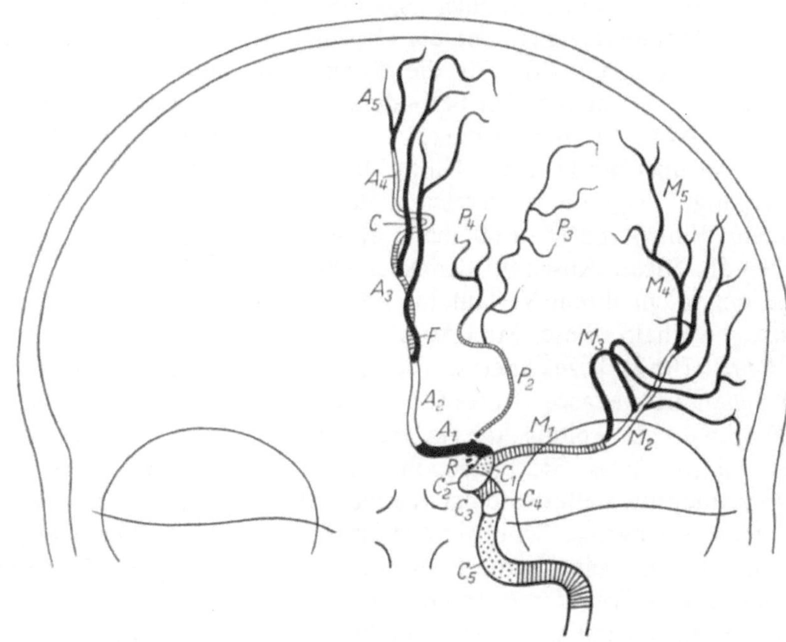

Abb. 36. Schematische Darstellung des Arteriogramms der A. carotis int. im Vorderbild (s. auch Abb. 29 a—c)

gramm nur z.T. sichtbar sind. Ein im medialen Drittel der Pars circularis abgehender Zweig, der hinsichtlich seines Kalibers und seines Verlaufs nicht unerheblich variiert, läßt sich im Angiogramm meist gut differenzieren. Es ist dies die *Heubnersche Arterie* (A. centralis longa), die sich zunächst nach lateral wendet, um etwa oberhalb der Carotisgabel nach oben und nach hinten umzubiegen. Im Interhemisphärenspalt biegt die A. cerebri ant. etwa rechtwinkelig parietalwärts um und gelangt in der Medianebene verlaufend bis an die Schädelkalotte, wobei sie normalerweise die Mittellinie nicht überschreitet — *Orbitaabschnitt, Knie und Balkenabschnitt* (A 2, A 3, A 4). Auf dieser Strecke gibt die A. cerebri ant. bzw. die A. pericallosa mehrere ziemlich regellos angeordnete Zweige ab, die sich zunächst auch an die Medianebene halten, dann aber über die Mantelkante lateralwärts abbiegen. Etwas auffälliger kann die nach dem ersten Drittel abgehende A. frontopolaris sein. Auf der Vorderansicht zeichnet sich, wie bereits erwähnt, nicht selten eine Mitfüllung der A. cerebri ant. der anderen Seite ab.

Die *A. cerebri media* zieht von ihrem Ursprung — der Carotisgabel — nach lateral. Aus ihrer ersten horizontalen Verlaufsstrecke, dem „*Keilbeinabschnitt*", entspringen mehrere kleine Gefäße, die büschelförmig zunächst leicht nach medial, im weiteren Verlauf dann in einem nach lateral konvexen Bogen scheitelwärts ziehen. Es sind dies die Aa. lenticulostriatae mediales und laterales. Sie versorgen Teile der Stammganglien und der Capsula int. sowie der Capsula ext. Für die Darstellung dieser Arterien eignet sich besonders gut die sagittale Vergrößerungstechnik.

Etwa über der lateralen Hälfte der Orbita angelangt, biegt die A. cerebri media unter einem Winkel von etwa 60° nach außen und oben ab. Dieser Abschnitt der A. cerebri media entspricht ihrem Verlauf im Bereich der Insel, weshalb diese Strecke als „*Inselabschnitt*" (M 2) bezeichnet wurde. Hier entspringen die Aa. ascendentes (M 3). Zu ihnen gehören die A. orbitalis, die Aa. frontales und die Aa. parietales. Sie bilden, indem sie das Operculum umgreifen und der Konvexität zustreben, eigenartige Schlingen. Diese überlagern sich gegenseitig und z.T. mit den eigentlichen *Endzweigen* der A. cerebri media (M 4 und M 5), so daß ein schwer analysierbares

Gefäßgewirr entsteht. An der Hirnkonvexität sind die Endverzweigungen der A. cerebri media und der A. cerebri ant. netzartig über meningeale Anastomosen verbunden. Einige absteigende Zweige (Aa. temporales) projizieren sich auf den Schläfenlappen.

Auch die *A. cerebri post.* kann auf dem ap-Bild zu sehen sein, natürlich nur distal des Ramus communicans post., über den sie sich bei der Carotisangiographie füllt. Dieser ist meist orthograd projiziert und von der Carotisgabel weitgehend überlagert. Ist der Kopf des Patienten nur wenig angezogen, überlagern sich die Zweige der A. cerebri post. so stark, daß sie sich voneinander kaum differenzieren lassen. Bei stärkerer Neigung des Zentralstrahles erscheint der Ramus communicans post. zunächst medial und unterhalb der Carotisgabel. Über ihr biegt dann der Teil der A. cerebri post., der in der Cisterna ambiens verläuft (P 2 — siehe Vertebralisangiogramm S. 80 ff.) nach lateral und wendet sich schließlich in einem medial-konkaven Bogen, das Mittelhirn umgreifend, wieder der Mittellinie zu. So gelangt die Arterie ungefähr in die Gegend der Zirbel. Von den Endzweigen der Arterie sind die occipitalen, die der Kalotte im Interhemisphärenspalt zustreben, infolge der ungünstigen Projektion stark verkürzt. Die temporalen Zweige steigen dagegen aus der Gegend der Zirbel schräg nach lateral auf. Wenn die A. cerebri ant. nicht kontrastgefüllt ist, darf man die A. cerebri post. nicht für eine verlagerte A. cerebri ant. halten.

Die *A. chorioidea ant.* ist auf dem ap-Bild nur schwer zu erkennen. Sie steigt als ein zartes Gefäß — projektionsbedingt stark verkürzt abgebildet — lateral von der A. cerebri post. aus der Gegend der Carotisgabel auf.

Halbaxiale, axiale und Schrägaufnahmen

Für die Aufnahmen im *halbaxialen* Strahlengang wird die Röhre um etwa 10° stärker geneigt als bei konventioneller Einstellung. Der Zentralstrahl bildet mit der Deutschen Horizontalen einen Winkel von etwa 20°. Die Einstellung nähert sich also der für die sagittalen Aufnahmen des Vertebralisangiogramms. Die Carotisgabel bildet sich bei dieser Einstellung entsprechend höher ab. Die Aa. cerebri ant. und media sind im ganzen in der Längsachse etwas ausgezogen. Die A. cerebri post. kommt

74

auf diesen Aufnahmen übersichtlicher zur Darstellung.

Axiale Aufnahmen (Technik s. S. 58) können ergänzend zum Vorder- und zum Seitenbild über die schädelbasisnahen Abschnitte der A. carotis int., der Aa. cerebri ant. und media, aber auch der A. ophthalmica weitere Einzelheiten vermitteln. Der Halsabschnitt und der aufsteigende Teil des Kanalabschnittes der A. carotis int. sind bei dieser Projektion so verkürzt, daß sie exakt nicht beurteilt werden können. Übersichtlich dargestellt sind die horizontale Strecke im Canalis caroticus, der Cavernosusabschnitt (C 5) und der Carotissiphon (C 4 bis C 2). Allerdings können sich der Cavernosusabschnitt und der Endabschnitt der A. carotis int. einschließlich ihrer Gabel aufeinander projizieren. Die axiale Aufnahme ist gelegentlich für die Lokalisation von Aneurysmen aufschlußreich und gibt auch eine ausgezeichnete Vorstellung vom Verlauf der Anfangsabschnitte der Aa. cerebri ant. u. media (A 1 und M 1) (Abb. 37). *Schrägaufnahmen* nach LÖFSTEDT (Technik s. S. 59) werden zur besseren Darstellung des Ramus communicans ant., der Carotisgabel, aber auch der lateralen Abschnitte der A. cerebri media an-

gefertigt. Meist wird diese Einstellung gewählt, um den Ursprung bzw. den Stiel eines Aneurysmas übersichtlich abzubilden.

Besonderheiten des Angiogramms der A. carotis int. im frühen Kindesalter

Sowohl das Seitenbild als auch das Vorderbild der arteriellen Phase des Carotisangiogramms zeigen im frühen Kindesalter Besonderheiten, die beachtet werden müssen, um die Aufnahmen nicht falsch zu interpretieren. Im Säuglingsalter erinnert das Angiogramm noch an das fötale Gefäßbild. Im Vorderbild kann die Pars circularis der A. cerebri ant. nach medial ansteigen, ein Verlauf, der nicht zur Annahme eines suprasellären raumbeschränkenden Prozesses berechtigt. Der Anfangsabschnitt der A. cerebri media kann leicht nach lateral ansteigen. Im seitlichen Strahlengang fällt auf, daß der Siphon weniger gefaltet ist als beim Erwachsenen und daß die A. cerebri media höher steht (Abb. 38). Auch dieser Verlauf der A. cerebri media darf nicht mit einer Verdrängung durch einen temporalen Tumor verwechselt werden.

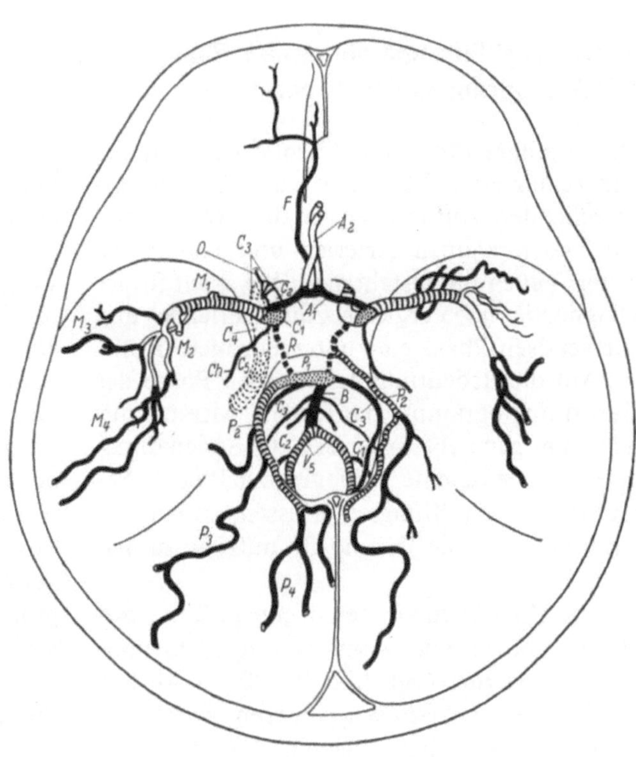

Abb. 37. Schematische Darstellung der basalen Hirngefäße. Bezeichnung der einzelnen Gefäßstrecken wie in den Abb. 33, 36, 42, 43 und 44 (wegen der gemeinsamen Darstellung der Carotis- und Vertebralisäste wird der Buchstabe C auf dieser Abbildung sowohl für die Carotisabschnitte wie für die Cerebellararterien gebraucht)

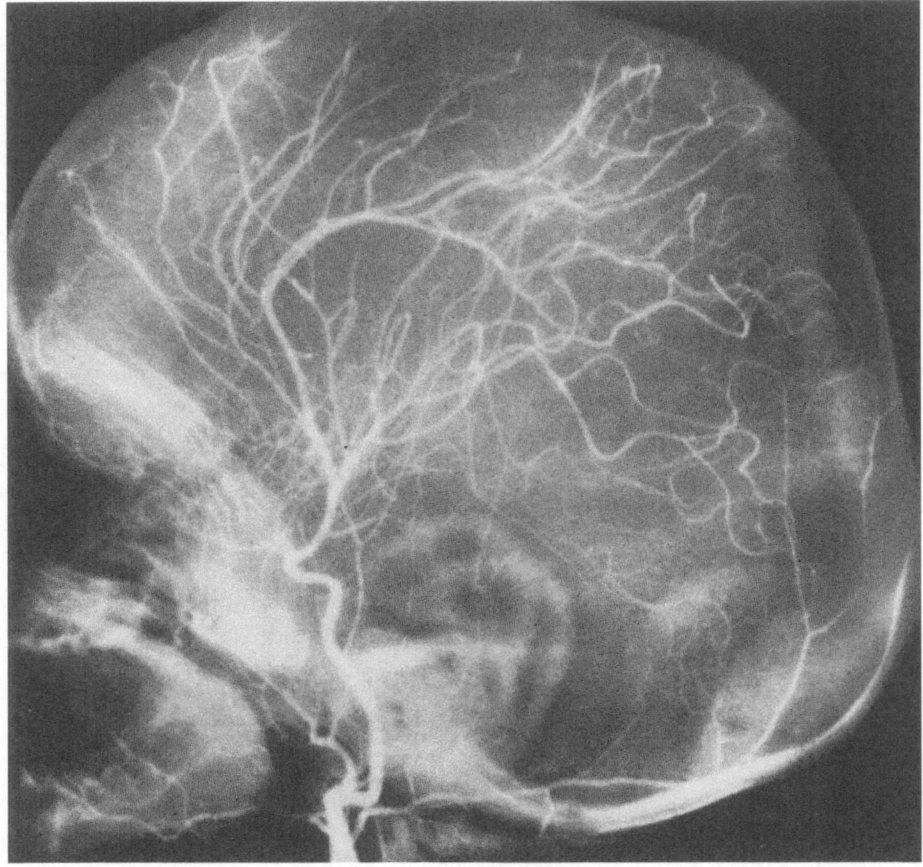

Abb. 38. Angiogramm der A. carotis int. bei einem 4 Monate alten Säugling

b) Die kapilläre und die venöse Phase des Angiogramms der A. carotis int.

Die kapilläre Phase des Carotisangiogramms dauert nur etwa 0,5 sec, so daß auf den entsprechenden Aufnahmen in der Regel noch die letzten kleinen Arterien und bereits die ersten Venen dargestellt sind. Sie spielt in der Diagnostik im Vergleich zur arteriellen und zur venösen Phase eine untergeordnete Rolle.

Auf die Bedeutung der venösen Phase des Carotisangiogramms hat bereits MONIZ aufmerksam gemacht. Aber erst die Serienangiographie ermöglichte, den gesetzmäßigen Ablauf der Venenfüllung zu erfassen, zu beurteilen und so für die Diagnostik nutzbar zu machen.

Die Hirnvenen können in eine *äußere (kortikale)* und in eine *innere (zentrale)* Gruppe unterteilt werden (vgl. Abb. 29, 30, 40, 41, 64).

Die äußeren Hirnvenen, deren Form und Verlauf stark variieren, lassen, von ihrer Ver-

laufsrichtung ausgehend, zwei Systeme erkennen: *die Vv. ascendentes* und die *Vv. descendentes.* Diese Gruppierung und die Querverbindungen zwischen diesen Systemen im Sinne von Anastomosen kann man am besten am embryonalen Hirn erkennen.

Anzahl und Kaliber der Vv. ascendentes wechseln ganz erheblich. Zwei Venen fallen in der Regel durch ihr kräftiges Kaliber auf: *Die V. praecentralis* (V. Trolard) und die *V. parietalis* (V. Rolandi). Die aszendierenden Venen verlaufen an der Hirnkonvexität zunächst etwa senkrecht zum Sinus sagittalis sup., um vor der Einmündung in diesen scharf frontalwärts umzubiegen, so daß sie auf kurzer Strecke parallel, aber gegensinnig zum Sinus verlaufen. Die terminalen, gegen den Sinus sagittalis sup. ansteigenden Venenabschnitte werden als Brückenvenen bezeichnet.

Unter den deszendierenden Venen fallen durch ihr kräftiges Kaliber die *Vv. cerebri mediae* (Vv. fossae Sylvii) und die *V. temporo-*

76

occipitalis (V. Labbé) auf. Die Vv. cerebri mediae kommen aus der Gegend der Fissura Sylvii, sie verlaufen von hinten oben nach vorn unten und münden entweder in den Sinus sphenoparietalis oder direkt in den Sinus cavernosus. Die V. Labbé nimmt die Venen des Schläfenlappens auf und verläuft fast horizontal oder in einem flachen Bogen von vorn oben nach hinten unten. Sie geht Anastomosen einmal mit der V. Trolard und zum anderen mit den Vv. fossae Sylvii ein. Sie mündet in den Sinus transversus.

Die *basalen Venen* des Stirnhirns können in zwei Gruppen unterteilt werden. Die *mediale Gruppe* gelangt an die mediale Fläche des Stirnlappens und mündet in die vorderen Abschnitte des Sinus sagittalis sup. Die *laterale Gruppe* mündet in die Vv. fossae Sylvii oder in den lateralen Abschnitt des Sinus sphenoparietalis.

Lage und Verlauf der *inneren Hirnvenen* zeichnen sich gegenüber den kortikalen Venen durch eine weitgehende Konstanz aus, so daß aus diesem Grund ihre Bedeutung in der angiographischen Diagnostik wesentlich größer ist. Die wichtigsten von ihnen sind die *V. cerebri int.*, die *V. basalis Rosenthal* und die *V. magna Galeni*.

Die *V. cerebri int.* ist paarig angelegt. Beide Venen verlaufen dicht nebeneinander im Dach des 3. Ventrikels vom Foramen Monroi bis etwa zum Recessus suprapinealis. Am Foramen Monroi mündet in sie unter einem spitzen Winkel die von occipital kommende *V. thalamostriata*. Form und Lage des Scheitels dieses Winkels — *Angulus venosus* oder auch Venenwinkel genannt — sind wichtige Elemente in der phlebographischen Diagnostik.

Der Angulus venosus bildet den meist spitzwinkeligen Übergang der V. thalamostriata in die V. cerebri int. Er besitzt eine relativ feste topographische Beziehung zum Foramen Monroi. Die Lokalisation dieses Venenwinkels kann mit folgender Methode vorgenommen werden: Auf eine Röntgenaufnahme der venösen Phase im seitlichen Strahlengang werden die Verbindungsgeraden der Meßpunkte Endobregma — Clivusspitze und Endolambda — Schnittpunkt des vorderen Schenkels des Schädelbasiswinkels mit der Frontalschuppe eingezeichnet. Der Venenwinkel liegt dann normalerweise im Bereich des Schnittpunktes dieser Verbindungsgeraden.

Die V. thalamostriata erhält ihr Blut, wie ihr Name sagt, aus dem Thalamus und aus dem Striatum, aber auch aus der Capsula int. Sie verläuft in der lateralen unteren Wand der Cella media des Seitenventrikels und bildet damit die Ventrikelaußenwand ab. Im sagittalen Strahlengang kann daher aus einem großbogigen Verlauf der Vene auf eine Ventrikelerweiterung geschlossen werden (s. Abb. 58b).

Gelegentlich kann die V. thalamostriata aber auch weiter occipital vom Foramen Monroi in die V. cerebri int. münden. Am Foramen Monroi nimmt die V. cerebri int. auch die *V. septi pellucidi* und die *V. chorioidea* auf. Die V. septi pellucidi verläuft von vorn oben nach hinten unten meist unter Bildung eines leicht nach unten konkaven Bogens. Sie leitet das Blut aus dem Septum pellucidum, aus den vorderen Balkenabschnitten und aus dem Kopf des Nucleus caudatus ab. Sie kann gelegentlich auch in die V. thalamostriata münden. Die V. chorioidea erhält ihr Blut aus dem Plexus chorioideus des Seitenventrikels und wird nur in der venösen Phase des Vertebralisangiogramms sichtbar. Die V. cerebri int. weist einen harmonisch geschwungenen Verlauf, ähnlich einer Sinuskurve auf. Sie ist in den vorderen zwei Dritteln kranialkonvex, im hinteren Drittel kaudalkonvex. In Höhe des Recessus suprapinealis vereinigen sich beide inneren Hirnvenen zur *V. magna Galeni*, die um das Splenium corporis callosi einen Bogen bildet und nach kurzem Verlauf in den Sinus rectus einmündet. Neben einigen kleineren Zweigen nimmt sie die *Vv. basales Rosenthali* auf. Diese kommen beiderseits aus der suprasellären Region, bilden in der Cisterna ambiens einen Bogen um den Hirnstamm, um dann in die V. magna Galeni einzumünden. Gelegentlich können sie sich in die hinteren Abschnitte der inneren Hirnvenen, aber auch in den Sinus rectus ergießen. Sie sammeln auf beiden Seiten die kleinen Venen der Substantia perforata ant. u. post., der Hypophyse, des Corpus mamillare, aber auch des Gyrus hippocampi und der Regionen um die Fossa interpeduncularis.

In die inneren Hirnvenen münden auch einige infratentorielle Venen, die sich allerdings nur in der venösen Phase des Vertebralisangiogramms darstellen. Die V. pontomesencephalica ant. bzw. die V. medullaris ant. und die V. spinalis ant. münden in der Regel in die V. basalis Rosenthal. Die V. praecentralis cerebelli ergießt sich in der Regel in die V. magna Galeni (Einzelheiten s. S. 87, 105).

Für den zeitlichen Ablauf der Kontrastfüllung der Hirnvenen gilt folgende Regel: Als erste erscheinen die frontalen, dann die parietalen aszendierenden Venen und zuletzt die tiefen Hirnvenen.

Die Venen der Orbita

Die arterielle Versorgung der Orbita erfolgt im wesentlichen über die A. ophthalmica. An der Versorgung sind aber auch Zweige der A. carotis ext. beteiligt: Ramus orbitalis der A. meningea media, Ramus orbitalis der A. temporalis profunda und die A. infraorbitalis. Die genannten drei Arterien sind Zweige der A. maxillaris. Trotz dieser reichlichen arteriellen Versorgung sind im Carotisangiogramm die orbitalen Venen nur selten so intensiv gefüllt, daß sie ohne Subtraktion sichtbar werden. Der Grund dürfte darin liegen, daß für den venösen Abfluß mehrere Wege offen stehen, so daß das Kontrastmittel stark verdünnt wird. Der Abfluß erfolgt über die *V. angularis*, über die *V. ophthalmica sup.* und die *V. ophthalmica inf.* Die Vv. ophthalmicae ergießen sich in den Sinus cavernosus, wobei die V. ophthalmica inf. auch mit dem Plexus venosus pterygoideus in Verbindung steht. Sie besitzen keine Klappen, so daß es in ihnen leicht zu einer Strömungsumkehr kommt. Die V. ophthalmica sup. ist relativ häufig intensiv gefüllt bei der Thrombose des Sinus sagittalis sup. und im späten Stadium des cerebralen Kreislaufstillstandes. Um den Verlauf der orbitalen Venen diagnostisch verwerten zu können, ist eine direkte orbitale Phlebographie erforderlich (s. S. 173 ff.).

Die Sinus durae matris

Die Anatomen unterscheiden zwei Gruppen: eine *obere* und eine *untere* Gruppe der venösen Sinus.

Zur oberen Gruppe zählen: der *Sinus sagittalis sup.*, der *Sinus sagittalis inf.*, der *Sinus rectus*, der *Sinus transversus* und der *Sinus sigmoideus*. Zur unteren Gruppe gehören der *Sinus sphenoparietalis*, der *Sinus cavernosus* und die *Sinus petrosus sup. u. inf.* (Abb. 29, 30, 40, 41, 64).

Der *Sinus sagittalis sup.* beginnt an der Crista frontalis und verläuft im Sulcus sagittalis bis zur Protuberantia occipitalis int. Sein Kaliber nimmt in occipitaler Richtung verständlicherweise zu. Durch Zufluß nicht kontrastführenden Blutes aus den aszendierenden Venen der nichtangiographierten Seite kann sein

Kontrastschatten inhomogen sein oder eine laminäre Strömung aufweisen. Nicht ganz so selten besteht eine Aplasie seines vorderen Drittels. In diesen Fällen münden dann die frontalen aszendierenden Venen in je eine paramedian verlaufende Sammelvene, die in der Regel dicht hinter der Kranznaht in den Sinus sagittalis sup. einmündet. Diese anatomische Variante darf nicht mit einem Sinusverschluß durch eine Thrombose verwechselt werden. Im seitlichen Strahlengang können ossäre Strukturen den Schatten des Sinus sagittalis sup. vortäuschen. Klarheit kann man sich mit Hilfe von Subtraktionsaufnahmen verschaffen.

Im sagittalen Strahlengang überlagern sich die vorderen und hinteren Abschnitte des Sinus sagittalis sup. Will man eine übersichtliche Darstellung des gesamten Sinus erreichen, empfiehlt es sich, den Kopf etwas nach rechts oder nach links zu drehen (siehe auch das Kap. „Die direkte Sinugraphie", S. 176). Das hintere Drittel des Sinus sagittalis sup. kann aus der Medianebene nach rechts oder nach links abweichen. Es handelt sich um eine anatomische Variante, wobei die Abweichung nach rechts häufiger vorkommt (s. unten).

Der *Sinus sagittalis inf.* verläuft am unteren Rand der Falx und nimmt deren Venen auf, ebenso die des Balkens. Er ist im Carotisangiogramm nicht immer sichtbar. Am Schnittpunkt der Falx mit dem Tentorium geht er in den Sinus rectus über, der im Angiogramm in der Regel dargestellt ist. In ihn mündet auch die V. magna Galeni.

Der Sinus sagittalis sup. und der Sinus rectus vereinigen sich im *Confluens sinuum* in Höhe der Protuberantia occipitalis int., wobei das Blut von hier über den *Sinus transversus* und den *Sinus sigmoideus* beiderseits in die *V. jugularis* abgeleitet wird. Wenn das hintere Drittel des Sinus sagittalis sup. exzentrisch, also paramedian liegt, wird sein Blut meist nur über den Sinus transversus abgeleitet, zu dem er hinführt. In etwa zwei Drittel der Fälle erfolgt die Ableitung ganz oder in überwiegendem Maße über den rechten Sinus transversus und nur in etwa einem Drittel der Fälle ganz oder vorwiegend links. In etwa 10% erfolgt eine gleichmäßige Mischung in einem Confluens sinuum. Diese Verhältnisse müssen eindringlich betont werden wegen der Möglichkeiten von Sinusblockaden durch Blastome oder Thrombose. In den Sinus transversus

münden die *Vv. occipitales* und die *Vv. cerebellares sup.*, die in der venösen Phase des Vertebralisangiogramms sichtbar werden. Auf gut
eingestellten Vertebralisangiogrammen bildet
sich gelegentlich der *Sinus occipitalis* ab, der
vom Confluens sinuum, von der Falx cerebelli
eingeschlossen, gegen die hintere Umrandung
des Foramen occipitale magnum zieht.

Der *Sinus sigmoideus* geht im Bereich des
Foramen jugulare in den Bulbus V. jugularis
über.

Der *Sinus sphenoparietalis* verläuft in einer
Durafalte am hinteren Rand des kleinen
Keilbeinflügels und mündet unterhalb des vorderen Klinoidfortsatzes in den *Sinus cavernosus*. Dieser erhält den größten Teil des Blutes
aus den orbitalen Venen und ist infolge Überlagerung durch die ossären Strukturen meist
nur im Subtraktionsbild gut sichtbar. Die *Sinus intercavernosi* ant. und post. bilden Querverbindungen zwischen dem rechten und linken Sinus cavernosus.

Die wichtigsten Abflußwege des Sinus cavernosus sind der *Sinus petrosus sup. und inf.*
sowie der *Plexus basilaris.*

Die direkte Kontrastdarstellung des Sinus
sagittalis sup. ist im Kapitel „Direkte Sinugraphie" (S. 176) beschrieben. Die retrograde
Kontrastfüllung des Sinus sigmoideus und
transversus sowie des Sinus cavernosus von
der V. jugularis ist im Kapitel „Jugularis —
Venographie" bzw. „Retrograde Sinugraphie"
(S. 177ff.) abgehandelt.

c) Das Angiogramm der A. carotis ext.

In der neuroradiologischen Diagnostik haben
folgende Zweige der A. carotis ext. eine besondere Bedeutung (Abb. 39):

Die *A. pharyngea ascendens*, die aus dem
proximalen Abschnitt der A. carotis ext. entspringt und als langes dünnes Gefäß medial

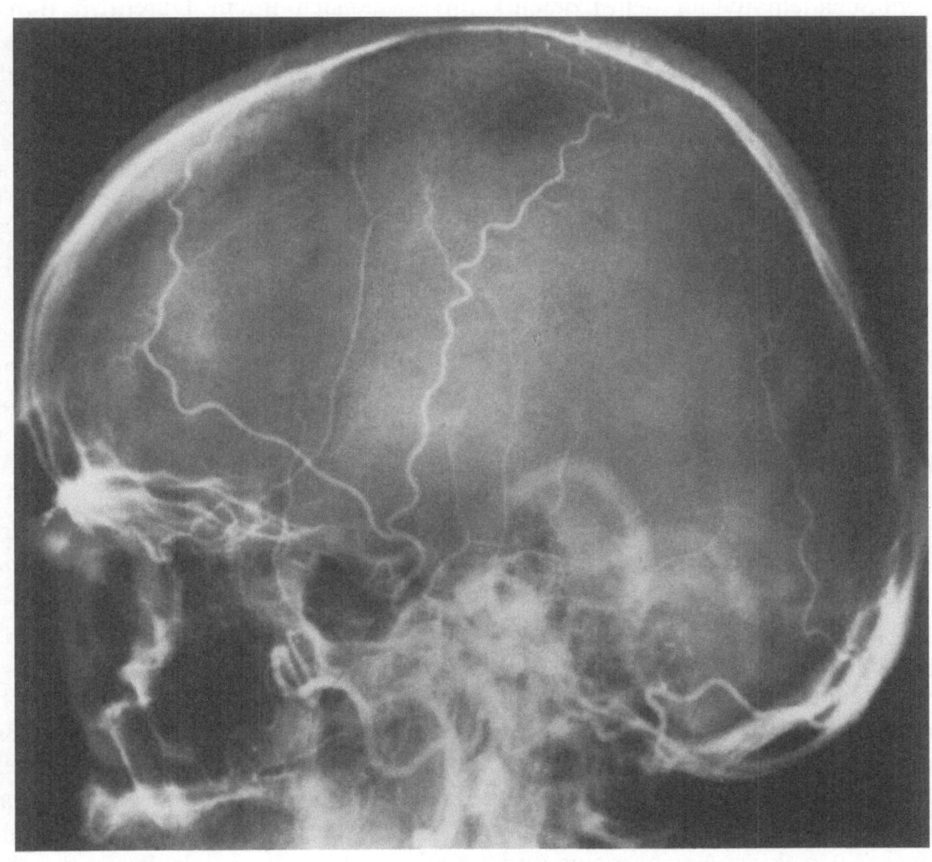

Abb. 39. Angiogramm der A. carotis ext.: Seitenbild der arteriellen Phase

von der A. carotis int. bis zur Schädelbasis aufsteigt.

Die *A. occipitalis* geht von der dorsalen Seite der A. carotis ext. ab, zieht zum Querfortsatz des Atlas und steigt an der medialen Seite des Warzenfortsatzes zum Hinterhauptbein auf, wo sie in der Kopfschwarte mit mehreren Zweigen endet. Sie geht mit Zweigen der A. temporalis superficialis, der A. auricularis post. und mit Zweigen der A. occipitalis der Gegenseite sowie mit Muskelästen der A. vertebralis Anastomosen ein. Eine direkte Anastomose geht zum Hauptstamm der A. vertebralis ins Foramen occipitale magnum.

Die *A. meningea media,* die als wichtigster Zweig der A. maxillaris durch das Foramen spinosum in das Schädelinnere eintritt. Sie erscheint auf dem Arteriogramm in der Gegend des Keilbeinflügels und verläuft in einem Bogen occipitalwärts, wobei sie die aufsteigenden Zweige der A. temporalis superficialis kreuzt. Sie und ihre Zweige sind zart und liegen in Gefäßfurchen der Schädelkalotte, so daß man sie durch den Vergleich des Angiogramms mit dem Schädelnativbild identifizieren kann.

Die *A. temporalis superficialis,* die vor dem Tragus aufsteigt und sich über der Fascia temporalis in ihre beiden Endzweige, den Ramus frontalis und den Ramus parietalis, aufteilt. Man muß besonders darauf achten, daß man nicht die A. temporalis superficialis mit der A. meningea media verwechselt. Die A. temporalis superficialis ist gewöhnlich wesentlich dicker und in der Regel deutlich geschlängelt (von ihr geht ein Zweig zur A. frontalis; er fungiert als Anastomose beim Carotisverschluß, s. S. 158).

Die *A. angularis* ist der Endzweig der A. facialis. Sie versorgt die äußere Nase, an deren Seitenwand sie verläuft, und anastomosiert mit der A. dorsalis nasi, einem Zweig der A. ophthalmica.

Angiogramme der A. carotis ext. sind besonders für die Beurteilung der Blutversorgung von Meningeomen und Glomustumoren von Bedeutung. Das gleiche gilt auch für die Angiome im Versorgungsgebiet der A. carotis ext. Für die Darstellung der von einzelnen Zweigen der A. carotis ext. versorgten Tumoren und Angiome hat sich in jüngster Zeit die superselektive Angiographie durch Katheterisierung dieser Zweige als besonders günstig

erwiesen. Das System der A. carotis ext. erhält sowohl von klinischer als auch von neuroradiologischer Sicht eine ganz besondere Bedeutung bei Verschlüssen der A. carotis int. Die Möglichkeiten eines Kollateralkreislaufs vom System der A. carotis ext. zum intrakranialen System der A. carotis int. sind auf Seite 158 ff. abgehandelt.

d) Die arterielle Phase des Angiogramms der A. vertebralis

Anatomische Vorbemerkungen

Die A. vertebralis ist der stärkste Ast der A. subclavia. Ihr Anfangsabschnitt liegt, bedeckt von der V. vertebralis, im Trigonum scaleno-vertebrale. Am 6. Halswirbel tritt sie in den von den Foramina costotransversaria der sechs oberen Halswirbel gebildeten Kanal ein und überkreuzt die ventrale Fläche der aus den Zwischenwirbellöchern kommenden Halsnerven. Um bei Drehbewegungen des Atlas nicht gezerrt zu werden, bildet sie vor und nach ihrem Durchtritt durch das Foramen transversarium des Atlas, das relativ weit lateral liegt, je einen nach lateral gerichteten Bogen. Hinter dem oberen Bogen biegt sie nach medial um und passiert dorsal von der Massa lateralis des Atlas den Sulcus arteriae vertebralis des hinteren Atlasbogens. Der Sulcus kann in manchen Fällen zu einem kurzen Kanal umgebildet sein, dem sog. Foramen arcuale des Atlas. Die A. vertebralis biegt dann nach vorn um und durchbohrt die Membrana atlanto occipitalis post. Im Foramen occipitale magnum tritt sie durch die Dura und Arachnoidea hindurch, gibt die A. cerebelli inf. ab, um sich am Clivus mit der A. vertebralis der kontralateralen Seite zur A. basilaris zu vereinigen. Sie gibt außerdem einen feinen Zweig zur Bildung der *A. spinalis ant.* ab.

Aufnahmetechnik

Analog zur Carotisangiographie werden routinemäßig Serienaufnahmen im seitlichen und sagittalen Strahlengang angefertigt (Abb. 40, 41). Für die sagittalen Aufnahmen wird aber die Röhre stärker nach kaudal gekippt (s. S. 58). Die axiale Projektion bringt den intrakranialen Abschnitt beider Aa. vertebrales

80

und die A. basilaris mit den Abgängen ihrer Zweige übersichtlich zur Darstellung.

Das Seitenbild

In dem von den Foramina transversaria gebildeten Kanal erreicht die A. vertebralis mehr oder weniger geradlinig verlaufend die Höhe des Epistropheus (V 1). Knapp oberhalb dieses Wirbels bildet sie eine kurze, nach hinten konvexe Schleife (V 2), die fließend in einen größeren, die gesamte Höhe des Atlas einnehmenden, nach vorn konvexen Bogen übergeht. Der obere Schenkel dieses Bogens legt sich in den Sulcus arteriae vertebralis des hinteren Atlasbogens (V 4). Die Arterie biegt dann nach vorn oben in Richtung auf den Clivus ab (V 5), um sich etwa in Höhe der Clivus-Mitte mit der gegenseitigen A. vertebralis zu vereinigen (Abb. 41, 42).

In den oberen Halsabschnitten gibt die A. vertebralis Rr. musculares und Rr. spinales ab. Die Muskeläste versorgen die paravertebrale Halsmuskulatur und anastomosieren mit Zweigen der A. occipitalis und der A. pharyngea ascendens.

Nach dem Durchtritt der A. vertebralis durch das Foramen occipitale magnum entspringt als erster Ast die verhältnismäßig kräftige *A. cerebelli inf. post.* — „Wallenbergsche Arterie" — (C 1). Diese bildet im seitlichen Strahlengang eine oberhalb des Foramen occipitale magnum gelegene S-förmige Schleife. Der nach kaudal gerichtete Teil der Schleife markiert den unteren Rand der Tonsille, bei deren Tiefstand sie unter das Niveau des Foramen occipitale magnum gedrängt werden kann. Oft gelangt sie aber auch als anatomische Variante unter die Ebene des Foramen occipitale magnum (s.a.S. 105).

Sind beide normalen Aa. vertebrales gefüllt, so sieht man im seitlichen Strahlengang ihren Zusammenfluß nur dann, wenn ihre intrakranialen Abschnitte in unterschiedlicher Höhe verlaufen, wenn sie sich also nicht aufeinander projizieren. Der Anfangsabschnitt der *A. basilaris* wird von den Felsenbeinen überlagert, so daß die hier abgehenden Zweige, nämlich die *A. cerebelli inf. ant.,* und die *A. auditiva int.* (C 2) höchstens auf Subtraktionsaufnahmen sichtbar werden. Vom Clivus ist die A. basilaris etwa 2—3 mm entfernt. Am Übergang zum Dorsum sellae vergrößert sich dieser Abstand, da die Arterie

nach hinten abbiegt, um sich bis zu 2 cm oberhalb der oberen Dorsumkante in die beiden Aa. cerebri post. zu gabeln. Dicht vor ihrer Gabelung gibt die A. basilaris zu beiden Seiten die *A. cerebelli sup.* (C 3) ab, die im seitlichen Strahlengang unter unregelmäßiger Aufsplitterung in Richtung auf die Protuberantia occipitalis int. zielt. Die Gabelung der A. basilaris in die *Aa. cerebri post.* hat im Seitenbild unterschiedliche Formen, wobei Schlingen, Knoten und Abknickungen erscheinen können. Beide Aa. cerebri post. ziehen oberhalb des Projektionsbereiches der oberen Pyramidenkante in occipitaler Richtung und überlagern sich gegenseitig. Dicht hinter ihrem Ursprung geben die Aa. cerebri post. gestreckt scheitelwärts verlaufende feine Zweige ab, die Aa. thalamicae. Etwa am Übergang zum mittleren Drittel zweigen dann die A. chorioidea post. medialis und die A. chorioidea post. lateralis ab. Danach teilen sie sich in einen occipitalen (P 4) und in einen temporalen Zweig (P 3) auf. Die *Aa. chorioideae post.* verlaufen zunächst in occipitaler Richtung, umfassen die Zirbel und biegen dann knapp unter dem Splenium corporis callosi scharf stirnwärts um. Sie splittern sich in feine Zweige auf, die in der Tela chorioidea der Seitenventrikel und des 3. Ventrikels verlaufen und sich in der Projektion etwa über dem Ende der A. basilaris verlieren.

Der temporale Zweig der A. cerebri post. — *A. occipitalis lateralis* oder auch *A. temporooccipitalis* — (P 3) zweigt sich auf den Seitenbildern etwas kranial von den Aa. cerebelli sup. auf, die er überlagert. Der occipitale Zweig — *A. occipitalis medialis* oder auch *A. occipitalis int.* genannt — (P 4) projiziert sich kranial von dem temporalen, mit dem er einen nach hinten offenen spitzen Winkel bildet. Nach anfänglichem Verlauf nach oben, der das Gefäß bis knapp hinter die Zirbel bringt, strebt es dem Scheitel der Lambdanaht zu und verliert sich hier. Der beschriebene Verlauf erklärt sich dadurch, daß der temporale Zweig aus der Cisterna ambiens zur Basis und Außenfläche des hinteren Schläfenlappens zieht, während der occipitale sich durch die Zisterne zur Medianfläche und zum Pol des Occipitallappens begibt. An der Stelle, an der die Aa. chorioideae post. nach vorn biegen, gibt die A. cerebri post. noch einen kleinen Zweig ab, der sich um das *Splenium corporis callosi* legt (SP).

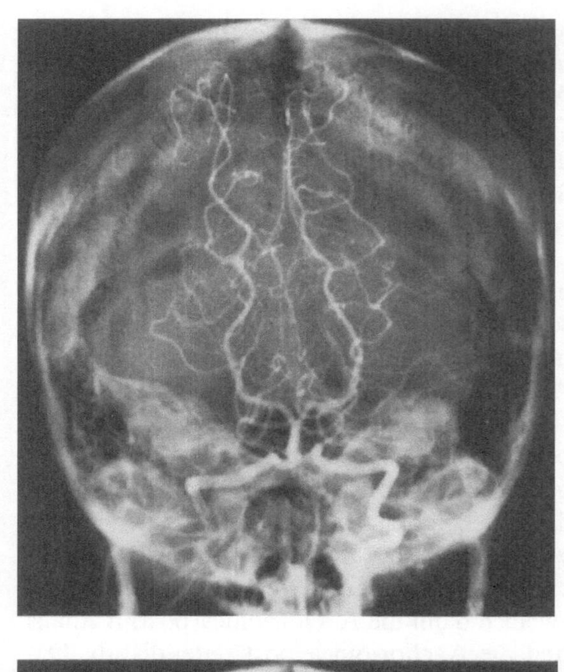

a

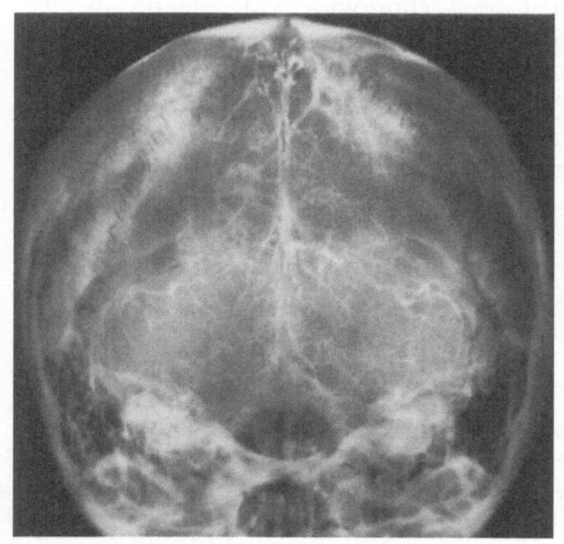

b

c

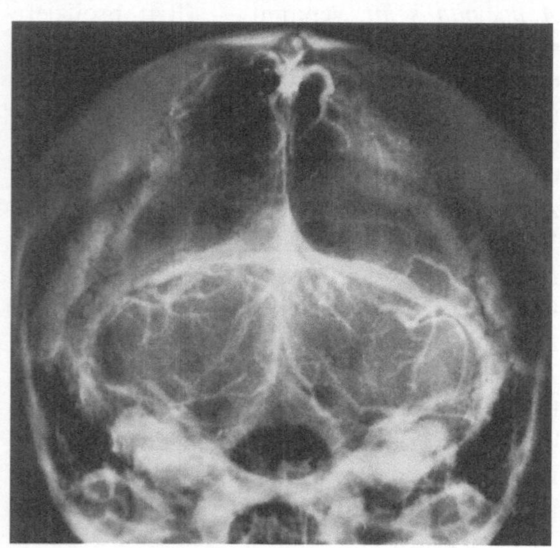

Abb. 40a—c. Vorderbilder eines normalen Serienangiogramms der A. vertebralis

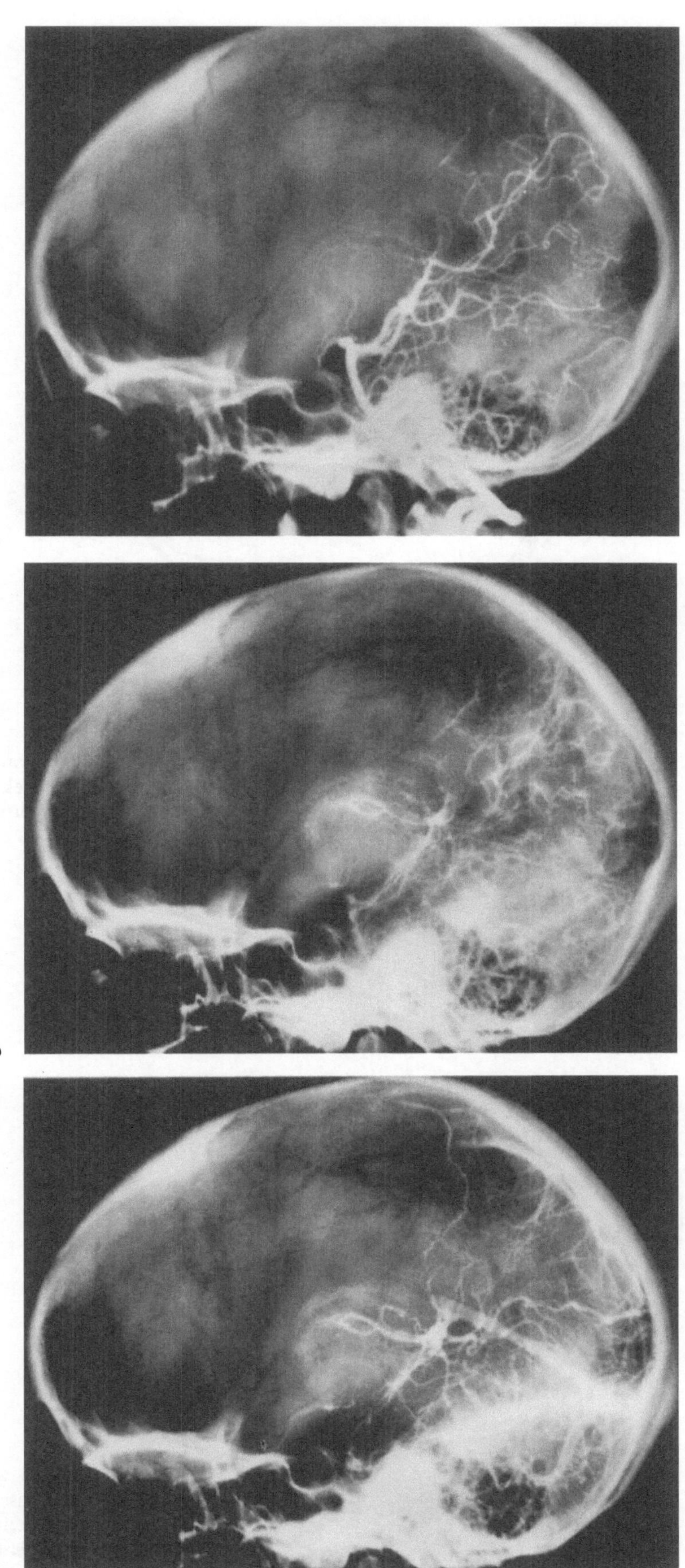

Abb. 41 a—c. Seitenbilder zu Abb. 40

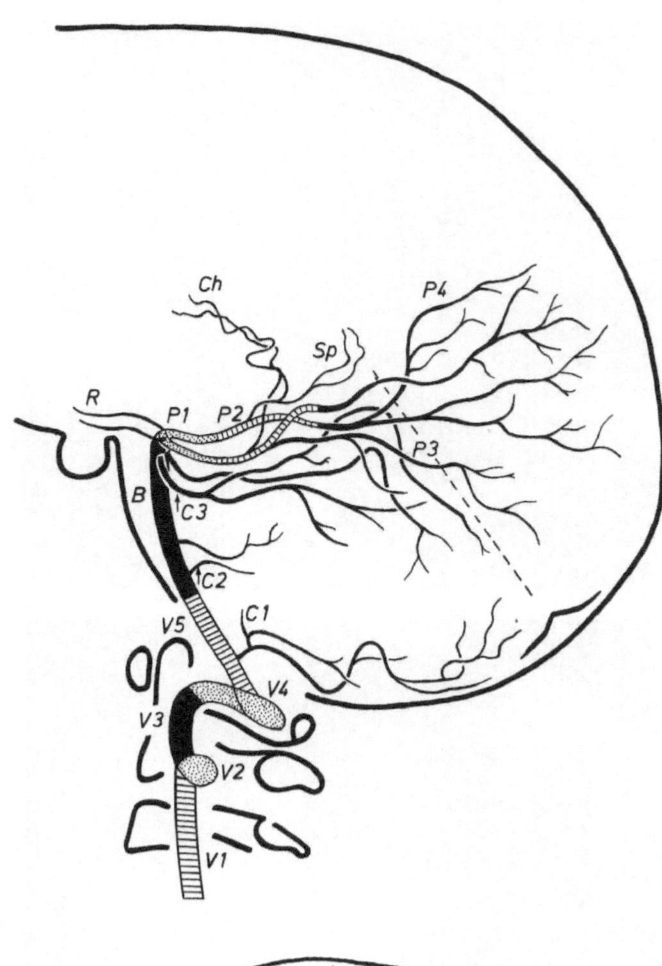

Abb. 42. Schematische Darstellung des Arteriogramms der A. vertebralis in seitlicher Projektion. Gestrichelte Linie Tentorium. Buchstaben s. Text

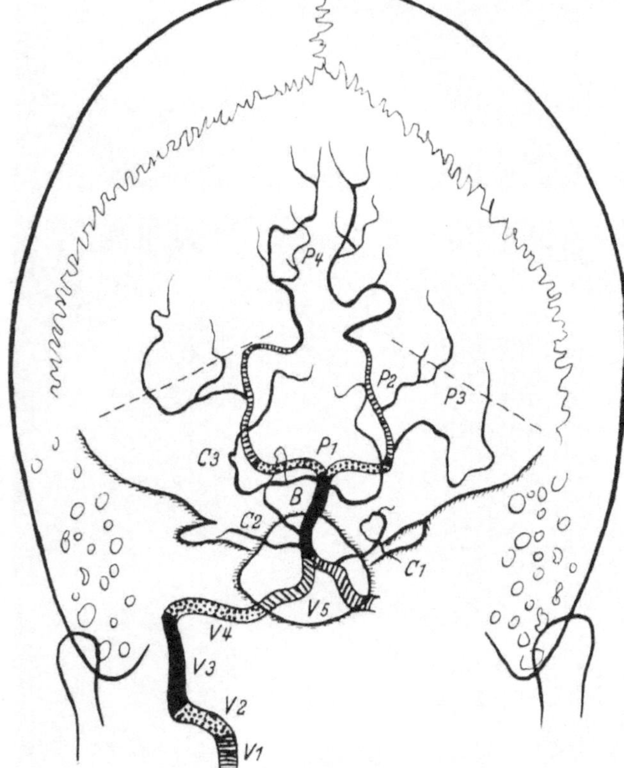

Abb. 43. Schematische Darstellung der arteriellen Phase eines normalen Angiogramms der A. vertebralis im halbaxialen sagittalen Strahlengang. Gestrichelte Linie Tentorium. Buchstaben s. Text

Manchmal sind auch die *Rr. communicantes post.* (R) dargestellt, die vom Ursprung der A. cerebri post. in Richtung auf die vorderen Klinoidfortsätze verlaufen. Über sie können sich auch Teile des Carotissystems mit Kontrastmittel füllen.

Die vom R. communicans post. abgehenden Zweige kommen auf den seitlichen Aufnahmen des Vertebralisangiogramms meist übersichtlich zur Darstellung. Sie versorgen das Chiasma, das Tuber cinereum, den Hirnschenkelfuß sowie die ventralen Thalamuskerne, Teile des Hypothalamus und den Schwanz des Nucleus caudatus.

Das Vorderbild

Um die intrakranialen Zweige des Vertebralis-Basilaris-Systems übersichtlich und frei von Überlagerungen durch die Schädelbasis darzustellen, ist für das Vorderbild eine *halbaxiale Projektion* erforderlich (s. S. 58). Auf diesen Aufnahmen (Abb. 40, 43) erscheint der Kontrastschatten des Halsabschnittes der A. vertebralis im allgemeinen als ein gestrecktes Band, das ziemlich geradlinig bis unter den Atlas gelangt (V 1). Nur auf einzelnen Teilen dieser Strecke ist eine stärkere Schlängelung zu beobachten. Unterhalb des Atlas biegt das Gefäß mehr oder weniger nach lateral aus (V 2), steigt durch das Foramen transversarium dieses Wirbels bis an seine kraniale Fläche (V 3) und kehrt dann wieder in scharfer Wendung nach medial um (V 4). Dies ist die Strecke im Sulcus arteriae vertebralis des hinteren Atlasbogens, die im Seitenbild dorsalwärts zu verlaufen scheint. Die Durchtrittsstelle der A. vertebralis durch die Dura ist auf der halbaxialen Aufnahme nicht erkennbar. Sie entspricht dem Punkt, an dem das Gefäß den Außenrand des Foramen occipitale magnum erreicht. Im Seitenbild ist die Durchtrittsstelle durch die beschriebene spitzwinkelige Wendung zwischen V 4 und V 5 nach rostral gekennzeichnet. Bei halbaxialer Projektionsrichtung nähert sich die Arterie nun allmählich der Mittellinie (V 5).

Wenn auch die A. vertebralis der anderen Seite dargestellt ist, lassen sich Form und Lage der Vereinigungsstelle beurteilen. Die Endabschnitte beider Aa. vertebrales zeigen mitunter erhebliche Asymmetrien, wobei ihre Vereinigungsstelle bis zu 1 cm entfernt von der Mittel-

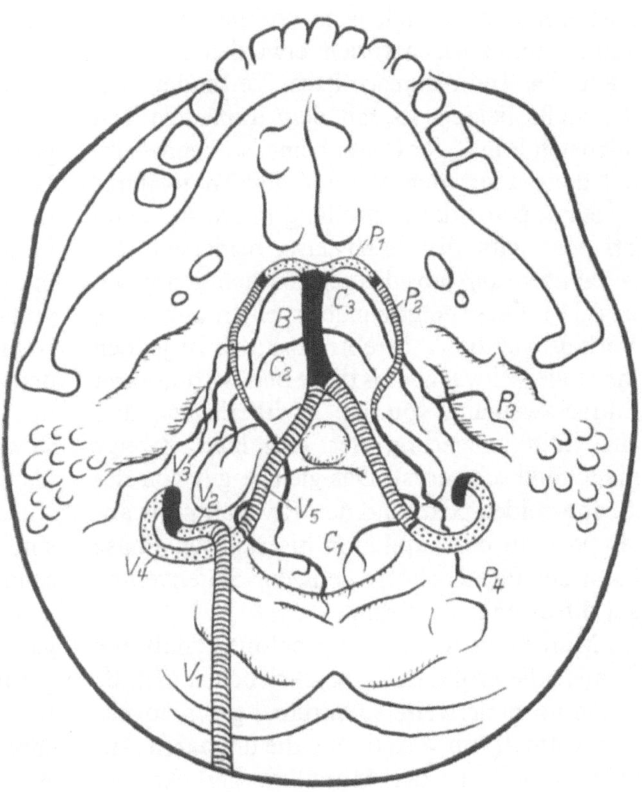

Abb. 44. Schematische Darstellung des Angiogramms der A. vertebralis im axialen Strahlengang

linie liegen kann. In diesen Fällen verläuft auch die A. basilaris zunächst außerhalb der Medianebene, um sie dann aber im rostralen Drittel zu erreichen.

Auf beiden Seiten gehen vom Endabschnitt der A. vertebralis die *Aa. cerebelli inf. post.* (C 1) ab. Aus dem proximalen Anteil der A. basilaris entspringen die *Aa. cerebelli inf. ant.*, die in unregelmäßigen Kurven lateralwärts streben und in der Regel die A. auditiva abgeben. Den eindrucksvollsten Gefäßabschnitt bei der halbaxialen Projektion bildet die Gabelung der A. basilaris in die beiden Aa. cerebri post. (P 1). Wir bezeichnen sie in Analogie zur Carotisgabel als „Basilarisgabel". Die *Aa. cerebri post.* beider Seiten umfassen mit medial konkaven Bögen die Hirnschenkel und das Mittelhirn, worauf sie sich, wieder etwas lateral ausbiegend, in ihre Endverzweigungen aufsplittern. An individuell sehr verschiedenen Stellen dieses bogenförmigen Verlaufs gehen ein oder mehrere *Rami temporales* lateralwärts ab (P 3), so daß der beschriebene Bogen (P 2) in seinem peripheren Anteil eigentlich nicht mehr vom Hauptstamm der A. cerebri post., sondern von ihrem *Ramus occipitalis* gebildet wird. Seine Endausläufer (P 4) erstrecken sich etwa bis an die Lambdanaht. Die Stelle, an der die beiden Rr. occipitales der A. cerebri post. einander am nächsten kommen (Grenze von P 2 und P 4), entspricht etwa dem hinteren Rand des Tentoriumschlitzes. Verbindet man die Stelle beiderseits mit dem äußersten und höchsten Punkt der Felsenbeine, so kennzeichnet diese Linie den Verlauf des Tentoriums.

Knapp vor der Aufteilung in die Aa. cerebri post. gibt die A. basilaris beiderseits die *A. cerebelli sup.* ab, die gelegentlich gedoppelt ist (C 3). Diese zeigt zunächst einen ähnlichen Verlauf wie die A. cerebri post., sie ist jedoch meist viel schwächer als diese und wird in ihrer Endverzweigung von ihr so überlagert, daß eine Differenzierung der einzelnen Zweige manchmal schwer ist. Das gleiche gilt von der A. chorioidea post. und den Rr. communicantes post. In der kapillären bis venösen Phase kann der Plexus chorioideus der Seitenventrikel diffus angefärbt sein.

Man kann nicht genug betonen, daß alle — auch die größeren — beschriebenen Gefäße schon normalerweise so variabel geschlängelt, so asymmetrisch verteilt und die unpaaren Anteile so weit aus der Mittellinie gerückt sein

können, daß aus einer scheinbaren Verlagerung nur mit größter Vorsicht Rückschlüsse auf das Bestehen eines raumfordernden Prozesses gezogen werden dürfen.

Das axiale Bild

Die axiale Aufnahme, die nur gelegentlich angefertigt wird, ist für das prinzipielle Verständnis des räumlich recht komplizierten Verlaufs des Vertebralis-Basilaris-Systems von großem Wert (Abb. 44). Allerdings sind im allgemeinen nur die A. vertebralis (V 1 bis V 5), die A. basilaris (B) und der Anfangsabschnitt der A. cerebri post. (P 1) ausreichend abgebildet und zu beurteilen. Die Abbildung kleinerer Gefäße wird durch die Überlagerung durch die Felsenbeine und Halswirbel beeinträchtigt.

Auch bei dieser Projektion sieht man die *A. vertebralis* zunächst im Kanal, der von den Foramina costotransversaria der Halswirbel gebildet wird, ziemlich geradlinig bis zum Atlas aufsteigen (V 1). Hierauf biegt sie nach lateral aus (V 2) und steigt bis zum Querfortsatz des Atlas auf (V 3). Dann kehrt sie auf dem hinteren Atlasbogen wieder nach medial um (V 4), wodurch sie eine Schleife nach dorsal macht und dann allmählich in eine fronto-mediale Richtung einschwenkt (V 5), wobei sie den lateralen Rand des Foramen occipitale magnum kreuzt. Über dem Clivus vereinigen sich, wenn beiderseitig gefüllt, die Aa. vertebrales zur *A. basilaris* (B), die mehr oder weniger geschlängelt etwa — aber keineswegs stets genau — in der Mittellinie frontalwärts zieht. Die Länge der einzelnen Strecken wechselt natürlich sehr mit der Projektionsrichtung. An ihrem rostralen Ende teilt sich die A. basilaris in diesem Strahlengang knapp hinter dem Projektionsbereich der Nasenhöhlen in der Basilarisgabel in die zunächst rechtwinklig abgehenden *Aa. cerebri post.* (P 1), die sich jedoch bald in einem frontal konvexen Bogen wieder dorsalwärts wenden (P 2), um sich dann in einem Gewirr kleinerer Gefäße zu verlieren. Die *Aa. cerebelli inf. post.* und die *Aa. cerebelli sup.* sind gewöhnlich noch in ihrem Anfangsabschnitt neben der A. vertebralis bzw. basilaris zu erkennen. Weiter lateral können sie durch gegenseitige Überlagerung und durch Überlagerung ihrer Zweige nur noch auf Subtraktionsaufnahmen unterschieden werden. Entsprechendes gilt auch für die Abbildung der A. chorioidea post.

e) Die venöse Phase
des Angiogramms der A. vertebralis

Die venöse Phase des Vertebralisangiogramms hat erst in den letzten Jahren eine dem Phlebogramm des Carotisstromgebietes vergleichbare diagnostische Bedeutung erlangt. Anatomische Untersuchungen und angiographische Studien im Subtraktionsbild haben dazu beigetragen, daß in das Muster der Venen Ordnung gebracht wurde, die früher scheinbar nicht näher zu analysieren waren (Huang). Dabei muß zwischen den *supratentoriellen* und den *infratentoriellen* Venen unterschieden werden (Abb. 40c, 41c).

Von den supratentoriellen Venen sind die *Vv. occipitales ascendentes* zu erwähnen, die sich in das hintere Drittel des Sinus sagittalis sup. entleeren. Von den absteigenden Venen münden die *Vv. occipitales descendentes dorsales* in den Sinus transversus. Sie versorgen den Pol sowie die laterodorsale und die laterobasale Fläche des Occipitallappens. Die *Vv. occipitales descendentes mediales* versorgen die mediale Fläche des Occipitallappens und ergießen sich in den Sinus rectus.

Von den inneren Hirnvenen, die sich auch im Carotisangiogramm darstellen, erreichen die V. magna Galeni und die V. basalis eine gute Kontrastfüllung, ebenso der Sinus rectus. Weniger intensiv sind die Vv. cerebri int. und die Vv. chorioideae gefüllt.

Von den infratentoriellen diagnostisch wichtigen Venen sind im seitlichen Strahlengang folgende gut zu differenzieren (Abb. 45):

Die *V. pontomesencephalica ant.* und in ihrer Fortsetzung an der Hirnbasis die *V. medullaris ant.* und die *V. spinalis ant.*, die den vorderen Rand des Hirnstammes umfassen. Sie münden in der Regel in die V. basalis Rosenthal, seltener in die V. pontomesencephalica post.

Die *V. praecentralis cerebelli* begrenzt den hinteren Abschnitt des Daches des 4. Ventrikels, steigt dann senkrecht hinauf bis unter die Vierhügelplatte, um in die V. magna Galeni einzumünden.

Die *V. vermis inf.* mit ihren beiden Zuflüssen der *V. retrotonsillaris sup.* und der *V. retrotonsillaris inf.* markieren die hintere Umrandung der Tonsillen. Sie liegen in der Fissura retrotonsillaris.

Die *Vv. cerebellares sup. und inf.* verlaufen an der dorsalen bzw. laterodorsalen Oberflä-

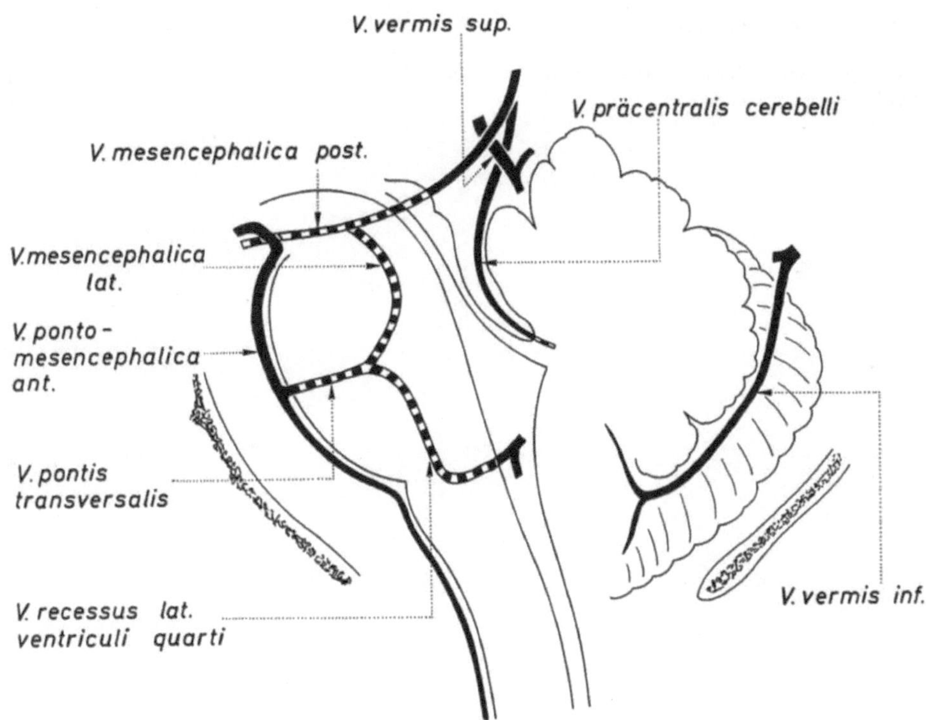

Abb. 45a. Schematische Darstellung der wichtigsten Venen der hinteren Schädelgrube. Seitlicher Strahlengang.

che des Kleinhirns und münden in den Sinus sigmoideus oder in den Sinus petrosus bzw. Sinus transversus.

Im sagittalen Strahlengang stellen sich die *Vv. praecentrales cerebelli* paramedian verlaufend dar, desgleichen die in der Fossa interpeduncularis liegenden *Vv. pontomesencepha-licae ant.* Von erheblichem diagnostischem Wert sind die *Vv. petrosae,* die auf der halbaxialen Aufnahme oberhalb des inneren Gehörganges liegen. Sie können durch raumfordernde Prozesse im Kleinhirnbrückenwinkel, aber auch durch Prozesse in der Kleinhirnhemisphäre verlagert werden.

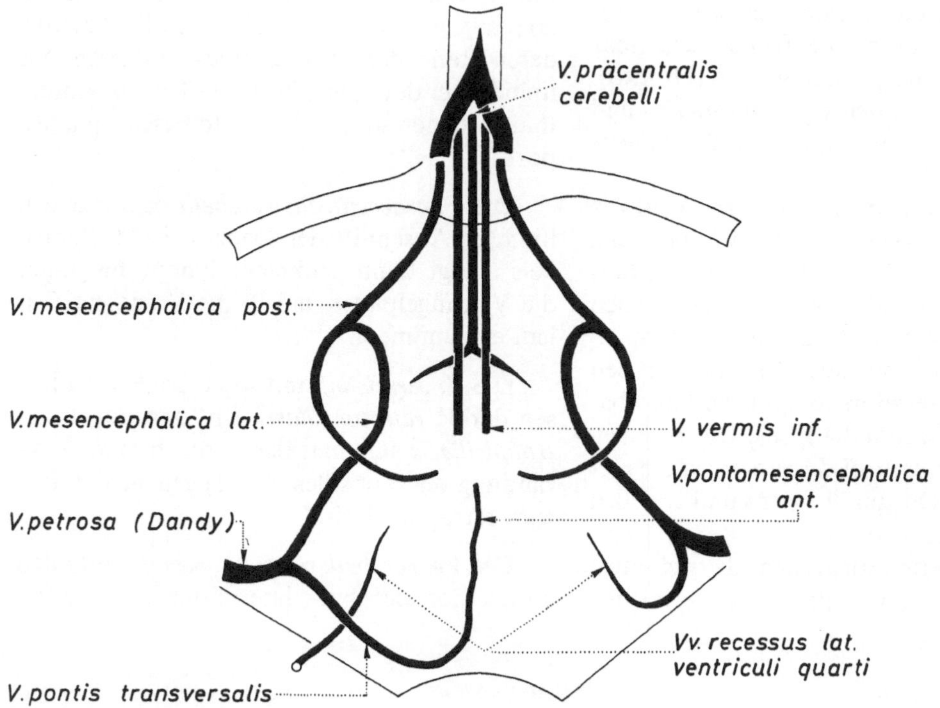

Abb. 45b. Schematische Darstellung der wichtigsten Venen der hinteren Schädelgrube. Sagittaler Strahlengang (halbaxial)

IV. Das pathologische kraniale Angiogramm

Das cerebrale Angiogramm kann grundsätzlich drei Arten pathologischer Vorgänge im Schädelinneren erkennen lassen:
1. Lageveränderungen der normal angelegten Hirngefäße.
2. Formveränderungen, und zwar:
   a) Erweiterung,
   b) Verengung,
   c) Verschluß ohne oder mit Kollateralkreislauf.
3. Fehlbildung und Neubildung von Gefäßen.

Daraus ergibt sich die *diagnostische Reichweite* der Angiographie. Sie erlaubt einerseits aufgrund von Gefäßverlagerungen indirekt auf raumfordernde Prozesse blastomatöser oder nicht-blastomatöser Art im Schädelinneren zu schließen, andererseits Veränderungen an den Gefäßen direkt zu erkennen. Häufig bestehen diese beiden pathologischen Vorgänge nebeneinander. So treten bei einem Großteil raumfordernder Prozesse neben der Verlagerung der normal angelegten Hirngefäße auch pathologische Gefäßformen auf. Es gibt auch primäre Gefäßerkrankungen, die zu intrakranialer Raumbeengung führen. Daraus ist ersichtlich, daß scharfe Grenzen zwischen diesen einander überschneidenden Krankheitsgruppen nicht bestehen können. Jede Einteilung muß daher gewaltsam erscheinen. Trotzdem ist sie erforderlich. Praktischen Gesichtspunkten folgend, sollen zunächst die raumfordernden intrakranialen Prozesse und dann die primären Gefäßerkrankungen besprochen werden.

1. Die Diagnose raumfordernder Prozesse des Schädelinneren

a) Verlagerung der normal angelegten Gefäße

Ein großer Teil der Hirngefäße zeigt normalerweise einen verhältnismäßig konstanten Verlauf in bestimmten Hirnfurchen. Jede Formveränderung des Gehirns geht infolgedessen mit einer Veränderung des normalen Gefäß-

verlaufs einher. Die Darstellung der Gefäße im Angiogramm bringt daher indirekt auch die Form des Gehirns zur Anschauung, mit anderen Worten: Ein pathologischer Gefäßverlauf läßt Schlüsse auf eine Deformierung des Gehirns zu. Die praktisch bedeutendste Krankheitsgruppe, die zu ausgeprägten Formveränderungen des Gehirns führt, sind die raumfordernden Prozesse des Schädelinneren. Ihr *Nachweis* und ihre *Lokalisation* aufgrund von Gefäßverlagerungen sind daher eine der Hauptaufgaben der cerebralen Angiographie.

Eine Gefäßdislokation ist angiographisch besonders dann zu erkennen, wenn sie *größere Gefäße* betrifft, die im *Röntgenbild* gut *sichtbar* und außerdem ausreichend *verschieblich* sind. Eine solche Verlagerung ist diagnostisch nur dann verwertbar, wenn die betroffenen Gefäße normalerweise einen einigermaßen *konstanten Verlauf* haben. Diese Vorbedingungen erfüllen neben der *A. carotis int.* selbst vor allem ihre mehr oder weniger an der *Gehirnoberfläche verlaufenden* Äste. Die Hirnstammarterien dagegen sind infolge ihrer Zartheit schwerer zu beurteilen. Die Arterien des Kleinhirns sind nur von der A. vertebralis aus darzustellen. Verdrängungserscheinungen lassen sich an ihnen im sagittalen halbaxialen Strahlengang genau erkennen, zumal in dieser Projektion die kontralaterale Seite zum Vergleich herangezogen werden kann. Im seitlichen Strahlengang sind die Verhältnisse dadurch kompliziert, daß sich die Gefäße beider Seiten überlagern.

Obwohl Form und Verlauf der *kortikalen Venen* erheblichen Schwankungen unterworfen sind, lassen sich stärkere Verlagerungen dieser Venen oft gut erkennen und diagnostisch verwerten. Eine Verlagerung der inneren Hirnvenen bringt auf jeden Fall diagnostische Hinweise. Die Sinus durae matris sind zum Großteil so fest an den Knochen fixiert, daß sie kaum verschieblich sind. Nur in seltenen Fällen kommt es zu einer Abdrängung des Sinus sagittalis sup. von der Schädelinnenfläche durch einen extraduralen raumfordernden Prozeß.

Aus dem Gesagten geht hervor, daß man angiographisch aufgrund von Gefäßverlagerungen besonders Prozesse der *Großhirnhemisphären,* aber auch *basisnahe Prozesse* diagnostizieren kann, wobei der arteriellen Phase eine größere Bedeutung zukommt als der venösen Phase.

Das *Studium der Angiogramme* beginnt mit der Feststellung der *richtigen Projektion* der Bilder oder dabei aufgetretener Fehler. Stets ist auf *anatomische Varianten* zu achten. Dann versucht man zunächst die *groben Massenverschiebungen* in beiden Strahlenrichtungen der arteriellen Phase zu erkennen, um sich einen gewissen Überblick zu verschaffen. Hierauf prüft man sorgfältig Lage und Form der einzelnen Gefäßabschnitte, indem man die *Vorderbilder* und die *Seitenbilder vergleicht*. Schließlich folgt das Studium der kapillären und der venösen Phase.

Orientierende Übersicht

Vorderbild. Bei der Betrachtung der arteriellen Phase des Vorderbildes muß als erstes geprüft werden, ob die *A. cerebri ant. median* verläuft oder *verlagert* ist (Abb. 46). Dies ist deshalb von grundlegender Bedeutung, weil eine Seitenverschiebung auf einen raumfordernden Prozeß hinweist und die von ihm befallene Seite sicherstellt. Sie wird nur bei wenigen Hemisphärentumoren des Großhirns vermißt. Eine Ausnahme bildet die einseitige Hirnatrophie, bei der die A. cerebri ant. zur Seite der Atrophie verlagert sein kann (Abb. 47). Voraussetzung für eine genaue Beurteilung des Bildes ist eine absolut symmetrische Einstellung des Kopfes (s. S. 58).

Über die Seitendiagnose hinaus läßt aber das Vorderbild allein bereits eine genauere Lokalisation in mediolateraler Richtung zu. *Supra-* und *präsellär* sitzende Prozesse verlagern die normalerweise etwa horizontal verlaufende Pars circularis der A. cerebri ant. nach oben (Abb. 46/2). Die vertikale Verlaufsstrecke der Arterie verbleibt bei diesen Tumoren gewöhnlich in der Mittellinie. *Über* oder *vor* der Fissura Sylvii sitzende Blastome (besonders frontale Tumoren) drängen die A. cerebri ant. und die A. cerebri media nach unten und auseinander (Abb. 46/3). *Schläfenlappenprozesse* rufen im Gegensatz dazu neben einer Verlagerung der A. cerebri ant. eine charakteristische Verschiebung der A. cerebri media nach medial und oben hervor (Abb. 46/4). Schließlich zeigt ein unmittelbar unter der Schädelkalotte gelegener, durch Abdrängung der Hirnkonvexität entstandener *gefäßfreier Raum* einen extracerebralen raumfordernden Prozeß an, wobei es sich meist um eine sub- oder epidurale Flüssig-

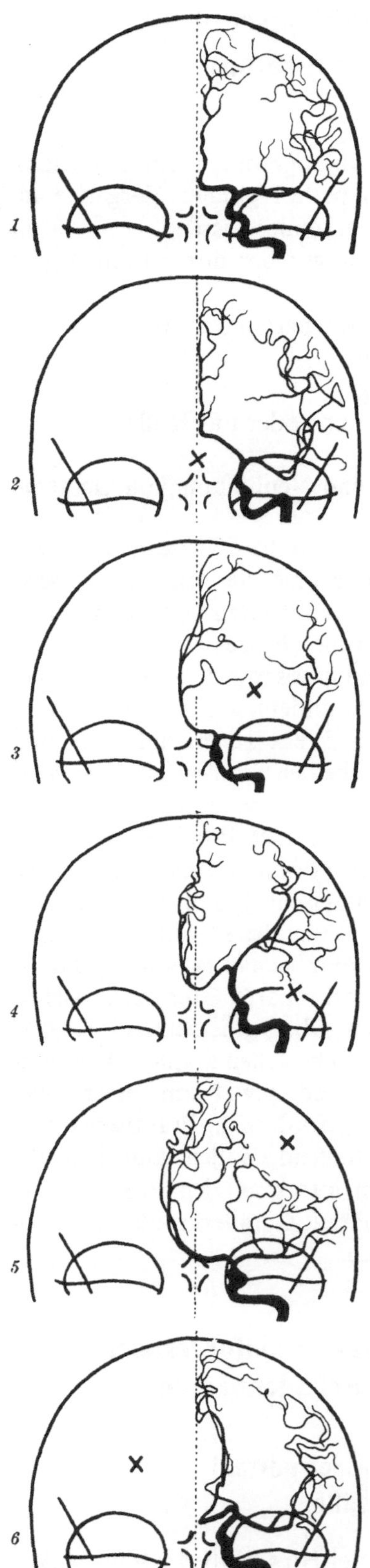

Abb. 46. Grundformen des arteriographischen Vorderbildes. *1* normal; *2* präsellärer medianer Tumor; *3* Stirnhirntumor; *4* Schläfenlappentumor; *5* subdurales Hämatom; *6* Tumor der Gegenseite

90

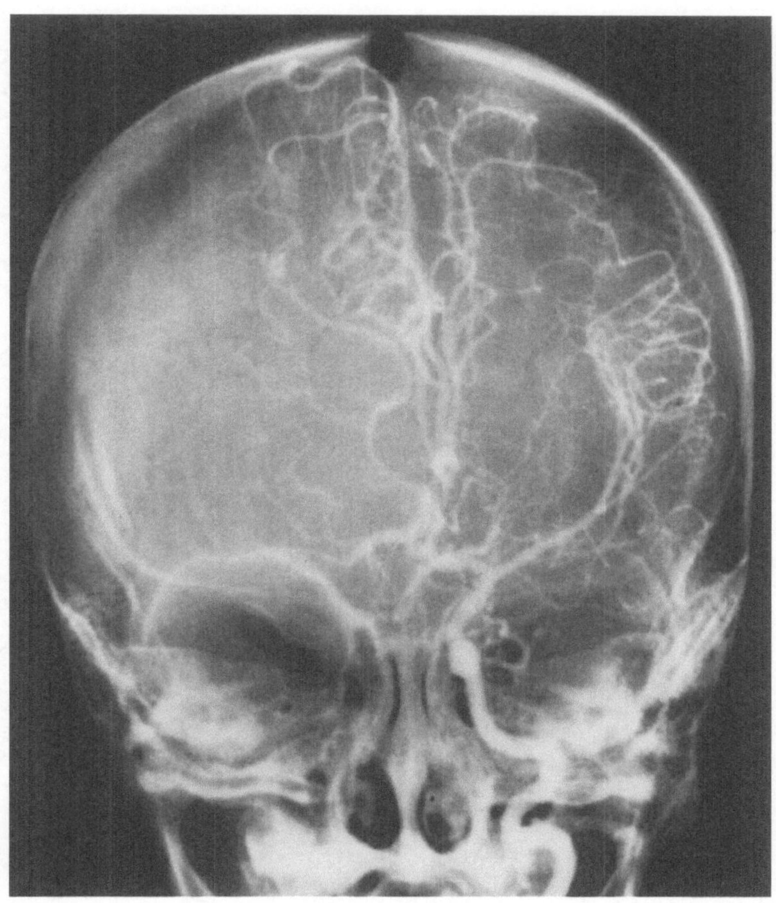

Abb. 47. Linksseitige Hirnatrophie: Verlagerung der A. cerebri ant. zur kranken Seite und Hypoplasie der linken A. cerebri media

keitsansammlung (meist ein Hämatom) handelt (Abb. 46/5). Bei occipital gelegenen Tumoren ist die Verlagerung der Aa. cerebri ant. und media im Vorderbild oft relativ gering. Eine Seitenverlagerung der A. cerebri ant. zur angiographierten Seite spricht dafür, daß der raumfordernde Prozeß auf der kontralateralen, d.h. auf der *nichtangiographierten Seite* zu suchen ist (Abb. 46/6). Bei beiderseits lokalisierten raumfordernden Prozessen — meist handelt es sich um ein beidseitiges subdurales Hämatom oder um beiderseits lokalisierte Metastasen — bleibt der Verlauf der Aa. cerebri ant. unbeeinträchtigt, d.h. sie verlaufen nach wie vor in der Medianebene.

Seitenbild. Für die weitere Lokalisation des raumfordernden Prozesses in anteroposteriorer Richtung sind die Seitenaufnahmen maßgeblich. Dabei ist das begleitende Hirnödem zu berücksichtigen, das die Lokalisation des Tumors erschweren kann. Zu beachten ist, daß stets die nächstliegenden Gefäßabschnitte am

stärksten verlagert werden, während weiter entfernte weniger disloziert sind. So sind die entlang der *Mantelkante* lokalisierten Prozesse besonders deutlich an einer Lageveränderung der *A. cerebri ant.* (Abb. 48), die mehr *lateral* gelegenen vorwiegend an einer solchen der *A. cerebri media* zu erkennen (Abb. 49).

Medial über dem Orbitadach sitzende Tumoren drängen die Pars circularis, den Orbitaabschnitt und das Knie der A. cerebri ant. (A 1, A 2, und A 3) nach hinten und oben (Abb. 48/1). Im Stirnpol gelegene Prozesse verlagern das Knie der Arterie (A 2 und A 3) nach hinten (Abb. 48/2). An der Mantelkante präzentral lokalisierte Prozesse verschieben den horizontalen Balkenabschnitt der A. pericallosa nach unten und hinten (Abb. 48/3). Tumoren der Zentroparietalregion verlagern diesen Abschnitt rein nach unten (Abb. 48/4) und parietooccipitale Tumoren die Endverzweigung der Arterie (A 5) nach unten und evtl. etwas nach vorn (Abb. 48/5). Eine ähnliche, wenn auch geringere Bewegung machen der

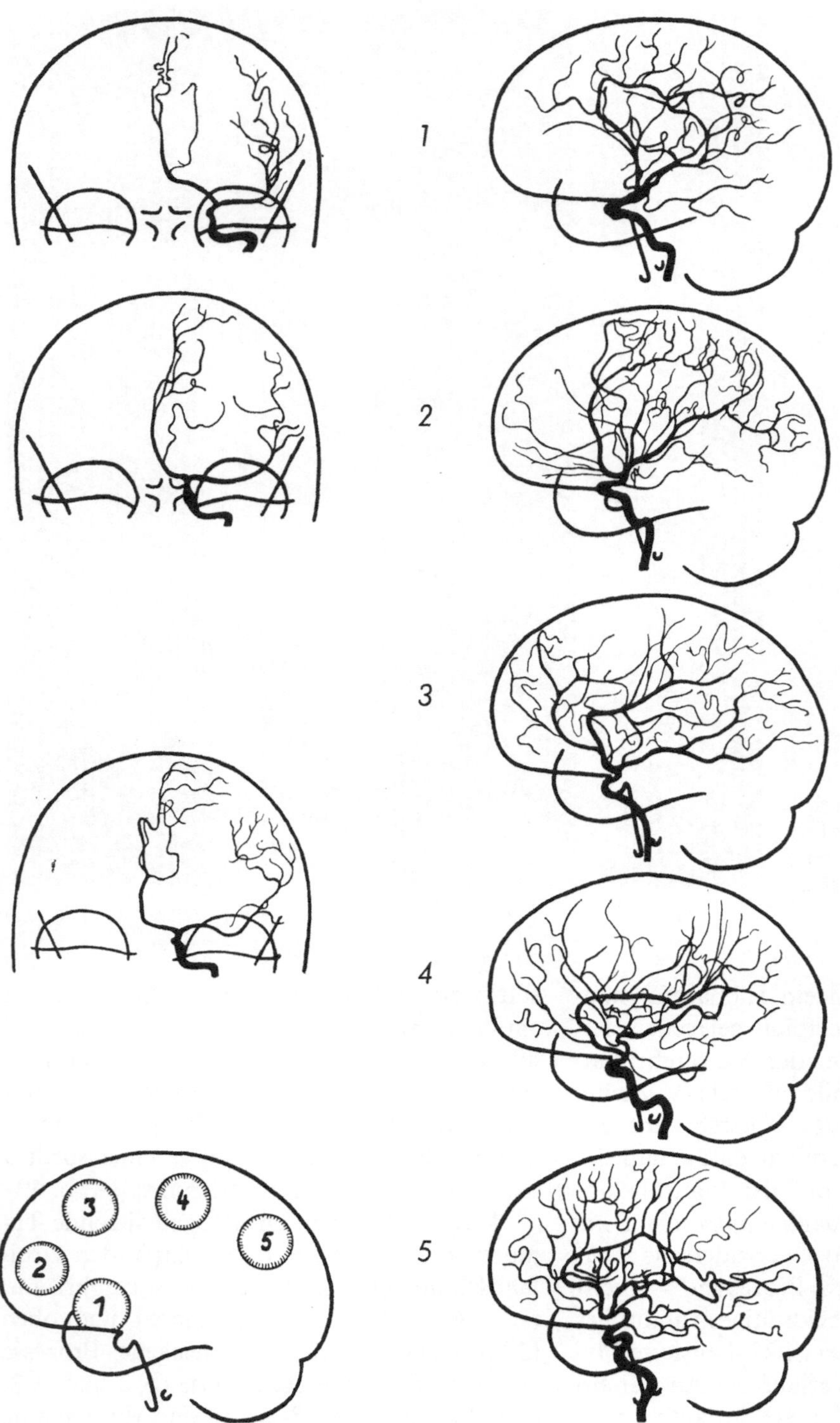

Abb. 48. Grundformen der Gefäßverlagerung bei Tumoren, die vorwiegend das Gebiet der A. cerebri ant. betreffen

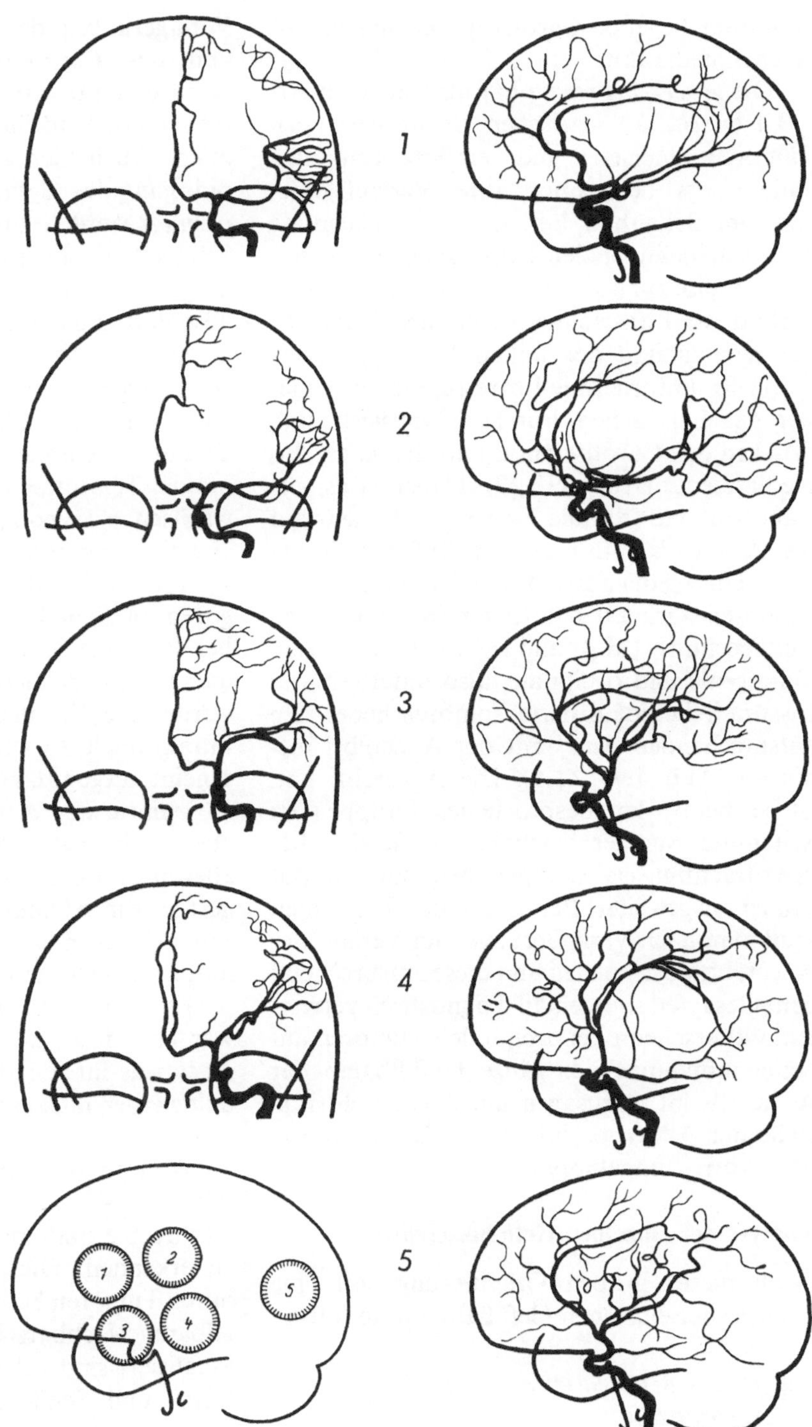

Abb. 49. Grundformen der Gefäßverlagerung bei Tumoren, die vorwiegend das Gebiet der A. cerebri media betreffen. *1* frontolateral; *2* Zentralwindung; *3* frontotemporal; *4* temporal; *5* occipital. *1* und *2* drücken die A. cerebri media nach unten, *3* nach hinten-oben (s. S. 98), *4* und *5* nach oben

entfernter liegende Carotissiphon und die A. cerebri media mit.

Die *A. cerebri media* hat man als eine Art „*Wasserscheide*" zwischen frontoparietalen Tumoren einerseits und temporooccipitalen andererseits bezeichnet. Ihre Verlaufsänderung im Seitenbild läßt die Unterscheidung zwischen diesen beiden Tumorgruppen in ähnlicher Weise zu, wie die A. cerebri ant. im Vorderbild die Entscheidung zwischen Tumoren der rechten und der linken Hemisphäre erlaubt. Raumfordernde Prozesse, die über oder vor der Sylviischen Furche lokalisiert sind, drücken den Carotissiphon und die A. cerebri media nieder (Abb. 49/1, 2). Dabei ist es verständlich, daß frontale Prozesse sich mehr auf die A. carotis int. und den Anfangsteil der A. cerebri media auswirken, während parietale Tumoren stärker den mittleren (M 2) oder den Endabschnitt (M 4 und M 5) beeinflussen. Temporale und occipitale, also unterhalb der Fissura Sylvii lokalisierte Tumoren heben den entsprechenden Abschnitt der A. cerebri media an (Abb. 49/3, 4, 5). Die A. cerebri ant. ist bei beiden letztbesprochenen Gruppen im Seitenbild weniger betroffen. Wird sie aber beeinträchtigt, ist sie angehoben bzw. ihr Bogen ist ausgeweitet. Bei occipitalen Blastomen muß man nach Veränderungen im Verlauf der A. cerebri post. suchen und diese entsprechend dem Gesagten sinngemäß diagnostisch verwerten. Oft erscheint bei occipitalen Tumoren auf Seitenaufnahmen der ganze Gefäßbaum der A. carotis int. sozusagen um die Durchtrittsstelle der A. carotis int. (C 3) als Drehpunkt nach vorn „umgekippt".

Analyse der einzelnen Gefäßabschnitte

Nach dieser groben Orientierung soll eine Analyse der einzelnen Gefäßabschnitte folgen.

Die großen Arterien im Angiogramm der A. carotis int.

A. carotis int.: Verlagerungen des *Halsabschnittes* der A. carotis int. können einmal durch raumfordernde Prozesse im Bereich des Halses bedingt sein (Glomus-caroticum-Tumoren, Zysten, Aneurysmen, Neurinome und maligne Tumoren), zum anderen durch raumfordernde Prozesse im Bereich des Bodens der hinteren Schädelgrube (Meningeome, Tumoren des Glomus jugulare, Chordome u.a.). Bei

Verlagerungen des *Ganglionabschnittes* (C 5) und des *Cavernosus-Abschnittes* (C 4) der A. carotis int. wird in der Regel auch der Carotissiphon verdrängt und entsprechend deformiert. Auch hier gilt, daß bei stärkerer Verdrängung das Gefäß mehr oder weniger *komprimiert* werden kann. Tumoren, die von der Schädelbasis ausgehen, aber auch extradurale Trigeminusneurinome, können den Ganglionabschnitt und den Cavernosus-Abschnitt meist gemeinsam mit dem Carotissiphon nach oben verdrängen, wobei die A. ophthalmica ausgezogen erscheint (Abb. 50a). Durch paraselläre Tumoren (Chondrome, Chordome, Epidermoide, Teratome, aber auch nach lateral vorwachsende Hypophysentumoren) können der Ganglionabschnitt und der Cavernosus-Abschnitt der A. carotis int. herabgedrängt, also gegen die Schädelbasis verlagert werden, wobei der obere Siphonschenkel und meist auch die A. cerebri media nach oben verschoben werden. Der Carotissiphon wird „geöffnet", der intrakraniale Abschnitt der A. carotis int. erscheint ausgewalzt (Abb. 50b). Die genannten Abschnitte der A. carotis int. können dabei aber auch nach medial oder nach lateral — allerdings nur in geringem Ausmaß — verlagert sein in Abhängigkeit davon, ob der Prozeß mehr nach lateral wächst (Hypophysentumoren) oder in umgekehrter Richtung.

Es muß nachdrücklich darauf hingewiesen werden, daß alle Lageveränderungen der A. carotis int. mit besonderer Vorsicht beurteilt werden müssen, da ihr Verlauf nicht unerheblich variiert.

Wichtig sind die Verlagerungen, die der *Zisternen-Abschnitt* des Carotissiphon (C 2) erfährt. Sie sind am besten auf dem Seitenbild zu erkennen. Diese Verschiebungen können durch Tumoren bedingt sein, die in der unmittelbaren Nachbarschaft, also im Sellabereich, lokalisiert sind oder durch Fernwirkung von Stirn- und Schläfenlappenprozessen. Präselläre, frontale und zentrale Tumoren drücken den Zisternenabschnitt des Siphon nach hinten und herab und damit sein Knie (C 3) zusammen. Para-, supra- und retroselläre, vor allem aber temporale Blastome heben den oberen Siphonschenkel an und „strecken" damit den Siphon selbst. Bei sellanahen Prozessen, die die A. carotis int. anheben, kann man manchmal einen Hochstand des Abganges der A. ophthalmica sehen, wodurch die normaler-

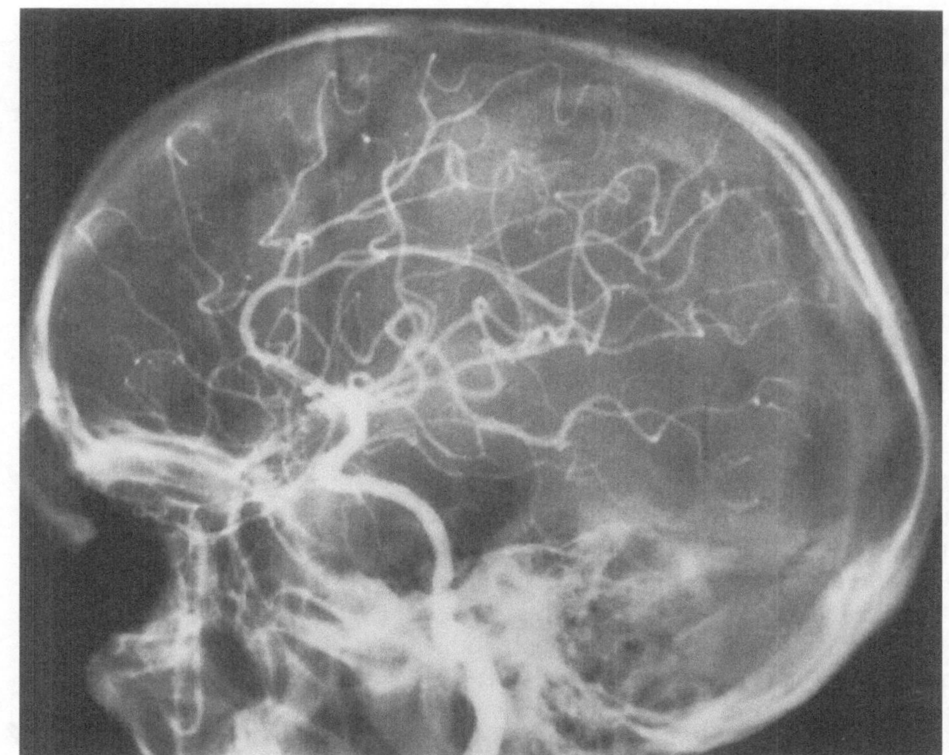

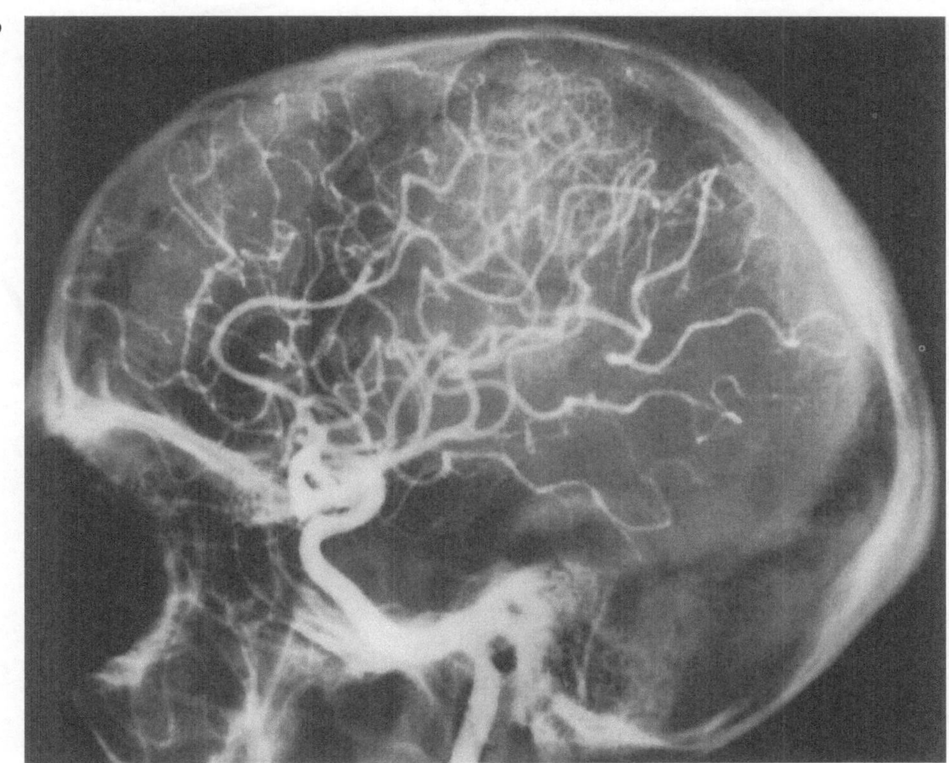

Abb. 50a u. b. Verlagerung des extraduralen Abschnittes der A. carotis int. a) durch ein Trigeminusneurinom nach oben und b) durch einen nach lateral vorwachsenden Hypophysentumor nach unten

weise gestreckt verlaufende Arterie abgeknickt wird. Die Veränderungen des Zisternen-Abschnittes des Carotissiphon sind gewöhnlich mit solchen der Carotisgabel verbunden und werden deshalb bei dieser noch ergänzend beschrieben (s. unten und Abb. 53).

Carotisgabel. Die Carotisgabel (C 1, A 1, M 1) ist besonders für den Anfänger leichter auf dem *Vorderbild* zu beurteilen. Selbstverständlich ist es aber auch hierbei erforderlich, aus den Aufnahmen in beiden Ebenen ein räumliches Bild zu gewinnen, was allerdings an das Vorstellungsvermögen beträchtliche Anforderungen stellen kann. Im Vorderbild erscheint die Carotisgabel als ein etwa vertikal aufsteigender Stamm (C 1) mit je einem nach medial und nach lateral abgehenden Ast, der *Pars circularis der A. cerebri ant.* (A 1) und dem *Keilbeinabschnitt der A. cerebri media* (M 1). Alle Teile der Carotisgabel können mehr oder weniger geschwungen verlaufen, besonders bei Arteriosklerose und bei weiten basalen Zisternen im Rahmen einer Hirnatrophie. Für die Tumorlokalisation wichtig sind Verschiebungen der beiden Gabelarme, wie sie bereits bei der allgemeinen Betrachtung des Arteriogramms auffielen (Abb. 46). Mediane sellanahe Prozesse heben den Chiasma-Abschnitt (Pars circularis) der A. cerebri ant. an (Abb. 51/2, 52). Einseitige Stirnhirntumoren drängen die Gabeläste herab und auseinander, so daß diese gespannt bzw. gestreckt erscheinen und mehr oder weniger eingeengt sind (Abb. 51/3). Ähnlich ist das Bild der Carotisgabel beim Hydrocephalus, ohne daß die A. cerebri ant. über die Mittellinie verschoben ist.

Weiter hinten in der Tiefe der Stammganglien sitzende Geschwülste führen zu der sog. Pilzform der Carotisgabel (Abb. 51/4). Diese Form der Gabel kommt allerdings gelegentlich auch bei occipitalen Blastomen oder als anatomische Variante vor. Schläfenlappentumoren heben den lateralen Gabelast, d.h. den Anfangsabschnitt der A. cerebri media verschieden stark an (Abb. 51/5, 54).

Zur Beurteilung der Carotisgabel auf *Seitenbildern* muß man sich zunächst das Normalbild in Erinnerung rufen, das infolge Übereinanderprojektion verschiedener Gefäßabschnitte schwieriger zu deuten ist. Der Endabschnitt der A. carotis int. (C 1) ist auch bei der Seitenprojektion verhältnismäßig gut zu

96

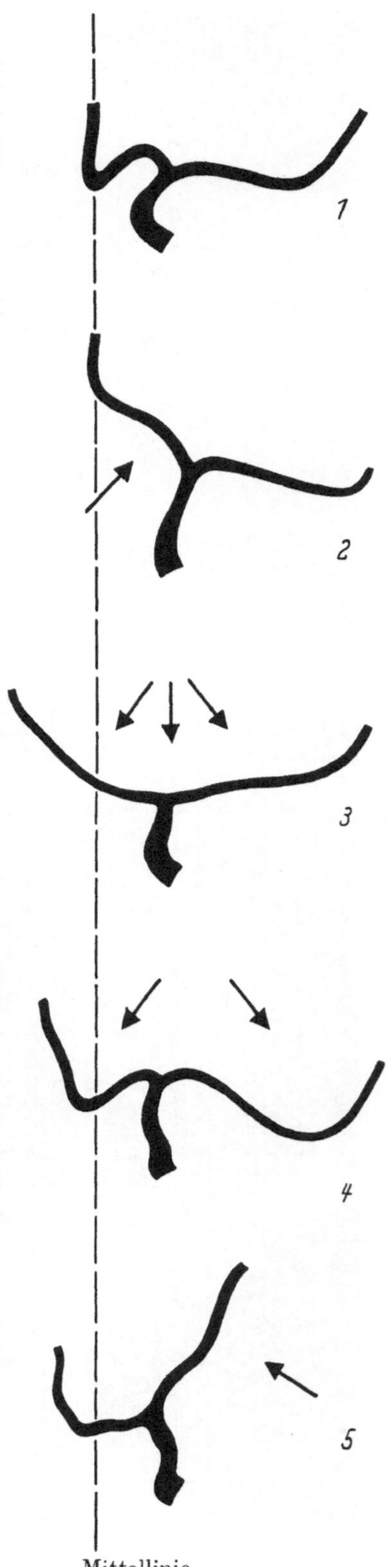

Abb. 51. Schematische Darstellung der Carotisgabel im Vorderbild. *1* normal; *2* Anhebung von A 1 durch einen präsellären Tumor; *3* Auswalzung der Gabel durch einen Stirnhirntumor; *4* Pilzform bei einem frontalen Tumor, der in das Stammgangliengebiet reicht; *5* Schläfenlappentumor

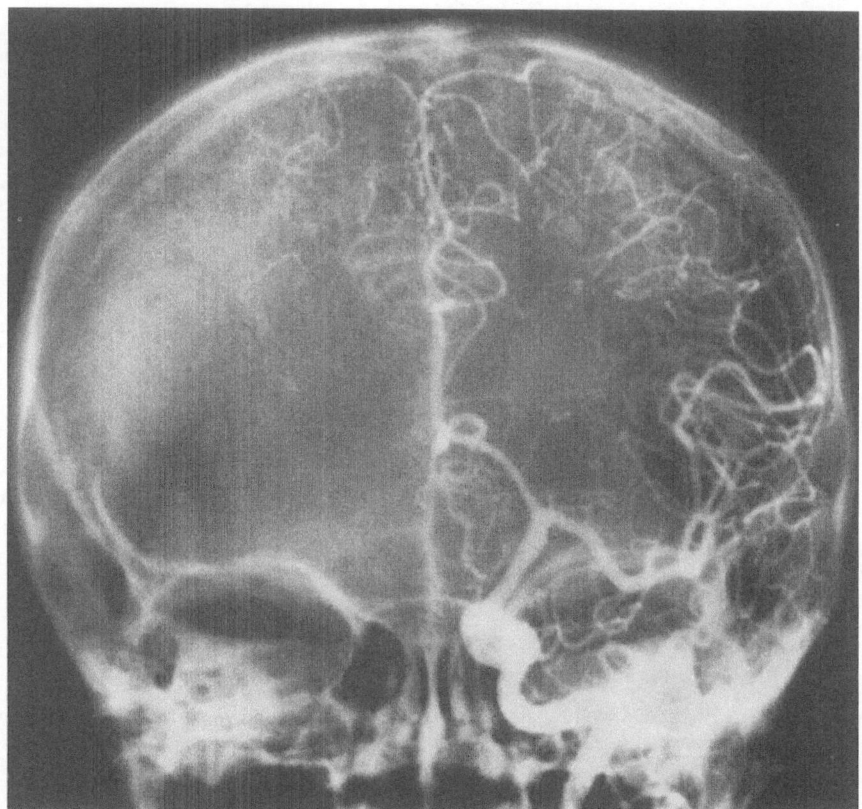

Abb. 52. Verlagerung der Pars circularis der A. cerebri ant. durch ein Meningeom des Tuberculum sellae

erkennen. Für diese Projektion ungünstig verläuft jedoch die Anfangsstrecke der A. cerebri ant. (A 1) und der A. cerebri media (M 1). Die A. cerebri media macht hinter dem kleinen Keilbeinflügel einen nach vorn leicht konvexen Bogen, der etwa in einer Horizontalebene liegt (Abb. 37). Sein äußerer und innerer Schenkel projizieren sich daher übereinander. Zusätzlich kommt es noch zu einer Überlagerung mit der A. cerebri ant. (Abb. 53/1). FISCHER (1938, 1939) spricht daher von der „verdeckten Carotisgabel". Durch eine etwas veränderte Projektionsrichtung, durch leichte Varianten im physiologischen Verlauf, beim Hydrocephalus, vor allem aber durch Gefäßverlagerung bei Tumoren verschiedener Lokalisation kann diese Verdeckung aufgehoben werden („Öffnung" der Carotisgabel). Man kann dann sowohl die Pars circularis der A. cerebri ant. als auch den Anfangsabschnitt der A. cerebri media frei übersehen. Dieses Bild kann grundsätzlich durch zwei Vorgänge verursacht sein: Bei *frontalen Tumoren* (Besonders mit Hernie in die Cisterna fossae Sylvii) kann der Mediabogen (M 1) nach hinten und nach unten verschoben werden (Abb. 53/2). Dann sieht man von oben auf die Carotisgabel. Die beiden Gabeläste A 1 und M 1 bilden bei diesen Tumoren einen stumpfen Winkel. Das Knie des Carotissiphon (C 3) wird zusammengedrückt. Bei *Schläfenlappentumoren* werden der Bogen der A. cerebri media und das Knie des Carotissiphon durch den Druck nach oben ausgezogen und geöffnet. Man sieht von unten und außen in den Bogen hinein. Der Winkel zwischen dem Anfangsabschnitt der A. cerebri ant. (A 1) und dem vertikal nach oben ziehenden Keilbeinabschnitt der A. cerebri media (M 1) wird spitz (Abb. 53/3).

Bei extracerebralen *frontotemporalen Tumoren* sind die Verhältnisse begreiflicherweise besonders kompliziert. Hier kommt es zu einer Kombination der beiden eben geschilderten Verlagerungsvorgänge.

Topographisch findet folgende Verschiebung statt: Der supraklinoidale Abschnitt des Carotissiphon wird bei stärkerer frontaler Entwicklung des Tumors nach innen und unten gedrängt, bei stärkerer temporaler Ausdehnung aufgerichtet. Der Endabschnitt der A. carotis int. und der Anfangsanteil der A. cerebri media ziehen über die innere

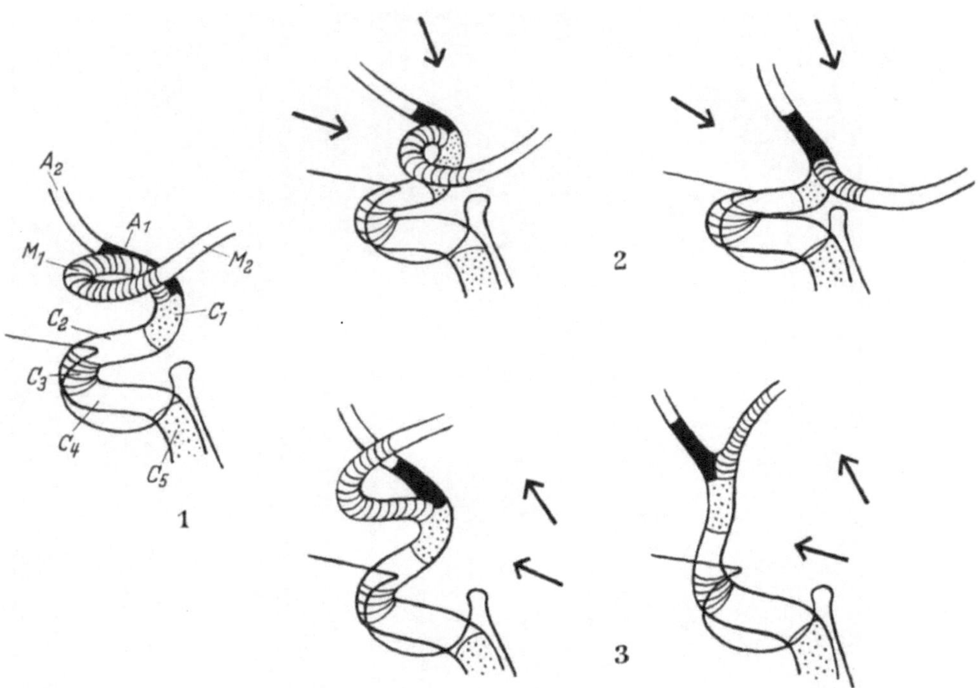

Abb. 53. Schematische Darstellung der Carotisgabel im Seitenbild. *1* normal; *2* verschiedene Grade der Gabelöffnung bei frontalen Prozessen; *3* verschiedene Grade der Gabelöffnung bei temporalen Prozessen

hintere Tumoroberfläche bogenförmig nach oben. Im weiteren Verlauf wird die A. cerebri media durch die Anteile des Tumors, die bereits in der mittleren Schädelgrube liegen, von basal her angehoben. Normalerweise verläuft der Anfangsanteil der A. cerebri media parallel zum kleinen Keilbeinflügel. Durch einen Tumor, der dem kleinen Keilbeinflügel aufsitzt, wird die A. cerebri media nach medial oben und hinten verlagert.

Das arteriographische Vorderbild dieser extracerebralen frontotemporalen Tumoren entspricht dem eines vorderen Schläfenlappentumors (Abb. 54a). Der Keilbeinabschnitt der A. cerebri media ist aus seiner horizontalen Lage stark hochgehoben, so daß er von seinem Ursprung nicht nach lateral, sondern nach oben zieht, um in einem basal konkaven Bogen allmählich in den Inselabschnitt (M 2) einzubiegen. Auf dem Seitenbild (Abb. 54b) sind der Endabschnitt der A. carotis int. (C 1) und der Anfangsanteil der A. cerebri media (M 1) steil hochgezogen. Im weiteren Verlauf biegt die A. cerebri media ziemlich scharf in die Horizontale und bleibt angehoben. Sitzt der Tumor weiter temporal, wird der supraklinoidale Abschnitt des Carotissiphon zusammen mit dem Endabschnitt der A. carotis int. hochgezogen, so daß der Carotissiphon geöffnet erscheint.

A. cerebri media. Für alle temporalen raumfordernden Prozesse ist die Anhebung der A. cerebri media charakteristisch. Dabei kann das Vorderbild allein schon eine genaue Lokalisation innerhalb des Schläfenlappens zulassen. Die im Schläfenlappenpol sitzenden Tumoren, besonders die frontotemporal lokalisierten, wie die Keilbeinflügelmeningeome, schieben vorwiegend den Keilbeinabschnitt der A. cerebri media (M 1) nach oben, während der Inselabschnitt (M 2) nicht oder weniger betroffen ist (Abb. 55/1). Geschwülste, die sich im mittleren Schläfenlappen entwickeln, verschieben die A. cerebri media nach vorn medial und oben. Daher zeigt sie auf dem Vorderbild einen schräg nach außen oben gerichteten Verlauf (Abb. 55/2). Tumoren des mittleren und hinteren Schläfenlappens wirken sich auf den Keilbeinabschnitt verhältnismäßig wenig aus, drängen aber den Inselabschnitt nach medial (Abb. 55/3).

Eine allgemeine Beschreibung der entsprechenden Veränderungen im *Seitenbild* wurde bereits gegeben (S. 93 und 96). Bei einer ins einzelne gehenden Analyse kann man feststellen, daß *vordere* Schläfenlappentumoren den Bogen des Carotissiphon und die Carotisgabel maximal *öffnen* (Abb. 53/3 rechts).

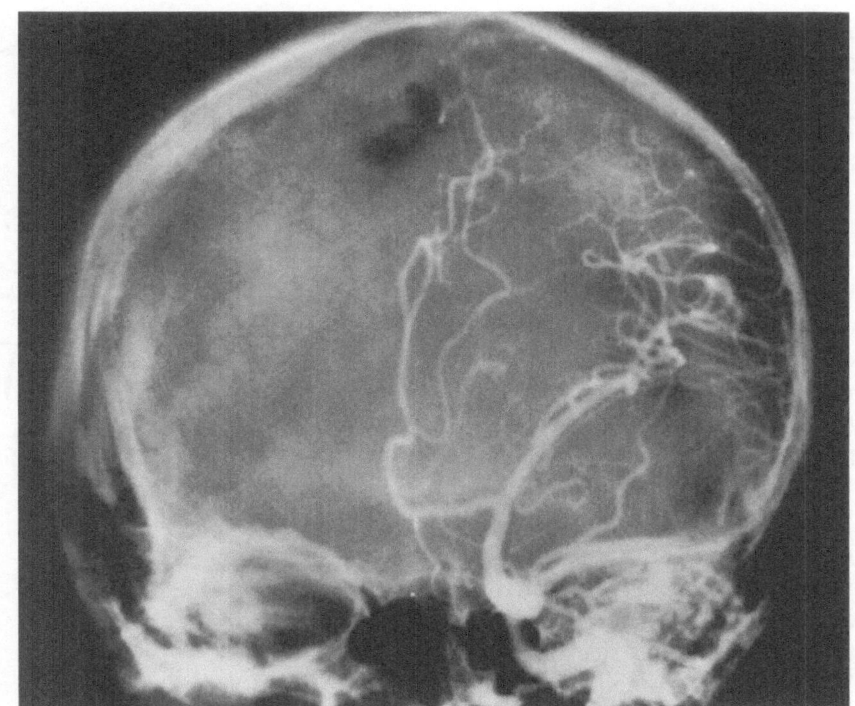

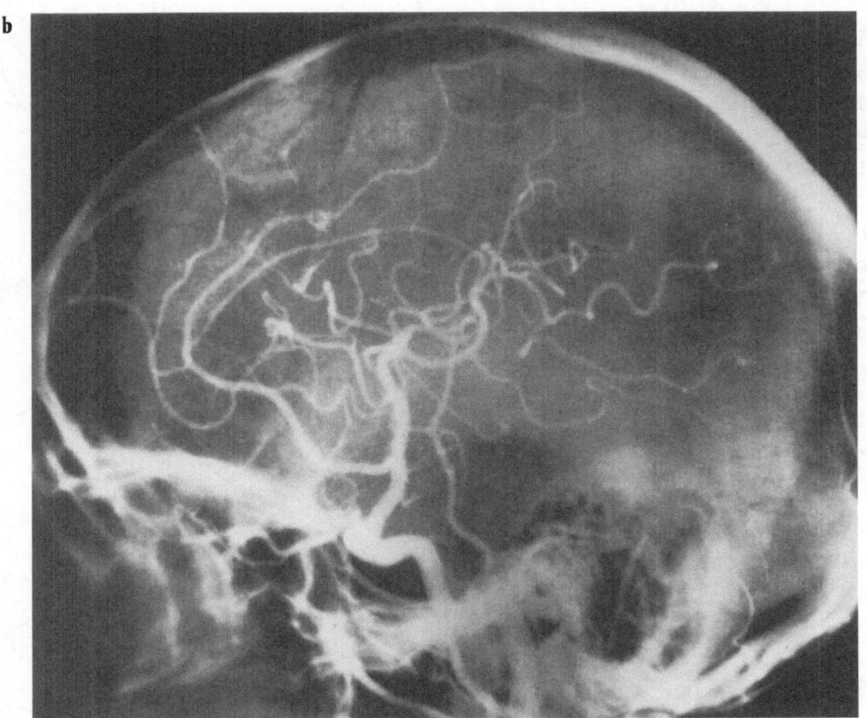

Abb. 54a u. b. Fronto temporaler Tumor (Keilbeinmeningeom)

Dabei wird der Keilbeinabschnitt der A. cerebri media stark angehoben, während die weiter occipital gelegenen Gefäßabschnitte weniger von dem Vorgang betroffen sind. Hintere Temporallappentumoren wirken sich auf Carotisgabel und Keilbein- und Inselabschnitt der A. cerebri media *weniger* aus (Abb. 53/3 links), heben aber besonders die *Endverzweigung* der A. cerebri media an. Diese Tumoren sind im Seitenbild wesentlich besser zu erkennen als in der Vorderansicht. Hinzuzufügen wäre, daß gelegentlich die Zweige der A. cerebri media *gespreizt* werden (Abb. 56). Eine Spreizung erfolgt besonders bei tiefsitzenden und zwischen den Zweigen liegenden Gliomen. Gelegentlich kann auch das Meningeom der Fissura Sylvii ein ähnliches Bild erzeugen.

Im Gegensatz dazu zeigen Tumoren der Konvexität, des Stirnhirns und des vorderen Scheitellappens eine Senkung des Inselabschnittes (M 2) der A. cerebri media und eine Streckung mit Aufhebung der Schlängelung in dieser gesamten Gefäßgruppe.

Für tiefsitzende raumfordernde Prozesse der Zentralregion ist ein Auseinanderrücken der aufsteigenden Mediazweige (M 3) sehr charakteristisch. Da sie gleichzeitig gestreckt werden, zeigen sie einen ungewohnt parallelen Verlauf.

Tumoren der hinteren Parietalregion drükken den hinteren Anteil der Sylviischen Gruppe basalwärts. Infolge dieser Massenverschiebung wird der vordere Schläfenlappen vorwärts und aufwärts verlagert. So kann ein Tumor dieser Region vorgetäuscht werden.

Tumoren in der Occipitalregion drängen die hinteren Zweige der A. cerebri media und der A. cerebri ant. gemeinsam nach oben und nach vorn. Dadurch kippt der gesamte Carotisbaum nach vorn, wobei der Siphon den Drehpunkt darstellt.

A. cerebri ant. In der weiteren Analyse der einzelnen Gefäßabschnitte sind das Knie, der Orbitaabschnitt und der Balkenabschnitt der A. cerebri ant. (A 2, A 3, A 4) wichtig. Die Veränderungen im *Seitenbild* durch falxnahe Tumoren zwischen Orbitadach und Occipitalregion sind schon beschrieben worden (s. S. 91). So kommt es bei Meningeomen der Olfaktoriusrinne (Abb. 57) durch den lokalen Druck zu einer Rück- und Aufwärtsverlagerung der Pars circularis und des Orbitaab-

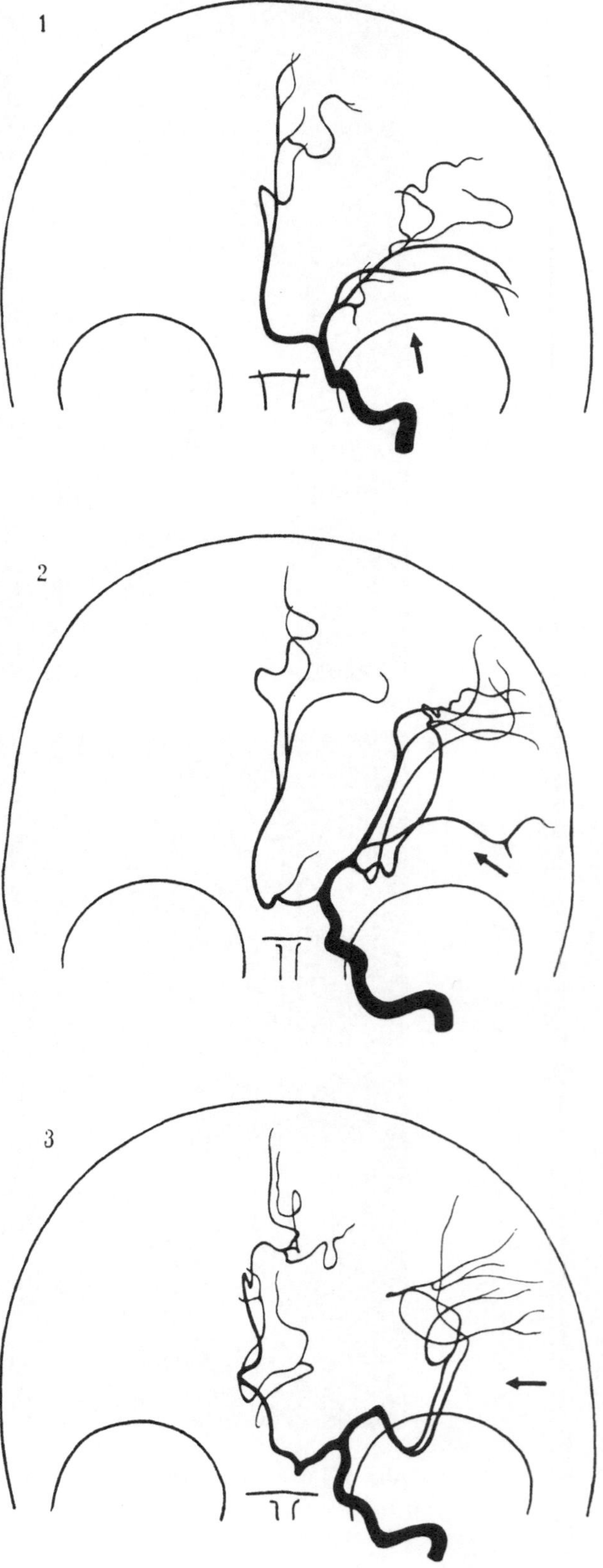

Abb. 55. Schematische Darstellung der Verlagerung der A. cerebri media im Vorderbild: 1 Tumoren des Schläfenpols, 2 Tumoren des mittleren, 3 Tumoren des hinteren Schläfenlappens

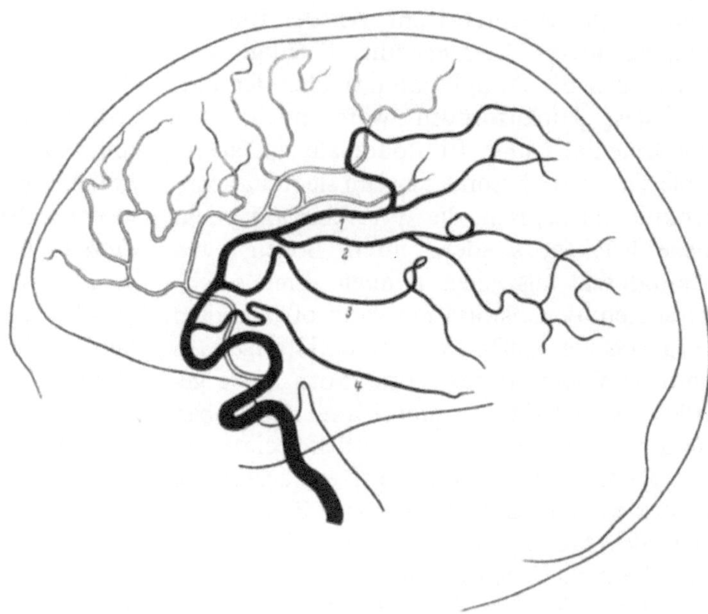

Abb. 56. Spreizung der Zweige der A. cerebri media bei tiefsitzendem temporalem Gliom

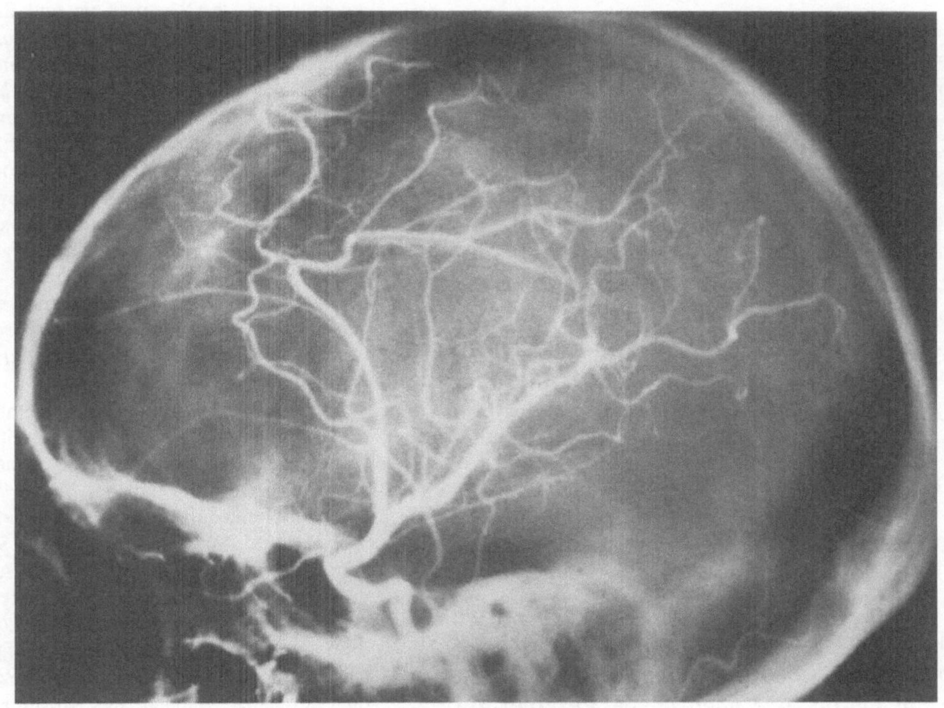

Abb. 57. Verlagerung der A. cerebri ant. durch ein Olfaktoriusmeningeom: Rück- und Aufwärtsverdrängung der A. cerebri ant. (vgl. Abb. 48/1)

schnittes der A. cerebri ant. An der Blutversorgung dieser Meningeome beteiligt sich meist auch die A. ophthalmica über Rr. ethmoidales. Hinzuzufügen wäre noch, daß frontomediale und frontodorsale intracerebrale Tumoren, besonders wenn sie in das Balkenknie einwachsen, die A. cerebri ant. nicht niederdrücken, sondern ihren Bogen nach frontodorsal ausweiten können. Eine solche intracerebrale Lokalisation kann oft aus dem Vergleich von Luft- und Gefäßbild abgelesen werden: Während das Vorderhorn niedergedrückt ist, ist die A. cerebri ant. nach oben ausgebuchtet oder nicht wesentlich beeinträchtigt. Demgegenüber verlagern extracerebrale Tumoren dieser Lokalisation — z.B. ein parasagittales Meningeom — sowohl Arterie als auch Ventrikel nach unten.

Wichtig ist das *Seitenbild* der A. cerebri ant. für die Erkennung des Hydrocephalus. Er muß dafür allerdings schon einen gewissen Grad erreicht haben. Dann kann man ihn aus der Ausweitung des Bogens der A. cerebri ant. bzw. pericallosa ableiten. Das Gefäß ist — wie auch alle anderen Arterien beim *Hydrocephalus* — „gespannt" (Abb. 58a). Eine ähnliche Kontur, die zu einer Verwechslung führen könnte, kann bei Hypoplasie der A. pericallosa entstehen, wenn die A. callosomarginalis die Fortsetzung des Anteriorbogens zu bilden scheint. Die A. cerebri media kann beim beidseitigen *Hydrocephalus* occlusus im Anfangsanteil in einem leicht dorsal konvexen Bogen verlaufen, was nicht zur Fehldiagnose eines Schläfenlappentumors verleiten darf (s. S. 94).

Beim Balkenmangel steigt die A. cerebri ant. steil an, so daß sie ein eigentliches Knie (A 3) gar nicht bildet.

Von Bedeutung ist die spezielle Beurteilung der A. cerebri ant. im *Vorderbild*. Es wurde bereits bei der allgemeinen Übersicht darauf hingewiesen, wie wichtig die Verlagerung der A. cerebri ant. über die Mittellinie ist. Man darf damit aber nicht eine Mitfüllung der kontralateralen A. cerebri ant. verwechseln. Auch einzelne über die Mittellinie übergreifende Gefäßschlingen beobachtet man bei besonders starker Schlängelung sklerotischer Gefäße (Abb. 112). Unbeabsichtigte Schrägprojektionen infolge leichter Drehung des Kopfes zur nichtangiographierten Seite täuschen eine Verlagerung der A. cerebri ant. zur Gegenseite

vor. Man sieht dann etwas von der Seite in den Anteriorbogen hinein.

Eine Verlagerung der A. cerebri ant. kann sehr gering sein oder auch fehlen bei Tumoren ohne Hirnödem und allgemeine Massenverschiebung, ebenso bei *median* und *occipital* gelegenen Geschwülsten, bei *doppelseitigem subduralem Hämatom,* bei Tumoren in *beiden Hemisphären* und auch beim *Alterstumor,* d.h. bei gleichzeitig bestehender *Hirnatrophie.* Eine erhebliche einseitige Hirnatrophie führt zu einer Verlagerung der Mittellinie und damit auch der A. cerebri ant. in Richtung auf den schrumpfenden Prozeß. Dadurch kann ein raumfordernder Prozeß der Gegenseite vorgetäuscht werden (Abb. 47).

E. FISCHER-BRÜGGE (1950) hat die Art der Verschiebung der A. cerebri ant. und ihrer Zweige im Vorderbild des Carotisangiogramms bei raumfordernden Prozessen unterschiedlicher Lokalisation untersucht. Er hat mehrere Kriterien angegeben, die auf eine Lokalisation des Prozesses „nahe" oder „fern" vom Knie und Balkenabschnitt der A. cerebri ant., d.h. vom medialen Anteil des Stirnlappens schließen lassen. Als *Fernzeichen* hat er das positive *Falxzeichen,* das positive *Frontopolarzeichen,* die vermehrte *Schlängelung* sowie die *Dissoziation* und die *Parallelverschiebung* der A. cerebri ant. und ihrer Zweige angegeben. Als Nahzeichen wertete er die bogenförmige Verlagerung der gestreckt verlaufenden A. cerebri ant. und ihrer Zweige, deren fehlende Dissoziation, das negative Falx- und Frontopolarzeichen sowie die aufgehobene Schlängelung. Neuere Untersuchungen haben ergeben, daß von diesen Zeichen nur die Parallelverschiebung und die bogenförmige Verlagerung der A. cerebri ant. als Kriterien für die Lokalisation des Prozesses herangezogen werden können (Abb. 59).

Unter *Parallelverschiebung* versteht man eine Verlagerung der A. cerebri ant. zur Gegenseite, die parallel zur Mittellinie erfolgt. Sie spricht mit einer gewissen Wahrscheinlichkeit dafür, daß der Tumor „fern" vom Knie und vom Balkenabschnitt der A. cerebri ant. bzw. vom medialen und dorsalen Abschnitt des Stirnhirns liegt. Bei Schrägstellung der Falx werden die A. cerebri ant. und ihre Zweige gemeinsam zur Gegenseite verdrängt, so daß sie sich gegenseitig überlagern. Diese *„bogenförmige"* Verdrängung kann als „Nahzeichen" aufgefaßt werden und spricht für eine Lokalisation des Prozesses im medialen oder dorsalen Bereich des Stirnhirns (s. S. 90 und Abb. 13, 59).

Eine kurze Erörterung verdienen noch die *Endaufzweigungen* der A. cerebri ant. und der A. cerebri media (A 5 und M 5). Sie sind vorwiegend im Seitenbild zu beurteilen, auf dem sie sich in der hinteren Parietalregion z.T. überlagern. Diese Gegend erscheint dadurch bereits physiologisch besonders „gefäßreich" zu sein, so daß leicht Irrtümer auftreten können.

102

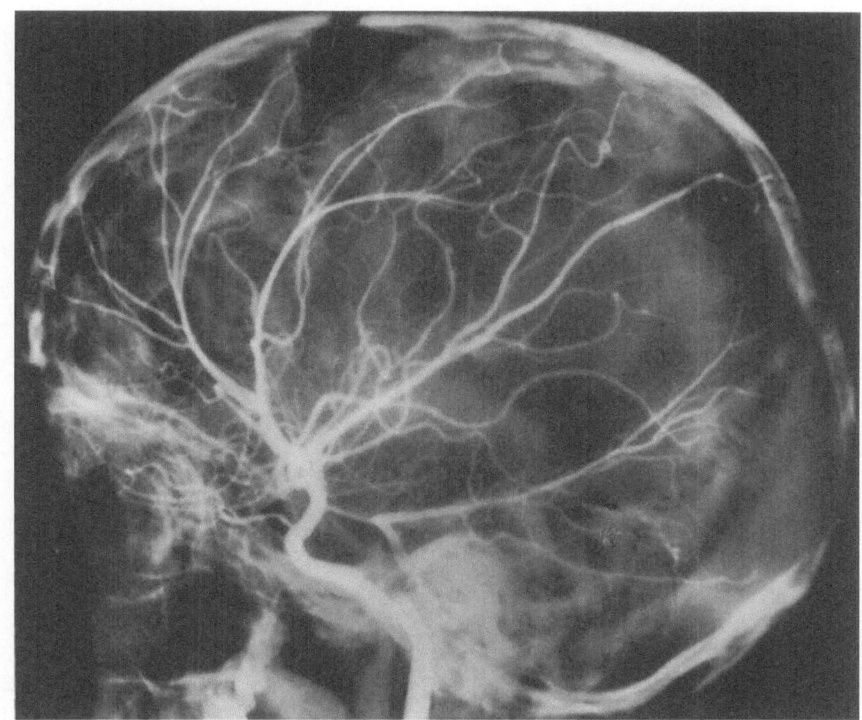

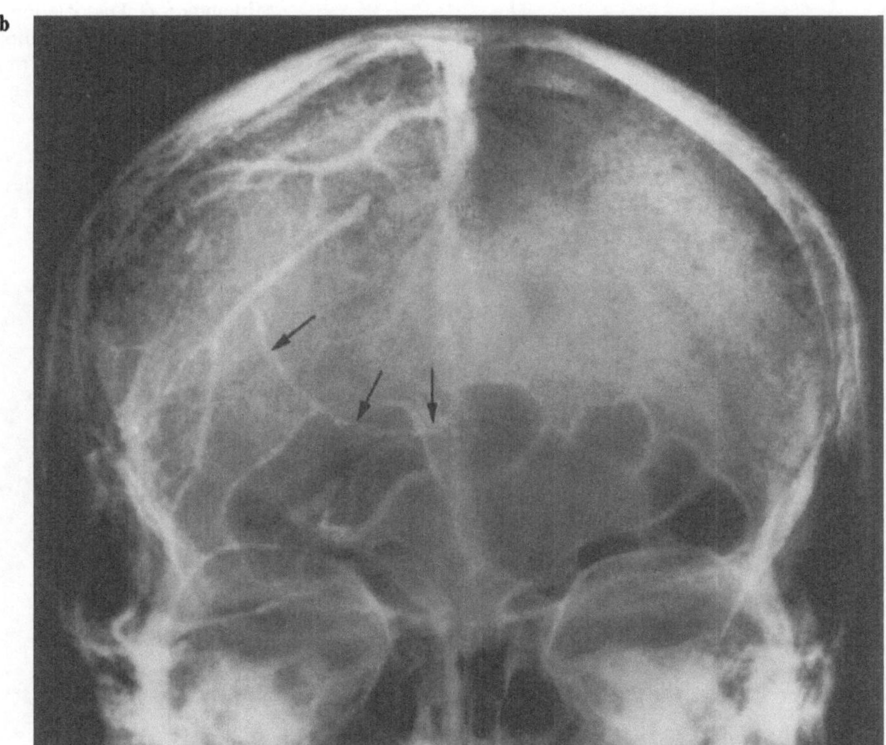

Abb. 58. a) Arterielle Phase des Angiogramms der A. carotis int. beim Hydrocephalus: Erhebliche Ausweitung des Bogens der A. cerebri ant. Die A. cerebri media und die A. cerebri post. sind gespannt. b) Großbogiger Verlauf der V. thalamostriata im ap-Bild der venösen Phase

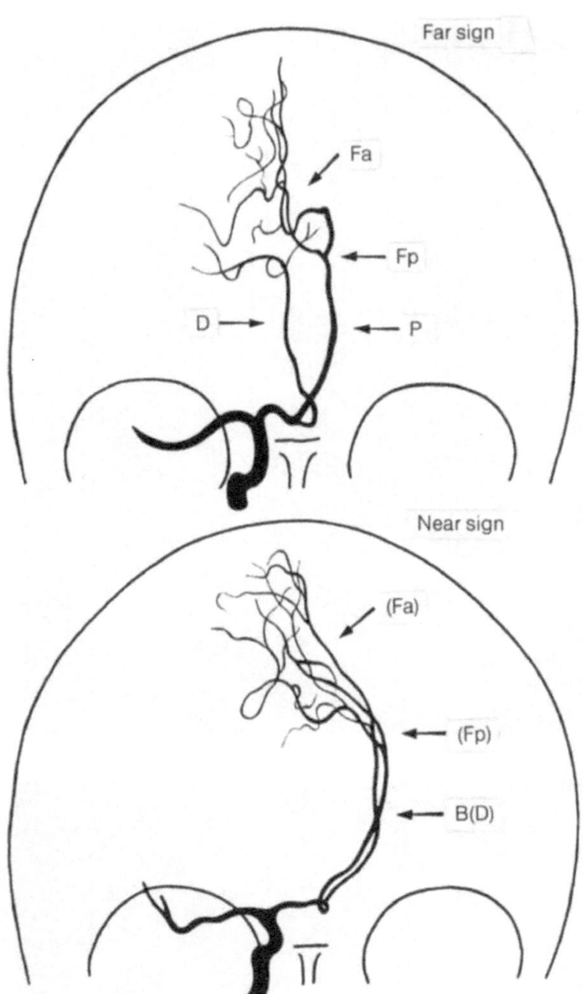

◁ Abb. 59. Fern- und Nahzeichen bei Verlagerung der A. cerebri ant. *Fa* positives Falxzeichen; *Fp* positives Frontopolarzeichen; *P* Parallelverschiebung über die Mittellinie; *D* Dissoziation. *(Fa)* negatives Falxzeichen; *(Fp)* negatives Frontopolarzeichen; *(D)* fehlende Dissoziation; *(B)* bogenförmige Verlagerung über die Mittellinie

Abb. 60. Bogenförmige Verlagerung des Ramus communicans post. und des Anfangsabschnittes der A. cerebri post. nach unten als Zeichen eines temporalen Druckkonus
▽

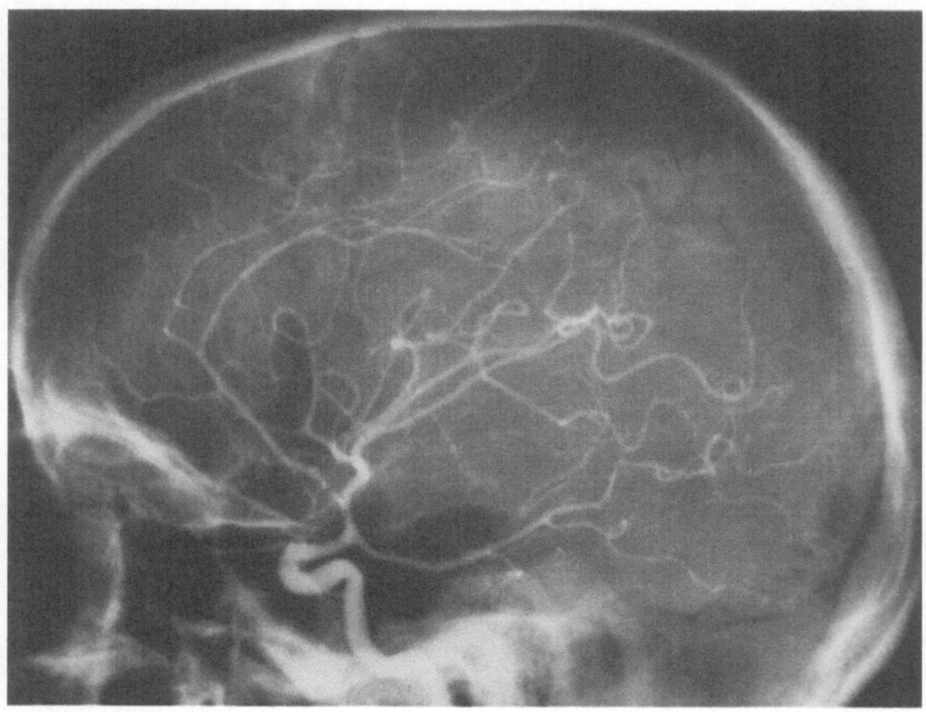

Die A. cerebri post., eigentlich ein Ast der A. basilaris, füllt sich über den Ramus communicans post. in etwa 20% der Carotisangiogramme. Der bei temporalen und parietalen Tumoren vorkommende temporale Druckkonus in den Tentoriumschlitz kann angiographisch am Verlauf des Ramus communicans post. und der A. cerebri post. erkannt werden (Abb. 60).

Die Arterien im Angiogramm der A. vertebralis

Die A. vertebralis kann schon im Bereich ihres Halsabschnittes durch raumfordernde Prozesse verdrängt werden. Am häufigsten geschieht dies durch z.T. intra- und z.T. extraspinal liegende Neurinome (sog. Sanduhr-Tumoren) (Abb. 61).

Das relativ geringe Volumen des infratentoriellen Raumes und die geringen Ausweichmöglichkeiten seines Inhaltes gestatten nur eine begrenzte Verlagerung der Gefäße bei raumfordernden Prozessen. Eine Massenverschiebung ist nur durch den Tentoriumschlitz und das Foramen magnum möglich. Beim Hydrocephalus occlusus entfällt die Verlagerung durch den Tentoriumschlitz nach oben.

Raumfordernde Prozesse am *Clivus* (Meningeom, Chordom) heben die *A. basilaris* ab. Reicht der Prozeß bis zum Foramen occipitale magnum, sind auch die Endabschnitte der Aa. vertebrales angehoben, darüber hinaus aber auch auseinandergedrängt, so daß sie gleichsam den Tumor umfassen (Abb. 62).

Ein Hochstand der A. basilaris und ein Auseinanderweichen der Endabschnitte der A. vertebralis kann aber auch durch eine *basiläre Impression* bedingt sein.

Abweichungen der A. basilaris aus der Medianebene müssen mit großer Vorsicht beurteilt werden, besonders wenn sie die einzige Veränderung sind. Sie können ebenso wie erhebliche Asymmetrien der Lage und der Form der Endabschnitte der A. vertebralis Ausdruck einer *anatomischen Variante* sein. Wichtig dagegen ist die Lage der Teilungsstelle der A. basilaris, die unter normalen Bedingungen eine Mittelstellung einnimmt.

Eine Verlagerung der A. basilaris nach vorn unten, d.h. ihr Heranrücken bis dicht an den Clivus und das Dorsum sellae, findet sich bei Tumoren des Kleinhirns und des Hirnstammes. Sie ist aber kein verläßliches Zeichen für einen raumfordernden Prozeß.

Ein Herabsteigen der Schleife der *A. cerebelli inf.* unter das Niveau des Foramen occipitale magnum ist in der Regel Ausdruck eines *Tonsillentiefstandes,* d.h. einer Herniation in das Foramen occipitale magnum. Ein derartiges Verhalten kann gelegentlich aber auch Ausdruck einer anatomischen Variante oder von arteriosklerotischen Veränderungen sein.

Raumfordernde Prozesse des *Kleinhirnbrückenwinkels* verdrängen die A. cerebelli sup. und noch stärker die A. cerebelli inf. ant., was im sagittalen halbaxialen Strahlengang im Vergleich zur gesunden Seite besonders deutlich sichtbar wird (Abb. 63). Im seitlichen Strahlengang sind die entsprechenden Verdrängungserscheinungen weniger gut zu erkennen.

Die Venen des supra- und infratentoriellen Raumes

Für die Diagnostik raumfordernder Prozesse kann die Verlagerung großer Venen sowohl im Carotis-Angiogramm als auch im Vertebralis-Angiogramm eine solche Bedeutung erlangen wie die Verlagerung großer Arterien. So ermöglicht die Verdrängung großer *kortikaler,* dem Sinus sagittalis sup. zustrebender Venen eine weitgehend exakte Lokalisation des entsprechenden raumfordernden Prozesses.

Anhand der großen Venen kann man sich während der Operation am freigelegten Hirn sehr gut orientieren, da sie an der Hirnoberfläche besser sichtbar sind als die meist in der Tiefe der Furchen liegenden Arterien. Durch den Vergleich des Phlebogramms und der freigelegten Hirnoberfläche kann man bestimmte Hirnwindungen leichter identifizieren.

Im *Vorderbild* ist eine Seitenverlagerung der *Vena cerebri int.* ein wichtiger Hinweis für die Lokalisation derjenigen raumfordernden Prozesse, die sich auf die A. cerebri ant. nur wenig oder gar nicht auswirken. Dies gilt besonders für occipitale Tumoren.

Eine Vergrößerung des Bogens, den die Vena thalamostriata im Vorderbild beschreibt, spricht für eine Erweiterung des Seitenventrikels (Abb. 58 b).

Im *Seitenbild* spricht eine Verschiebung des Venenwinkels in occipitaler Richtung mit Stauchung der Vena cerebri int. für einen frontalen raumfordernden Prozeß (Abb. 64/2). Parietal liegende Tumoren verlagern die inneren Hirnvenen nach unten (Abb. 64/3). Im Gegen-

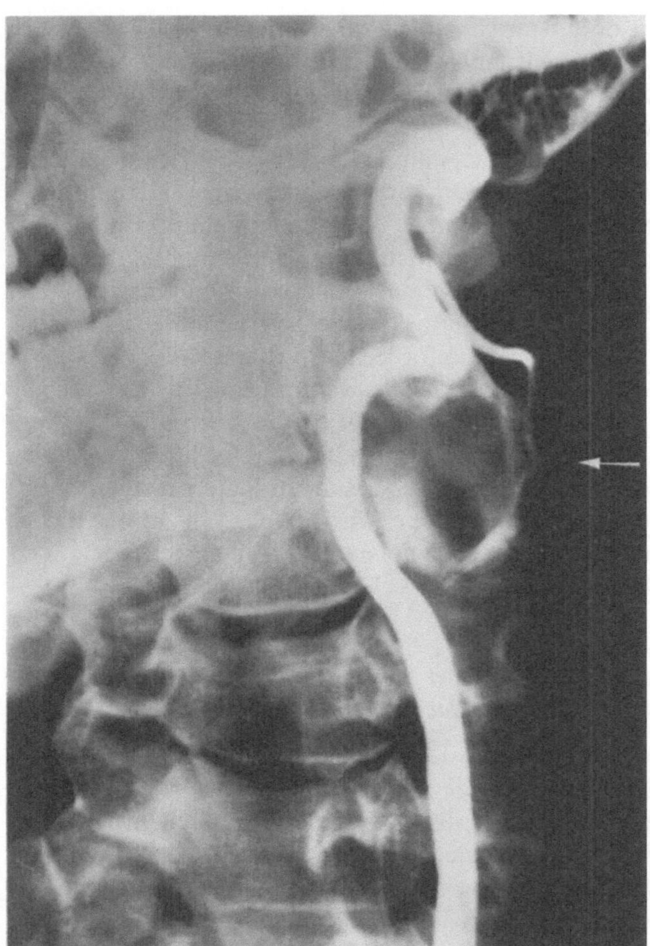

◁ Abb. 61. Verlagerung der linken A. vertebralis durch ein großes Neurinom der 3. linken Zervikalwurzel

Abb. 62. Abdrängung der A. basilaris und der Aa. vertebrales durch ein Meningeom des Clivus ▽

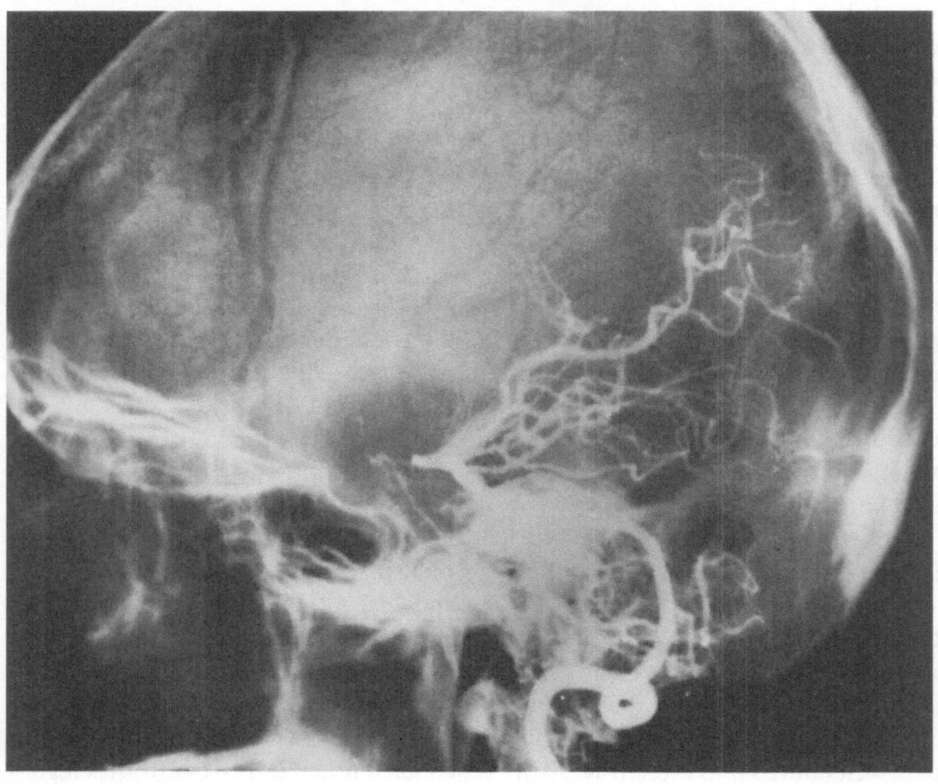

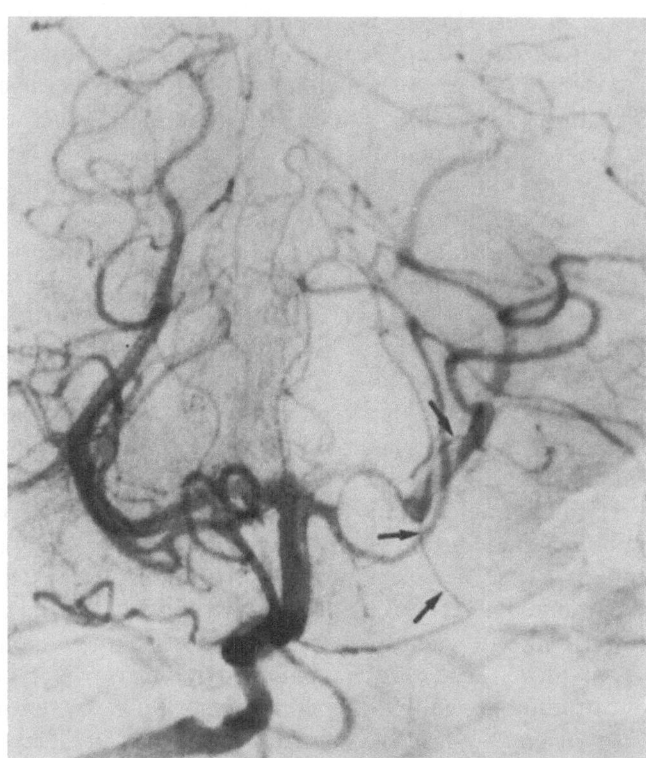

Abb. 63. Linksseitiges Akustikusneurinom. Bogenförmige Verlagerung der A. cerebelli inf. ant. (Subtraktion)

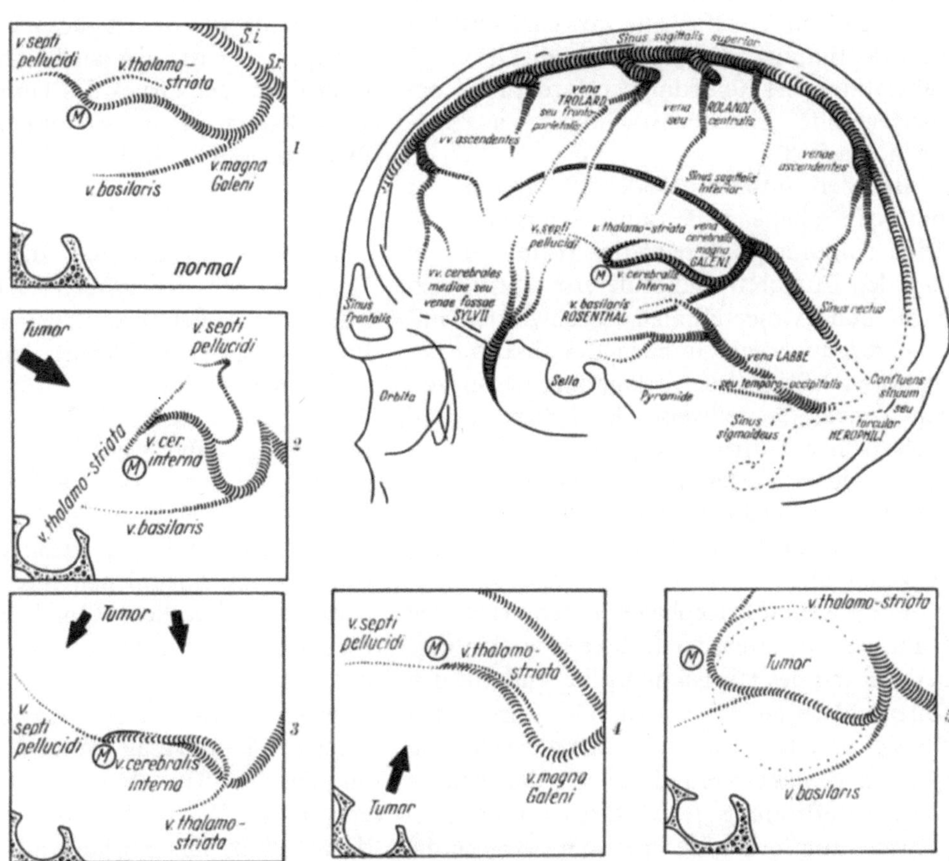

Abb. 64. Verlagerung der inneren Hirnvenen durch verschieden lokalisierte Tumoren. Ausschnitte: *1* normal; *2* Stirnhirntumor; *3* Parietaltumor; *4* suprasellärer Tumor; *5* Stammganglientumor. Übersicht: normales Phlebogramm. (Nach KRAYENBÜHL u. RICHTER)

satz dazu verdrängen supraselläre raumfordernde Prozesse die Vena cerebri int. nach oben, wobei sich der Venenwinkel in der Regel verkleinert (Abb. 64/4). Stammganglientumoren walzen den Venenwinkel aus unter Verlagerung der Vena thalamostriata nach oben. Die Vena basilaris wird durch den Tumor nach unten verdrängt (Abb. 64/5).

Eine Ausweitung des Bogens, den die hintere Hälfte der Vena cerebri int. und die Vena magna Galeni bilden, weist auf eine Geschwulst im hinteren Balkenknie hin.

Einen Hochstand der Vena cerebri int. mit fehlender Vena septi pellucidi findet man beim Balkenmangel.

Für die angiographische Diagnostik der hinteren Schädelgrube hat die Beurteilung der venösen Phase des Angiogramms besondere Bedeutung. Dieser Gefäßabschnitt ist jedoch schwer beurteilbar und hat erst in den letzten Jahren durch die Untersuchungen einiger Neuroradiologen (s. HUANG und WOLF, 1964, 1970) an diagnostischer Aussagekraft gewonnen. Die Schwierigkeit der Beurteilung besteht darin, daß die Gefäße sehr zart sind und die Kontrastfüllung nicht immer optimal ist. Eine Subtraktion ist unbedingt erforderlich, um überlagernde Knochenstrukturen auszulöschen (s.a.S. 87).

Bei den raumfordernden Prozessen der hinteren Schädelgrube muß einerseits zwischen Tumoren im Bereich der Mittellinie und lateralen Tumoren und andererseits zwischen intra- und extracerebralen Geschwülsten unterschieden werden. Je nach Lokalisation der Tumoren erfolgt eine Verlagerung der einzelnen Venen, die teilweise deutlicher ist und auch früher auftritt als pathologische Veränderungen am arteriellen System. Die Venen der hinteren Schädelgrube wurden bereits bei der Besprechung des normalen Angiogramms abgehandelt.

Die pontomesencephalen Venen markieren exakt die Konturen der Brücke bzw. den vorderen Rand des Hirnstamms. Sie sind auf den Seitenbildern gut erkennbar. Die Darstellung des Venensystems vermittelt den gleichen Einblick in etwaige Veränderungen der Brücke wie die Luftfüllung der Cisterna pontis. Präpontine raumfordernde Prozesse verlagern die Venen nach hinten. Besonders deutlich wird dies bei der Vena pontomesencephalica ant. und der Vena cerebellaris praecentralis. Liegt

der Tumor in der Brücke selbst, so sind die vor der Brücke liegenden Venen nach vorn verlagert. Die Venen hinter der Brücke sind nach occipital verschoben.

Bei raumfordernden Prozessen einer Kleinhirnhemisphäre findet sich im halbaxialen Strahlengang eine Verlagerung der Mittellinien-Gefäße. Hier gibt die Vena praecentralis cerebelli, die konstant median gelegen ist, wichtige diagnostische Hinweise. Im seitlichen Strahlengang läßt sich der Abstand zwischen der Vena praecentralis cerebelli und dem Clivus ausmessen, der normalerweise 36 bis 43 mm beträgt. Wenn die Vene näher an den Clivus gedrängt ist, beweist dies eine Raumforderung im Bereich der hinteren Schädelgrube (hintere und posterolaterale Tumoren).

Bei einem Verdacht auf einen Kleinhirnbrückenwinkel-Tumor ist die Beurteilung der Vena petrosa Dandy besonders wichtig. Sie liegt konstant oberhalb des Porus acusticus internus, verläuft im Kleinhirnbrückenwinkel-Gebiet und ermöglicht die Beurteilung dieser Region (ap-halbaxialer Strahlengang). Liegt ein Tumor vor, so ist diese Vene nach oben verlagert. Es ist aber auch möglich, daß die Vene durch den Druck des Tumors vollständig verschlossen ist und damit angiographisch nicht dargestellt wird.

Die tumornahen Hirngefäße

Wir haben gesehen, daß die beschriebenen Dislokationen der großen Gefäßstämme im Angiogramm bei allen Arten raumfordernder Prozesse in gleicher Weise, wenn auch in verschiedenem Ausmaß, anzutreffen sind. Für die *Lokaldiagnose* sind sie von ausschlaggebender Bedeutung. Eine weitere Sicherung erfährt diese durch die Auswertung der Verlagerung *kleinerer Gefäße in unmittelbarer Tumornähe*. Sie erscheinen meist *„gestreckt oder gespannt"*, da sie beim Ausweichen ihre physiologische Schlängelung verlieren. Ihr Verlauf ist jedoch z.T. von der Prozeßnatur abhängig und liefert dadurch neben der Lokaldiagnose auch einen gewissen Beitrag zur *Artdiagnose*. Im allgemeinen kann gesagt werden, daß die präformierten Gefäße mehr oder weniger aus dem erkrankten Areal verdrängt werden, wobei dieses gefäßärmer erscheint als die Umgebung. Dies trifft aber nur zu, wenn der Tumor nicht selbst reich an neugebildeten und darstellbaren Gefäßen ist. Bei umschriebenen, oberflächlich

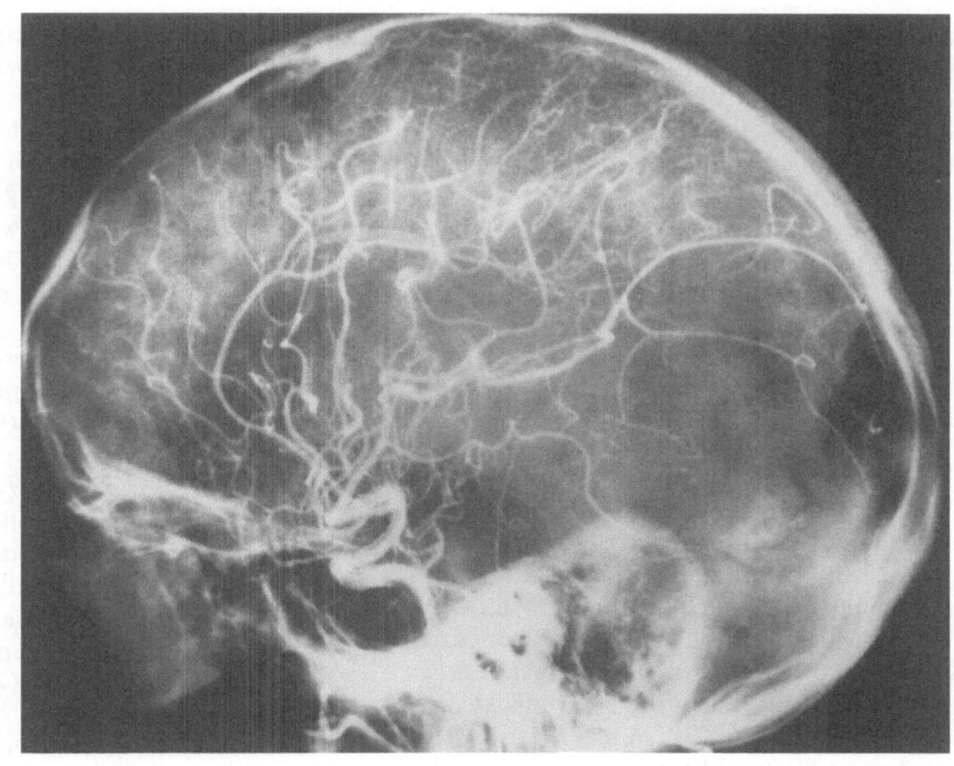

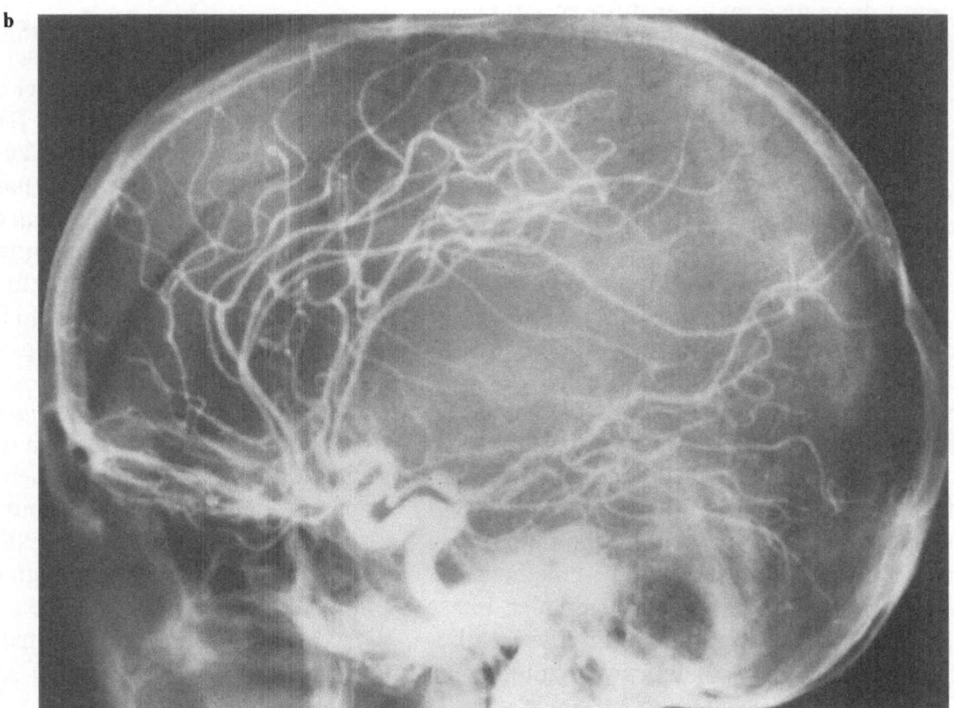

Abb. 65. a) Die temporalen und occipitalen Zweige der A. cerebri media legen sich bogenförmig um ein gefäßarmes occipitales Meningeom. b) Ein Hämatom in der Tiefe des mittleren Schläfenlappens hebt die A. cerebri media an und spreizt ihre temporalen Zweige

und verdrängend wachsenden Geschwülsten legen sich die präformierten Hirngefäße in charakteristischer Weise schalenförmig um den Tumorbereich (Abb. 65a). Dies gilt besonders für die Meningeome. Bei tiefsitzenden raumfordernden Prozessen weichen die Gefäße so auseinander, daß die Abstände zwischen ihnen größer werden (Abb. 65b, 56). Dies gilt auch für diffus bzw. infiltrierend wachsende Tumoren infolge Verbreiterung der Windungen.

b) Die pathologische Vaskularisation der raumfordernden Prozesse

Die angiographische Diagnose der Geschwülste kann sich auch auf die Darstellung *tumoreigener* Gefäße stützen, die sich nach Form und Anordnung von den normalen Hirngefäßen unterscheiden. Viele Tumorarten sind durch eine für sie *charakteristische Vaskularisation* gekennzeichnet. Besteht diese nur aus kleinen und kleinsten Gefäßen, so stellen sich diese im Angiogramm nicht mehr einzeln dar. Es kommt dann aber zu einer diffusen Anreicherung von Kontrastmittel im Gebiet des pathologischen Prozesses und dadurch zu einer Anfärbung des Tumors.

Man muß sich davor hüten, Kalkeinlagerungen in einem Tumor oder im Plexus chorioideus mit einer Kontrastmittel-Anreicherung zu verwechseln. Vor diesem Irrtum bewahrt der Vergleich der Angiogramme mit dem Nativbild.

Der *Zeitpunkt der Röntgenaufnahme* beeinflußt die Tumordarstellung. Die *Strömungsgeschwindigkeit* in den Gefäßen des pathologischen Prozesses ist oft verschieden von der in normalen Gefäßen. Sie ist im Tumor häufig verlangsamt, so daß sich hier in der kapillären oder venösen Phase die tumoreigenen Gefäße am besten abbilden. Andererseits gibt es Tumorarten, in denen die Durchströmung infolge arteriovenöser Kurzschlüsse beschleunigt ist, so daß sie sich bereits in der arteriellen Phase abbilden. Es gibt Methoden, um diese pathologischen Gefäße besonders gut abzubilden (s. S. 60).

Das *Muster* der tumoreigenen Gefäße gibt oft einen Hinweis auf die Histologie und die biologische Wertigkeit einer ganzen Reihe von raumfordernden Prozessen. So fehlen tumoreigene Gefäße völlig, wenn der raumfordernde Prozeß aus einer Flüssigkeitsansammlung besteht, also bei allen *Hämatomen, Zysten* und

Abszessen (Abb. 65b). Die letzten können allerdings eine gefäßreiche Randzone aufweisen. Vergrößert wird das gefäßarme Gebiet häufig durch das den Prozeß umgebende Hirnödem.

Es können sich aber auch an sich gefäßlose raumfordernde Prozesse im Angiogramm gelegentlich nur gefäßarm zeigen, weil sich davor oder dahinter liegende Gefäße darauf projizieren. Dieses gilt besonders für die ap-Projektion.

Im Angiogramm solider Geschwülste können bei den verschiedenen Tumoren Zahl, Gestalt und Verteilung der prozeßeigenen Gefäße variieren.

Ähnlich gefäßleer wie die zystischen Prozesse erscheinen unter den soliden Tumoren die intrakranialen *Epidermoide* (Cholesteatome). Sie bestehen bekanntlich aus einer Kapsel, die von einem gefäßlosen Detritus gefüllt ist. Gefäßarm sind weiterhin meist die *Granulationsgeschwülste,* z.B. Konglomerattuberkel und die Gummen.

Unter den Gliomen sind die *Astrozytome* im allgemeinen gefäßarm. Die malignen anaplastischen Astrozytome können eine Eigenvaskularisation aufweisen, wobei die pathologischen Gefäße als Gefäßknäuel und Blutseen in Erscheinung treten können. Diese Astrozytome stehen den weiter unten zu besprechenden Glioblastomen bereits so nahe, daß eine angiographische Unterscheidung dieser beiden Geschwulstformen oft nicht möglich ist. Die maligne Entartung ist innerhalb des Tumors lokal beschränkt, das gilt sowohl für die Histologie wie für das Angiogramm (Abb. 66a u. b).

Unter den *Oligodendrogliomen,* die oft schon auf den Nativaufnahmen durch Verkalkungen erkennbar sind, gibt es neben den gefäßärmeren auch gefäßreichere und diffus angefärbte Formen. Der angiographische Befund reicht aber zur sicheren Artdiagnose nicht aus. Maligne anaplastische Formen nähern sich dem Gefäßbild der Glioblastome.

Von besonderer Bedeutung ist das Gefäßbild der *multiformen Glioblastome.* Gerade diese Tumoren, deren präoperative Erkennung so besonders wichtig ist, zeigen in einem beträchtlichen Prozentsatz der Fälle charakteristische Eigengefäße. Nur einige — etwa 20% — sind sehr gefäßarm und lassen sich von anderen intracerebralen, evtl. sogar extracerebralen Tumoren arteriographisch nicht unter-

110

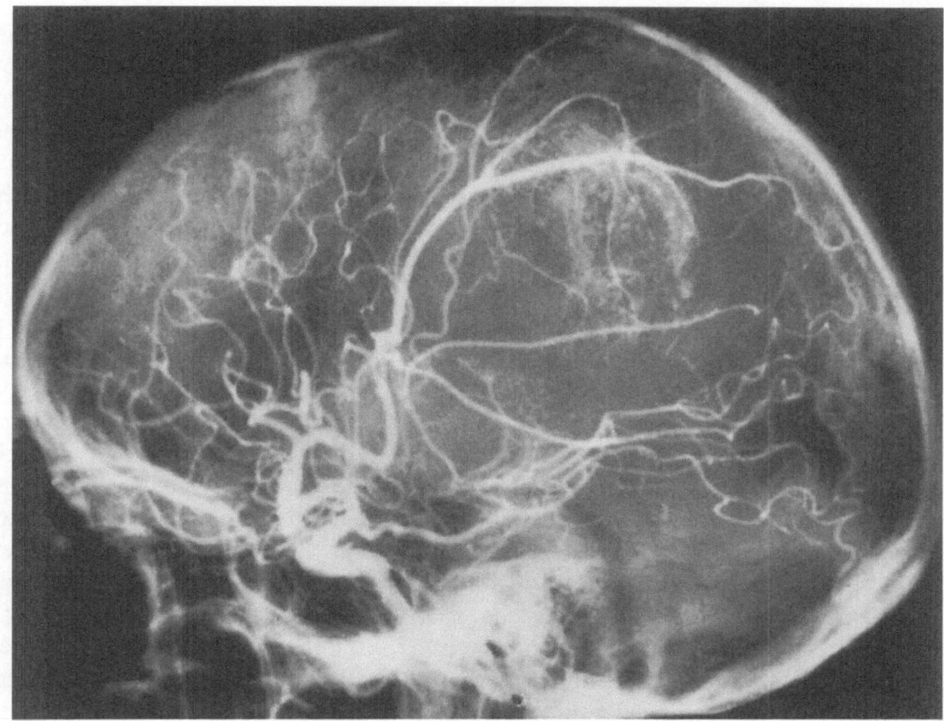

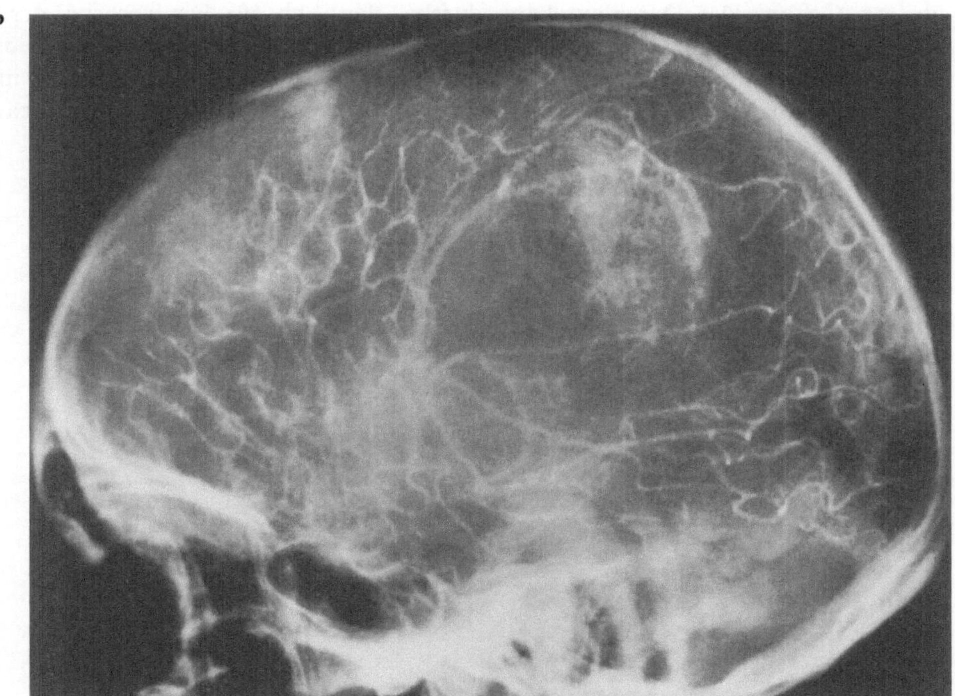

Abb. 66a u. b. Parietales Astrozytom mit maligner Entartung. Erhebliche Auseinanderdrängung der Zweige der A. cerebri media. Partielle Anfärbung des Tumors

scheiden. Die gefäßreichen Glioblastome ergeben unterschiedliche angiographische Bilder. Die Anfärbung kann in Form eines feinen Netzwerkes mit Gefäßflecken an den Knotenpunkten der Netzmaschen in Erscheinung treten. Gelegentlich verlaufen die pathologischen Gefäße parallel nach Art von Pinselstrichen (Abb. 67). Es können regellos geformte, z.T. korkenzieherartig verlaufende Gefäße, Blutseen und arteriovenöse Fisteln zur Darstellung kommen (Abb. 68a u. b). Die Anfärbung kann aber auch aus einem Geflecht starker, z.T. unregelmäßig geformter sinusoider Gefäße bestehen, die so kräftig entwickelt sein können, daß sie an eine arteriovenöse Mißbildung (Angiom) erinnern. In allen Fällen sind regellose *Kaliberschwankungen* besonders charakteristisch. Gelegentlich sind die pathologischen Gefäße vorwiegend auf die Tumorperipherie beschränkt, während das nekrotische Zentrum gefäßärmer ist. Sehr häufig unterscheidet sich das Tempo des Blutdurchlaufes im Tumorgebiet von der Durchströmung im übrigen Gehirn. Der Durchlauf kann durch die arteriovenösen Kurzschlüsse beschleunigt sein, so daß schon in der arteriellen Phase eine Darstellung der aus dem Tumor abgehen-

den Venen („frühe Venen"), ja sogar der Sinus zustande kommen kann (Abb. 68b). In Fällen mit einer langsameren Durchströmung enthalten die Tumorgefäße, die man ja vielfach nicht sicher als Arterien oder Venen differenzieren kann, oft noch auf den späten Phlebogrammen Kontrastmittel, während die normalen Hirngefäße nicht mehr sichtbar sind.

Die Eigengefäße der *Meningeome* sind von denen der Gliome meist gut zu unterscheiden. Diese Tatsache ist bei der strukturellen Verschiedenheit der beiden Tumorgruppen verständlich, sie ist wegen ihrer verschiedenen Operabilität auch praktisch wichtig. Während die Gliome so gut wie immer nur von Ästen der A. carotis int. oder der A. vertebralis versorgt werden, werden die Meningeome der Großhirnhemisphäre sehr häufig zusätzlich von Zweigen der *A. carotis ext.* gespeist. Dadurch kann es zu einer Erweiterung und verstärkter Schlängelung von Zweigen der A. meningea media kommen, die das Meningeom versorgen. Oft stellt sich ein sog. „Durastern" dar (Abb. 69). Die Intensität der Tumoranfärbung hängt unter anderem davon ab, in welches Gefäß das Kontrastmittel injiziert wurde (A. carotis communis — A. carotis int. —

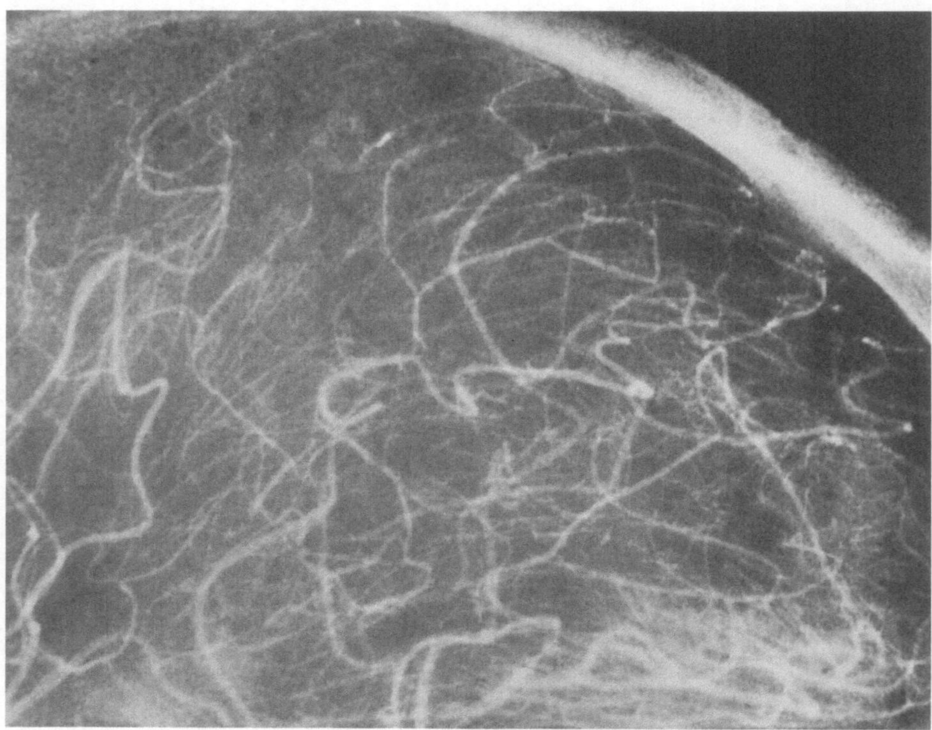

Abb. 67. Pinselstrichartige pathologische Gefäße in einem Glioblastom (Vergrößerungsaufnahme)

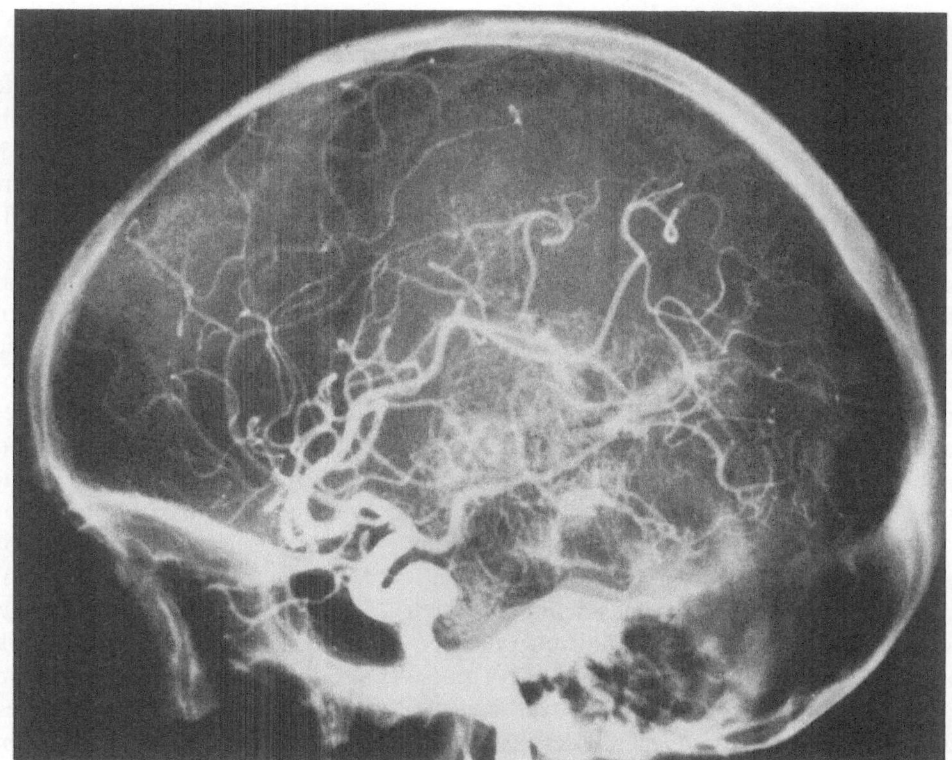

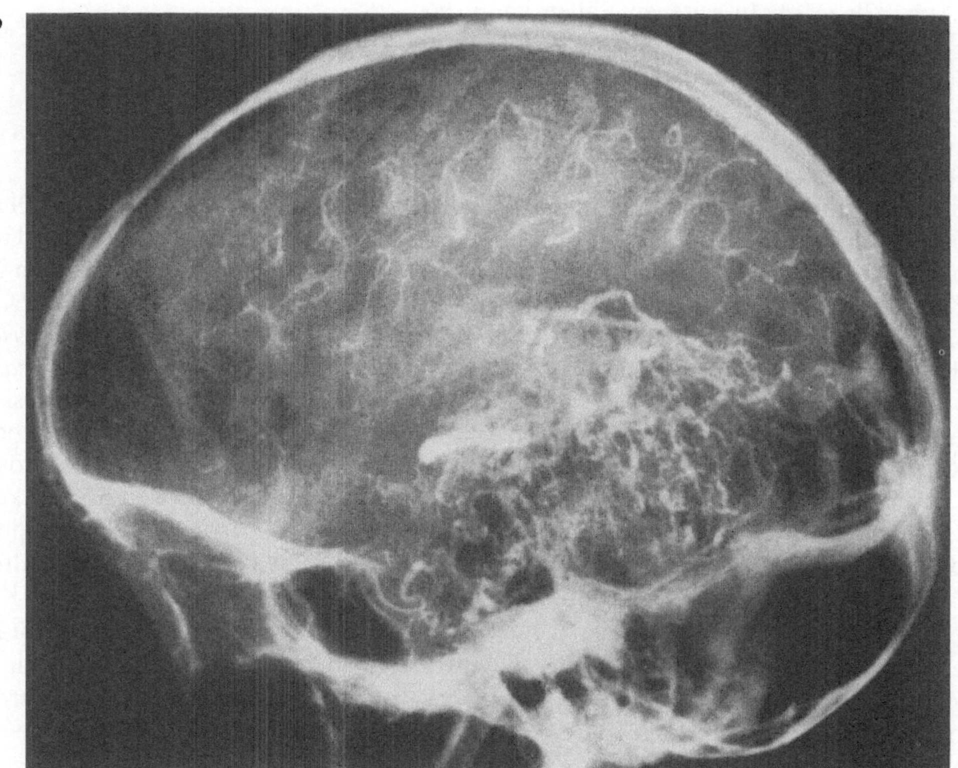

Abb. 68a u. b. Glioblastom: a) Unregelmäßig verlaufende und unterschiedlich weite pathologische Gefäße mit „Blutseen" im Zentrum. b) Frühe Füllung der Venen und des Sinus transversus (frontal und parietal sind noch die kleinen Arterien gefüllt)

A. carotis ext. — A. vertebralis). Man sollte deshalb beim Verdacht auf ein Meningeom eine selektive Gefäßdarstellung vor allem der A. carotis ext. vornehmen (Abb. 70). Typisch für gefäßreiche Meningeome ist die bereits kurz erwähnte Anfärbung des ganzen Tumorbereiches, die relativ scharf umschrieben ist. Sie kann je nach der Architektur der Geschwülste fleckig, netzartig oder auch strahlenförmig erscheinen. In der späten kapillären Phase ist die Anfärbung oft diffus. Sie zeichnet dann im allgemeinen die tatsächliche Ausdehnung des Tumors ab (Abb. 71). Mitunter sieht man sog. „Randvenen". Gelegentlich zeigen auch sonst gutartige Meningeome „pathologische" Gefäße und „frühe Venen".

Eine kräftige diffuse und gut umschriebene Anfärbung zeigen die *Angioblastome*. Sie kommen fast ausschließlich im Kleinhirnbereich vor und werden von Kleinhirnarterien gespeist. Sehr charakteristisch für diese Tumorart sind gut begrenzte, runde, kontrastfreie Bezirke, die man häufig innerhalb der fast homogenen Tumoranfärbung erkennen kann (Abb. 72a u. b). In seltenen Fällen kann das Gefäßbild des Angioblastoms dem einer arteriovenösen Fehlbildung ähnlich sein.

Eine starke Eigenvaskularisation zeigen auch die *Glomustumoren* (Abb. 73). Die Darstellung kleiner Tumoren des Glomus tympanicum wird durch ihren Sitz in der Schädelbasis, d.h. im Bereich des Felsenbeins, erschwert, da es zu Überlagerungen mit diesen Knochenstrukturen kommt. Deshalb empfiehlt sich besonders in diesen Fällen die Anwendung des Subtraktionsverfahrens.

Das Angiogramm der *Sarkome* ist uneinheitlich. Die umschriebenen Riesenzellsarkome, die von Hirngefäßen ausgehen, können — wenn auch selten — Merkmale des Glioblastoms zeigen. *Die Fibrosarkome* der Dura bzw. die malignisierten Meningeome haben eher Merkmale der Meningeomgruppe bzw. eine Mischung beider Tumorformen.

Cerebrale *Metastasen* maligner Tumoren können ein sehr unterschiedliches angiographisches Bild ergeben. Bald führen sie nur zu Verdrängungserscheinungen der präformierten Hirngefäße, wobei das meist starke begleitende Hirnödem eine bedeutende Rolle spielt, bald sind sie durch eine verschieden stark ausgeprägte Eigenvaskularisation gekennzeichnet. Häufig ähnelt ihr Angiogramm dem des Glioblastoms. Relativ „frühe Venen" sind auch für sie kennzeichnend. Eine kugelige Form der Anfärbung spricht eher für eine Metastase, eine Keilform eher für ein Glioblastom. Beim Verdacht auf eine Metastase wird man das Angiogramm besonders sorgfältig auf das Vorliegen eines zweiten Tumors prüfen (Abb. 74).

Bezüglich der pathologischen Gefäßzeichnung gelten für das Angiogramm der A. vertebralis die gleichen Regeln, wie sie eben für das Carotisangiogramm beschrieben wurden. Kleinhirneigene Tumoren (Medulloblastome, pilozytische Astrozytome/Spongioblastome, Ependymome) zeigen im Angiogramm keine typische Vaskularisation. Eine deutliche Anfärbung weisen neben Angioblastomen auch Meningeome und Metastasen auf. An der Oberfläche von Akustikusneurinomen kann sich ein kapselartiges Netzwerk von Gefäßen abbilden. Wichtig ist, daß Tumoren des Pinealis- oder Stammgangliengebietes sich oft besser im Angiogramm der A. vertebralis als in dem der A. carotis darstellen.

2. Das Angiogramm des Schädel-Hirn-Traumas

In der *akuten* und *subakuten* Phase des Schädel-Hirn-Traumas dient die Kontrastmitteldiagnostik im wesentlichen dem Nachweis von *Blutungen*, raumfordernden *Hirnkontusionen* mit Begleitödem, der *Gefäßverletzungen* und des akuten traumatischen *Hirnabszesses*.

Extracerebrale Hämatome sind in der Regel im Vorderbild an der Abdrängung der Hirngefäße von der Schädelkalotte mit Ausbildung einer gefäßfreien Zone erkennbar. Hämatome, die frontal oder occipital lokalisiert sind, lassen sich oft nur mit Hilfe von Schrägaufnahmen nachweisen. Der Kopf muß für diese Aufnahmen bei frontalem Hämatom zur angiographierten Seite, bei occipitalem Hämatom zur Gegenseite gedreht werden (Abb. 75a u. b).

Das *akute subdurale Hämatom* tritt meist nach Hirnkontusion mit Lazeration und Arterienriß bzw. nach Ruptur einer oder mehrerer Brückenvenen auf. Es breitet sich an der Hirnkonvexität gleichmäßig aus und drängt diese sichelförmig von der Schädelkalotte ab

114

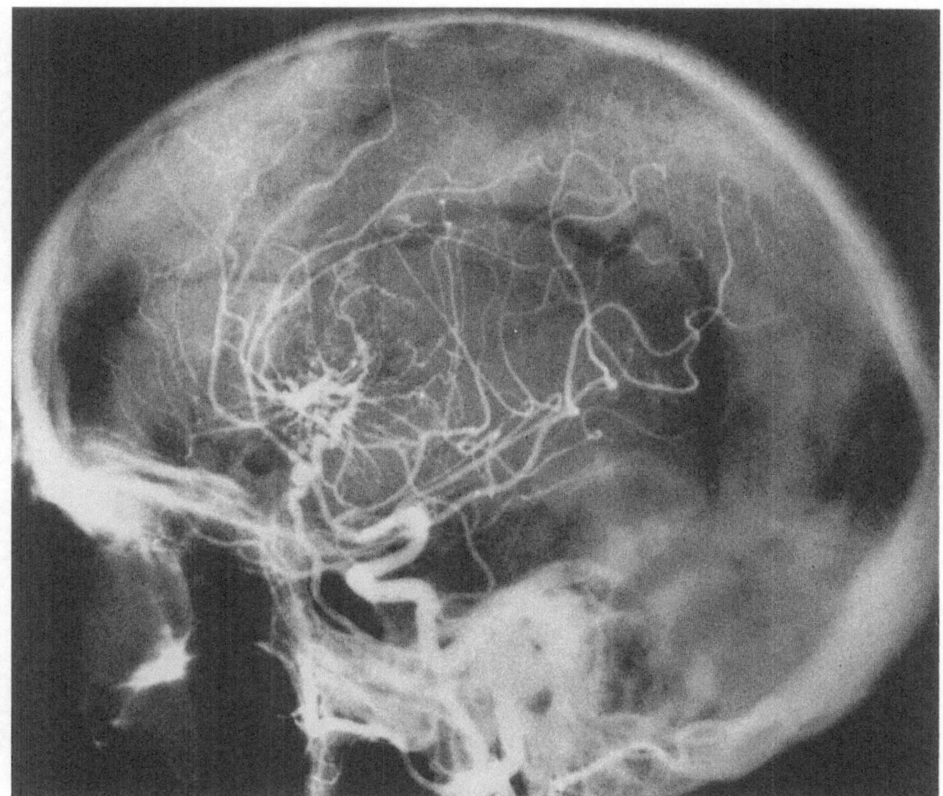

Abb. 69. Frontolaterales Konvexitäts-Meningeom. Darstellung sternförmig angeordneter pathologischer Gefäße, die von hypertrophierten Zweigen der A. meningea media versorgt werden

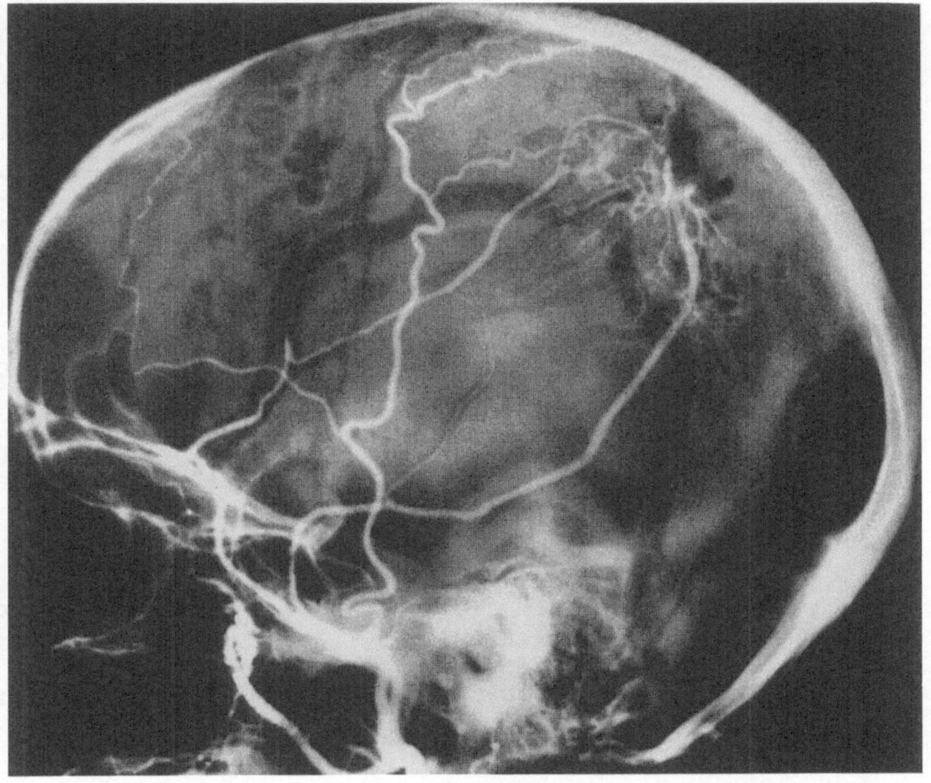

Abb. 70. Selektive Kontrastfüllung der A. carotis ext. bei einem Konvexitätsmeningeom (beachte die erweiterten Diploevenenkanäle)

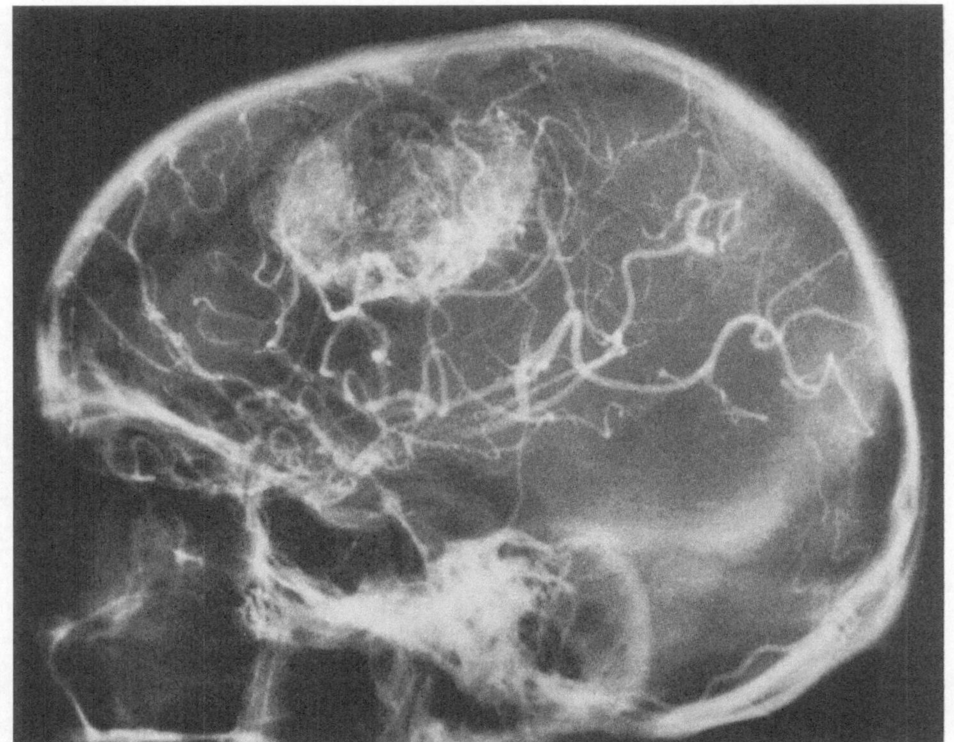

a

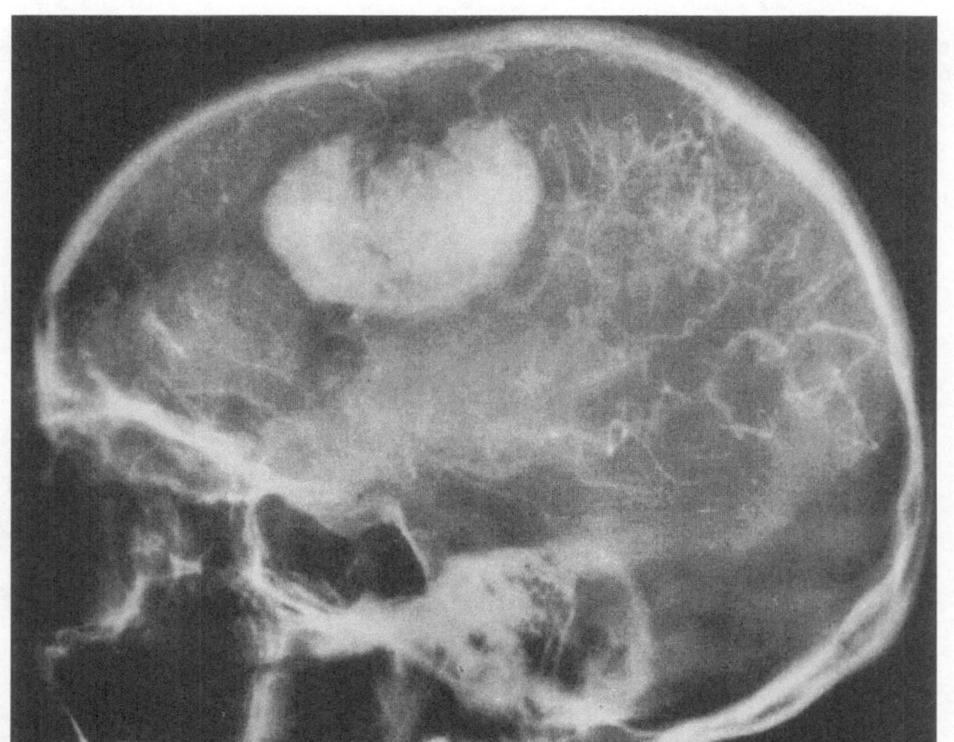

b

Abb. 71a u. b. Arterielle und venöse Phase des Angiogramms eines Konvexitäts-Meningeoms

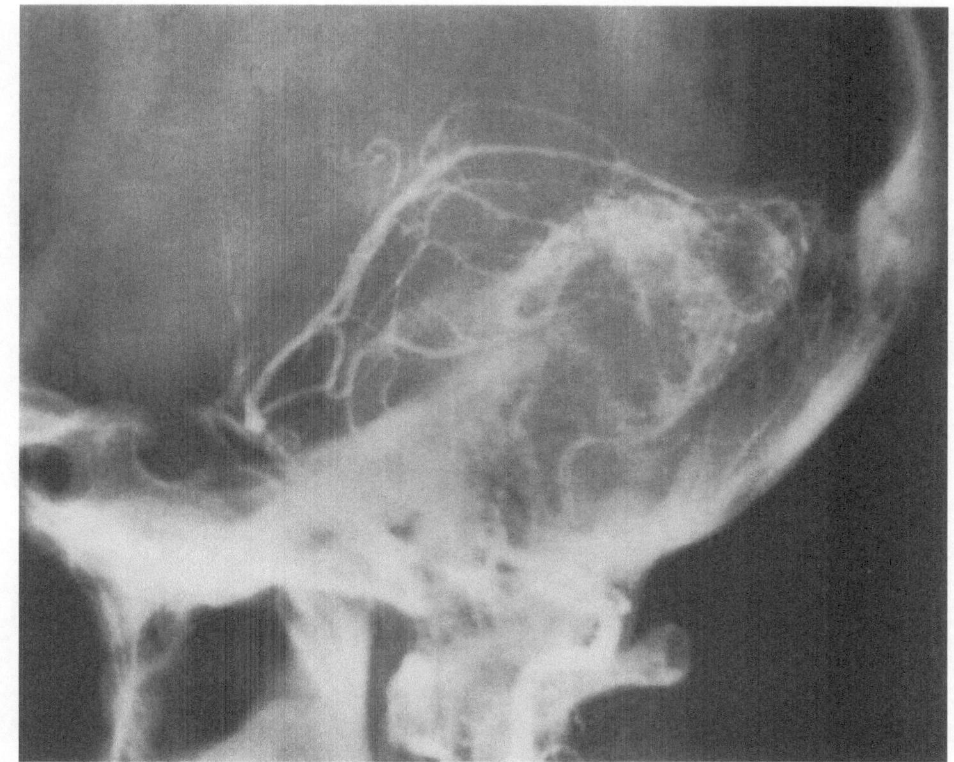

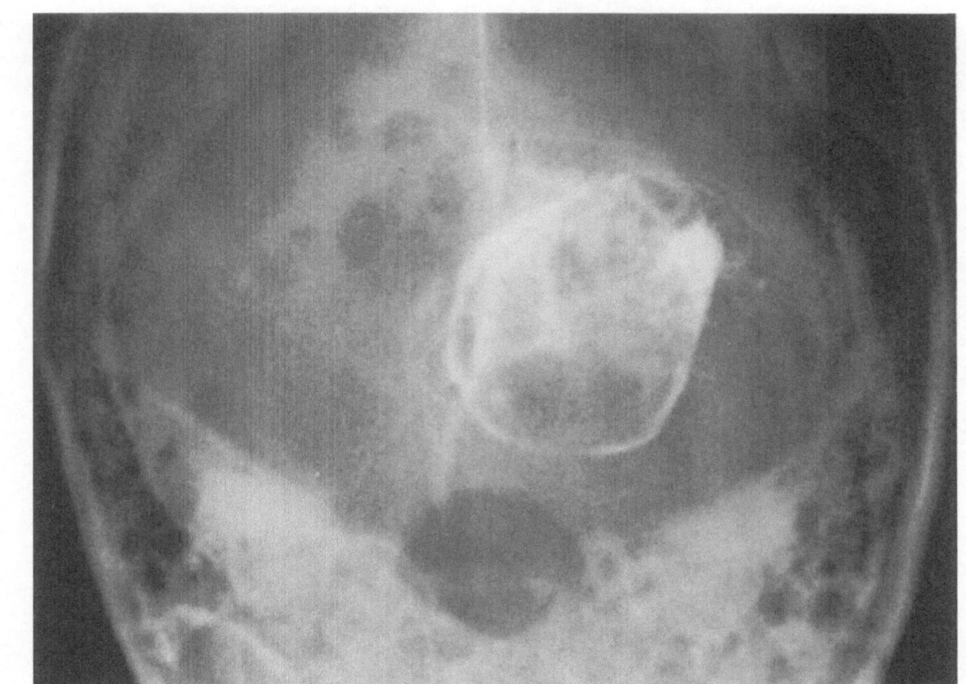

Abb. 72a u. b. Kleinhirnangioblastom: a) Seitenbild, arterielle Phase; b) ap-Bild, venöse Phase

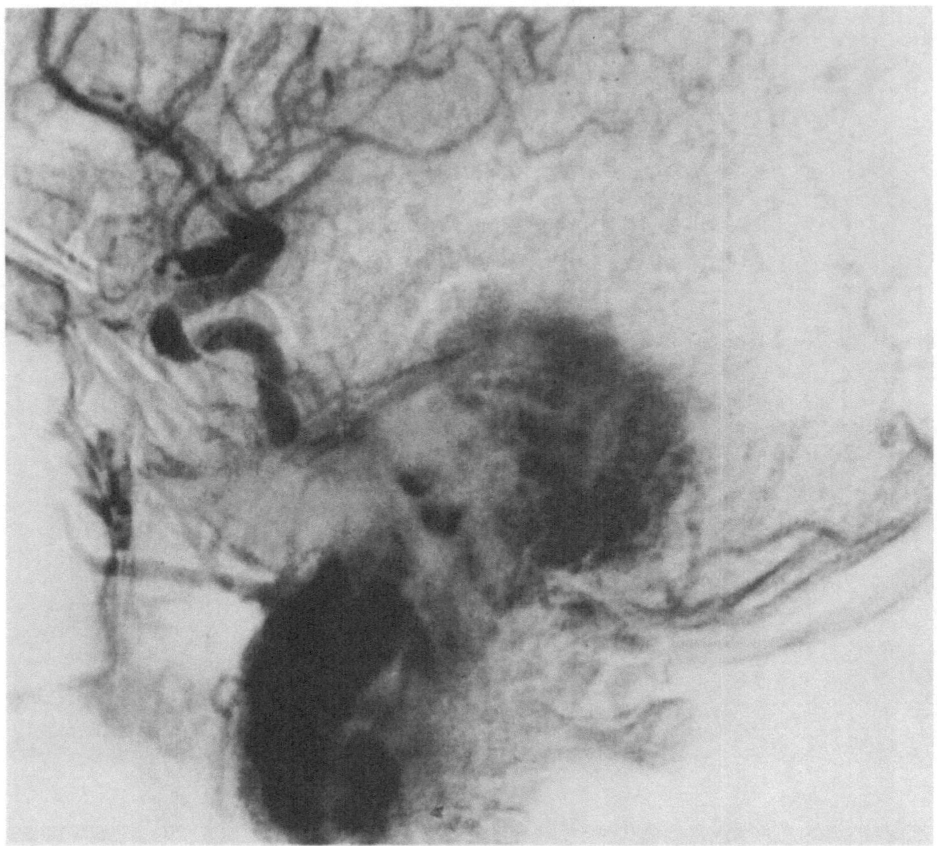

Abb. 73. Großer, teils intra-, teils extrakranial gelegener Tumor des Glomus jugulare

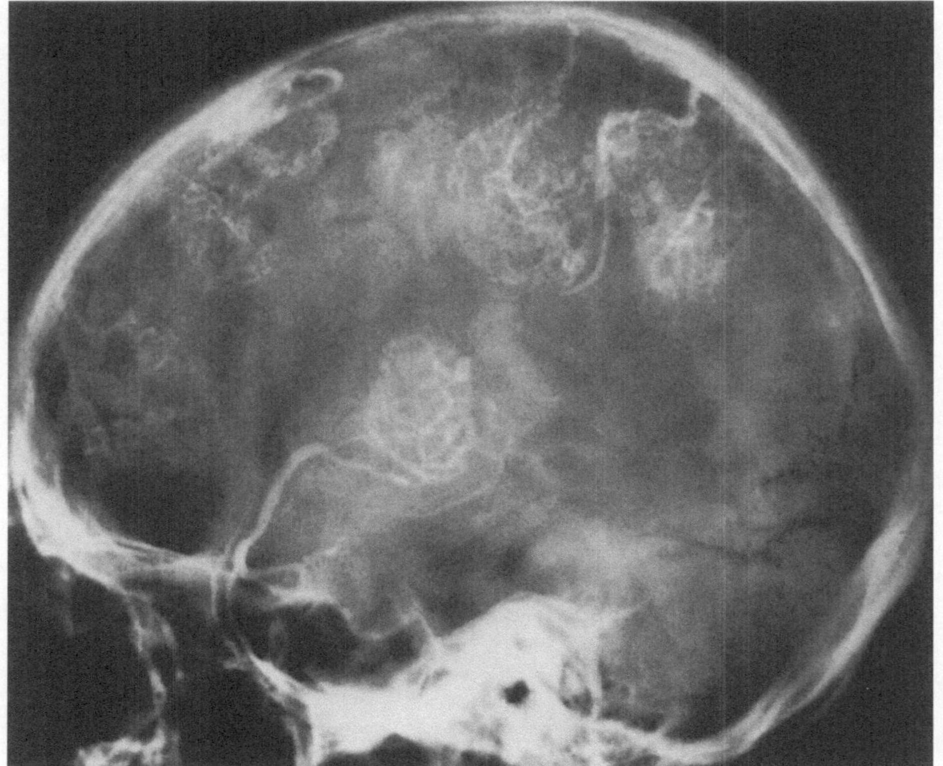

Abb. 74. Multiple Metastasen mit intensiver Kontrastfüllung der abführenden Venen

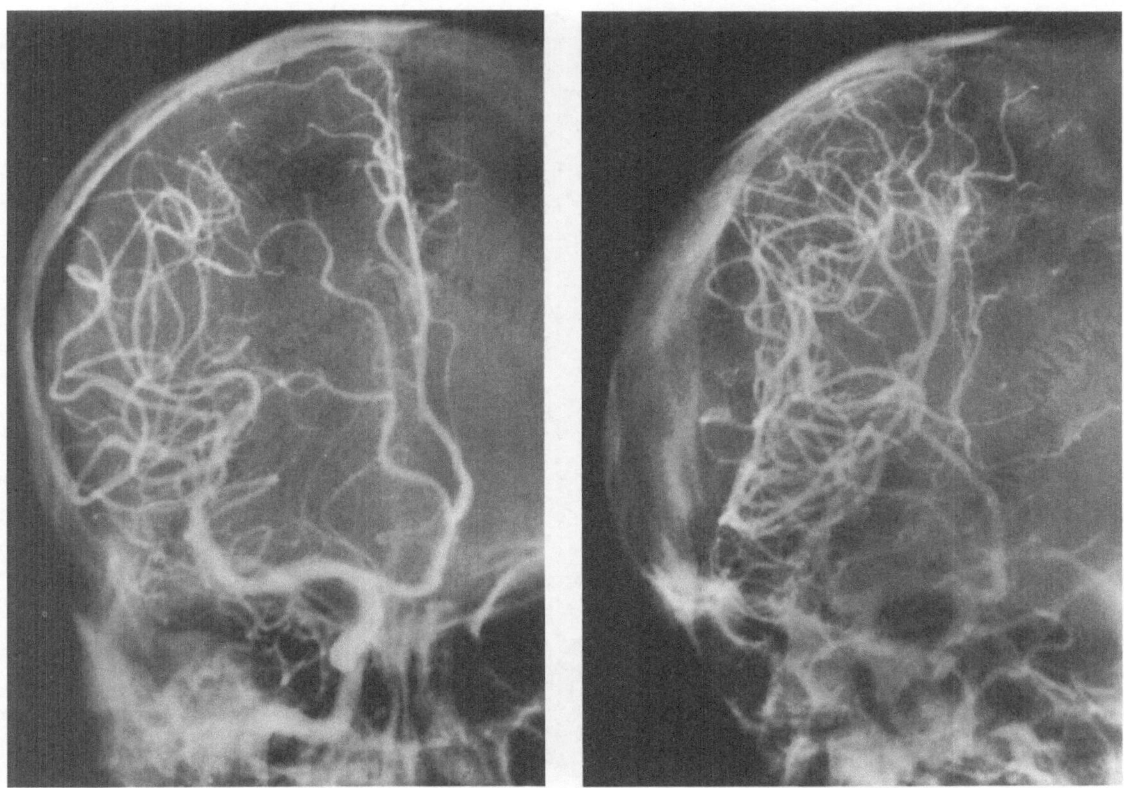

a b

Abb. 75a u. b. Frontales epidurales Hämatom: a) im ap-Bild kaum sichtbar. b) auf Schrägaufnahmen gute Darstellung eines großen gefäßfreien Bezirks im Sinne eines extracerebralen Hämatoms

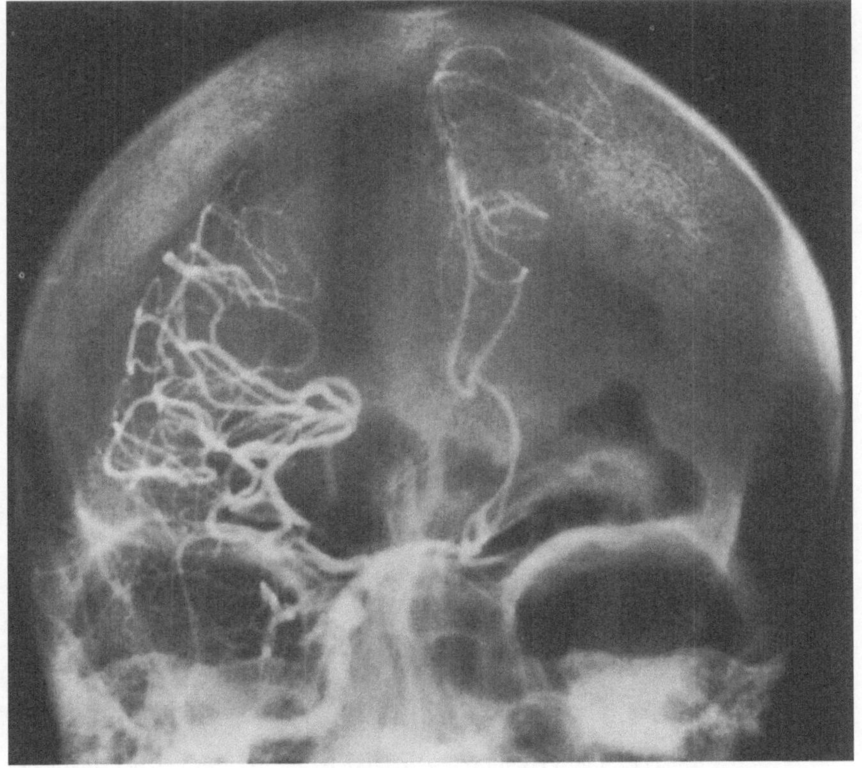

Abb. 76. Abdrängung der Hirnoberfläche mit sichelförmiger gefäßfreier Zone in der Parieto-Temporalregion: akutes subdurales Hämatom

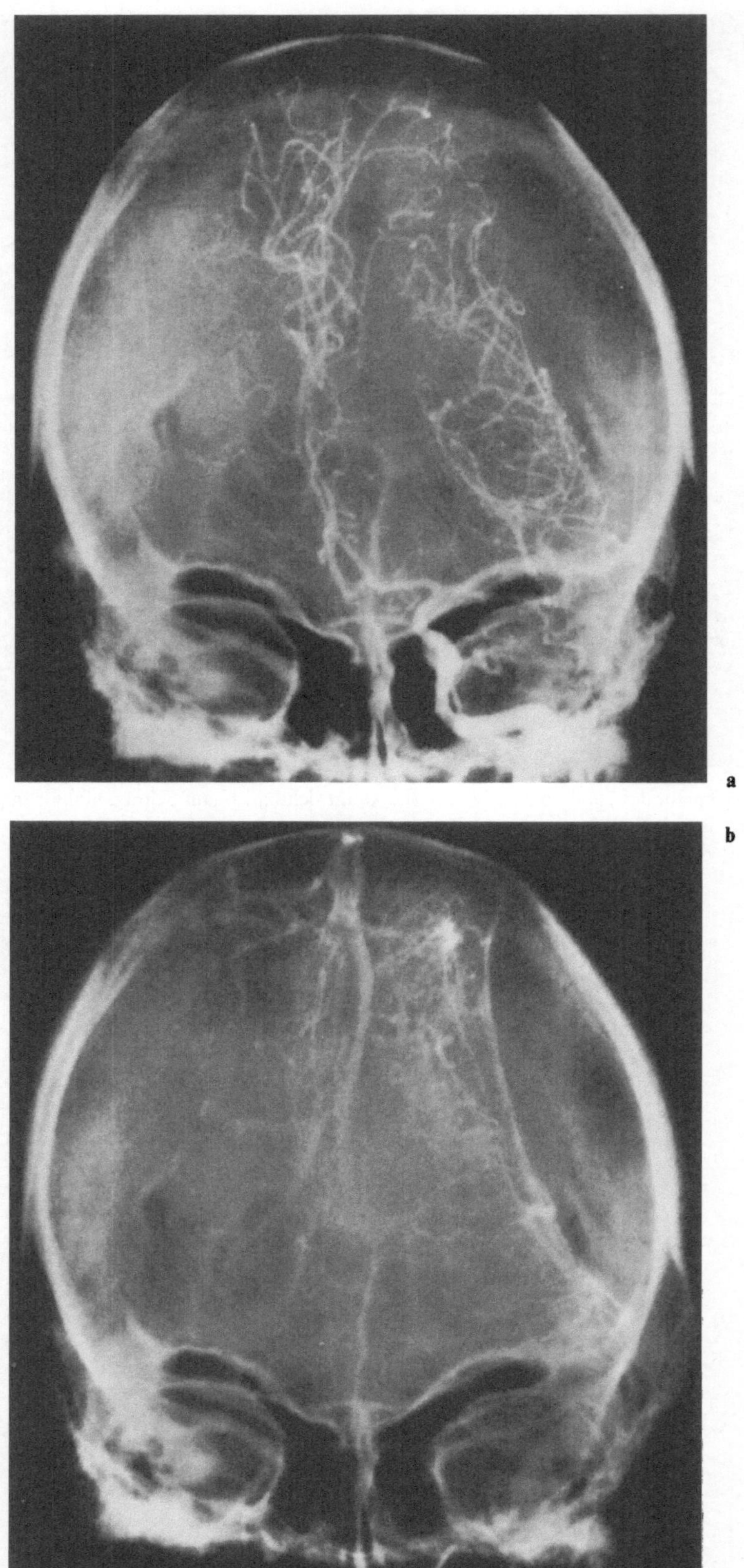

Abb. 77a u. b. Linsenförmiger gefäßfreier Bezirk: Chronisches subdurales Hämatom

(Abb. 76). Die A. cerebri ant. und die Vena cerebri int. werden der Größe des Hämatoms entsprechend zur Gegenseite verlagert. Das akute subdurale Hämatom läßt sich im Angiogramm nicht immer vom epiduralen unterscheiden. Die *epidurale* Lokalisation ist aber sichergestellt, wenn der Sinus sagittalis sup. oder Zweige der A. meningea media von der Schädelkalotte abgedrängt sind.

Beim *chronischen subduralen Hämatom* hat der durch die Abdrängung der Hirnoberfläche entstandene gefäßlose Bezirk eher Linsenform (Abb. 77a u. b), so daß die Hirnoberfläche über dem Fronto-Temporo-Occipitalgebiet eingedellt erscheint.

Das *intracerebrale Hämatom* erzeugt das Bild eines avaskulären raumfordernden Prozesses. Es ist oft von einer mehr oder weniger lokal betonten Hirnkontusion oder einem lokalen Ödem nicht zu unterscheiden. Die Diagnose einer intracerebralen Blutung ist gesichert, wenn Kontrastmittel in die Blutungshöhle austritt (Abb. 78). Bei sehr großen Hämatomen oder ausgedehntem Ödem kann es durch die begleitende intrakraniale Druckstei-

gerung zu einer Verlangsamung der Strömungsgeschwindigkeit des kontrastführenden Blutes kommen. Bei Patienten, die unter einer Antikoagulantien-Therapie stehen, können intracerebrale Hämatome schon nach belanglosen Traumen oder auch spontan auftreten.

Zwei besondere Verletzungsformen der A. carotis int. müssen noch erwähnt werden. Einmal die traumatische Läsion ihres Cavernosusabschnittes mit Ausbildung eines *Aneurysmas* oder einer *Fistel zum Sinus cavernosus* (Einzelheiten s. Kap. Carotis-Sinus cavernosus-Fistel, Seite 132). Eine zweite, relativ seltene und daher auch wenig bekannte Verletzungsform kann beim Schleudertrauma der Halswirbelsäule im oberen Drittel des Halsabschnittes der A. carotis int., und zwar etwa in Höhe des Querfortsatzes des Atlas eintreten. Durch Zerrung und Quetschung der Arterie können *Intimarisse* entstehen, die selbst wieder dissezierende und säckchenförmige Aneurysmen zur Folge haben können (Abb. 79). An der Verletzungsstelle können sich aber auch Thromben ausbilden, die einmal zum *Verschluß der A. carotis int.* am Hals

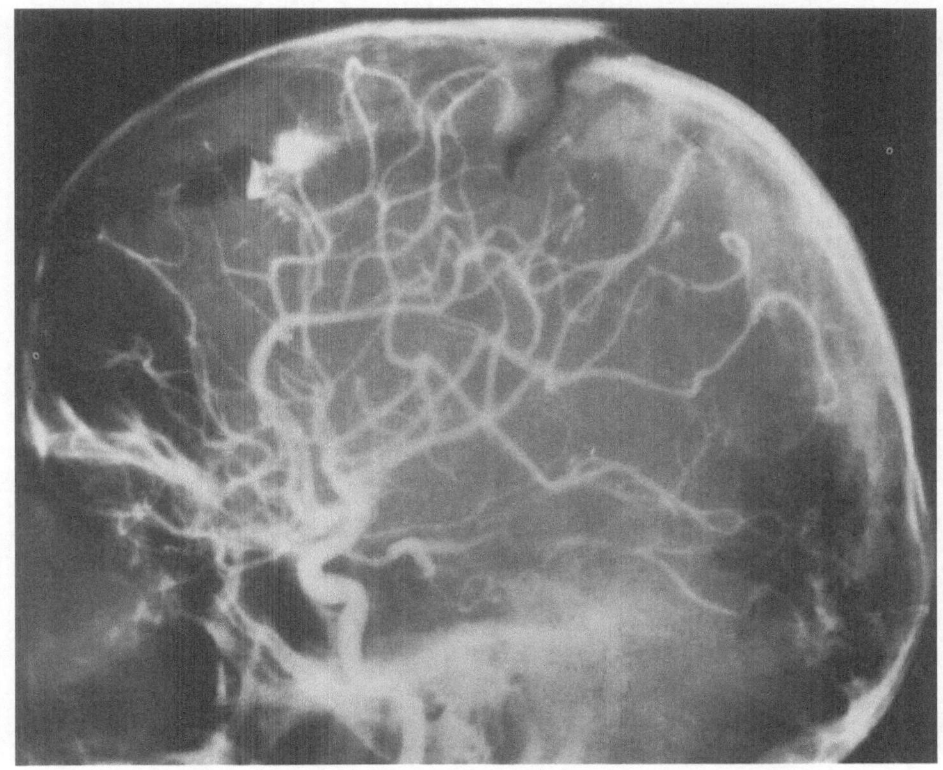

Abb. 78. Kontrastmittelaustritt in eine Blutungshöhle: Intracerebrales Hämatom bei Kalottenfraktur

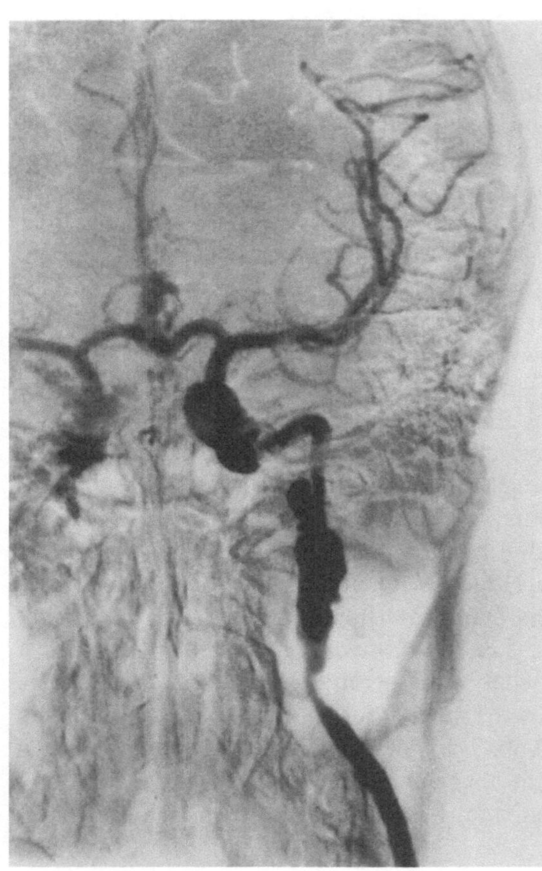

und zum anderen zu *embolischen Verschlüssen* intrakranialer Zweige des Carotissystems führen können. Der embolische Verschluß betrifft am häufigsten die A. cerebri media.

3. Die Diagnose primärer intrakranialer Gefäßerkrankungen

a) Die arteriellen Aneurysmen

Die *säckchenförmigen Aneurysmen* entwickeln sich meist auf dem Boden eines angeborenen umschriebenen Defektes einzelner Gefäßwandschichten. Seltener als angeborene Aneurysmen sind solche, die sich im Bereich einer traumatisch, entzündlich oder arteriosklerotisch bedingten Läsion der Arterienwand ausbilden.

Die Angiographie hat zur Aufgabe, Ursprung, Form und Größe des Aneurysmas ge-

◁ Abb. 79. Verletzung der A. carotis int. in Höhe des Querfortsatzes des Atlas beim Schleudertrauma. Retrograde Füllung der rechten A. carotis int. bis zum Sinus cavernosus; hier Fistel zum Sinus

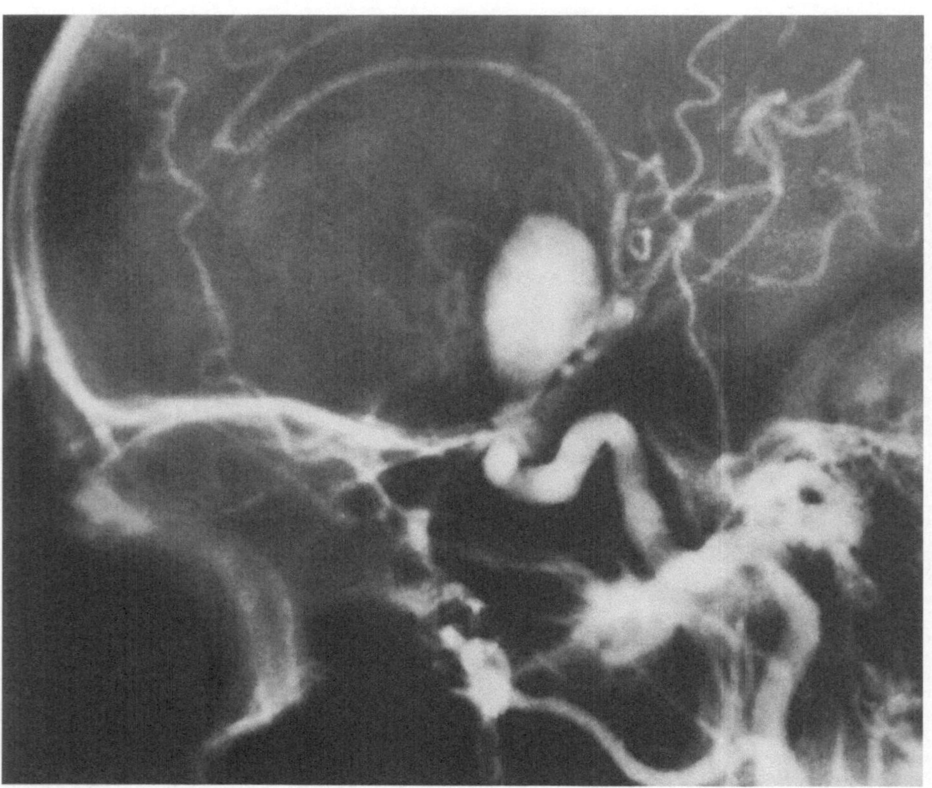

Abb. 80. Zum Teil thrombosiertes ungewöhnlich großes Aneurysma der A. cerebri ant. Die Gesamtgröße wird durch den bogenförmig verdrängten Orbitaabschnitt der vorderen Hirnarterie markiert

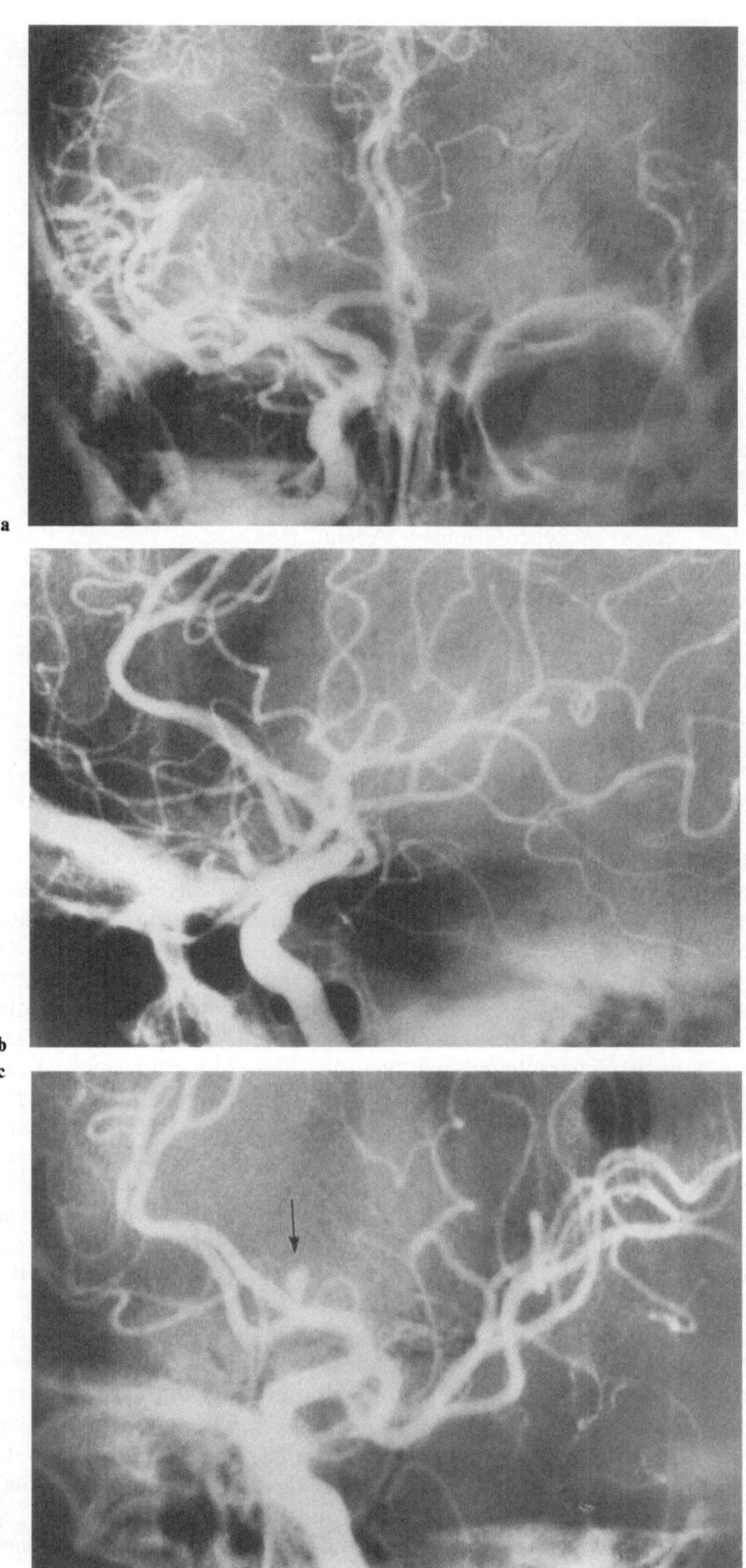

Abb. 81 a—c. Kleines Aneurysma der A. cerebri ant., das erst auf Schrägaufnahmen (Löf-STEDT) erkennbar wird

nau zu bestimmen. Die säckchenförmigen Aneurysmen können einen Durchmesser von wenigen Millimetern bis zu mehreren Zentimetern erreichen. Man muß aber bedenken, daß der kontrastgefüllte Hohlraum manchmal nur einen Teil des Aneurysmas darstellt, weil seine randständigen Abschnitte thrombosiert sind. Im Angiogramm kann man die wahre Größe eines solchen z.T. thrombosierten Aneurysmas nur abschätzen, wenn seine Wand Kalkeinlagerungen aufweist oder wenn benachbarte Gefäße verlagert sind (Abb. 80). Eine Verdrängung benachbarter Gefäße kann aber auch durch Aneurysmablutungen zustande kommen.

Überlagerungseffekte können in manchen Fällen verhindern, daß man die Ursprungsstelle eines säckchenförmigen Aneurysmas allein auf dem sagittalen und seitlichen Angiogramm bestimmen kann. Das gleiche gilt auch für die Frage, ob das Aneurysma gestielt ist oder nicht. Unter diesen Umständen ist es erforderlich, durch Schrägaufnahmen nach LÖFSTEDT, durch Aufnahmen im axialen Strahlengang oder auch durch Angiotomogramme die Überlagerungseffekte zu eliminieren (Abb. 81, 82).

Aneurysmen können auch *multipel* vorkommen, so daß es angebracht ist, die Carotisangiographie beidseitig durchzuführen, wobei auf die Darstellung des Ramus communicans ant. nicht verzichtet werden darf. Unter Umständen ist seine Abbildung durch Kompression der gegenseitigen A. carotis zu erzwingen. Deckt die beidseitige Carotisangiographie nach einer Subarachnoidalblutung die Blutungsquelle nicht auf, sollte auch das Vertebralis-Basilaris-System dargestellt werden.

Trotz aller Variabilität gibt es eine Reihe von Prädilektionsstellen der arteriellen Aneurysmen. Am häufigsten finden sie sich im Bereich des intrakranialen Carotisabschnittes, des Circulus arteriosus Willisi und der A. cerebri media. Verhältnismäßig selten sind Aneurysmen im Bereich des Vertebralis-Basilaris-Systems. Ganz selten kommen Aneurysmen an den kleinen Zweigen des Carotis- und des Basilaris-Systems vor. Innerhalb des Prädilektionsgebietes der A. carotis int. und des Circulus arteriosus Willisi gibt es wieder besonders bevorzugte Stellen. So an der A. carotis int. am Abgang des Ramus communicans post., wobei die Nachbarschaft dieser Aneurysmen

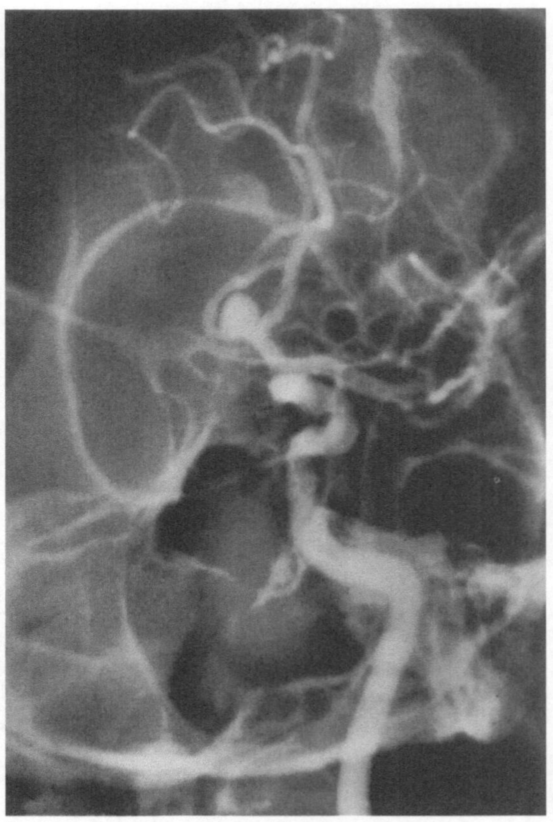

Abb. 82. Aneurysma des Ramus communicans ant. Ansatzstelle auf Schrägaufnahme (umgekehrte Löfstedtsche Einstellung — s. S. 59) in die Orbita freiprojiziert

zu dem hier in die Dura eintretenden N. oculomotorius dessen häufige Lähmung bei Blutungen erklärt (Abb. 83). Man muß sich davor hüten, eine trichterförmige Erweiterung (infundibuläre Dilatation) des Ramus communicans post. am Abgang aus der A. carotis int. für ein kleines Aneurysma zu halten. Weniger häufig sind die *infraklinoidalen* Carotisaneurysmen, die, im Sinus carvernosus gelegen, oft beachtliche Ausmaße erreichen können. Der häufigste Sitz intrakranialer Aneurysmen ist der *Ramus communicans ant.* Diese Aneurysmen können von einer oder von beiden Aa. cerebri ant. mit Blut versorgt werden (s. Abb. 87).

Aneurysmen der *A. cerebri media* sind am häufigsten im Bereich der Teilungsstelle der Arterie, die in Form einer Bi- oder Trifurkation ausgebildet sein kann (Abb. 84). Hier ist ebenso wie ganz allgemein darauf zu achten, daß man eine Gefäßschleife nicht für ein Aneurysma hält.

Aneurysmen im intrakranialen Abschnitt der Aa. vertebrales sind selten. Sie können ein-

124

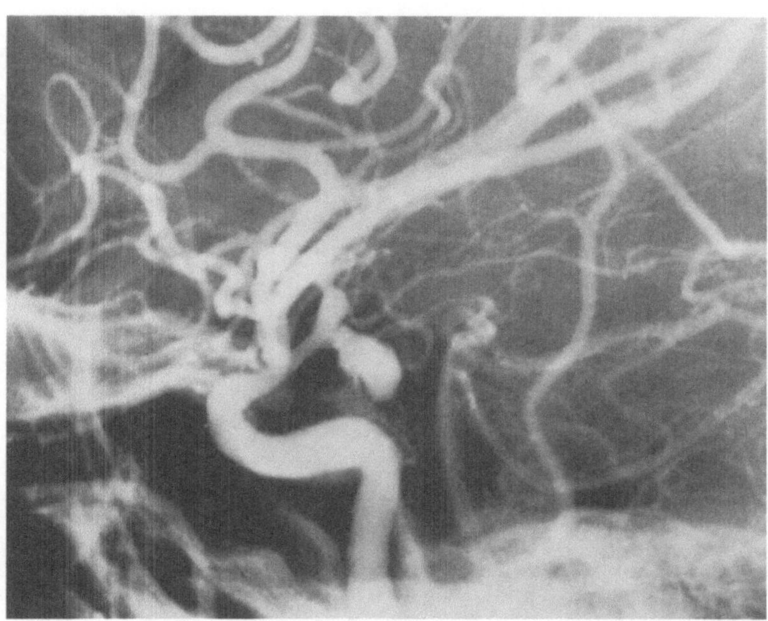

Abb. 83. Aneurysma der A. carotis int. am Abgang des Ramus communicans post. (Endabschnitt der A. carotis int. spastisch verengt)

oder auch doppelseitig ausgebildet sein. Deshalb sollte man im allgemeinen beide Aa. vertebrales darstellen. Auch hier können die Aneurysmen beträchtliche Größe erreichen. Aneurysmen der A. basilaris findet man am häufigsten im Bereich ihrer Gabel (Abb. 85a u. b). Als große Seltenheit gelten Aneurysmen der Zweige der A. basilaris.

In großen Aneurysmen bestehen nicht selten eigenartige *Strömungsverhältnisse,* ganz besonders wenn der Stiel des Aneurysmas engkalibrig ist (Abb. 86a—c). Unter diesen Umständen kann sich zuerst die Peripherie mit kontrastmittelführendem Blut füllen, um sich dann zuerst auch wieder zu entleeren. In anderen Fällen bleibt das Aneurysma bis in die venöse Phase hinein gefüllt, u.U. mit Unterschichtung und Spiegelbildung.

Relativ selten sind *fusiforme Aneurysmen,* bei denen die Erweiterung einen längeren Abschnitt des Gefäßes mehr oder weniger gleichmäßig betrifft. Dies gilt ganz besonders für die A. basilaris.

Die Blutung aus einem rupturierten Aneurysma kann zu einem *Spasmus* der benachbarten Gefäße führen, der etwa 2—4 Wochen anhalten kann (Abb. 87a u. b). Er kann sich hämodynamisch im Sinne einer Strömungsverlangsamung bzw. im Sinne einer Minderdurchblutung des Versorgungsgebietes auswirken. Wenn sich die Blutung aus einem rupturierten Aneurysma in das Gehirn hineinwühlt,

treten im Angiogramm Zeichen eines raumfordernden Prozesses auf.

Venöse Aneurysmen (Phlebektasien) kommen in erster Linie im Bereich der Vena magna Galeni vor. Sie können enorme Größe erreichen und sich als raumfordernder Prozeß ggfs. mit Liquorabflußstörungen bemerkbar machen (Abb. 196, 197).

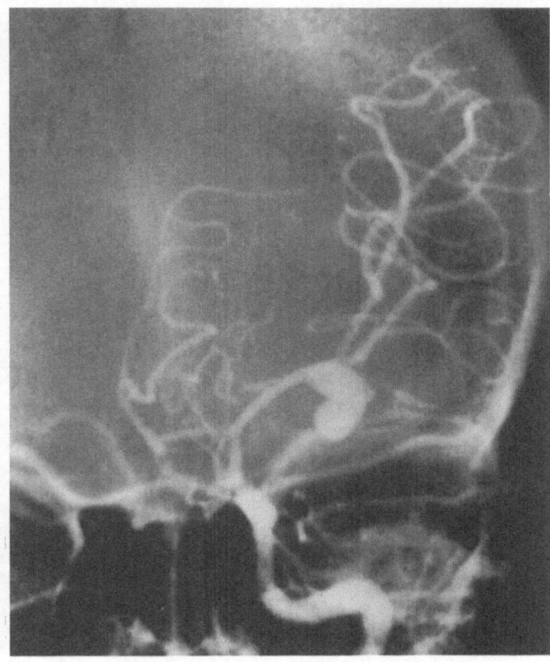

Abb. 84. Aneurysma an der Teilungsstelle der A. cerebri media. Die Verlagerung der großen Arterien spricht für eine Blutung in den Schläfenlappen

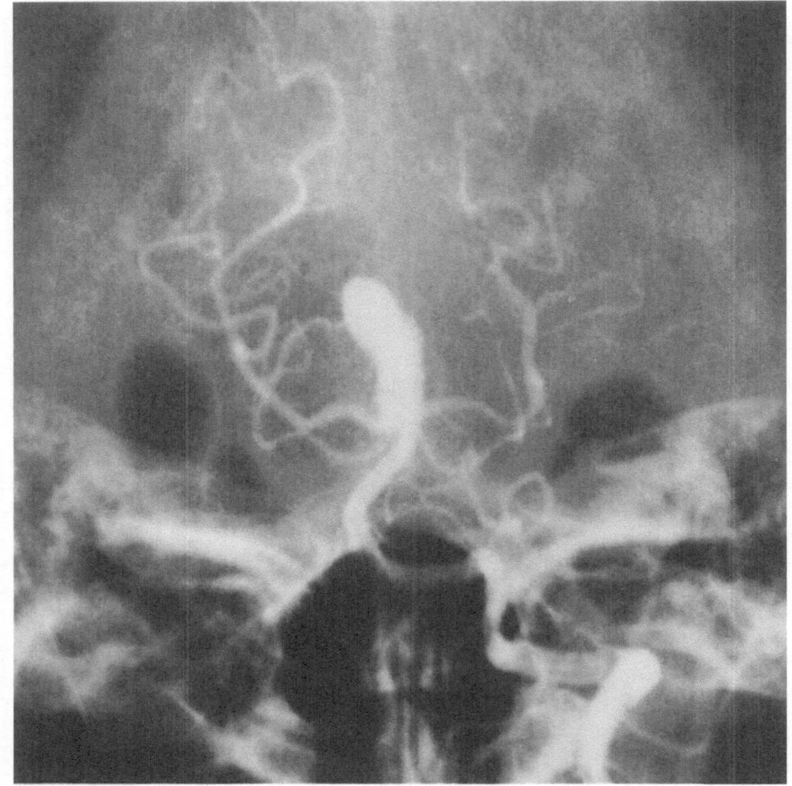

a

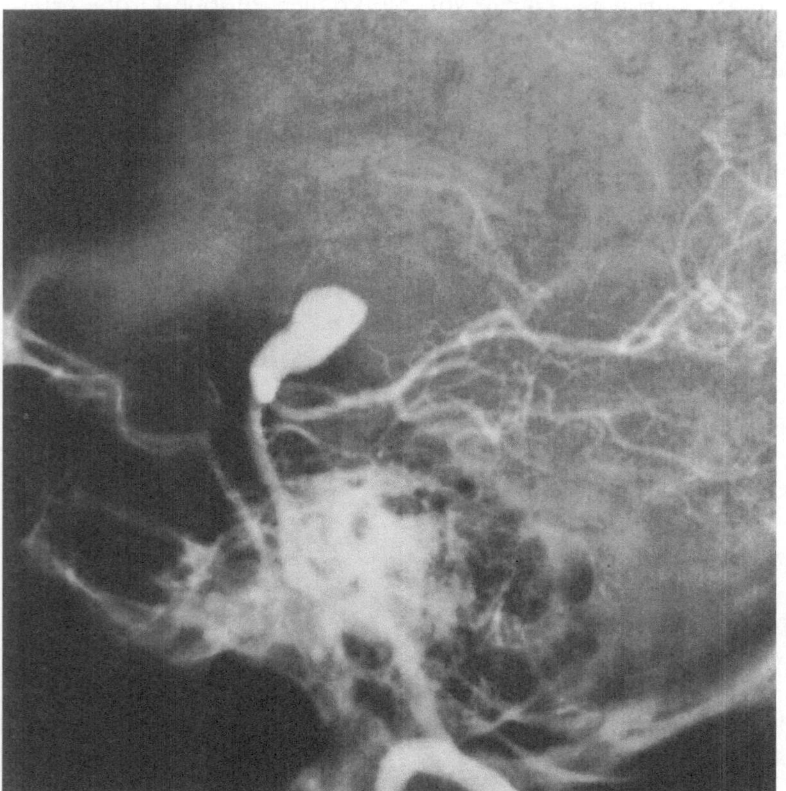

b

Abb. 85a u. b. Aneurysma an der Gabel der A. basilaris

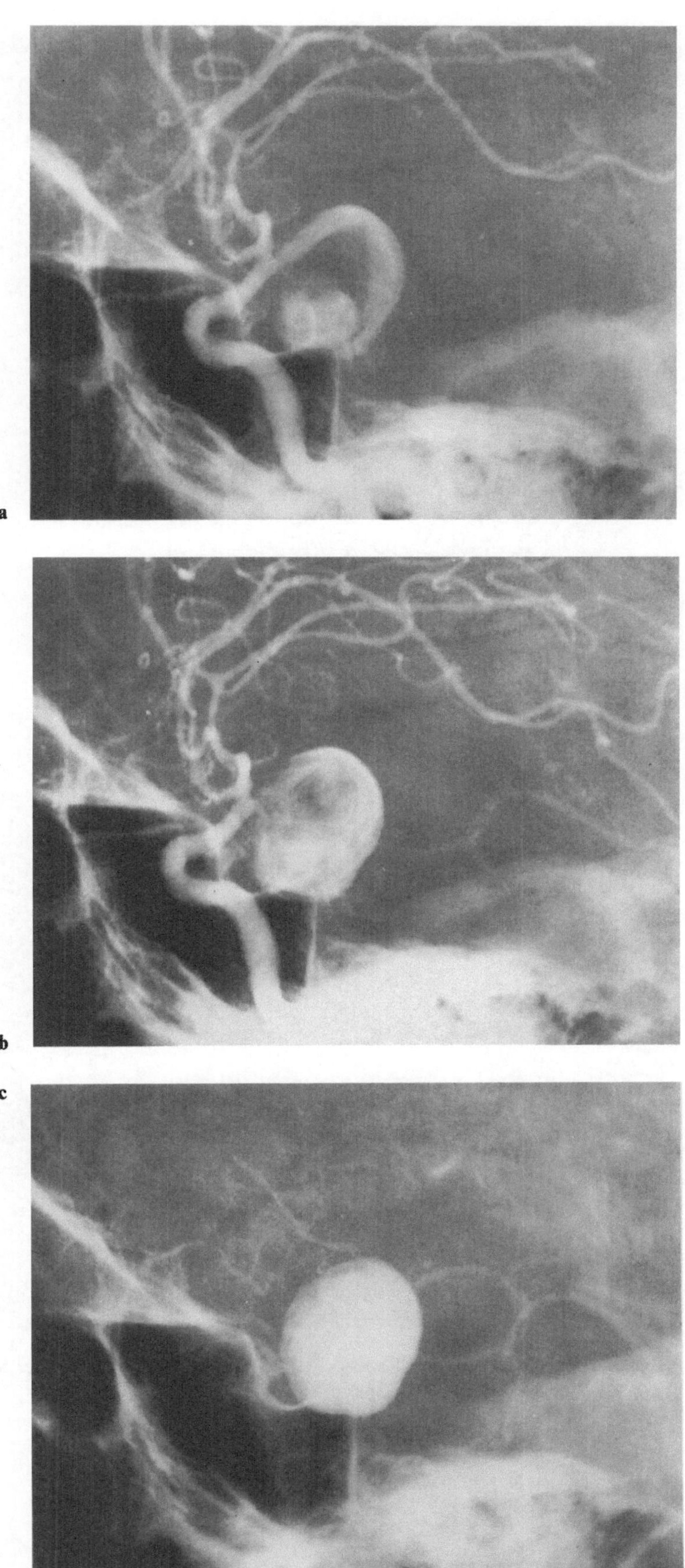

Abb. 86a—c. Turbulenz in einem großen Aneurysma der A. carotis int.

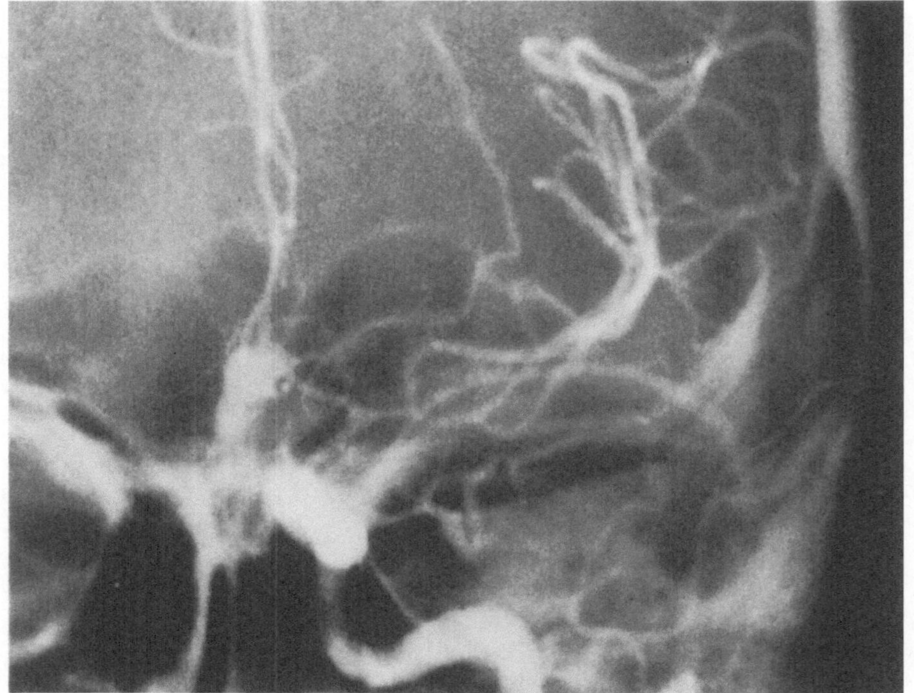

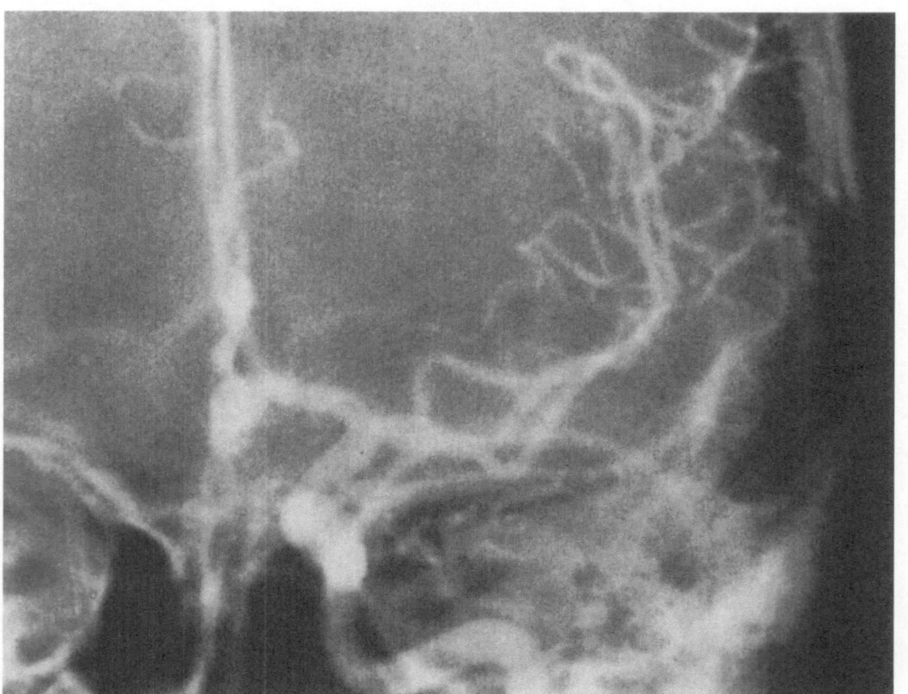

Abb. 87a u. b. Aneurysma des Ramus communicans ant.: a) Ausgeprägter Spasmus an der gesamten Carotisgabel. b) Nach 4 Wochen hatte sich der Spasmus gelöst

b) Die arteriovenösen Mißbildungen

Die genaue angiographische Darstellung der arteriovenösen Mißbildung (früher: arteriovenöses Aneurysma, arteriovenöses Angiom) ist im Hinblick auf ihre operative Behandlung von besonderer Bedeutung. Dabei steht nicht nur die Bestimmung ihrer Lage und ihrer Ausdehnung im Vordergrund des Interesses, sondern auch die Feststellung der Gefäße, die sie mit Blut versorgen. Es handelt sich um eine kongenitale Gefäßfehlbildung, die darin besteht, daß in Persistenz embryonaler Verhältnisse zahlreiche direkte Verbindungen zwischen Arterien und Venen erhalten bleiben. Histologisch sind im Angiogramm Arterien und Venen infolge der mangelhaften Ausdifferenzierung nur schwer zu unterscheiden. Wegen der Gefäßwandschwäche erklärt sich auch die Neigung zu Blutungen, die in die Hirnsubstanz, in die Subarachnoidalräume oder in die Ventrikel erfolgen können.

Angiographisch erkennt man gewöhnlich einen oder mehrere oft bis bleistiftdicke Arterienäste, die in ein wirres Geflecht größerer oder kleinerer Gefäße aufgehen, aus denen sich dann mehrere stark erweiterte Venen entwickeln. Bei der operativen Freilegung solcher Angiome ist in den abführenden Venen hellrotes Blut zu erkennen.

Form und *Größe* der arteriovenösen Mißbildungen können sehr variieren. Die supratentorielle Lokalisation ist wesentlich häufiger als die infratentorielle. Sie können von nur einer der großen Hirnarterien (A. cerebri ant., media oder post.) versorgt werden oder von mehreren; mitunter kann sich an der Blutversorgung auch die A. carotis ext. beteiligen. Das Ausmaß der jeweiligen Beteiligung der einzelnen großen Arterien an der Blutversorgung läßt sich nur mit einer selektiven Kontrastfüllung der A. carotis int., der A. carotis ext. und des Vertebralis-Basilaris-Systems bestimmen (Abb. 88a–c). Der durch das Angiom bedingte örtliche Druckabfall führt dazu, daß sich bei vorwiegend von der A. cerebri ant. versorgten Angiomen auch die gegenseitige A. carotis int. an der Blutzufuhr beteiligt. Um bei der operativen Therapie supratentorieller Angiome sicher zu gehen, daß sie vollkommen entfernt sind, erweist es

sich als zweckmäßig, intraoperativ Angiogramme anzufertigen. Das Kontrastmittel wird in diesen Fällen durch einen für die Dauer der Operation in die A. carotis int. eingeführten Katheter injiziert. Obwohl die meisten Angiome an der Hirnoberfläche erscheinen, erhalten sie doch sehr häufig Zuflüsse aus der Tiefe, z.B. von Zweigen der Aa. chorioideae. Entsprechend geben sie auch Blut in die inneren Hirnvenen ab. Dadurch nimmt das Angiom im ap-Bild Keilform an. Die übrigen Hirngefäße, die nicht an der Versorgung der Mißbildung teilnehmen, sind oft nur wenig kontrastreich oder gar nicht dargestellt, d.h. wenig durchblutet, da die arteriovenösen „Kurzschlüsse" das ganze Kontrastmittel an sich reißen. Derartige arteriovenöse Kurzschlüsse der Hirngefäße bedeuten eine erhebliche Belastung des Gesamtkreislaufes mit entsprechenden Veränderungen am Herzen.

Demgegenüber gibt es arteriovenöse Angiome, die so klein sind, daß sie sich dem angiographischen Nachweis fast entziehen können. Diese „Mikroangiome" kann man am ehesten an dem frühen Auftreten der abführenden Venen erkennen (Abb. 89). Gerade aus diesen kleinen Angiomen kann es zu massiven Blutungen kommen, bei deren operativer Ausräumung dann erst das Angiom als Ursache aufgedeckt wird. Es kommt auch vor, daß solche Hämatome nicht gerinnen, sondern sich abkapseln und dann als aneurysmatischer Sack mit der arteriovenösen Mißbildung (Angiom) in freier Verbindung bleiben.

Gelegentlich ist es differentialdiagnostisch schwierig, Glioblastome, Metastasen und Angioblastome von arteriovenösen Mißbildungen abzugrenzen.

Eine gewisse Bedeutung hat die Angiographie auch für die Kontrolle des Operationserfolges. Nach der Exstirpation eines arteriovenösen Angioms ist es ratsam, sich postoperativ von der Radikalität des Eingriffes zu überzeugen. Dabei ist es interessant zu sehen, daß sich die enorm erweiterten zu- und abführenden Gefäße einige Zeit nach der Operation wieder verengen können und daß nun nach Beseitigung des Kurzschlusses auch in den gesunden Hirnanteilen wieder eine normale Arterienzeichnung besteht, d.h. daß sie wieder normal durchblutet werden.

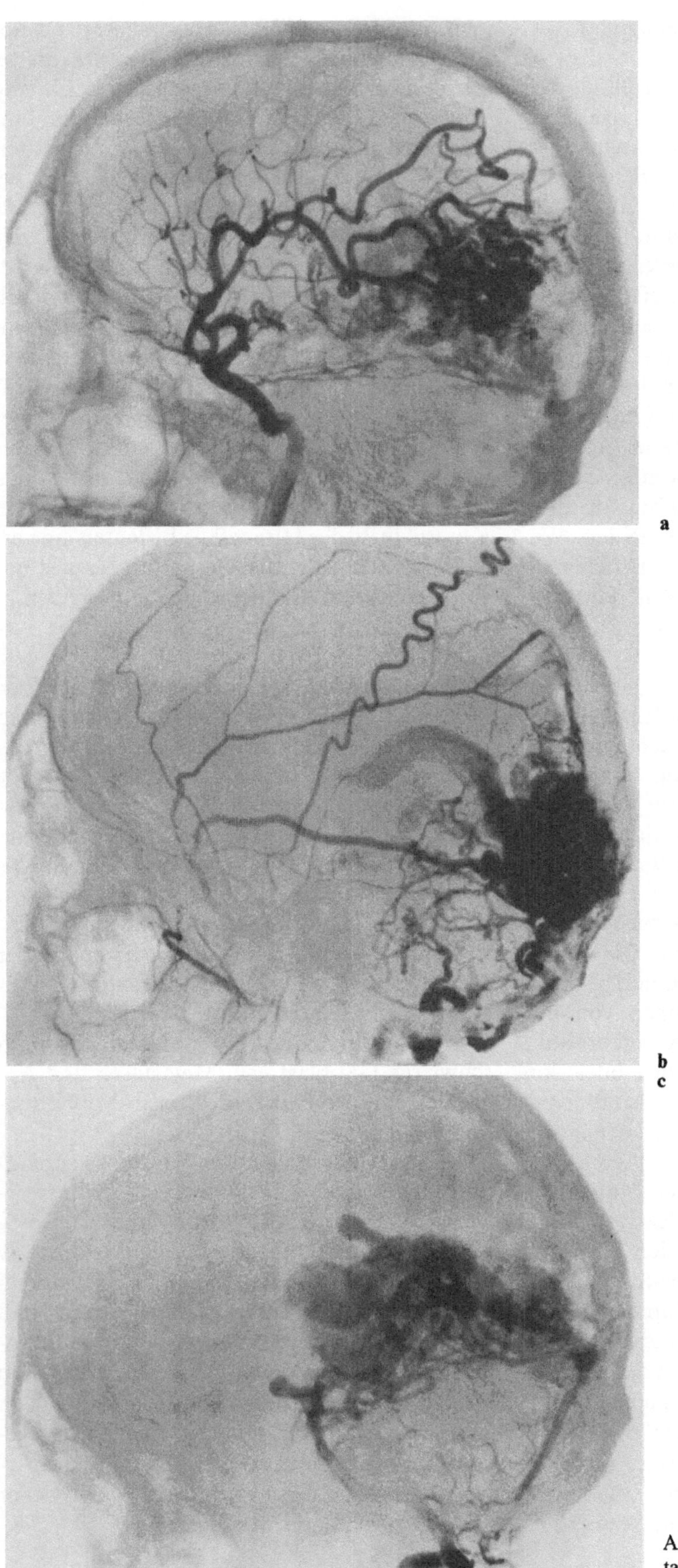

Abb. 88a—c. Ausgedehntes Angiom der Occipitalregion. a) Zustrom aus der A. carotis int., b) aus der A. carotis ext., c) aus der A. vertebralis

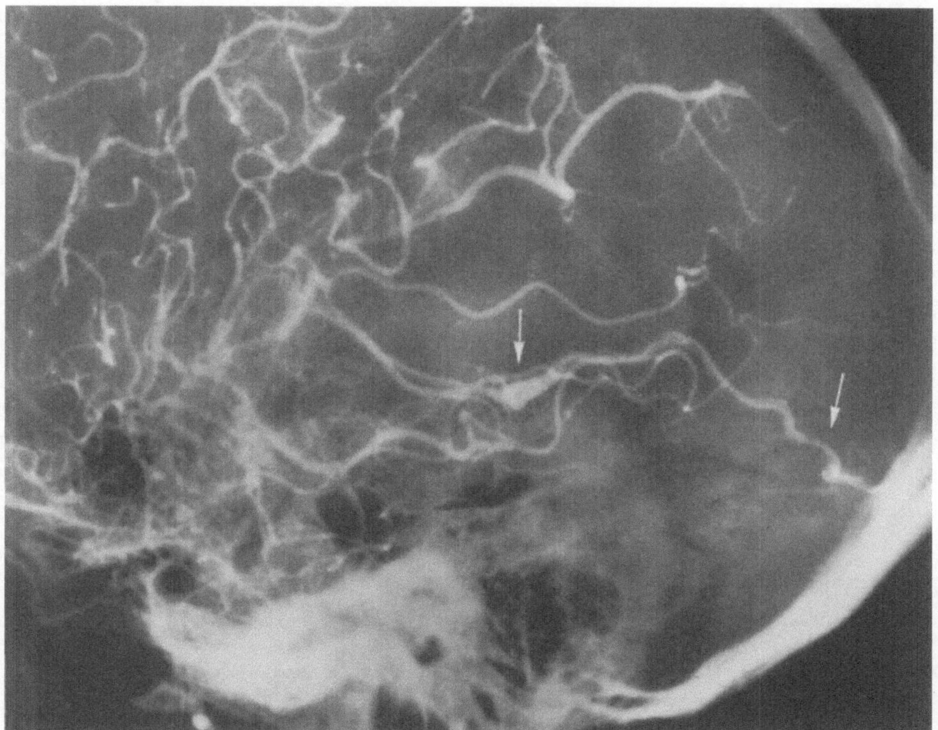

Abb. 89. Mikroangiom im Bereich des Schläfenlappens mit Zustrom aus Zweigen der A. cerebri media. „Frühe Vene" zum Sinus transversus zeigt den arteriovenösen Kurzschluß. Spreizung der Mediazweige im Sinne einer intracerebralen Blutung (Pfeile weisen auf das Angiom und die abführende Vene)

c) Die Carotis-Sinus cavernosus-Fistel

Eine *Ruptur* der A. carotis int. im Cavernosusabschnitt hat zur Folge, daß sich arterielles Blut in den Sinus cavernosus entleert und hier zu einem entsprechenden Druckanstieg führt. In der überwiegenden Mehrzahl der Fälle ist die Ruptur traumatisch bedingt, ganz selten kann sie auf dem Boden einer meist arteriosklerotischen Gefäßwanderkrankung entstehen. Die Pulswellen der A. carotis int. werden auf den Sinus cavernosus und von hier u.a. auch auf die Venen der Orbita übertragen, so daß es zu einem *„pulsierenden Exophthalmus"* kommt. Im Angiogramm fällt schon in der frühen arteriellen Phase ein unregelmäßig geformtes Kontrastmitteldepot im Bereich des Sinus cavernosus auf. Von diesem ergießt sich in der Regel retrograd kontrastmittelführendes Blut in die erweiterten Venae ophthalmicae (Abb. 90). Aber auch andere Venen können sich mit Kontrastmittel füllen, die sich dann meist in den Sinus petrosus sup., aber auch in den Sinus sagittalis sup. oder in den Sinus sigmoideus entleeren. Als Folge des arteriovenösen Kurzschlusses und des entsprechenden Druckabfalles in der A. carotis int. ist ihr Stromgebiet wenig kontrastreich, mitunter überhaupt nicht dargestellt.

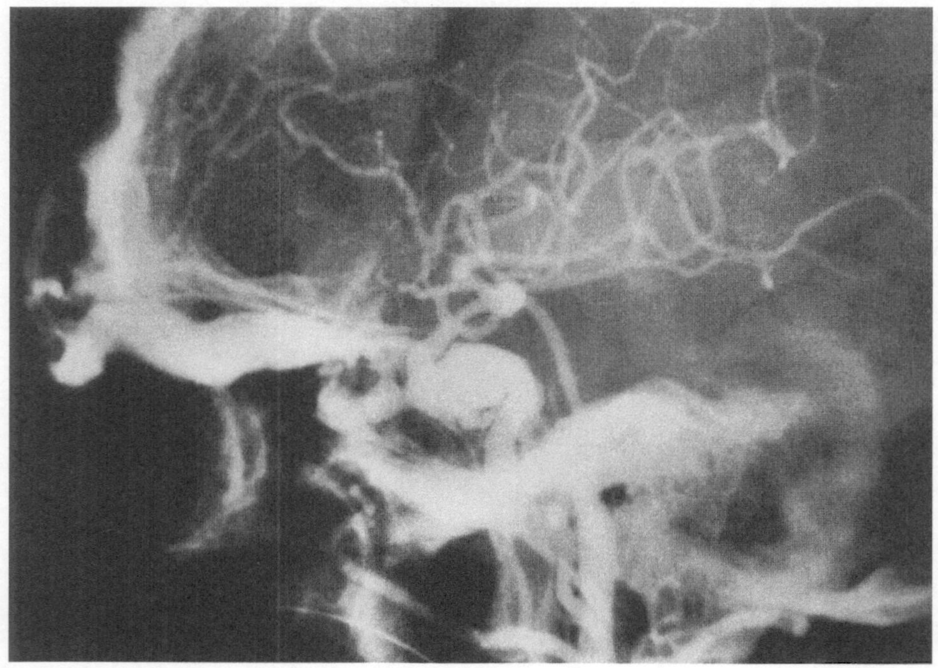

Abb. 90. Carotis-Sinus cavernosus-Fistel: Übertritt von Kontrastmittel aus dem Carotissiphon in den Sinus cavernosus. Retrograde Kontrastfüllung der hochgradig erweiterten Vena ophthalmica sup.

d) Die Gefäßverengungen und Gefäßverschlüsse

Besondere Gefahren und Komplikationen bei der Angiographie von Kranken mit cerebralen Durchblutungsstörungen

Die Komplikationsrate bei Angiographien von Patienten mit cerebralen Durchblutungsstörungen ist nach den Weltstatistiken größer als die von gefäßgesunden Patienten. Es müssen daher bei der Indikationsstellung eines neuroradiologischen Eingriffes der diagnostische Gewinn und die Gefährdung des Patienten gegenübergestellt und abgewogen werden. Bei einer operablen, das Leben gefährdenden Läsion wie dem epi- und subduralen Hämatom ist auch im höheren Lebensalter die Angiographie die Methode der Wahl, da nur sie eine sichere Diagnose gestattet. Nur schwerster Allgemeinschock und Zeitnot werden Veranlassung geben, die *direkte Entleerung* der vermuteten Blutung *ohne* Angiographie zu versuchen.

Eine absolute Indikation besteht auch für die Sitz- und Artdiagnose von cerebralen Tumoren im Alter, die sich oft einer klinischen Diagnostik entziehen oder differentialdiagnostisch nicht von einem subakuten vaskulären Prozeß abgegrenzt werden können. Für die Abbildung einer operablen Läsion der Arterien, z.B. einer Stenose, eines Aneurysmas oder Angioms kommt nur die Angiographie in Frage. Doch muß man vorher entscheiden, ob eine solche Operation überhaupt noch durchgeführt werden kann und soll bzw. auch, ob sie vom Patienten gewünscht wird.

Die übrigen Indikationen zur Angiographie von Kranken mit Hirndurchblutungsstörungen werden durch die tatsächliche Komplikationsrate beeinflußt, die im folgenden dargestellt wird.

Lokale Komplikationen

Diese liegen bei direkter Punktion der Aa. carotides und vertebrales im höheren Lebensalter grundsätzlich nicht wesentlich höher als in anderen Lebensabschnitten. Es kann allerdings im Fall erheblicher Arteriosklerose und ungeschickter Punktion zur Bildung eines dissezierenden Aneurysmas bzw. eines Kontrastmitteldepots zwischen dem arteriosklerotischen Plaque und der Arterie kommen. Das

ist für die A. carotis bekannt und kann zum zeitweiligen Verschluß der Arterie führen. Auch Kathetermethoden bringen sicher eine Erhöhung der Gefährdung von Patienten im höheren Lebensalter: ulzerierende Plaques bzw. Thromben können im Ausnahmefall in die arterielle Blutbahn verschleppt werden und zur Gewebsgangrän führen. Bei den Methoden der *selektiven Kontrastdarstellung einer Arterie* mittels Katheter kann zeitweilig durch Blockade des Blutstromes eine „Ischämie" eintreten. Sie wird vom nervösen Parenchym des Älteren schlechter vertragen werden als in jüngerem Alter. Das kann besonders bei spinalen „selektiven" Katheterisierungen eine Rolle spielen.

Allgemeine Komplikationen

Bereits normalerweise kann der Durchfluß von Kontrastmitteln *Gewebsstörungen,* wahrscheinlich durch Änderung der *Bluthirnschranke,* mit sich bringen. Sie sind meist abhängig von Art, Konzentration, Menge und Durchflußzeit des Kontrastmittels. Diese Einwirkungen zusammen mit der gleichzeitig möglichen Ischämie infolge der Abnahme des O_2-Angebotes während der Durchflußzeit des Kontrastmittels bedingen das Ausmaß der entstehenden Schädigung. Die Untersuchung der Fälle mit echten neurologischen Komplikationen nach rite durchgeführter Angiographie läßt vermuten, daß ein bereits hypoxämisch vorgeschädigtes bzw. ödematöses Hirn die zusätzliche Schädigung durch die Angiographie in einzelnen Fällen schlecht verträgt. Auch das ist bei der Indikationsstellung zu berücksichtigen, obwohl in der überwiegenden Mehrzahl der Fälle nicht mit Schäden zu rechnen ist. Seltsamerweise kann es bei „Gefäß-Patienten" im Ausnahmefall nach der Angiographie auch einmal zu einer Besserung des klinischen Bildes kommen.

Narkoseschäden

Erfolgt die Untersuchung in Allgemeinnarkose, so ist *streng darauf zu achten, daß keine Veränderung in der Blutdrucklage des Patienten auftritt.* Jeder Blutdruckabfall ist sofort medikamentös abzufangen, da sonst bereits durch die akute Hypotension eine cerebrovaskuläre Insuffizienz mit neurologischer Symptomatologie auftreten kann. Das gilt weiter für Patienten mit labilem Hypertonus und coronaren Durchblutungsstörungen. Sie müssen auch nach dem Eingriff überwacht werden; das gilt weiter für Patienten mit groben Arterien-Stenosen (Intensivstation s.S. 156).

Schäden durch den Gefäßprozeß direkt

Statistiken der Weltliteratur lassen den Schluß zu, daß die cerebrale Angiographie beim „Schlaganfall-Patienten" im *Coma* — besonders wenn man mehrere Gefäße in einer Sitzung darstellt — eine besonders hohe Gefährdung bringt (McDowell u.Mitarb. 1966). Es muß weiter darauf hingewiesen werden, daß anscheinend auch der Patient im *Migräneanfall* eine Angiographie schlechter verträgt als ein Normpatient (s. a. Patterson u.Mitarb., 1964).

Schäden durch hypotone Krisen

Es kann nicht eindringlich genug betont werden, daß Patienten mit Hirndurchblutungsstörungen oder überhaupt „ältere" Patienten mit Vorschäden der Gefäße während einer Angiographie genau ärztlich überwacht werden müssen. Hypotone Krisen, d.h. Blutdruckabfall, werden besonders schlecht vertragen. Stellt die Angiographie eine erhebliche Stenose an einem größeren Gefäß oder einen Verschluß mit Kollateralkreislauf dar, so soll der Patient über 24 Std durch genaue Herz- und Blutdruckkontrolle regelmäßig überwacht, d.h. auf einer Intensivstation aufgenommen werden. Das wird zur strikten Indikation, wenn es bei der Angiographie zum Blutdruckabfall kam.

*Komplikationsraten
der cerebralen Angiographie*

In einer von Kazner u.Mitarb. (1969) veröffentlichten Tabelle standen sich die folgenden Komplikationsraten bei Patienten mit verschiedenen Läsionen gegenüber: Bei 42395 Patienten mit neurologisch-neurochirurgischen Erkrankungen betrug die Mortalität 0,11% bei 1,28% vorübergehenden oder bleibenden Störungen, bei 3073 Patienten mit Gefäßleiden belief sich die Mortalität auf 1,9% bei 4,5% vorübergehenden oder bleibenden Störungen (s. Tabelle dort).

Im Schrifttum wurden neurologische Komplikationen nach Angiographie von Pa-

tienten mit cerebrovaskulärer Insuffizienz etwa mit einer Höhe von 3 bzw. 5% angegeben (Bauer u.Mitarb. 1962). Eine ausführliche Darstellung findet man bei Schiefer (1972).

Das Ziel der neuroradiologischen Untersuchung bei der cerebrovaskulären Insuffizienz (s. a. S. 44)

Größe, Form und Verlauf sowie etwaige krankhafte Veränderungen der Hirnarterien und -venen können angiographisch recht gut abgebildet und damit der Weg der intravitalen Zirkulation aufgezeigt werden. So erhalten wir wichtige Hinweise zur Pathogenese und Therapie der Hirndurchblutungsstörungen. Unerläßlich ist die Angiographie aber für jede Indikation zu gefäßchirurgischen Eingriffen an den „vier Hirnarterien".

Es ergeben sich bei der angiographischen Diagnostik der Durchblutungsstörungen zwei Ziele, nämlich 1) die normale und pathologische Morphologie des Gefäßbettes abzubilden und 2) die funktionellen Störungen der Hirndurchblutung aufzuklären. Damit betreibt die Neuroradiologie *Form- und Funktionsdiagnostik.*

Die Analyse kann durch die radiologischen Methoden der Szintigraphie, die Computer-Tomographie und die „regionale" Messung der Hirndurchblutung (rCBF) noch ergänzt werden. Diese Methoden werden hier jedoch nicht abgehandelt.

Indikation und *Ziel* der angiographischen Untersuchung werden vom *Kliniker* angegeben, sie sind von seinen Vermutungen über die *Pathogenese* der Störungen der Hirndurchblutung bestimmt. Drei Thesen stehen zur Zeit im Vordergrund der Diskussion der Pathogenese:

1. *Eine Störung der Hirndurchblutung kann vorwiegend hämodynamisch durch Zusammenwirken einer örtlichen Läsion der Gefäßwand — meist eine Stenose — und einer allgemeinen Kreislaufstörung (z.B. einer Blutdruckabfall-Krise) entstehen.* Die örtlichen Läsionen sind meist durch Arteriosklerose hervorgerufen, in zweiter Linie durch Thrombo-Embolie oder durch primäre oder sekundäre arterielle Thrombose. Das Ziel ist, diese morphologischen Veränderungen und ihre Folgen radiologisch abzubilden. Die allgemeine Kreislaufstörung hingegen entsteht kardiovaskulär und ist vorwiegend

klinisch zu diagnostizieren. Dabei kann eine hämodynamische Störung transitorisch als *Transitorische Ischämische Attacke* (T.I.A.) ablaufen oder dauernd vorhanden sein.

2. *Eine Mangeldurchblutung kann durch einen allgemeinen oder örtlichen Spasmus kleiner oder kleinster intrakranialer Arterien und Arteriolen im Sinne eines „angiospastischen Insultes" mit Störung der Blut-Hirn-Schranke entstehen.* Auslösend ist eine brüske Hochdruck-Krise. Dies ist sicher ein seltenes Vorkommnis.

Hier kann im allgemeinen die Neuroradiologie kaum ihre Aufgabe der „Abbildung" lösen, da diese Art von Spasmen — im Gegensatz zu den sichtbaren segmentalen Spasmen an größeren Gefäßkalibern nach Aneurysmablutung (s. S. 125, 168 u. Abb. 87a, b) — nur temporär und an kleineren Lumina auftreten. Sie werden also meist zur Zeit der Untersuchung bereits wieder verschwunden sein. Sie können allenfalls, wenn früh untersucht, zu einer Verzögerung des Kontrastmitteldurchflusses führen. Ähnliches gilt für die Phase direkt nach dem Krampfanfall oder für die Störungen mit Erhöhung der Blutviskosität.

3. *Eine Mangeldurchblutung kann auch vorwiegend auf Einschleuderung von Mikroembolien zurückgehen.* Diese entziehen sich jedoch der angiographischen Darstellung. Man kann allenfalls Thromben auf ulzerierenden arteriosklerotischen Plaques als mögliche Quelle einer Mikroembolie aufzeigen, z.B. an der Carotis-Teilungsstelle am Hals (s. Abb. 111). Eine Verlangsamung der Hirndurchblutung in einem regionalen Gebiet wird dadurch kaum beobachtet.

Folgende Aufgaben werden also der Angiographie gestellt:

1. Die direkte Abbildung von Stenosen oder Verschlüssen von Arterien sowie evtl. auch von „reitenden" Emboli. Auch versucht man zu beurteilen, ob dieser Verschluß durch Thrombose oder Embolie hervorgerufen wird. Eventuell wird auch das *„Fehlen"* nur eines *Gefäßzweiges* gefunden.
Dieses Vorgehen gilt besonders für die Abbildung *aller extrakranialen arteriellen Stenosen, Verschlüsse oder Ektasien,* die die *Grundlage einer* vaskulären Chirurgie bilden (Endarteriektomie, Desobliteration, Umwegsoperation, Segmentresektion, Abb. 91).

2. Die Abbildung von Störungen in Tempo und Ausmaß der regionalen Füllung des Gefäßbaumes, der Verlangsamung des arteriellen Durchflusses („Stehenbleiben" des Kontrastmittels in Arterien) oder die „frühe" Abbildung von normalen Venen bzw. einer regionalen Hyperämie (blush).

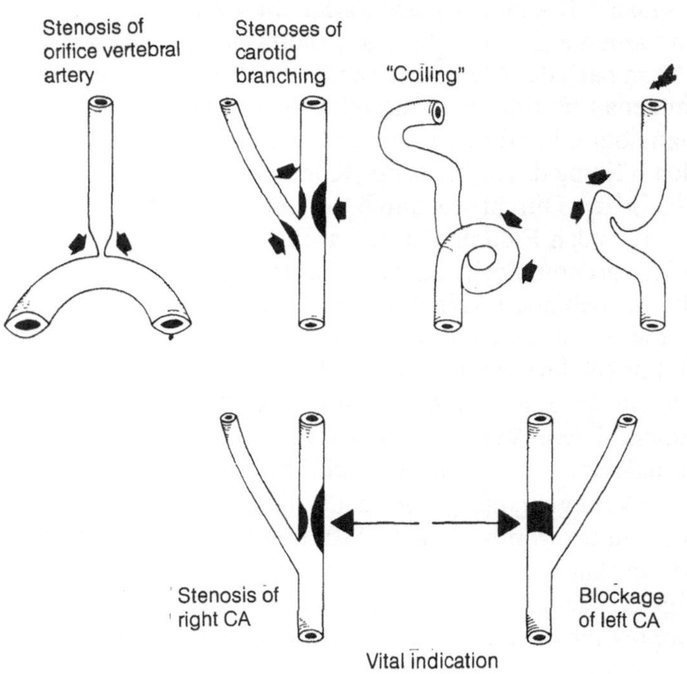

Abb. 91. Hauptmuster der operierbaren arteriellen Läsionen der 4 Hirngefäße

135

3. Die Darstellung der retrograden Füllung von Arterien oder ganzen Stromgebieten einschl. der hier wirksamen Anastomosen und Kollateralkreisläufe.

4. Der Nachweis des lokalisierten Fehlens von Venen oder Sinusabschnitten mit Verlängerung des Durchflusses in der venösen Strombahn oder einer anormalen Abflußrichtung.

5. Eine globale Veränderung der Zirkulationszeit.

Zur Erfüllung aller dieser Aufgaben sollte gleichzeitig der *extra- und intrakraniale* Kreislauf genau untersucht werden, d.h. es sollte die sog. „Vier-Gefäße-Angiographie" evtl. mit Vergrößerungs-Angiographie (s. z.B. Abb. 124) bzw., soweit notwendig, mit Anwendung der Subtraktion angestrebt werden.

Indikation, Zeitpunkt und Technik der neuroradiologischen Untersuchung

Vom Aortenbogen durch Katheter (s. S. 54); von den Aa. brachiales bzw. subclaviae mittels Katheter oder durch retrograde Überdruck-Injektion (s. S. 54, 55);
durch direkte Carotis- und Vertebralispunktion (s. S. 53, 54).

Funktionsdiagnostik

Die globale Bestimmung der Zirkulationszeit.
Man kann die Durchflußzeit des Blutes durch das Hirn nach der Methode von GREITZ (1956) recht genau bestimmen. Man mißt bei der Serienangiographie die Zeit zwischen der maximalen Füllung des Siphons mit Kontrastmittel (in Höhe des Durchtritts durch die Dura) und der maximalen Füllung der ersten Brückenvenen im vorderen Parietalgebiet. Dabei werden nicht nur Behinderungen des Durchflusses (sowie die dann entstehenden Kollateralkreisläufe) abgebildet, sondern es wird gleichzeitig auch eine Verzögerung des venösen Abflusses deutlich. Diese Verzögerung kann entweder regional auf einen Venenverschluß oder global auf die Verlegung der großen Sinus (s. S. 170, 176 ff., Sinusthrombose; s. S. 170, Durchflußzeit), sie kann auf die Erhöhung des intrakranialen Druckes mit arteriolo-kapillärer Kompression oder aber auf eine Erhöhung der Viskosität zurückgehen.

Die Bestimmung der regionalen Durchflußzeit.
In den Serien-Angiogrammen der retrograden Brachialis-Angiographie mit Füllung des Carotis- und des Vertebralis-Systems läßt sich gelegentlich feststellen, daß Unterschiede in der Geschwindigkeit der normalen Durchströmung vorkommen, denn das Carotis-System füllt sich gewöhnlich etwa um 1 sec *vor* dem Vertebralis-System. Bei erheblichen Carotis-Stenosen der rechten Seite kann es im retrograden Angiogramm zur Umkehr dieser Reihenfolge kommen; andererseits entsteht bei Behinderung im vertebrobasilären Kreislauf eine Verlängerung dieses zeitlichen Abstandes zwischen dem Beginn der Carotis- und Vertebralis-Durchströmung mit Kontrastmittel. Diese Feststellung ist allerdings nur ein Hinweis und ist nicht absolut zuverlässig, denn sie ist auch von der Stellung des Halses abhängig.

Wichtiger sind die *regionalen* Störungen der Durchblutung *einzelner* Arterien und ihrer Äste durch eine erhebliche Stenose von mehr als 80% (s. S. 44, 156). So kann z.B. die Füllung im Versorgungsgebiet der A. cerebri ant. erst zu einer Zeit beginnen, in der das System der Sylviischen Gruppe bereits bis zur äußersten Peripherie mit Kontrastmittel gefüllt ist. Umgekehrt kann sich das Gesamtsystem der A. cerebri media und/oder ihrer Äste, besonders auch der Aa. parietalis ant. und post. sowie der A. gyri angularis verzögert füllen. Dann werden die peripheren Aufzweigungen dieser beiden Arterienstämme noch bis weit in die Zeit der venösen Füllung sichtbar bleiben.

Diese Verzögerung der regionalen Durchflußzeit in einzelnen Ästen der A. cerebri media hat ihre Bedeutung besonders in der klinischen Korrelation zu den neurologischen Störungen, wie etwa der Aphasie, des Gerstmann-Syndroms oder der Parietallappen-Syndrome.

Hier ist darauf hinzuweisen, daß sich auch im normalen Carotis-Angiogramm die *letzten arteriellen* Äste im *Parietalgebiet* abbilden, und zwar in der Zone des sog. „Dreiländerecks" zwischen Parietal-, Occipital- und Temporallappen an der Grenze der Versorgungsgebiete der Aa. cerebri ant., post. und media, die hier aneinanderstoßen. Strömungsdynamisch und pathomorphologisch ist dieses Gebiet bei allgemeinen Durchblutungsstörungen des Hirns besonders gefährdet. Hier im „Dreiländereck" finden sich also oft passagere

136

Durchblutungsstörungen und gelegentlich echte Infarkte.

Auch im *venösen* Abfluß kann es regionale Unterschiede geben. Es ist physiologisch verständlich, daß sich zuerst die frontalen, dann die parietalen und schließlich die occipitalen Venen zum Sinus sagittalis füllen. Das erklärt sich aus dem Fortschreiten der Durchströmung der Versorgungsgebiete der A. cerebri ant., die in den Sinus sagittalis drainieren. GREITZ (1956) hat jedoch darauf hingewiesen, daß bei Verschluß einer Arterie und Eintreten einer retrograden Füllung derselben durch Kollateralsysteme zeitliche Unterschiede auch in der Topographie des venösen Abstroms entstehen können. Diese Feststellung erlaubt dann evtl. Schlüsse auf die topographische Pathogenese klinischer Störungen.

Formdiagnostik

Die anatomischen Varianten der Arterien und Venen. Bevor man im Angiogramm eine morphologische Gefäßveränderung oder gar das Fehlen eines Gefäßes feststellt, muß man ausschließen, daß es sich um eine anatomische Variante handelt. Diese zu kennen ist also wichtig. Auch kann man das Tempo der regionalen Durchblutung der Versorgungsgebiete der drei Großhirnarterien und ihren Abfluß nur dann richtig beurteilen, wenn man diese Varianten berücksichtigt.

Am Carotis-System kommen Varianten in der Dicke des Lumens der Arterie im Halsteil vor. Daneben sind die Krümmungen des Siphons verschieden geformt. Diese Varianten spielen eine Rolle bei der Deutung der Pathologie der Massenverschiebungen. In 20% der Fälle wird die *A. cerebri post.* überwiegend von der A. carotis gefüllt, es besteht der sog. „embryonale" Typ der Gefäßanlage. Eine andere Variante ist, daß das Blut teilweise über eine dünne A. communicans post. in die A. cerebri post. eintritt, daß aber ein größerer Teil vom vertebro-basilären Kreislauf geliefert wird (Abb. 92). Das kann man bei einer entsprechenden Angiographie zeigen. Am häufigsten aber erhält die A. cerebri post. ihr Blut fast nur aus dem vertebro-basilären System; gelegentlich werden trotzdem die Aa. communicantes post. isoliert sowohl bei Carotis-Injektion wie auch bei Darstellung des vertebro-basilären Kreislaufs abgebildet (Abb. 93).

Eine recht häufige Variante kommt an der *A. cerebri ant.* vor. Hier können die Arterien beider Seiten von *einer* A. carotis gefüllt werden, meist weil der A-1-Abschnitt (die pars circularis) der A. cerebri ant. der anderen Seite hypo- oder gar aplastisch ist (s. S. 74).

In solchen Fällen wird fast nie auch die A. cerebri post. von der gleichseitigen A. carotis versorgt, so daß die letzte also sicher nur äußerst selten vier Arterien füllt. Die morphologisch-strömungsdynamischen Verhältnisse lassen sich weiter aufklären, wenn man in diesen Fällen während der Angiographie die gegenseitige A. carotis komprimiert.

Ein seltener Befund ist die Ausbildung einer dritten, meist zierlichen A. cerebri ant., die in der Mitte gelegen ist (A. cerebri ant. media; KRAYENBÜHL und YASARGIL, 1965).

Verhältnismäßig unbekannt sind als Varianten die nicht so selten vorhandenen *suprakallosalen Queranastomosen* zwischen den beiden Aa. cerebri ant. Gegebenenfalls sieht man also von *einer* A. cerebri ant. im ap-Bild die beiden parietalen Versorgungsgebiete der Aa. cerebri ant. mit Kontrastmittel gefüllt. Diese oberhalb des Balkens gelegenen Anastomosen spielen für die Topik der Infarktentstehung eine gewisse Rolle.

Im Gefäßsystem der A. cerebri media müssen die verschiedenen aszendierenden Media-Äste genau identifiziert werden. Oft ist es schwer, den Ausfall eines Astes angiographisch zu erkennen. Dabei bewährt sich neben den alten Angaben von FOIX und LEVY (1927) besonders das Schema von RING und WADDINGTON (1967) oder von SALAMON (1971). Varianten findet man besonders an den drei frontalen Ästen, die gelegentlich von *einem* Hauptstamm ausgehen oder auch *einzeln* den Mediahauptstamm verlassen können. Variabel sind oft auch die parietalen und temporalen Äste. Meist erkennt man mit den oben erwähnten Schemata das Fehlen eines dieser Äste; sonst wird man sich oft damit begnügen müssen, von einer Rarefizierung der Zweige in diesem Gebiet zu sprechen.

Auf die Varianten bei dem Anschluß der *A. cerebri post.* an die beiden Gefäßsysteme der A. carotis bzw. Aa. vertebralis/basilaris wurde oben hingewiesen. Das häufige Vorkommen des sog. „embryonalen Typs", d.h. des Ursprungs der A. cerebri post. aus der A. carotis, ist für die Deutung des Vertebralis-Angiogramms der linken Seite von besonderer Bedeutung, wenn es, wie meist, durch retrograde Brachialis-Füllung gewonnen wurde.

137

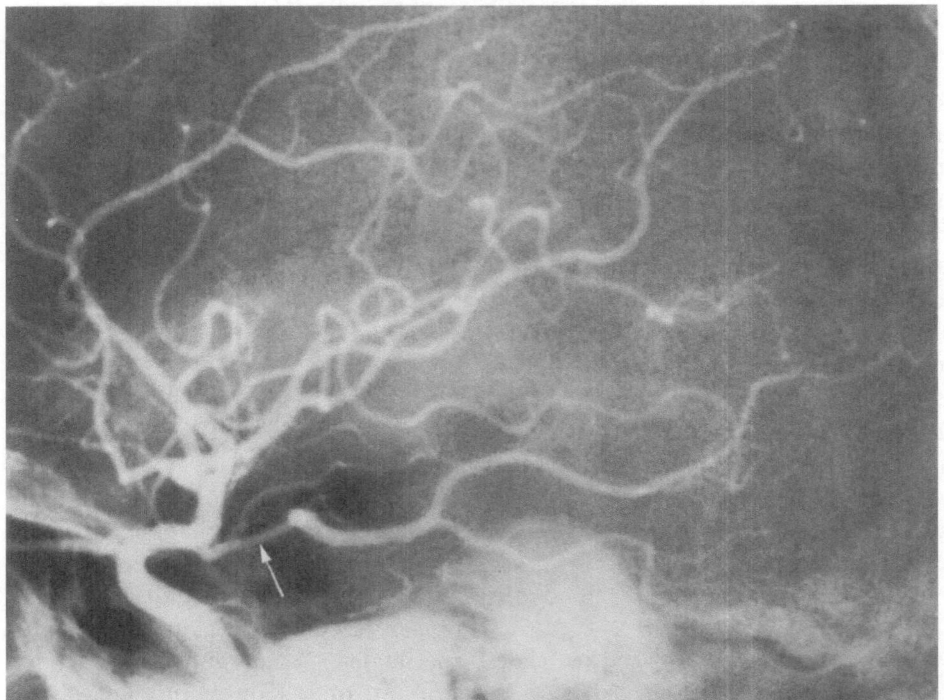

Abb. 92. Die A. cerebri post. geht in $^4/_5$ der Fälle von der A. basilaris aus, sonst wird sie entweder *nur* aus der A. carotis oder — wie in diesem Bilde sichtbar — von beiden Systemen versorgt, oft auch in verschiedenem Grade

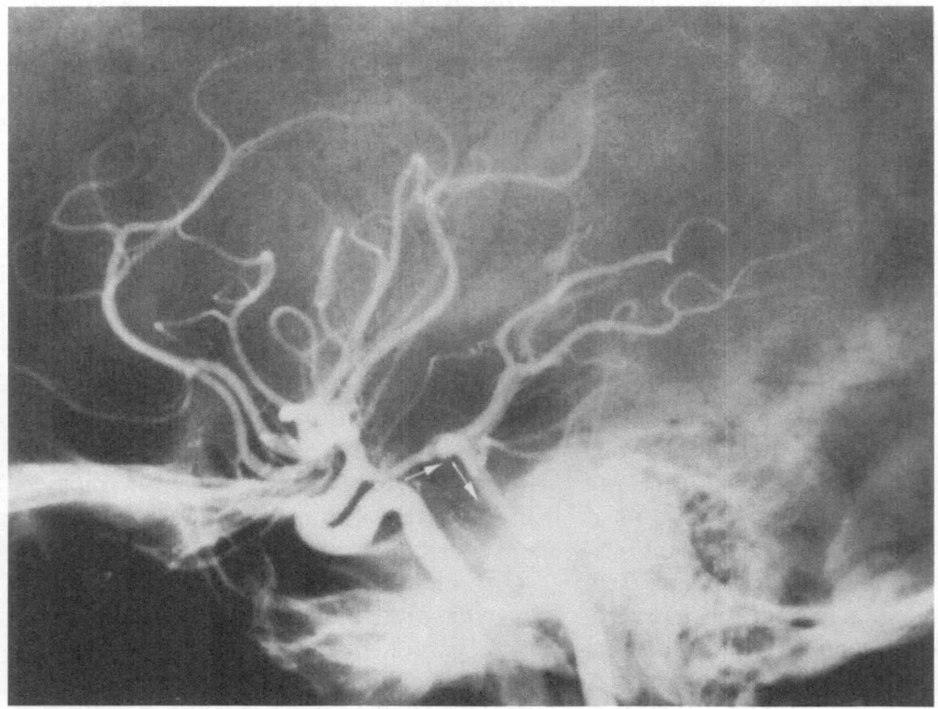

Abb. 93. Angiogramm der A. carotis: bei relativer Stenosierung des Basilaris-Systems füllt sich dieses retrograd über die A. carotis→A. communicans post.

Fehlt hier eine A. cerebri post., so muß man zunächst eine physiologische Füllung über die A. carotis unterstellen und durch Carotis-Angiographie beurteilen. Nur im negativen Fall kann man einen echten Verschluß der A. cerebri post. feststellen (über die echten Verschlüsse der A. cerebri post. s. S. 149).

Die Varianten des *Circulus Willisi* sind besonders wichtig und wurden oben beschrieben (s. S. 68 ff. bzw. 158). Der ringförmige anastomotische Austausch des Blutes zwischen den beiden Aa. carotides und dem vertebro-basilären Gebiet ist eine wesentliche Möglichkeit für eine Ersatzdurchblutung bei Verschluß einer der großen Arterien (s. Abb. 93 und Kollateralkreisläufe, S. 158). Wichtig ist auch die auf Seite 80 ff. beschriebene unterschiedliche Anlage der beiden intrakranialen Anteile der Aa. vertebrales, wo häufiger die rechte Arterie hypoplastisch ist. Dann ist die andere gewöhnlich überdimensioniert. Daß als Variante die A. vertebralis einer Seite ganz fehlt, ist wohl eine Seltenheit.

Varianten gibt es häufiger auch an den Aa. cerebelli. Hier sind die *oberen* Arterien oft gedoppelt und die mittleren Arterien (Aa. cerebelli inf. ant.) sind sehr variabel ausgebildet; sie fehlen oft oder sind so dünn, daß sie angiographisch nicht identifiziert werden können. Die Aa. cerebelli inf. post. hingegen sind meist gut dargestellt (Wallenbergsche Arterien). Sie gehen normalerweise aus den Aa. vertebrales hervor, können aber auch aus dem unteren Segment der A. basilaris entspringen. Auch kann sich die Arterie frühzeitig teilen, oder sie entspringt von Beginn an gedoppelt. Dann werden die beiden Versorgungsgebiete der Medulla oblongata und des Kleinhirns gesondert durch je einen eigenen Ast versorgt.

Die Nichtdarstellung einer A. cerebelli inf. post. (Wallenbergsche Arterie) läßt also nicht zwangsläufig auf einen Verschluß derselben schließen, da sie durch zwei bis drei fadenförmige Äste gebildet werden kann, die teils aus der A. basilaris, teils aus der A. vertebralis entspringen. Diese können sich der Abbildung im normalen Angiogramm entziehen.

Solche Feinheiten in der Anlage der Varianten lassen sich z.Z. durch die Angiographie nicht immer darstellen oder ihre Abbildung gelingt nur unzureichend. Sie sind aber nachweisbar, wenn im sagittalen Strahlengang eine Vergrößerungs-Serienangiographie mit Subtraktion durchgeführt wird bzw. bei gleichzeitiger Tomographie des Angiogramms.

Die pathologischen Gefäßwandveränderungen durch Arteriosklerose. Die Wand der arteriellen Strombahn wird in der Mehrzahl der Fälle von Arteriosklerose durch Beet- (Plaque-) Bildung verändert und so das Lumen stenosiert. Die Stenose kann in einen Totalverschluß übergehen entweder durch Zunahme der Arteriosklerose oder durch eine finale Thrombose, wobei diese oft nur ein kleines Restlumen zu verschließen braucht. Da dies sehr häufig der Fall ist, haben Verschlüsse und Stenosen meist auch die gleiche topische Prädilektion. Schließlich kann auch eine Makroembolie an einer besonders engen Stelle, d.h. der Stenose, „hängenbleiben".

Wichtig ist also, die Faktoren für die örtliche Prädilektion der Stenose-Bildung zu kennen. Diese liegt überall da vor, wo „Turbulenz" entsteht, nämlich 1. an den Richtungsänderungen der Strömung, 2. bei örtlichen Wandveränderungen oder 3. bei Behinderung der Wanddehnung. Man findet Arteriosklerose daher besonders an den Krümmungen, Gabelungen, der Abgabe von Ästen, dem Zusammenfluß und den „Strangulationen", d.h. der ringförmigen Fixierung einer Arterie, wie sie bei Durchtritt durch die Dura, durch einen knöchernen Kanal oder durch ein das Gefäß beengenden Hirnnerven entsteht. Solche Turbulenzen sind besonders gut an einem Cine-Angiogramm zu erkennen. Dort bleibt oft ein Kontrastmittelfleck länger stehen.

Extrakraniale arteriosklerotische und thrombotische Gefäßveränderungen. Die Stenosen. Die am meisten proximal gelegene Stenose — seltener ein Verschluß — liegt am Ursprung der A. vertebralis aus der A. subclavia (Abb. 94), seltener an dem der A. carotis communis. Bei den Abgangsstenosen der A. vertebralis kommt es oft zur post-stenotischen Erweiterung bzw. später auch zur Verlängerung der Arterie mit Schlingenbildung.

Weiter distal gelegene stenosierende Läsionen liegen am Hals an der Gabelung der A. carotis communis (Abb. 95) in den Aa. carotides int. und ext. Hier liegen die *stenosierenden Plaques* meist medial an der „Carina" der A. carotis int., seltener auch an der A. carotis ext. Entsprechend liegen auch die Verschlüsse vorwiegend an der A. carotis int. (Abb. 96), von der gelegentlich noch ein kurzer Stumpf sichtbar ist; dies ist nur selten an der A. carotis ext. der Fall (Abb. 97) oder betrifft die A. carotis communis (Abb. 98).

Eine arteriosklerotische Stenose kann artefiziell durch eine intramurale Injektion von Kontrastmittel oder durch ein dissezierendes Hämatom (Abb. 99) vorgetäuscht werden.

An der A. vertebralis kann gelegentlich ein Verschluß am 6. Halswirbel auftreten, wo sie in das Foramen costotransversarium eintritt.

Nach Eintritt in den Schädel kommen Stenosen der A. carotis int. häufig am Siphon vor, und zwar entweder im gesamten Verlauf (Abb. 100) oder – häufiger – lokal betont in einem der drei Abschnitte (Ganglion-Cavernosusabschnitt-Knie, Abb. 101, 102, 103; Zisternen-Abschnitt, Abb. 104; am häufigsten im Zisternen-Abschnitt nach Durchtritt durch die Dura, Abb. 105, s. auch Abb. 116).

Zu betonen ist, daß es an den „Hirngefäßen" zwei Arten der Arteriosklerose gibt, nämlich die *stenosierenden* und die vorwiegend *ektatischen* Formen. Bei der letzten führt eine Verlängerung des Gefäßes, wie sie außen am Schädel an der A. temporalis superficialis so auffällig oft vorhanden ist, zu einer Schlängelung (tortuosity; Abb. 106), Schlingenbildung (coiling; Abb. 103, 107) oder zur Knickbildung (kinking; Abb. 91). Schlingenbildung bis zur Kreisform findet man besonders häufig an der A. carotis int. jenseits der Teilungsstelle am Hals, aber auch an der A. vertebralis zwischen Foramen magnum und Atlas. Diese Schlingenbildungen können wahrscheinlich in bestimmten Kopfstellungen echte Störungen der Durchblutung bedingen.

Eine Schlängelung (tortuosity) des ganzen Gefäßes sieht man an der A. carotis wie auch an der A. vertebralis (Abb. 106).

Viele Autoren halten Schlängelung oder sogar Schlingenbildungen für connatal. Nach ihnen gibt es allenfalls eine Verstärkung dieser Bildungen durch Alter oder Arteriosklerose.

Schließlich gibt es im Rahmen dieser ektatischen Formen der Arteriosklerose auch die echte Knickbildung (kinking), die nicht so selten auch eine Indikation für eine chirurgische

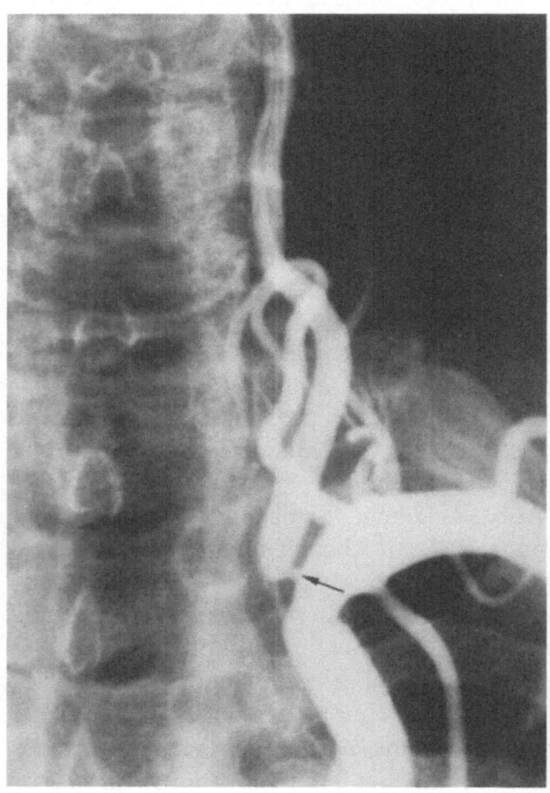

Abb. 94. „Abgangs"-Stenose (s. Pfeil) der linken A. vertebralis mit poststenotischer Erweiterung

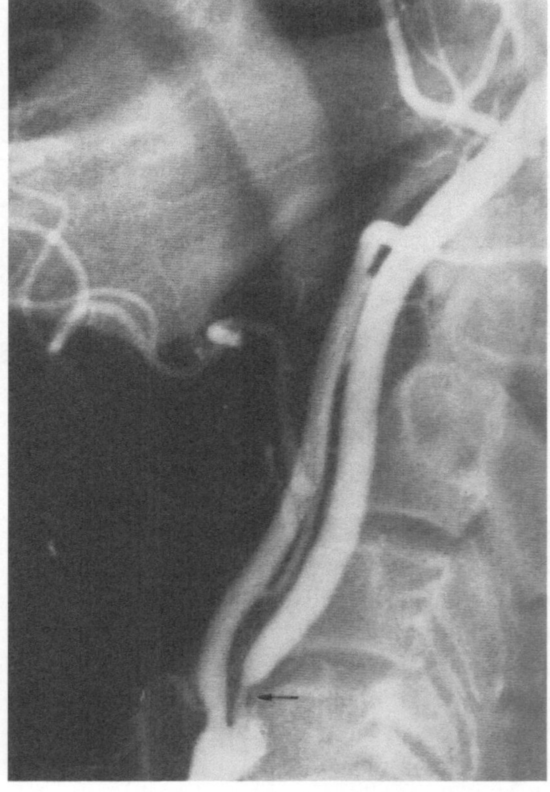

Abb. 95. Hochgradige (80%) Stenose der A. carotis int. am Halsteil, geringe Einengung (25%) auch der A. carotis ext.

Resektion darstellen kann, während man bei der Schlingenbildung eher zurückhaltend ist, weil man seltener Symptome darauf zurückführen kann. Solche Knickbildungen finden sich sowohl an der A. carotis int. wie auch an der A. vertebralis im distalen extrakranialen Drittel. Ein Unterschied in der Häufigkeit zwischen rechts und links besteht nicht.

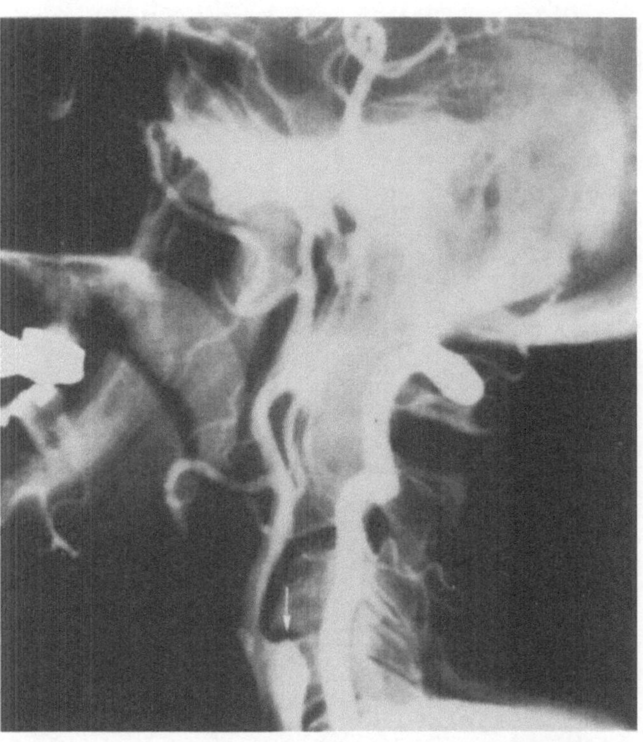

Abb. 96. Verschluß der A. carotis int. (Pfeil)

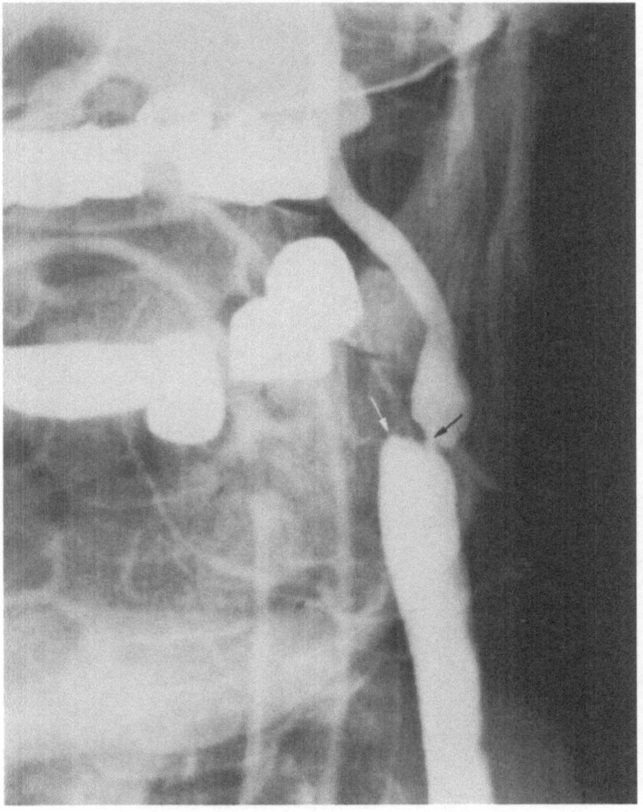

Abb. 97. Verschluß der A. carotis ext. an der Gabel der maximal weiten A. carotis communis. Hochgradige Stenose der A. carotis int. (70%) mit poststenotischer Dilatation (Pfeil)

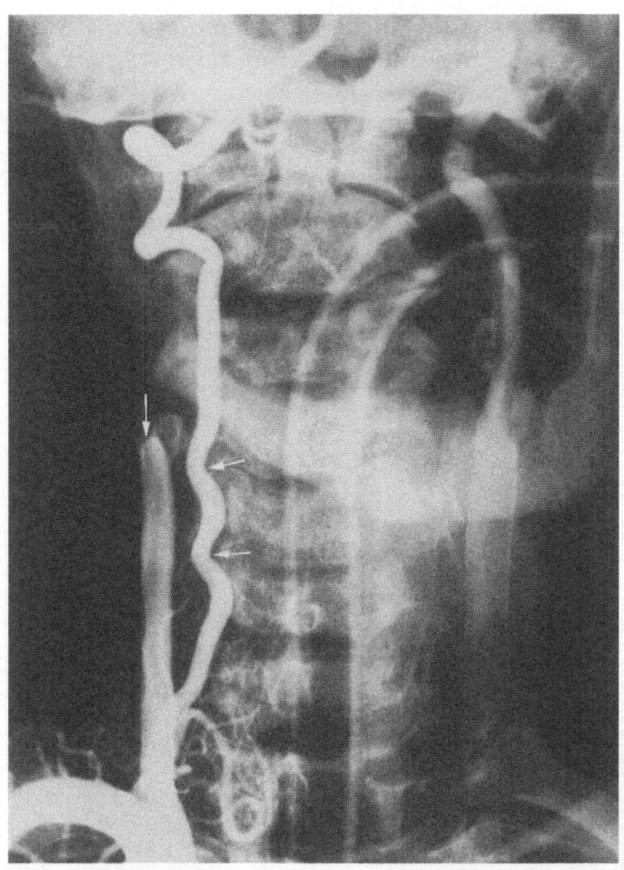

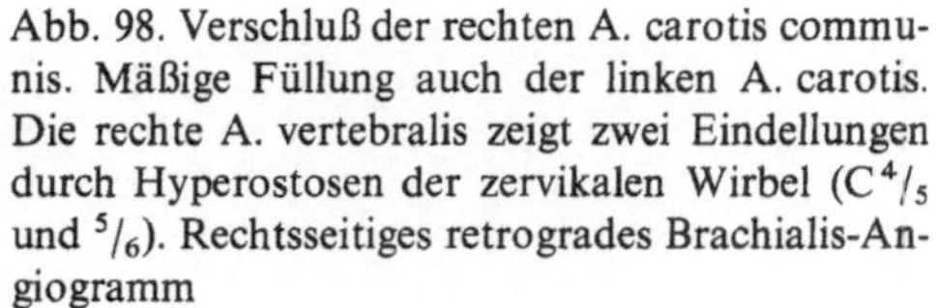

Abb. 98. Verschluß der rechten A. carotis communis. Mäßige Füllung auch der linken A. carotis. Die rechte A. vertebralis zeigt zwei Eindellungen durch Hyperostosen der zervikalen Wirbel ($C^4/_5$ und $^5/_6$). Rechtsseitiges retrogrades Brachialis-Angiogramm

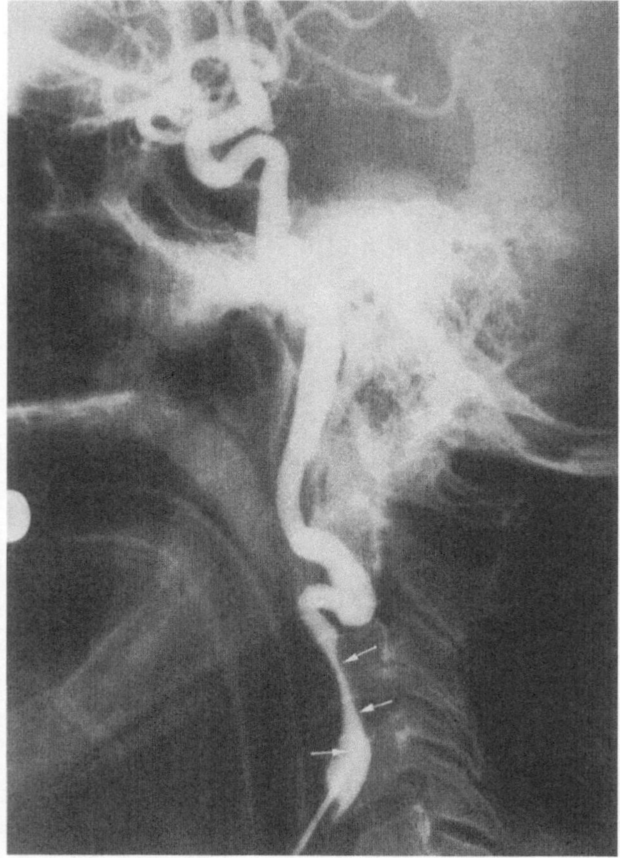

Abb. 99. Intramurale Blutung (Pfeile) mit artefizieller Stenosierung am Halsteil der A. carotis int. durch Nadelpunktion (Pfeil). Schlingenbildung (coiling) mit einer mäßigen Knickbildung (kinking)

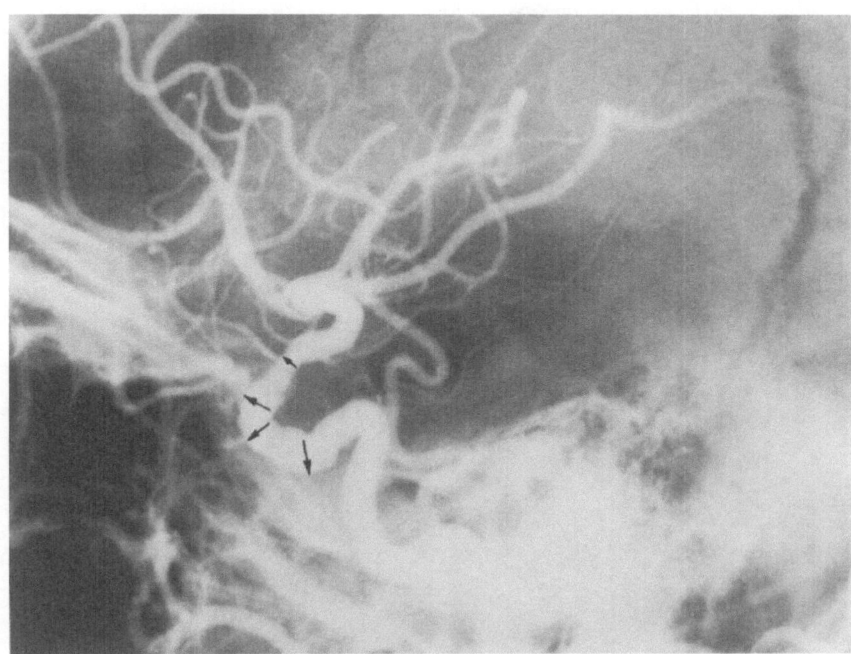

Abb. 100. Höckerige Stenosierung aller Siphonsegmente der A. carotis int.

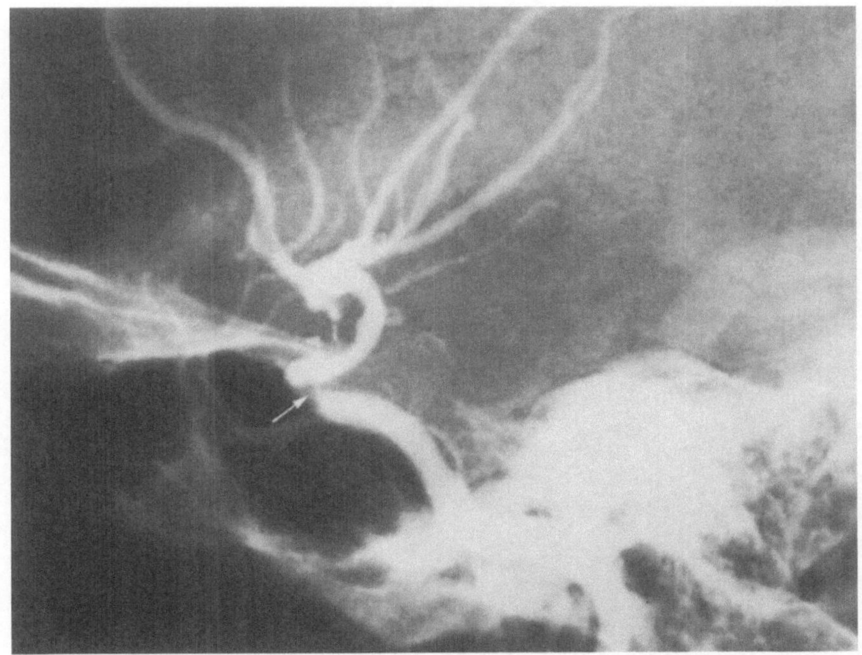

Abb. 101. Siphon-Stenose kurz vor dem Knie (intrakavernös) (Pfeil)

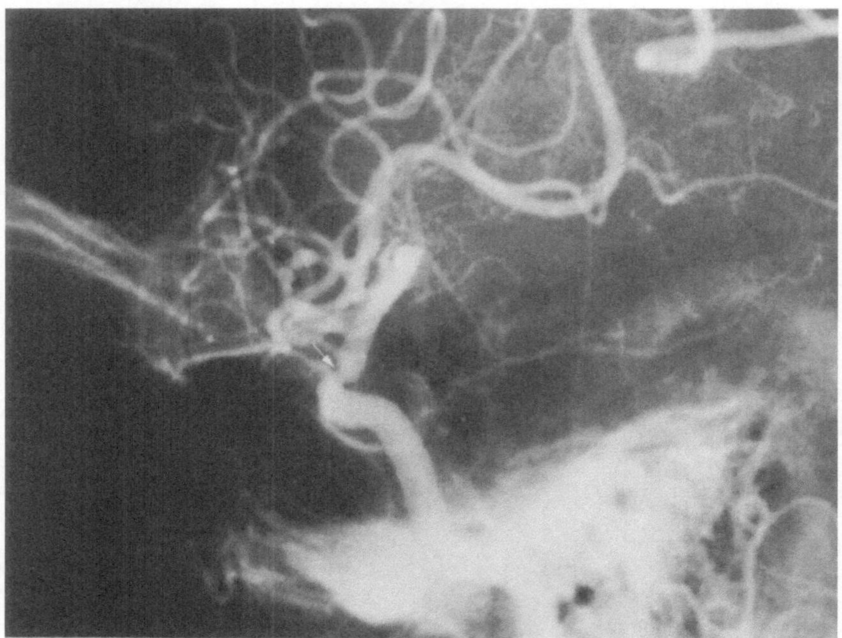

Abb. 102. Stenosierung der A. carotis int. im Siphongebiet beim Durchtritt durch die Dura

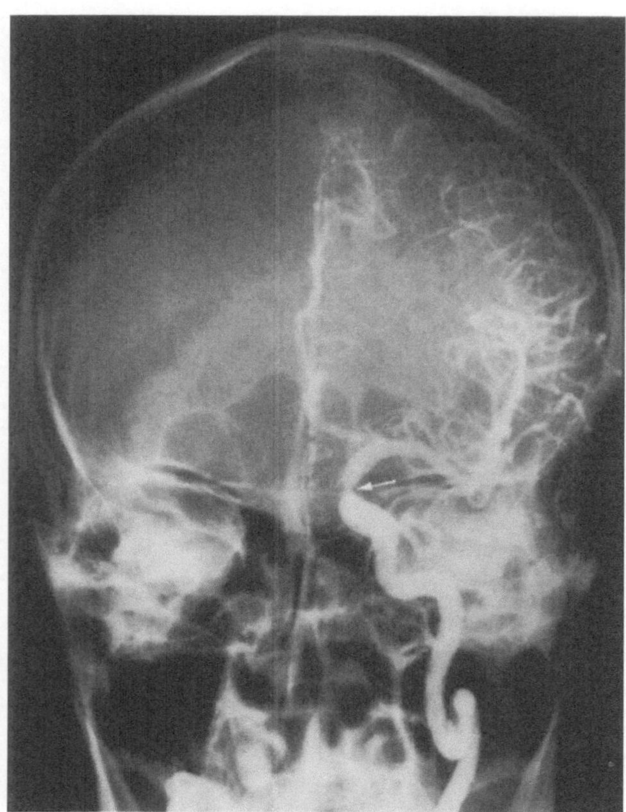

Abb. 103. Stenose im Bereich des Siphons der A. carotis int. am Durchtritt durch die Dura (s. Pfeil). Schlingenbildung (coiling) im Halsteil dieser Arterie

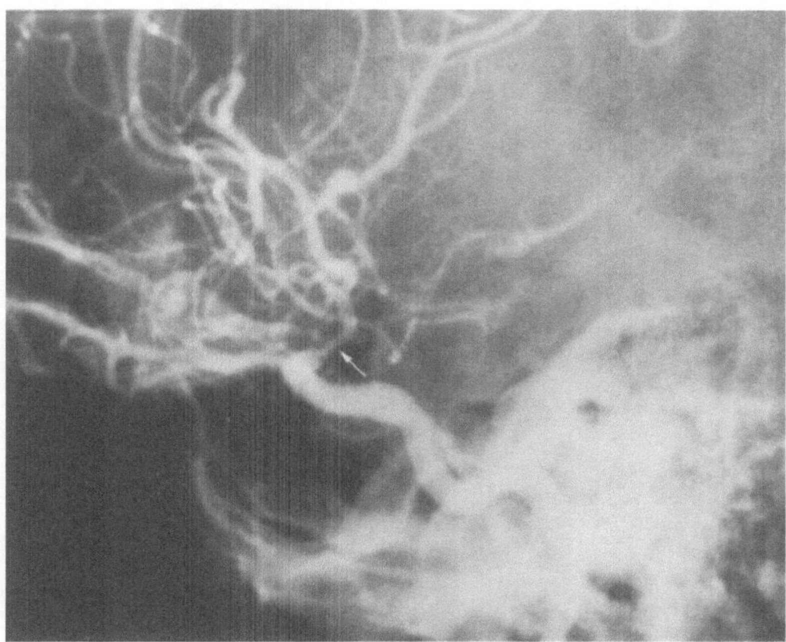

Abb. 104. Siphon-Stenose im zisternalen Segment

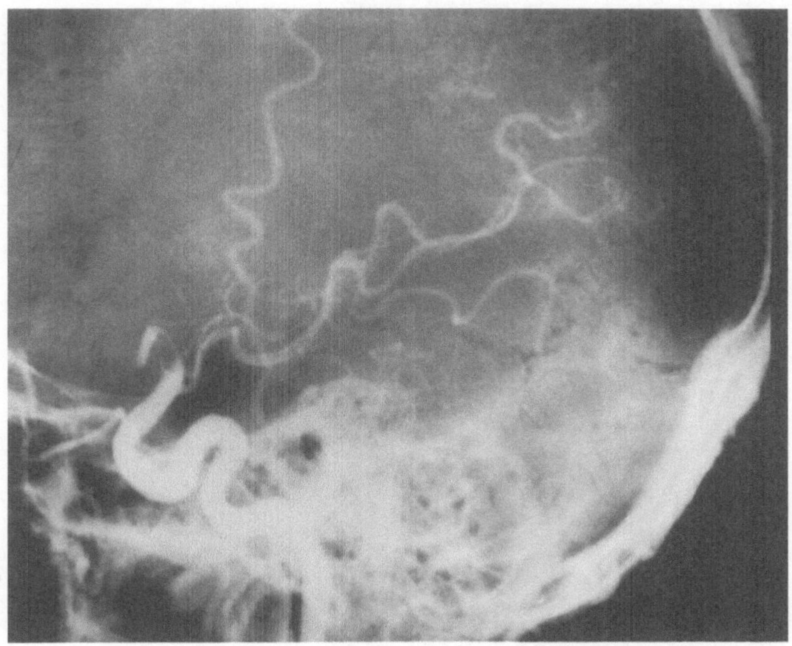

Abb. 105. Verschluß der A. carotis int. im letzten Siphon-Segment durch Embolus

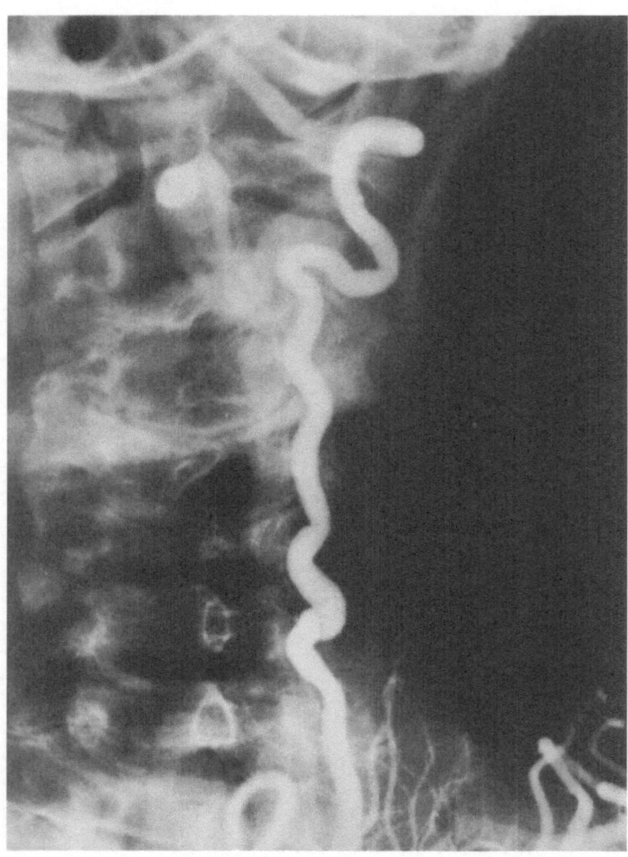

Abb. 106. Ektatische Arteriosklerose der linken A. vertebralis mit Schlängelung (Tortuosität — tortuosity). Linksseitiges retrogrades Angiogramm der A. brachialis

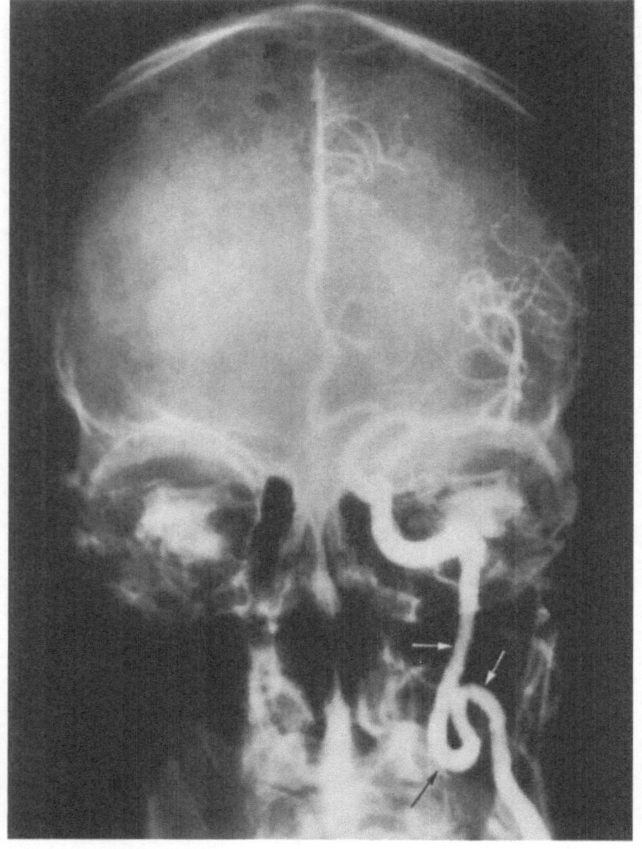

Abb. 107. Erhebliche stenosierende Veränderungen im mittleren Segment des „Halsteils" der A. carotis int. mit Schlingenbildung (coiling) (Pfeile)

Die „enge A. carotis". Verengungen („Stenosierungen") eines Gefäßes über *längere Strecken* sieht man besonders an der A. carotis int. am Halsteil. Es ist schwer, aus dem Angiogramm allein zu entnehmen (Abb. 108), ob es sich hier um eine fibromuskuläre Dysplasie handelt oder möglicherweise um eine weitgehend rekanalisierte Thrombose. Als funktionelle kurzdauernde Veränderung sieht man eine solche über mehrere Zentimeter (Abb. 109) gehende Verengung der A. carotis int. auch oberhalb der Carotis-Punktionsnadel (Abb. 110, s. auch Angiospasmus S. 125, 168). Daneben ist differentialdiagnostisch wichtig die ein- oder doppelseitige Hypoplasie der A. carotis am Hals. Die meisten übrigen Arterien zeigen Verengungen nur in einzelnen Segmenten (s. S. 125).

Thrombosen und Embolien. Die *Thrombosen* der A. carotis siedeln sich vorzugsweise an der Gabelung am Halsteil auf den arteriosklerotischen Plaques an; diese können ulzeriert sein und gelten als Ursache möglicher Mikroembolien (s. S. 135 und Abb. 111).

Daneben gibt es an der gleichen Stelle auch thrombotische Verschlüsse auf „jungfräulichen" Gefäßwänden, an denen eine Arteriosklerose nicht nachweisbar ist, dies besonders bei jungen Menschen. Hier ist der Thrombose-Mechanismus häufig unklar.

Akute *Embolien* dürften an der Gabelungsstelle der A. carotis communis recht selten den Verschluß der A. carotis int. einleiten. Sie werden meistens in das distale Segment des Siphons eingeschleudert (Abb. 105) bzw. in die A. cerebri media selbst (s. unten, S. 149) oder in ihre Zweige, weniger häufig in die anderen Arterien. Embolien findet man am häufigsten bei Herzklappenfehlern, Arrhythmien und bei Frauen wahrscheinlich nicht so selten als Folge eines Ovulationshemmers.

Nur gelegentlich kann man mit einiger Sicherheit eine lokale Thrombose („konisch") von einer Embolie („spitz ausgezogen") unterscheiden. Eine Embolie ist sicher, wenn sie „reitend" in einer Gabel abgebildet wird (s. Abb. 124). Ein Embolus kann in der Serie weiter vorrücken, wenn er bei der Angiographie iatrogen entstanden ist (Punktionsnadel).

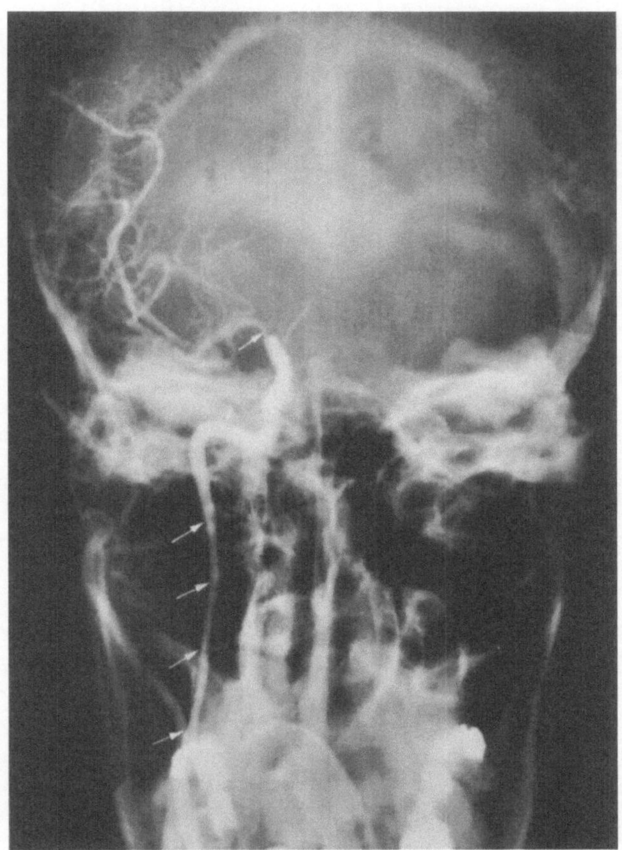

Abb. 108. Fast völlige Verlegung (90%) des Siphons der A. carotis int. durch Embolus (Ovulationshemmer!). Die Stammganglienarterien sind sämtlich erhalten. 6 cm lange „Stenosierung" der A. carotis int. im Halsteil weit oberhalb der Punktionsstelle

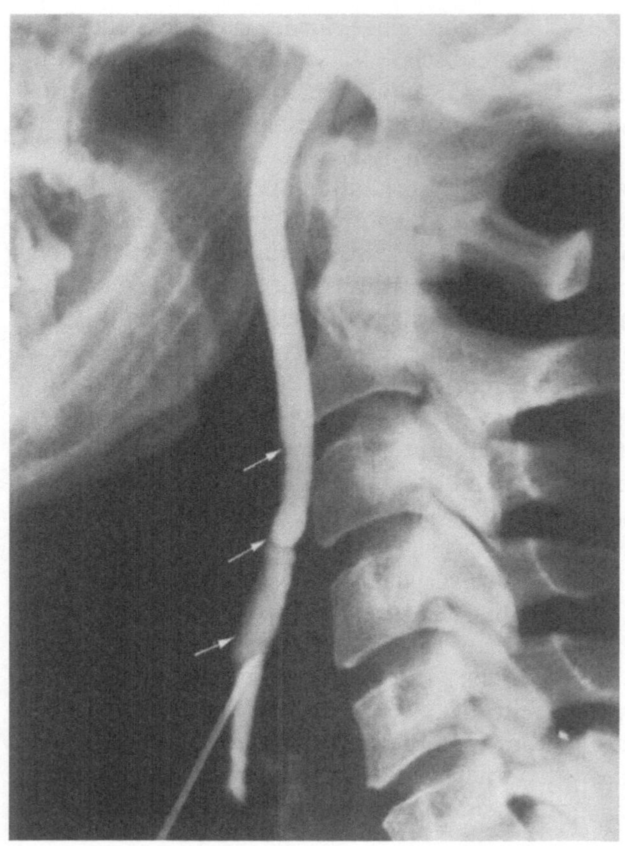

Abb. 109. Ausgesprochen perlschnurartig an-geordnete spastische Kontraktionsringe oberhalb der Punktionsstelle in einer A. carotis

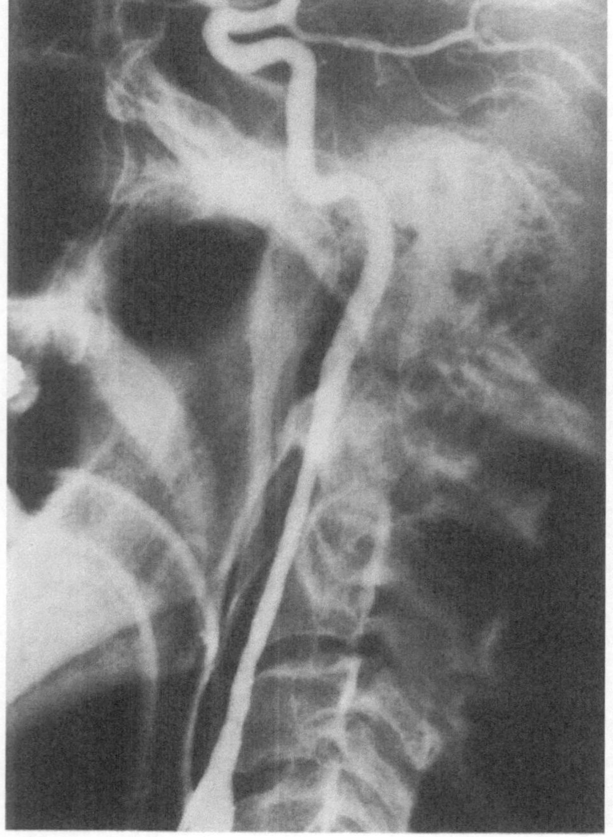

Abb. 110. Stenosierung der A. carotis int. über eine längere Strecke, möglicherweise durch Spas-mus als Reaktion auf die Punktion

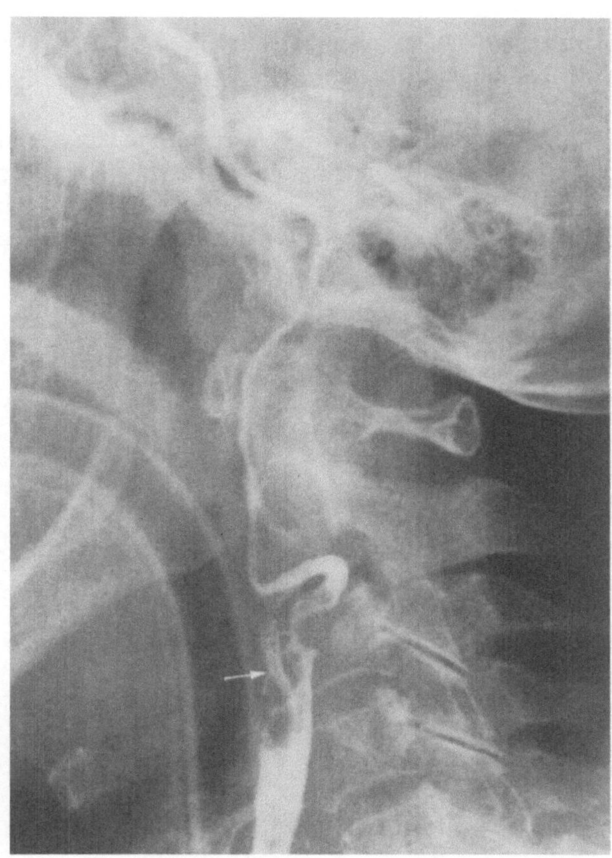

Abb. 111. Unregelmäßig begrenzte Stenosierung der A. carotis int. jenseits der Teilungsstelle und Verschluß der A. carotis ext. Derartige Bilder entstehen bei Ansiedlung von Thrombosen auf arteriosklerotischen Plaques. (Die Nadel liegt in der A. carotis communis weit unter der Läsion)

Intrakraniale Gefäßveränderungen. Die Prädilektion der intrakranialen Stenosen ist gut bekannt (s. a. Siphon der A. carotis, S. 140). An der A. cerebri media liegen die lokalisierten Stenosen (Abb. 112) am häufigsten etwa 1—2 cm nach dem Ursprung aus der A. carotis. Wenn sich auch die thrombotischen Verschlüsse meist auf solchen stenosierenden Beeten ansiedeln, kann man doch am ehesten vier verschiedene Lokalisationen der *Verschlüsse* unterscheiden:

1. proximal am Ursprung, dabei sind die Stammgangliengefäße einbezogen (Abb. 113/I),
2. weiter distal am Abgang der Aa. striolenticulares laterales, die Aa. striolenticulares mediales bleiben frei (Abb. 113/II, 114),
3. distal an der Aufzweigungsstelle der A. cerebri media, die Stammgangliengefäße sind freigeblieben (Abb. 113/III, 112) und
4. selten auch ganz proximal mit freibleibenden Aa. striolenticulares.

Noch weiter distal sieht man Astverschlüsse an allen Gefäßen der Sylviischen Gruppe (s. Abb. 115).

Durch die vorzüglichen „meningealen Anastomosen" beim ganz „proximalen" oder ganz „distalen" Verschluß der A. cerebri media können 20% der Patienten ohne wesentliche neurologische Schäden davonkommen.

An den *Aa. cerebri ant.* liegen Stenosen besonders in dem Bogen der Arterie um das Rostrum des Balkens (Abb. 116, s. auch Abb. 124), meist unter- oder oberhalb desselben. Totalverschlüsse sind an diesen Regionen seltener.

Die *A. vertebralis* hingegen zeigt am häufigsten eine Stenose direkt am Durchtritt durch die Dura (Abb. 117); daran anschließend folgt nicht so selten eine poststenotische Erweiterung, die fast die Größe eines fusiformen Aneurysmas erreichen kann. Auch die *A. basilaris* zeigt häufig schwere Stenosen, meist im mittleren oder im distalen Segment (Abb. 118).

An den *Aa. cerebri post.* trifft man ebenfalls die Stenosen und Verschlüsse in dem Bogen um den Pedunculus an. Im besonderen findet man Verschlüsse an der A. cerebri post. mit einer Prädilektion an 3 Stellen (Abb. 119):

149

1) *proximal* am Ursprung aus der A. basilaris in ihrem bogenförmigen Verlauf um die Pedunculi (Abb. 119/I, 120, 121),
2) entweder am *Abgang* der A. communicans post., dieser ist verschlossen (Abb. 119/II), oder
3) *intermediär* auf dem *Gipfel* des Bogens um die Pedunculi, die A. communicans post. bleibt frei (Abb. 119/III).

Daneben gibt es „distale Astverschlüsse" (Abb. 119/IV). Es können auch beide Aa. cerebri post. gleichzeitig — gelegentlich in verschiedener Höhe — stenosiert bzw. verschlossen sein.

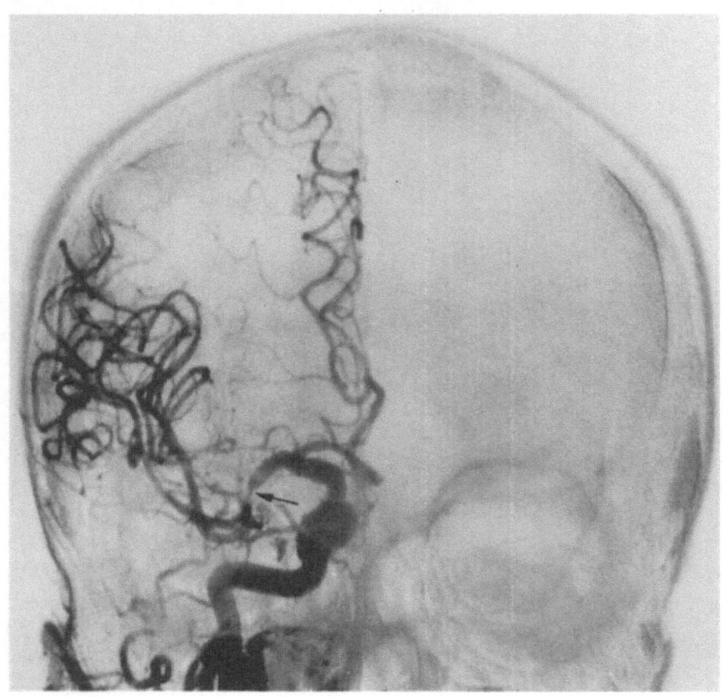

Abb. 112. Subtraktionsbild einer Stenose (60%) der A. cerebri media (Sitz wie Typus III der Abb. 113)

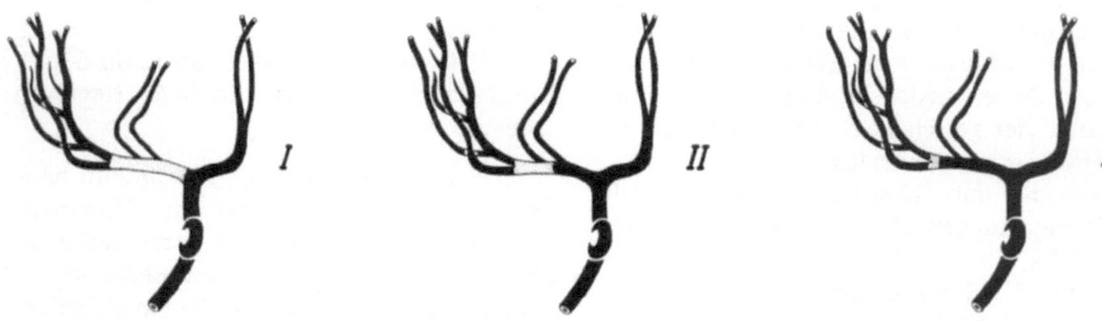

Abb. 113. Die drei Haupttypen des Verschlusses der A. cerebri media. Seltener ist ein ganz proximaler Verschluß am Abgang, der alle Stammgangliengefäße freiläßt (s. Text)

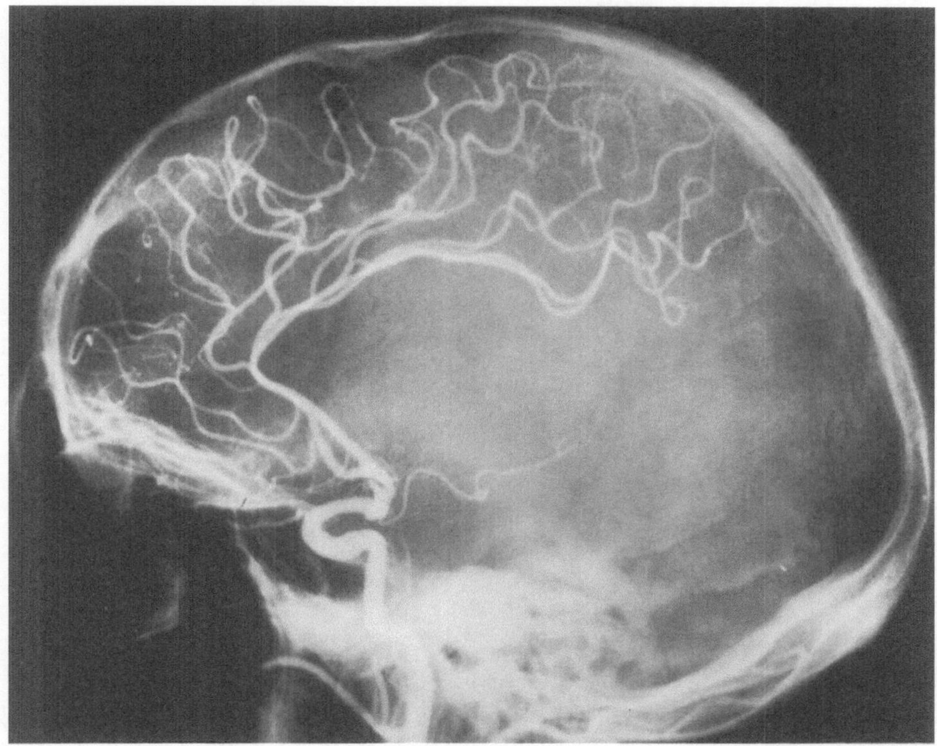

Abb. 114. Verschluß des Media-Hauptstammes (Typus II in Abb. 113): Ein Teil der medialen Stammganglienarterien ist abgebildet

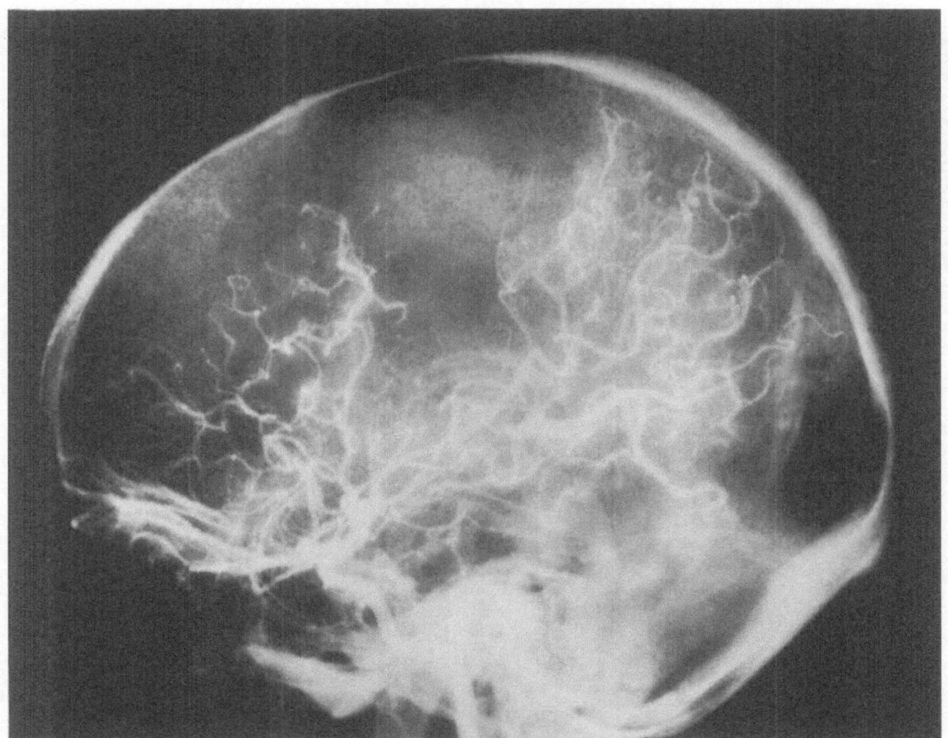

Abb. 115. Astverschlüsse (Aa. praerolandica und rolandica) im Gebiet der A. cerebri media. Fehlende Füllung der A. cerebri ant.

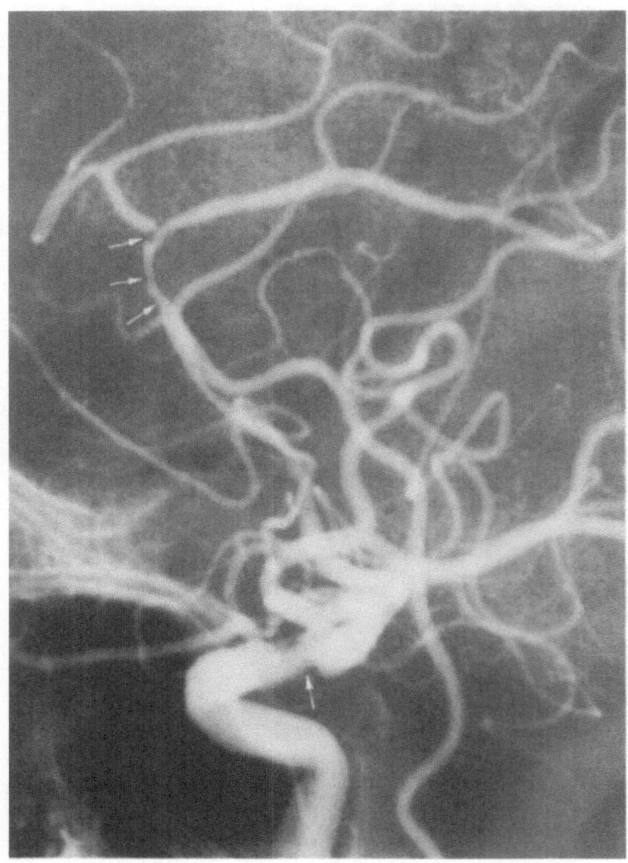

Abb. 116. Stenose im Siphon der A. carotis int. am Durchtritt durch die Dura. Einengung an mehreren Stellen des Anterior-Systems (Rostrum) durch stenosierende arteriosklerotische Plaques, s. besonders auch den Abgang der A. calloso-marginalis (Pfeil)

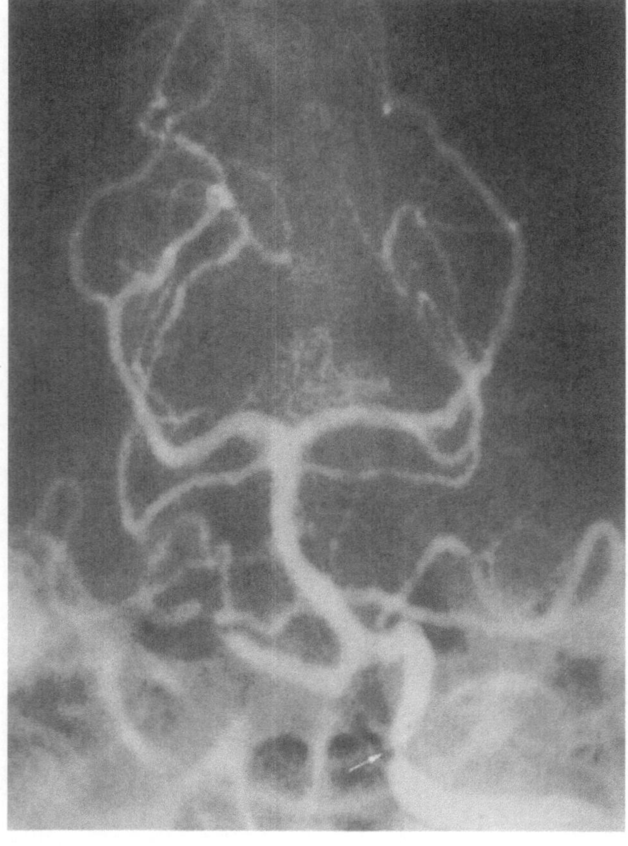

Abb. 117. Distale Stenose der A. vertebralis am Durchtritt durch die Dura (Pfeil). Retrograde Füllung der A. vertebralis der Gegenseite

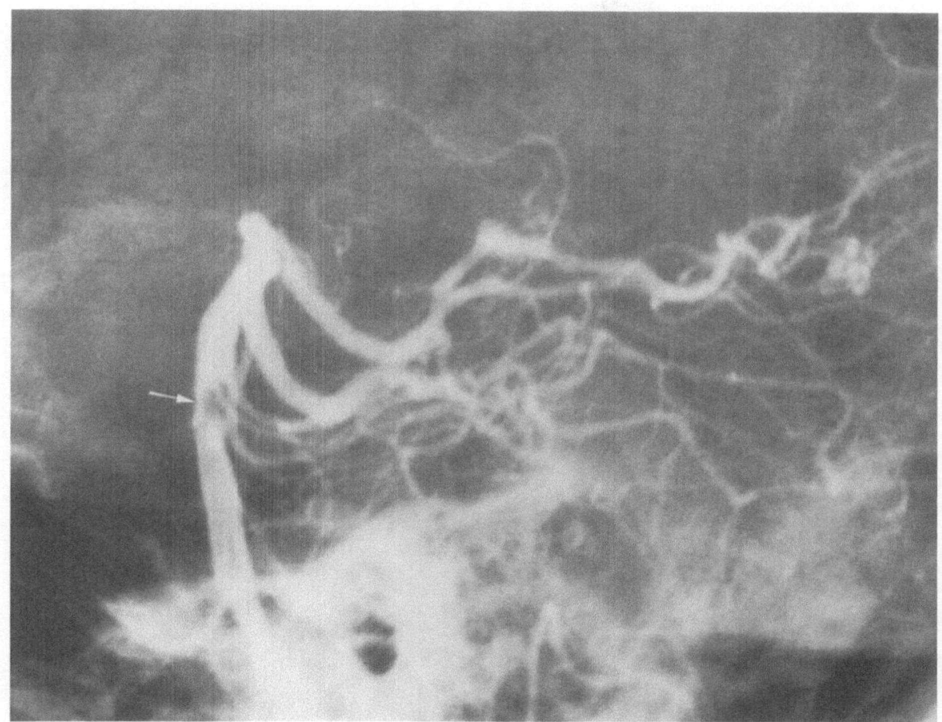

Abb. 118. Großes stenosierendes Plaque im Mittelsegment der A. basilaris (schwerstes Basilarissyndrom mit Tetraplegie)

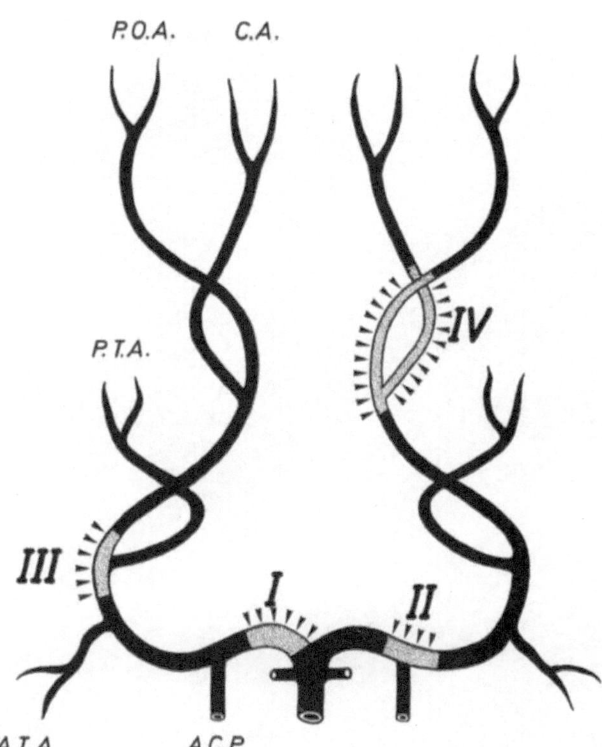

Abb. 119. Die 4 Grundmuster der Stenosen und Verschlüsse der Aa. post.: I. proximal am Abgang, die A. comm. post. bleibt frei. II. an der Einmündung der A. comm. post. III. am Gipfel des peripedunkulären Bogens. IV. im Endsegment

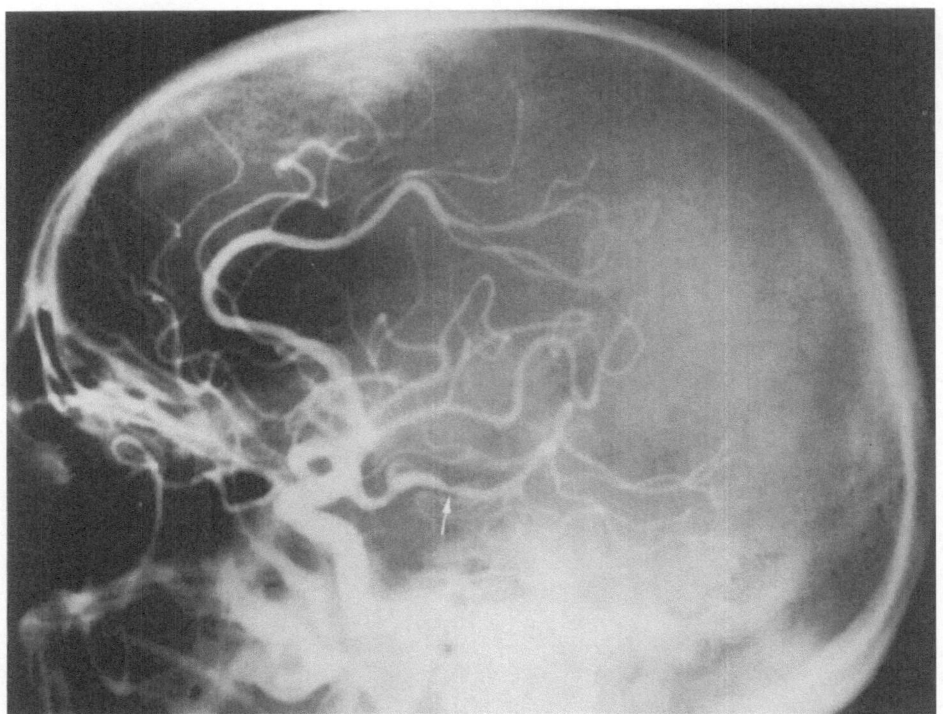

Abb. 120. Stenose der A. cerebri post. („embryonaler Typ") gemäß Typus III der Abb. 119, d.h. auf dem Gipfel des peripedunkulären Bogens (Pfeil)

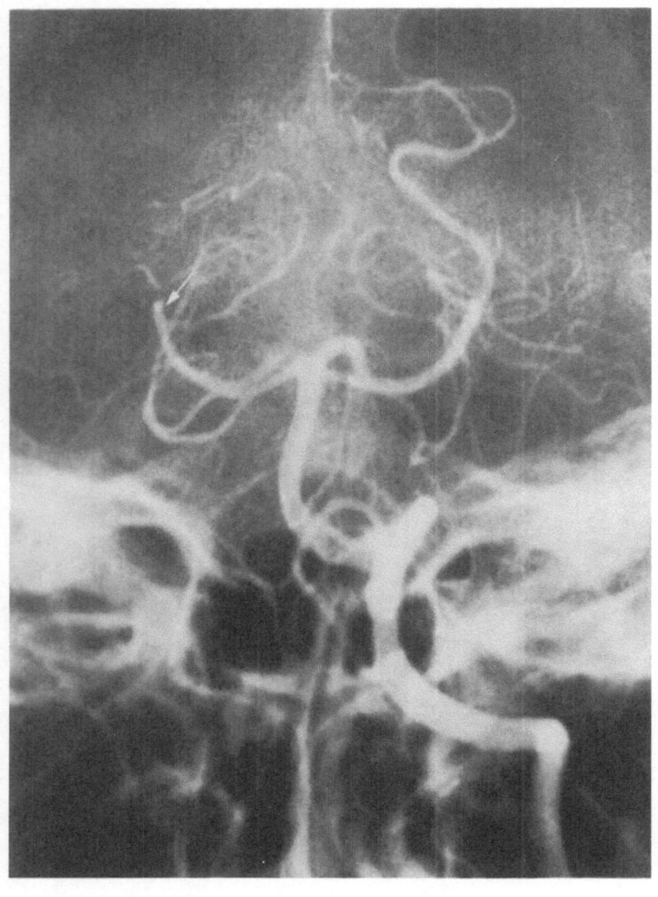

Abb. 121. Verschluß der A. cerebri post. (Typus III der Abb. 119), d.h. am Beginn der Aufzweigung (Pfeil)

Ektatische Formen der Arteriosklerose. Die „ektatischen" Formen der Arteriosklerose an den *extrakranialen* Teilen der Hirnarterien wurden oben erwähnt. *Intrakranial* sieht man sie besonders an den Aa. vertebrales direkt nach dem Durchtritt durch die Dura, sie bilden hier oft — wie oben erwähnt — geradezu ein fusiformes Aneurysma. Die ektatische Veränderung setzt sich aber auch auf die A. basilaris fort. Ihre Veränderung wird besonders kenntlich durch die starke Schlängelung dieses Gefäßes im sagittalen Angiogramm (Abb. 106), wo sie groteske Formen annehmen kann. Dann ist nach dem Zusammenfluß der beiden Aa. vertebrales das Gefäß „S"-förmig geschlängelt (Abb. 122), wobei das mittlere Drittel der A. basilaris oft um 1 — 3 cm über die Mittellinie zur Gegenseite hinübergeschoben wird. Die Verschiebung erfolgt gewöhnlich zur Seite der lumenschwächeren A. vertebralis, also meist nach rechts, weil statistisch gesehen die linke Arterie häufiger lumenstärker ist. Dann erscheint gelegentlich die A. basilaris geradezu als Fortsetzung der größeren A. vertebralis, tritt an der Brücke erheblich auf die Gegenseite und kehrt erst an der Teilungsstelle wieder zur Mittellinie zurück. Dadurch kommt es zu den erwähnten schweren

Schlängelungen (tortuosities). Echte Schlingenbildung (coiling) wird an der A. basilaris nicht beobachtet. Doch kann es auch an der A. basilaris zu fusiformen Riesen-Aneurysmen kommen.

Nur selten ist diese ektatische Form gleichzeitig mit hochgradigem Wandumbau und Stenosierung verbunden. In Ausnahmefällen ist die Elongation der A. basilaris so erheblich, daß das Gefäß nicht nur im unteren Anteil geschlängelt (Abb. 122), sondern auch im distalen Segment hochgradig ausgestreckt ist (Abb. 123). Im Seitenbild steht dann die Teilungsstelle der A. basilaris weit über der oberen Dorsumkante der Sella, über deren Ebene sie normalerweise nicht mehr als 2 cm reichen soll. Sie erreicht vielmehr in solchen Fällen etwa die Höhe des Foramen Monroi. Italienische Autoren haben hier von einer „Megadolichobasilaris" gesprochen. Durch Pneumographie mit folgender Angiographie läßt sich zeigen, daß eine solche Arterie den Boden des 3. Ventrikels eingedellt und weit angehoben hat. In derartigen Fällen kommen ektatische Schlängelungen und Steilstellungen übrigens auch am Carotis-Siphon vor (Megadolichocarotis).

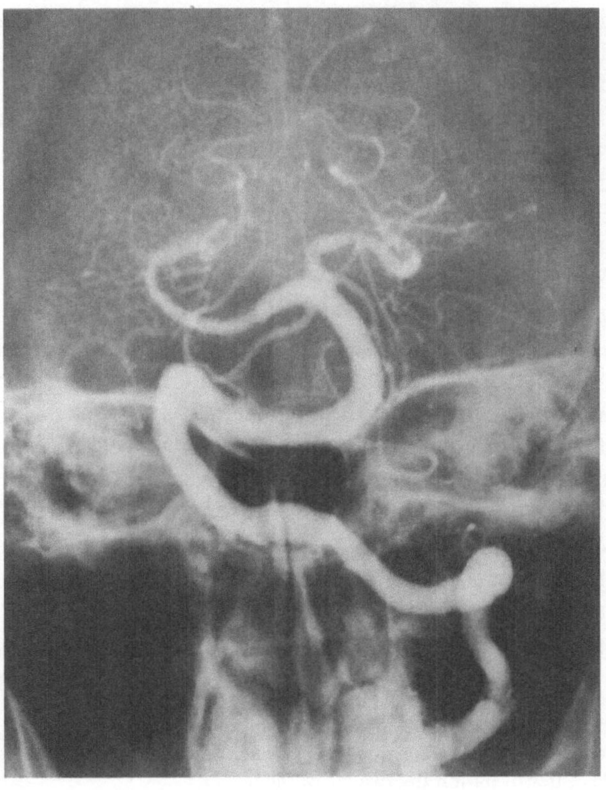

Abb. 122. Hochgradige Schlängelung der linken, sehr ektatischen A. vertebralis und der A. basilaris weit über die Mittellinie und zurück auf die Ursprungsseite. Stenosierende Wandveränderungen im ganzen Verlauf. Fall einer „Megadolichobasilaris"

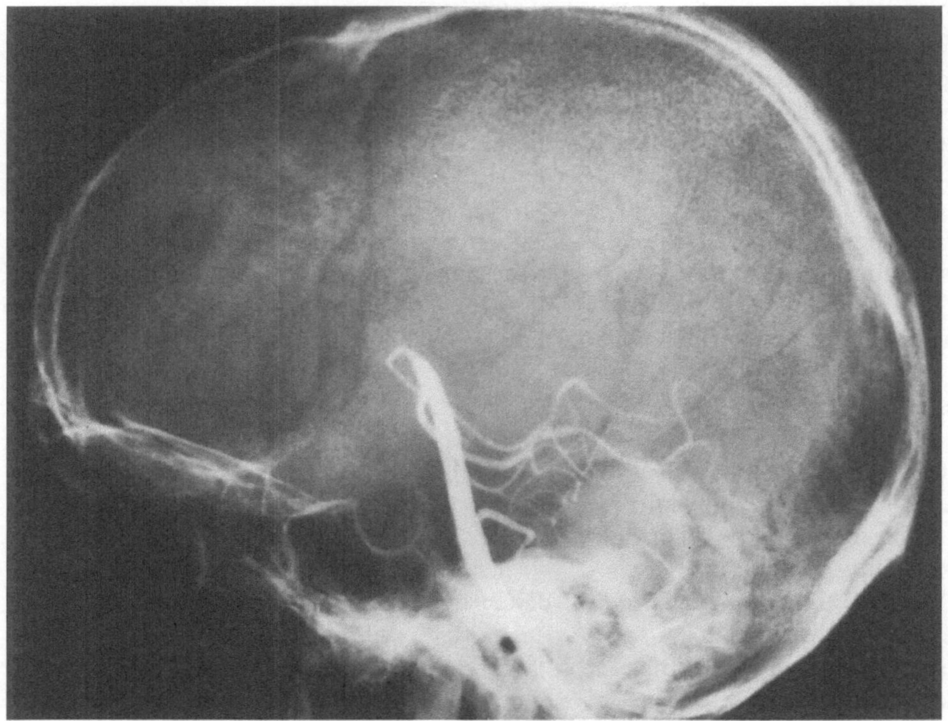

Abb. 123. Hochgradige Ektasie der A. basilaris mit Bildung der sog. „Megadolichobasilaris". Sie erhebt sich weit über die hinteren Sella-Fortsätze bis in Höhe des Foramen Monroi

Der Grad der Stenosierung. Wichtig ist für die Strömungsdynamik und für die Entscheidung der Frage, ob eine chirurgische Therapie notwendig und indiziert ist, die Bestimmung des ungefähren Prozentsatzes der Stenosierung. Man schätzt bzw. berechnet diese aus den Veränderungen des Angiogramms in zwei Ebenen. Man nimmt an, daß Verengerungen um 50% den distal der Stenose bestehenden Blutdruck senken, aber daß erst Verengerungen um 70 bis 80% zu einer Verringerung der Durchblutung führen. Doch ist nicht bekannt, ob diese Regel auch für die Hämodynamik während einer „hypotonen Krise" gilt. Nach unseren Beobachtungen scheinen bei akutem Blutdruckabfall vielmehr bereits geringergradige Stenosen eine Mangeldurchblutung zu verursachen. Darauf ist besonders bei der Angiographie älterer Menschen in Anästhesie zu achten. Ein Blutdruckabfall kann hier äußerst gefährlich sein.

Ein Patient, bei dem eine Stenose mit Einengung eines großen Gefäßes um 80% bei der Angiographie nachgewiesen wird, sollte danach aus Sicherheitsgründen 24 Std auf der Intensivstation überwacht werden.

Schwierigkeiten können bei der Deutung des Stenosegrades entstehen. Im Angiogramm ist es schwer, das Lumen des Gefäßes richtig zu bestimmen. Normalerweise gibt die Betrachtung in zwei Ebenen über den Grad einer nur „laminaren" Strömung Auskunft. Es gibt aber — wie unsere Angiographien von rechts und links her für die A. basilaris gezeigt haben — Fälle, wo nur ein Viertel des ganzen Lumens der Arterie vom Kontrastmittel durchströmt wird. Man würde hier also zum Fehlschluß einer hochgradigen Stenosierung der A. basilaris kommen können. Diesen Trugschluß kann man durch gleichzeitige Angiographie von der anderen Seite meist vermeiden, obwohl auch dann gelegentlich ein Fall „unklar" bleibt. Gerade an der A. basilaris ist die laminäre Strömung auf der Seite besonders häufig, auf der man die A. vertebralis gefüllt hat. Es gibt sogar Fälle, wo bei rechtsseitiger Füllung der A. vertebralis nur die rechte A. cerebri post. und bei linksseitiger nur die linke A. cerebri post. gefüllt werden. Nur im Ausnahmefall trifft das Umgekehrte ein, d.h. bei einer Rechtsfüllung der A. vertebralis entsteht

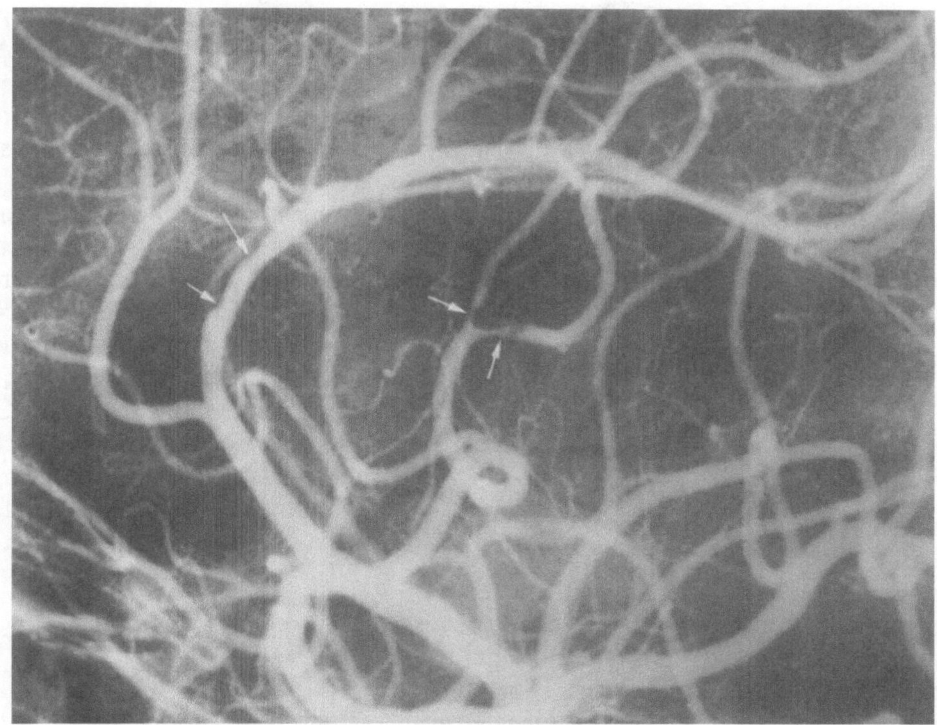

Abb. 124. Stenosierende Veränderungen in der A. pericallosa im vorderen Teil des Balkens (Pfeil). Reitender Embolus in der A. parietalis ant. (Pfeil). Vergrößerungsaufnahme

eine Füllung nur der linken A. cerebri post. und umgekehrt.

Die Stenosen im distalen Verlauf der Arterien und die Vergrößerungs-Angiographie. An den „distalen" Anteilen der Arterien, d.h. den kleineren Zweigen, sieht man gelegentlich fleckförmige Stenosen, hauptsächlich an den Gabelungen und Krümmungen. Sie sind besonders im Seitenbild zu sehen und werden durch Vergrößerung besser abgebildet (Abb. 124). Diese Beete können das Lumen entweder exzentrisch oder konzentrisch einengen. Das ist für die Darstellung in beiden Ebenen wichtig. Der Nachweis derartiger „distaler" *intra*kranialer Stenosen ist bedeutungsvoll, wenn die Frage der chirurgischen Beseitigung einer proximalen *extra*kranialen Stenose der großen Halsgefäße diskutiert wird.

Gefäßverschlüsse durch Thrombose und Embolie — Die Frage der Auflösung von Thrombosen und Thromboembolien. Wie erwähnt, entstehen die Verschlüsse der Arterien wahrscheinlich am häufigsten durch Thrombose, entweder primär bei relativ wenig verändertem Gefäß in jugendlichem Alter oder als finale Phase eines stenosierenden Wandprozesses. Der endgültige Verschluß kann dann auch durch eine Embolie verursacht werden. Bei den Verschlüssen im Schädelinneren haben allerdings Reangiographien wenige Tage später gezeigt, daß sich thrombotische Verschlüsse anscheinend rasch wieder auflösen können. Wahrscheinlich splittern sich auch Emboli (Abb. 105 und 124) sehr schnell auf, reißen auseinander und werden in distalere kleine Äste verschleppt, wo sie sich entweder weiter auflösen oder aber angiographisch nicht mehr erkannt werden können. Gelegentlich sieht man sie in den Gabelungen als reitende Emboli (Abb. 124). Wir haben aber auch final „sekundäre" totale Thrombosen in Arterien beobachtet, in deren Versorgungsgebiet aus „hämodynamischen" Gründen bei zunächst noch offenem Gefäß (s. S. 44) ein Infarkt entstanden war.

Die Anastomosen und Kollateralkreisläufe (einschl. des Moya-Moya-Syndroms).

Die vier extra- und intrakranialen Hirnarterien sind jenseits des Aortenbogens durch Anastomosen in verschiedenen Höhen netzartig verbunden. Doch sind nicht alle diese Anastomosen physiologisch ausreichend weitlumig angelegt, sie müssen erst im Bedarfsfalle erweitert werden.

Extrakraniale Anastomosen. Die Verbindungsbahnen zwischen den beiden Aa. carotides ext.: Sie treten in Funktion, wenn eine Stenose oder besonders ein Verschluß der A. carotis communis auftritt.

Die Verbindungsbahnen der A. carotis zur A. vertebralis: Die A. vertebralis gibt in ihrem gesamten Verlauf zahlreiche Muskeläste ab, wodurch sie in Verbindung mit anderen entweder aus dem Aortenbogen oder der A. carotis ext. kommenden Arterien steht. Es kann also ein Verschluß etwa in Höhe des Tuberculum anterius, der Eintrittsstelle ins Foramen costotransversarium, distal noch durch die erwähnten Verbindungsbahnen kompensiert werden.

Die direkte Anastomose der A. occipitalis mit der A. vertebralis kann in beiden Richtungen durchströmt werden, je nachdem, ob die A. vertebralis oder die A. carotis communis verschlossen ist (Abb. 125). Es entsteht gelegentlich auch bei proximalem Verschluß der A. vertebralis eine A. thyreocervicalis A. vertebralis-Anastomose.

Die Verbindung von der A. carotis ext. über die A. ophthalmica zur A. carotis int., die sog. Ophthalmica-Anastomose (Abb. 126): Hier werden gewöhnlich die drei Hauptwege von der A. carotis ext. ins Versorgungsgebiet der A. ophthalmica benutzt, nämlich die Aa. ethmoidalis, dorsalis nasi und temporalis, weniger auch die A. meningica media. Dadurch wird über die A. ophthalmica retrograd der Siphonstumpf der A. carotis gefüllt (Abb. 127). Von dort werden die vom Stumpf abgehenden Arterien versorgt, nämlich zur Hypophyse, zum Trigeminus-Ganglion, zum Tympanon, evtl. auch zum Tentorium. Andererseits werden dann oft retrograd über die A. ophthalmica große Teile der Aa. cerebri media und ant. durchströmt (Abb. 127).

Beim Verschluß beider Aa. vertebrales im extrakranialen Anteil kann die A. spinalis sich erweitern und die beiden intrakranialen Schenkel der Aa. vertebrales füllen (s. Abb. 128).

Intrakraniale Anastomosen. Der *Circulus Willisi* ist nach den Lehrbüchern der Anatomie ein vollkommenes Ringsystem, das die drei Hauptarterien zum Hirn, nämlich die beiden Aa. carotides und die A. basilaris miteinander verbindet. Tatsächlich ist ein „vollkommenes" Ringsystem nur in etwa 25%

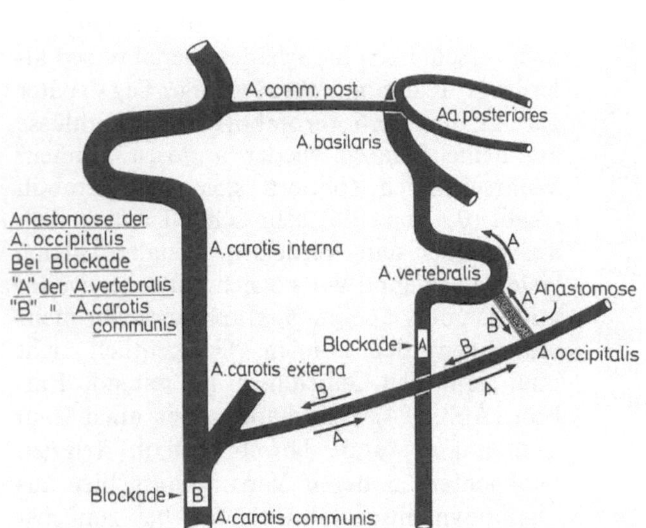

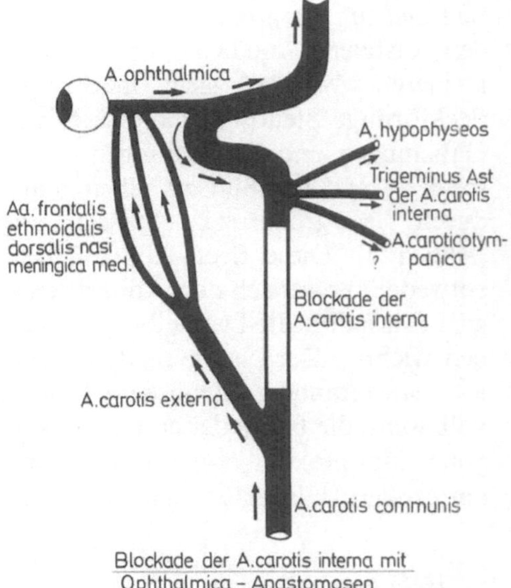

Abb. 125. Schema der beiden Möglichkeiten zur Entstehung der Occipitalis-Vertebralis-Anastomose. A: bei Verschluß der A. vertebralis oder B: der A. carotis communis (s.a. Abb. 133a)

Abb. 126. Schema der Möglichkeiten von Anastomosen zwischen den Aa. carotis ext. und int. über die A. ophthalmica

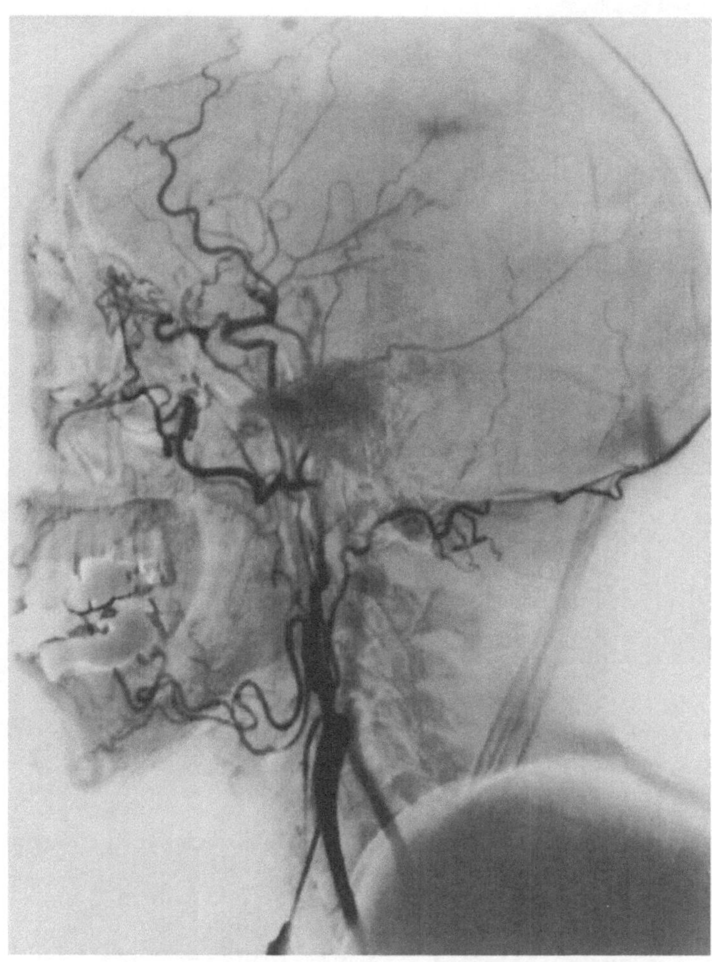

Abb. 127. Verschluß der A. carotis int. Gute Anastomose über die A. ophthalmica. Die A. carotis wird mit ihren drei „intracanaliculären" Arterien (s. Fig. 126) retrograd gefüllt. Das System der Aa. cerebri media und ant. zeichnet sich schon ab und wird in späteren Phasen gut gefüllt

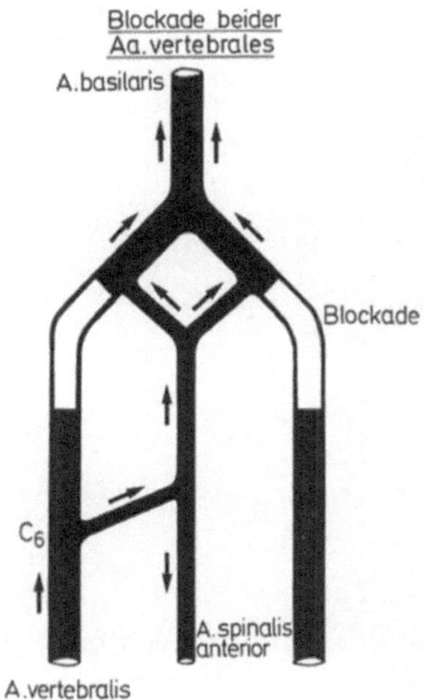

Abb. 128. Schematische Darstellung der Anastomose über die A. spinalis ant. bei Verschluß beider Aa. vertebrales

der Fälle vorhanden. Daneben gibt es zahlreiche Varianten, durch die ein Ringschluß nicht mehr zustande kommt. Das kann sich im Katastrophenfall deletär auswirken. Für die tatsächlich bestehende Durchströmung der Hirnarterien (Abb. 129, 130) ist daher der Aufbau des Circulus Willisi und seine Veränderungen durch stenosierende Arteriosklerose (die sich besonders oft auch an den Aa. communicantes post. bemerkbar macht) von großer Bedeutung.

Die meningealen Anastomosen. Die meningealen Anastomosen (HEUBNER) sind Anastomosen zwischen den Endästen der großen intrakranialen Arterien, die zur Bildung eines netzartigen Systems über Groß- und Kleinhirn führen. Ihr Kaliber ist 1—2 mm. Über sie kann bei einem Verschluß der A. cerebri media eine weitgehende retrograde Füllung des gefährdeten Systems vorwiegend über die A. cerebri ant. (Abb. 131), weiter über die

159

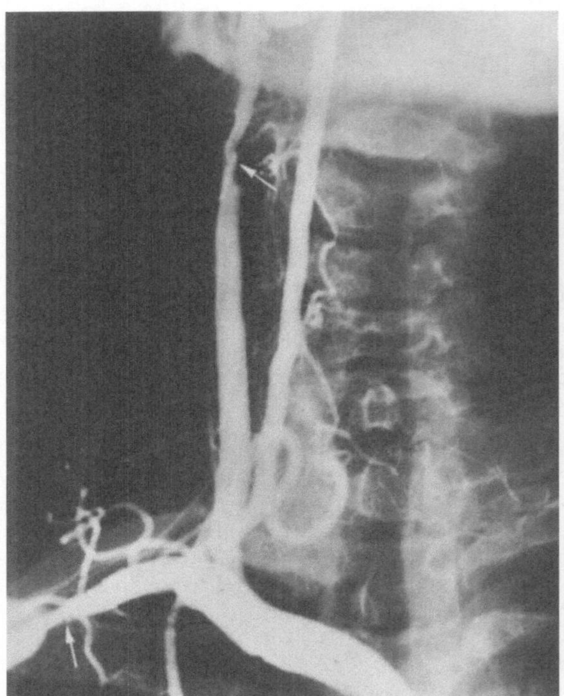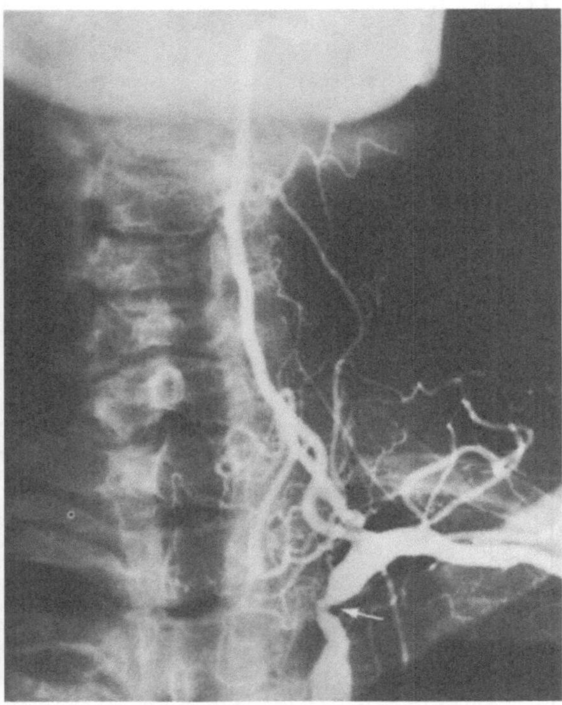

a b

Abb. 129. Retrograde Brachialis-Angiogramme. Rechts: Verschluß der A. carotis int., hochgradige Stenose der Aa. carotis ext. und subclavia. Links: Hochgradige Stenosierung der A. subclavia. (s. auch Abb. 130)

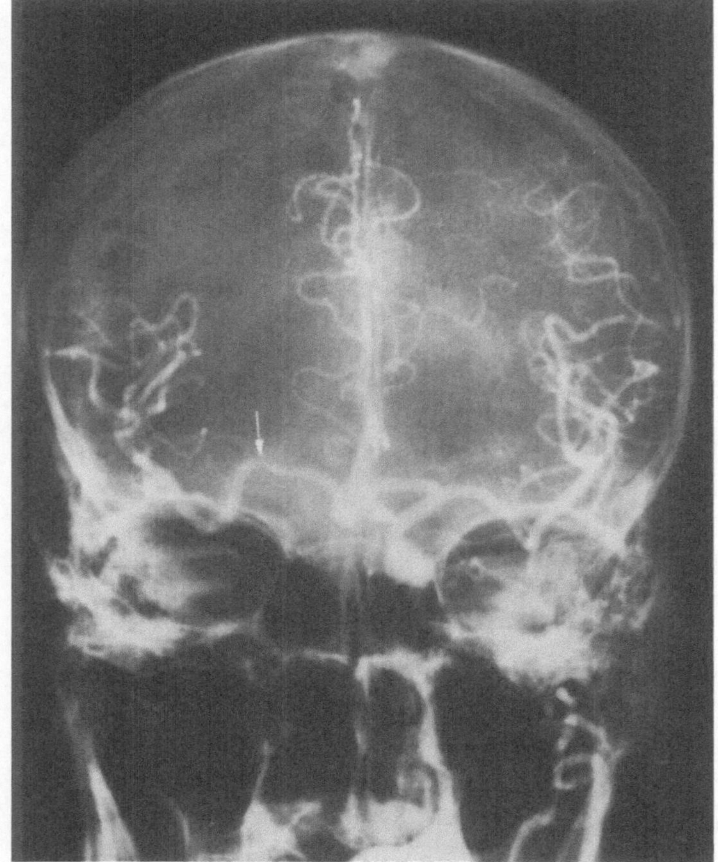

Abb. 130. Gleicher Fall wie Abb. 129: Die Carotis-Angiographie links füllt gleichmäßig beide Hemisphären über die A. communicans ant., Stenosierung der A. cerebri media rechts (Pfeil). Die Symptome kommen von der li. (!) Hemisphäre

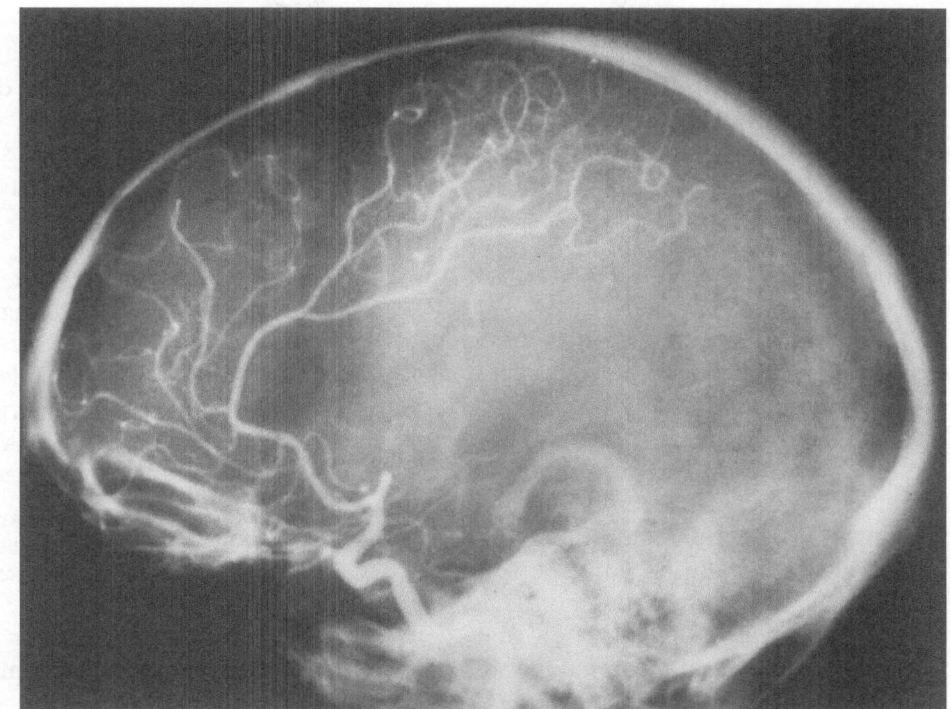

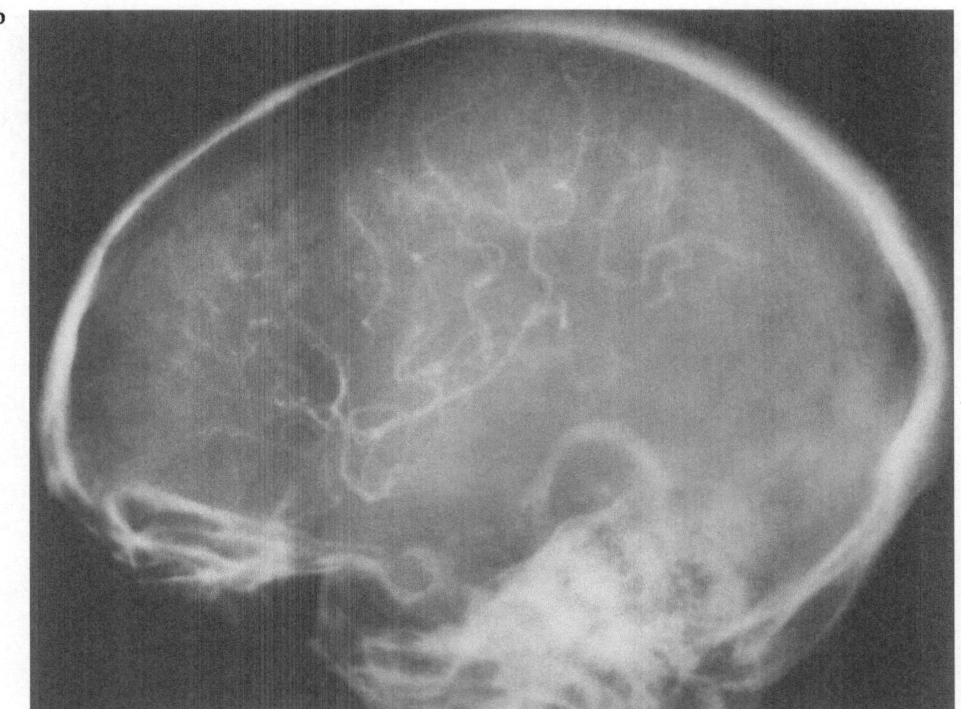

Abb. 131a u. b. Verschluß der A. cerebri media mit Freilassung der medialen Aa. lenticulostriatae (oben). Spätere Phase: Fast vollständige Füllung des vorderen und mittleren Versorgungsgebietes der A. cerebri media über meningeale Anastomosen aus der A. cerebri ant. (unten)

A. cerebri post. (Abb. 132) oder über beide Gefäße (Abb. 133) erreicht werden; umgekehrt wird bei Verschluß der Aa. cerebri ant. oder post. eine retrograde Füllung über die A. cerebri media zustande kommen.

Arteriographisch wurde zum ersten Male eine „meningeale Anastomose" von FISCHER-BRÜGGE (1949) gezeigt, und zwar die Verbindung von der A. cerebri post. über den Balken ins Gebiet der A. cerebri ant. („Balkenanastomose", Abb. 134).

„Meningeale Anastomosen", besonders wenn noch im Phlebogramm sichtbar, zeigen eine Behinderung in dem Versorgungsgebiet der Nachbararterien an. „Meningeale Anastomosen" von der A. cerebri post. ins Media-Gebiet einen Carotis- oder Mediaverschluß oder einen Verschluß eines ihrer größeren Äste. Sie weisen dadurch auf eine regionale Störung der Hirndurchblutung hin. Dies korreliert dann meist topographisch mit den neurologischen Defektsyndromen. Die Abbildung der Fischerschen Balkenanastomose (s.o.) bei Vertebralis-Angiographie muß als Zeichen einer Strombehinderung im Gebiet der A. cerebri ant. oder in der gesamten A. carotis gelten (Abb. 134).

Daneben sind zahlreiche, sehr komplizierte Anastomosen imstande, sich in einen funktionierenden Kollateralkreislauf umzuwandeln. Im Falle des Verschlusses der A. basilaris im mittleren Segment geht z.B. die Ersatzbahn über die Aa. cerebelli inf. post. zu den Aa. cerebelli sup. (Abb. 135a, b; s. die vollständige Beschreibung im Atlas von WEIBEL und FIELDS).

Die arachnoidalen Ringsysteme. Die kleinste anastomotische Verbindung der Hirnarterien an der Oberfläche sind die sog. arachnoidalen Ringsysteme. Sie verbinden an der Hirnoberfläche die kleineren Arterienaufzweigungen direkt untereinander. Ein Arterienring hat einen Durchmesser von wenigen Millimetern.

Wie weit dieses kleinste Netz der Arterienringe bereits physiologisch zur Anastomosierung herangezogen wird, ist nicht bekannt. Unter pathologischen Verhältnissen können sie eine gewisse Rolle spielen.

Bei Hyperämie zahlreicher dieser kleinen Arterienringe erscheint hier im Angiogramm eine diffuse Anfärbung. Eine solche Hyperämie bildet sich z.B. in einer Ringzone im Grenzgebiet zwischen A. cerebri media einerseits und A. cerebri ant. und A. cerebri post. andererseits bei Thrombangiitis obliterans in der kapillären Phase des Angiogramms ab (s. S. 76).

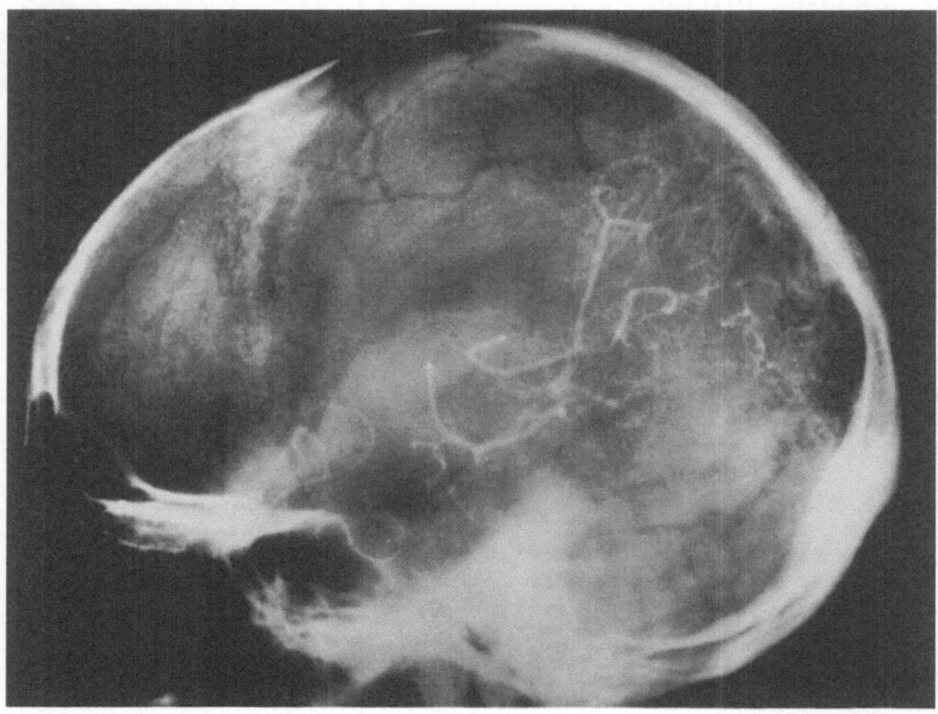

Abb. 132. Verschluß der A. cerebri media ähnlich Abb. 131. Füllung des hinteren Drittels des Versorgungsgebietes über meningeale Anastomosen von der A. cerebri post.

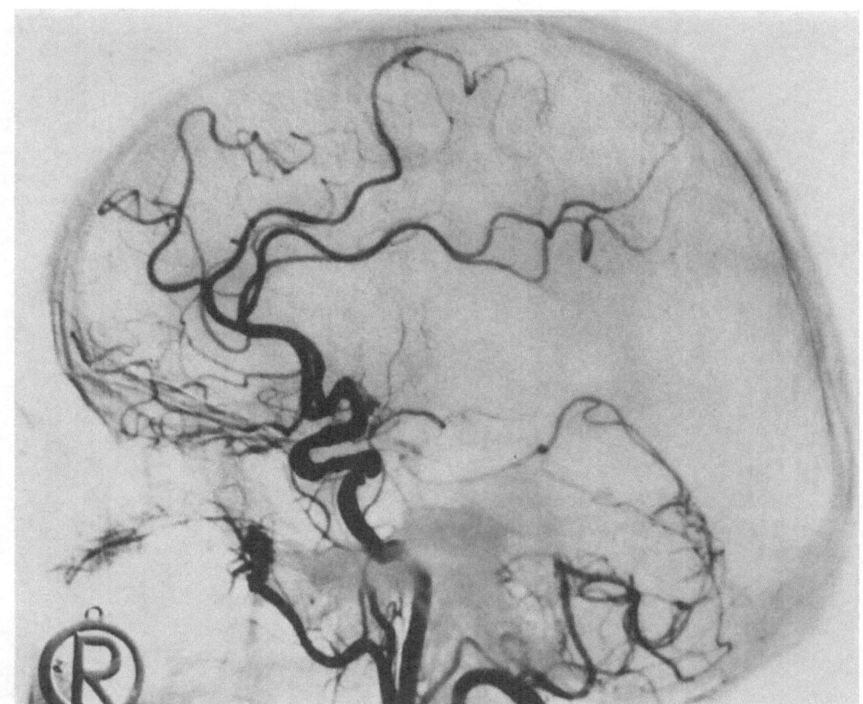

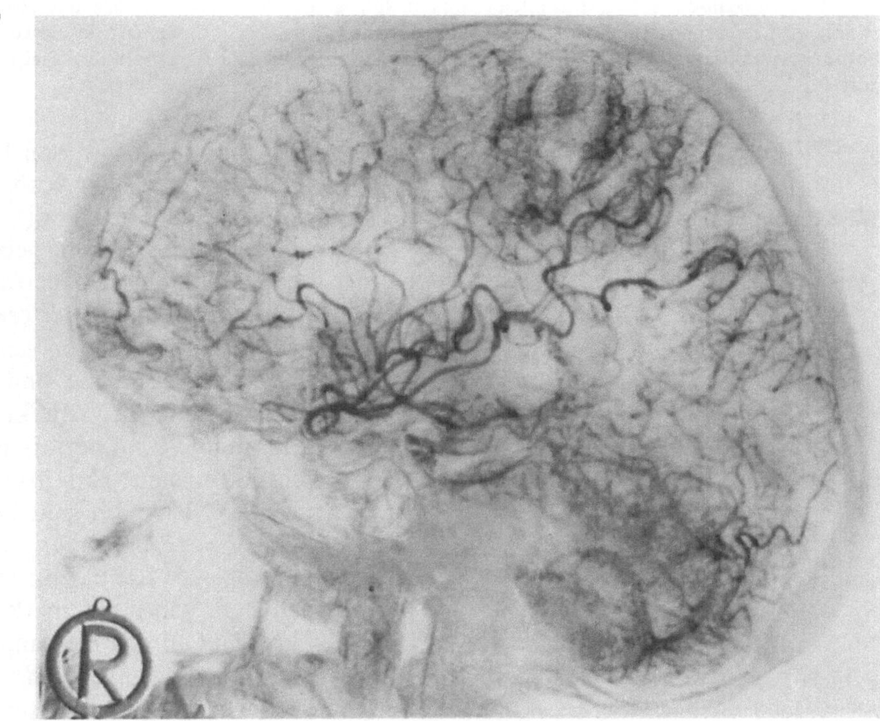

Abb. 133a u. b. Rechtsseitige Brachialisangiographie: Verschluß der A. cerebri media und retrograde Füllung ihres Versorgungsgebietes über die Aa. cerebri ant. und post. Verschluß der A. vertebralis und Füllung der A. cerebelli inf. post. und von dort aus der A. cerebelli sup. und später der A. cerebri post. über die Occipitalis-Anastomose der A. carotis ext. zur A. vertebralis (s. Abb. 125)

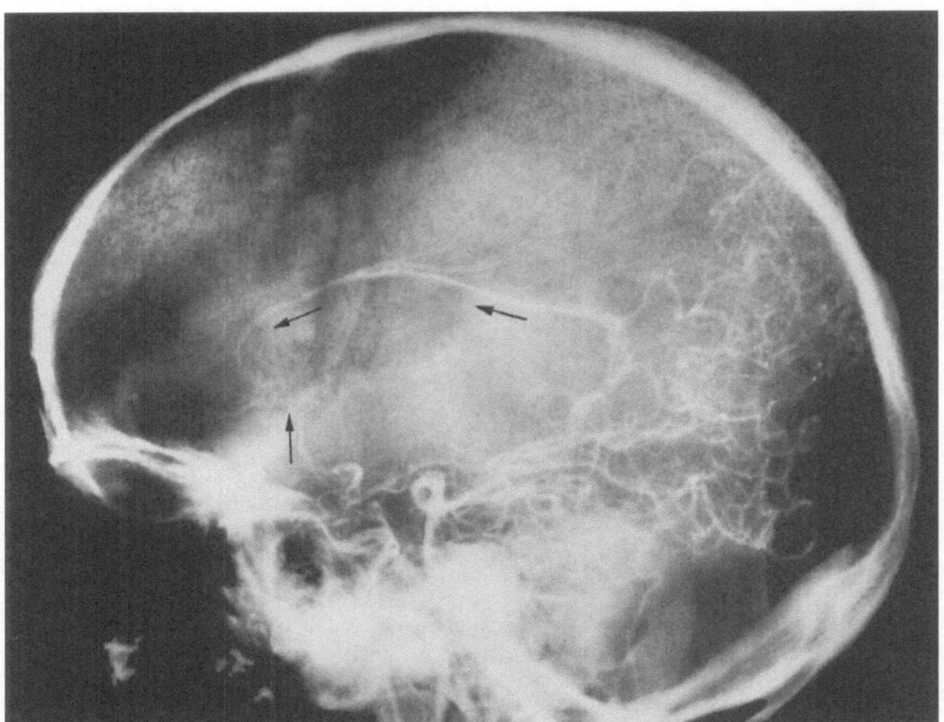

Abb. 134. Verschluß der A. carotis int. am Siphon. Retrograde Füllung des Versorgungsgebietes über eine Anastomose zwischen A. cerebri post. und der oral fast verschlossenen A. cerebri ant. oberhalb des Balkens (Pfeile; sog. Fischersche Balkenanastomose), gleichzeitig anterograde Füllung des Beginns der A. cerebri ant. (Pfeil) über die A. communicans post.

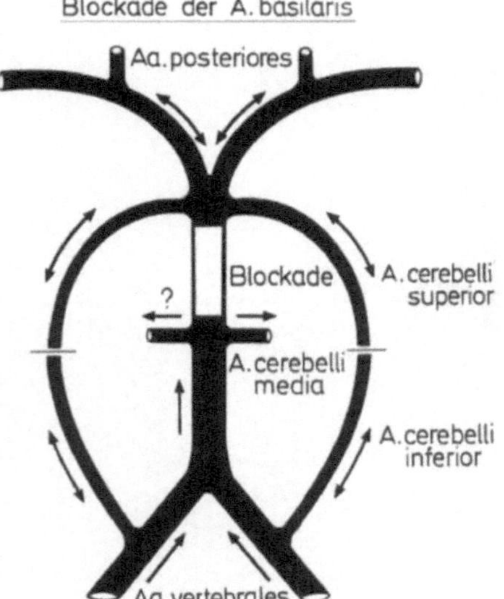

Abb. 135a. Schematische Darstellung des Anastomosenweges über die unteren und oberen Kleinhirnarterien bei Verschluß der A. basilaris

Intracerebrale Anastomosen: Der Moya-Moya-Typ an den Stammgangliengefäßen. Nach Eindringen der Stammganglienarterien in das Hirn ist im allgemeinen die Möglichkeit zu einer nennenswerten Bildung von Kollateralkreisläufen über vorhandene Anastomosen — insbesondere über die „kapillären" Anastomosen — nicht mehr gegeben. Darum ist das ganze System der perforierenden medianen und paramedianen Arterien entlang der Hirnachse ein System von *echten Endarterien.*

Eine Ausnahme findet sich bei einer im ganzen seltenen Gefäßkrankheit, die zu einer proliferativen Arteriitis mit Stenosierung der intrakranialen Hauptstämme führt (Moya-Moya). Betroffen sind besonders der Siphon der A. carotis, aber auch der proximale Stumpf der Aa. cerebri media und ant. Dabei entsteht ein sehr merkwürdiger Kollateralkreislauf an den medianen und paramedianen Stammgangliengefäßen. Diese erweitern sich sehr stark „angiomartig" und geraten dabei sogar in Verbindung mit den von den kortikalen Arterien der Konvexität durch das Centrum semiovale in die Tiefe eindringenden kleinen Arterien (!). So entsteht ein das Hirn von der Rinde quer durch die Hemisphäre bis ins Stammgangliengebiet perforierender Kollateralkreislauf aus büschelartigen, wahrscheinlich etwa 1—2 mm dicken, etwas gewellt

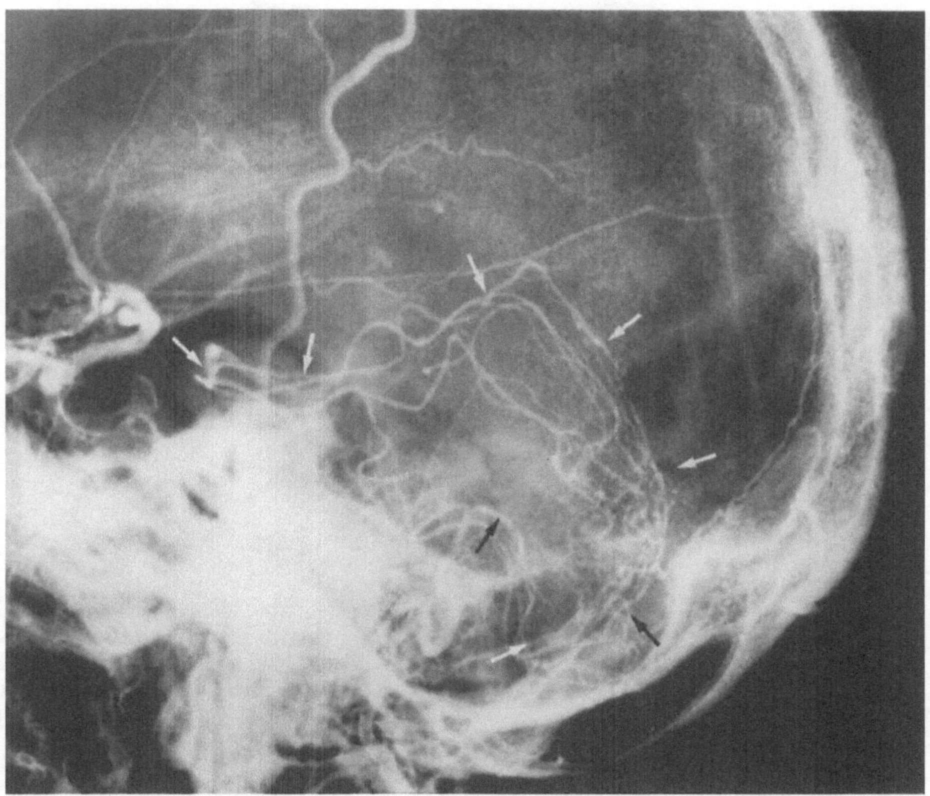

Abb. 135b. Retrograde Brachialis-Angiographie rechts: Verschluß der A. carotis int. am Halsteil. Anastomose der A. carotis ext. 1) zur A. ophthalmica und A. carotis, 2) über die A. occipitalis zur A. vertebralis, da diese am Hals verschlossen ist. Von der A. cerebelli inf. post. Kollateralkreislauf zur A.cerebelli sup. und retrograde Füllung des Basilaris-Stumpfes (s.a. Abb. 133a)

verlaufenden Arterien. Die Lokalisation dieser Systeme ist abhängig von der Lokalisation der bei einem Moya-Moya-Syndrom bestehenden hochgradigen Stenosen bzw. Verschlüsse der Hauptarterien (Abb. 136, 137).

Man muß annehmen, daß die Häufung derartiger Fälle in Japan auf eine dort verbreitete Krankheit zurückgeht. Eine Neigung zur Erkrankung an „allergischen"(?) Arteriitiden ist ja von der dort auch gehäuft vorkommenden Takayashu-Krankheit bekannt. Immerhin sind einzelne Fälle dieses Moya-Moya-Syndroms — wenn auch als Seltenheit — jetzt in vielen Ländern gefunden worden.

Uns gelang es, durch eine Reangiographie nachzuweisen, daß sich ein solcher Moya-Moya-Kollateralkreislauf auch bei der weißen Rasse in spätem Alter noch „sekundär" — nach 23 Monaten — ausbilden kann.

Bei einer 52jährigen Frau bestand ein Verschluß der A. cerebri media unter Freilassung der Stammgangliengefäße. Bei einer Reangiographie 23 Monate später war das Gebiet der Stammgangliengefäße auf weite Entfernung hin in ein solches System von Moya-Moya-Gefäßen umgewandelt, die eindeutig eine Verbindung mit dem temporoparietalen Cortex gefunden hatten. Dieser wiederum wurde retrograd von der A. cerebri post. aus gefüllt.

Zonen der Hyperämie und des überstürzten Durchflusses (Anfärbung/blush, frühe Vene). Bei der regionalen Durchblutungsmessung im Gebiet mancher Mangeldurchblutungen fand man später eine „hyperämische Zone", die sog. „Luxusdurchblutung". Es handelt sich um eine „reaktive Hyperämie", die bereits aus der Extremitäten-Pathologie bekannt ist (August BIER, 1897/98). Radiologisch kann man diese Zone an der diffusen „Anfärbung" (blush) erkennen (s. oben, S. 110ff.), die meist erst durch Subtraktion deutlich wird. Hier sind die Systeme der Arteriolen, Kapillaren und Venolen besonders weit gestellt, der Durchfluß ist daher rasch, das Blut erscheint „zu früh" in den Venen und es ist bei chirurgischer Freilegung „zu rot" („rote", „frühe" Venen). Bei den „frühen Venen" der cerebralen Mangeldurchblutung (Abb. 138) handelt es sich um das gleiche Phänomen, das bei den arteriovenösen Kurzschlüssen, beim Angiom und bei malignen Tumoren (Glioblastom und Metastase) bekannt ist (s. S. 110ff.).

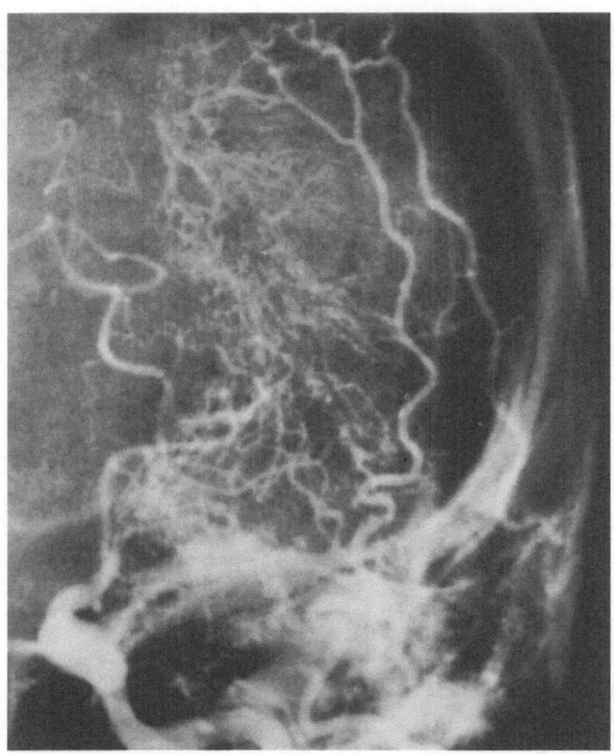

Abb. 136. Es ließ sich angiographisch beweisen, daß sich diese Anastomosen bei einer 52jährigen Frau in 23 Monaten ausgebildet hatten. Morphologische Ähnlichkeit zu den Gefäßsystemen der Moya-Moya-Krankheit (ap-Bild, optisch vergrößert)

Thrombangiitis obliterans. Die Thrombangiitis obliterans ist eine seltene Krankheit. Frühere radiologische Beschreibungen entsprechen nicht den tatsächlichen morphologischen Veränderungen. Die Thrombosen spielen sich auf einer praktisch unveränderten Gefäßwand ab und haben eine ausgesprochene topographische Prädilektion. Sie liegen an den „Grenzzonen" der großen Arterien. Am Großhirn bevorzugen sie daher eine Zone mit Zwingenform. Sie entsteht dadurch, daß die distalen Zweige der A. cerebri media sowie der Aa. cerebri ant. und post. durch Thrombose verschlossen werden. In der Zwischenzone bildet sich über die Ringanastomosen (s. S. 162) ein Kollateralkreislauf. Das ergibt das Bild einer hyperämischen Zone, d.h. eines „blush".

Anzapfsyndrome. Es wurden oben die verschiedenen Kollateralkreisläufe besprochen, die sich aufgrund von natürlich vorhandenen Anastomosen *sogleich* ausbilden können (extrakraniale Anastomosen, Circulus Willisi, Heubnersche meningeale Anastomosen etc.). Bei der Bildung dieser Systeme mit oft ungewöhnlich ausgedehnten und langgestreckten Umwegsbahnen kommt es gelegentlich zu sehr merkwürdigen hämodynamischen Phänomenen, den sog. Anzapf- oder Steal-Syndromen, wobei Blut aus anderen Gefäßsystemen abgezogen wird.

Am besten bekannt ist das sog. „Subclavia-Anzapfsyndrom" (subclavian steal) geworden: bei Verschluß einer — meist der *linken* — A. subclavia entsteht eine Umwegsbahn über die rechte A. vertebralis → die A. basilaris → die linke A. vertebralis herunter zur linken A. subclavia (Abb. 139, 140, 141). Wird dann im Versorgungsgebiet der linken A. subclavia durch Muskelarbeit vermehrt Blut benötigt, so kommt es — in etwa der Hälfte der Fälle — zu einem Anzapfen des Basilaris-Kreislaufes, gelegentlich mit entsprechenden Symptomen.

Ein erst kürzlich erkanntes Anzapfsyndrom ist vorwiegend hämodynamischer Natur und kommt bei Verschluß einer A. carotis int. vor. Durch die A. communicans ant. und durch die interarteriellen Anastomosen zwischen den beiden Aa. cerebri ant. oberhalb des Balkens (s. S. 137) gelangt Blut der kontralateralen A. carotis in den Kreislauf der verschlossenen A. carotis (Abb. 98). Diese Ausbildung eines Kollateralkreislaufes ist verständlich. Hier entsteht aber ein sehr merkwürdiges klinisches Phänomen: die neurologischen Symptome werden nicht ausgelöst von der Hemi-

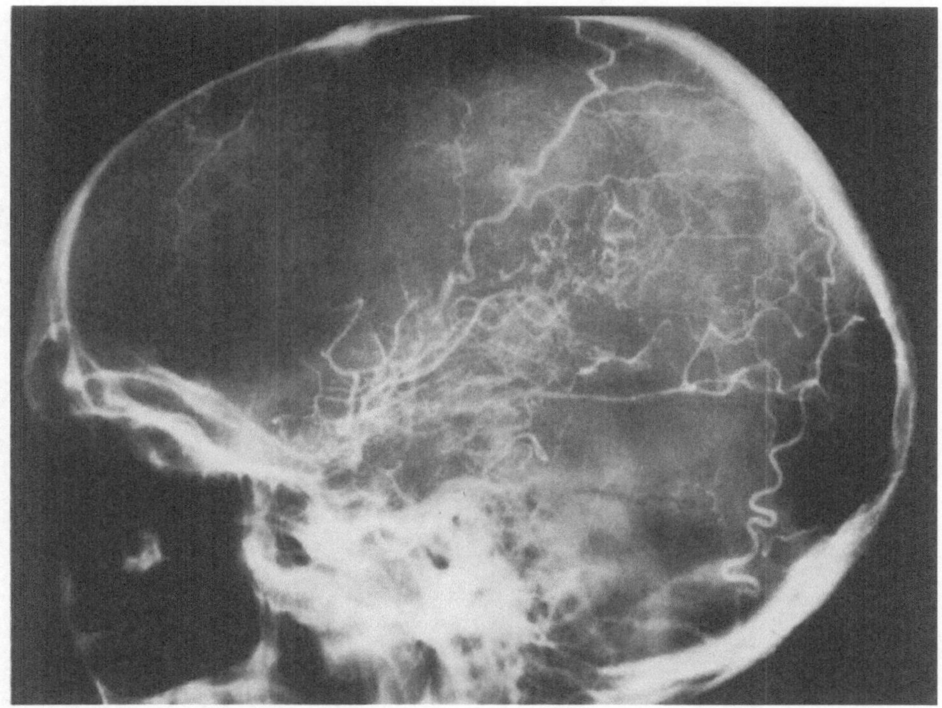

Abb. 137. Seitenaufnahme zu Abb. 136

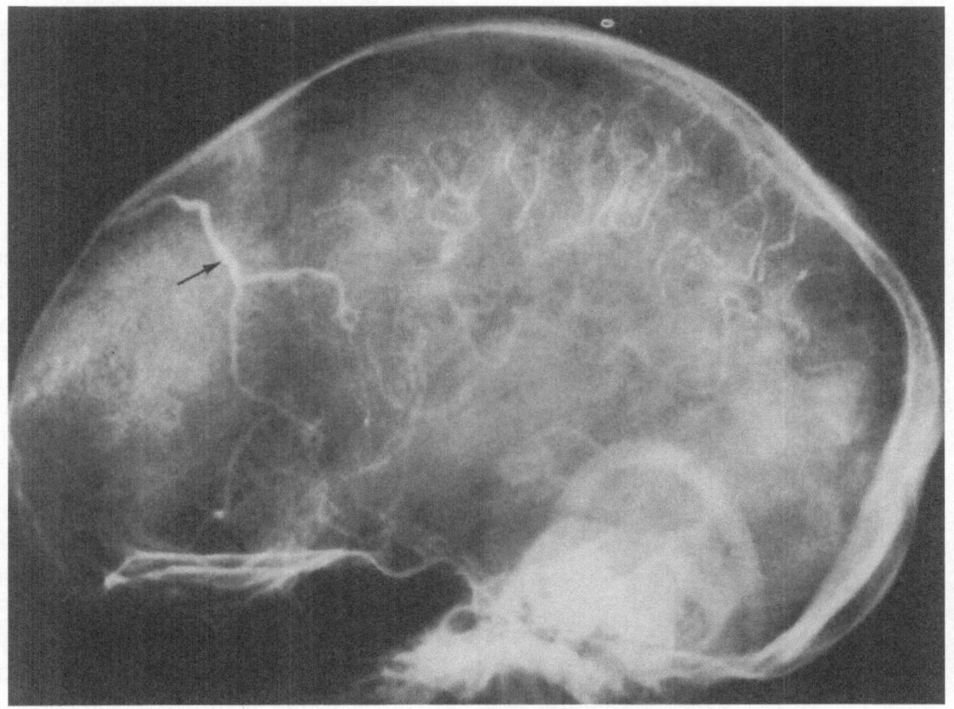

Abb. 138. Frühe Vene bei cerebralem Insult ohne Gefäßverschluß

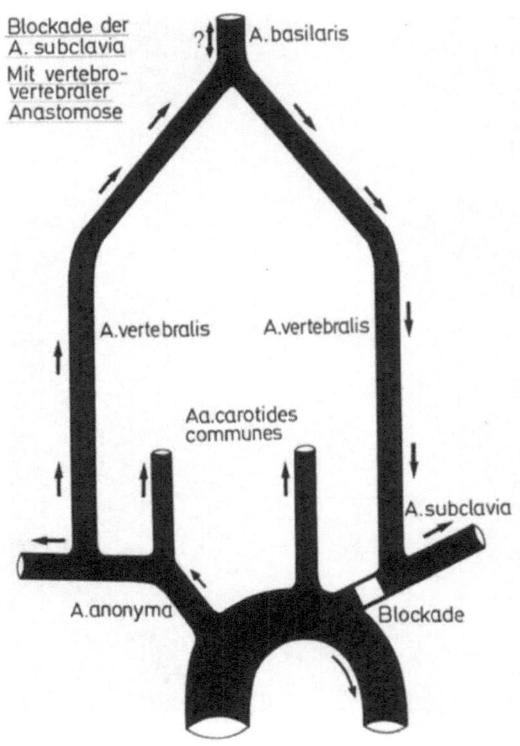

Abb. 139. Schematische Darstellung der Anastomosen des Subclavia-Anzapfphänomens (Subclavian steal) (s.a. Abb. 140)

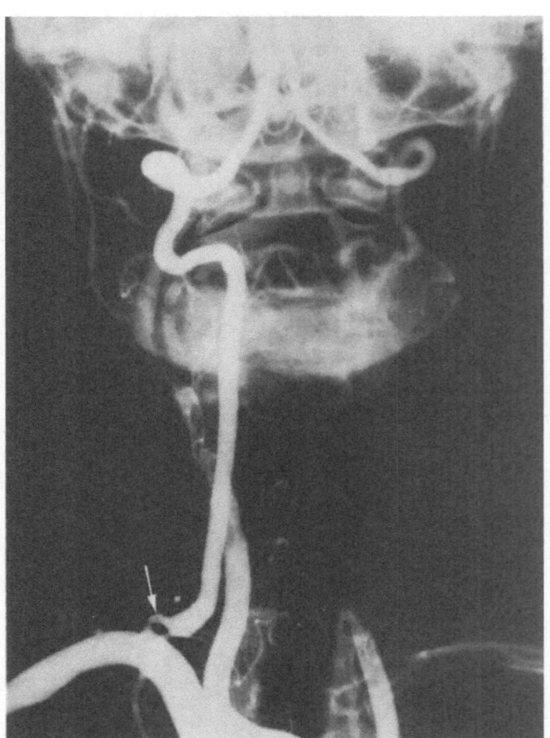

Abb. 140. Ausbildung einer Subclavia-Vertebralis-Vertebralis-Subclavia Anastomose (Subclavia-Anzapf- oder Steal-Phänomen) bei linksseitigem Verschluß der A. subclavia. Erhebliche Abgangsstenose der rechten A. vertebralis (I. Phase)

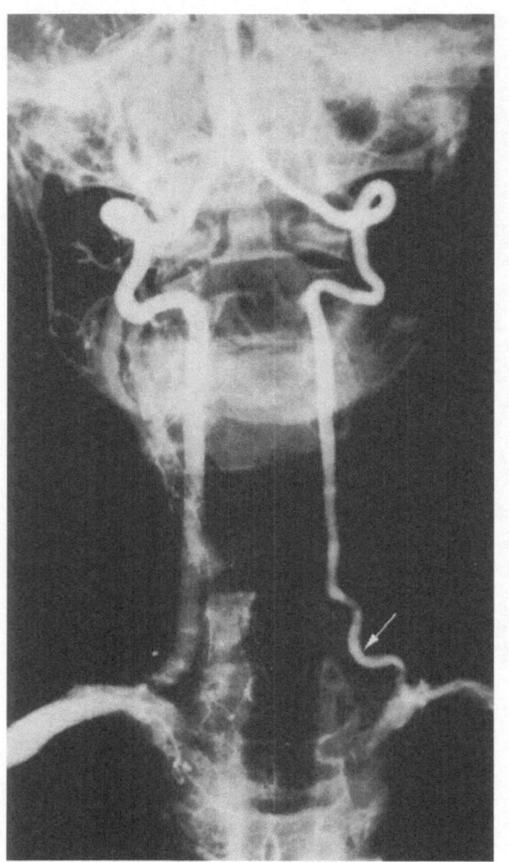

sphäre mit dem *verschlossenen* Interna-Kreislauf, sondern von der Gegenseite, die ja selbst über die A. communicans ant.- und die A. cerebri ant.-Anastomosen angezapft wurde. Wir sprechen hier von einem interhemisphärischen Anzapfsyndrom (interhemispheric steal).

Ein ähnliches Anzapfsyndrom zwischen den beiden Hemisphären war bekannt bei den arteriovenösen Angiomen. Auch hier war durch EEG nachgewiesen, daß es zum Anzapfen der Gegenhemisphäre mit Mangeldurchblutung kam, während die das Angiom tragende Hemisphäre keine Zeichen einer funktionellen Störung aufwies.

Funktionelle Veränderungen der Lumina durch Arterienspasmus. Durch Beobachtungen während der Operation, im Experiment, und schließlich auch durch Angiographie ist gesichert, daß es an bestimmten Hirnarterien-Segmenten Angiospasmen gibt. Ihre Pathogenese ist wahrscheinlich verschieden.

Die Hirngefäße scheinen bis in die Peripherie innerviert zu sein und sprechen anscheinend mit alpha- und beta-Rezeptoren auf entsprechende Transmitter-Substan-

◁ Abb. 141. Spätere Phase des Angiogramms der Abb. 140. Die linke A. vertebralis zeigt auffällige Schlängelungen

zen sowie auf die örtlichen Stoffwechselprodukte und schließlich auch auf Metabolite aus dem Blut an. Es führen aber auch mechanische Stimulationen, d.h. Pinzetten-Reizung bei der Operation und Verletzungen der Gefäß-wand bei experimentellen Glassplitterembolien, zu sicher erkennbaren Verengungen. Bekannt ist auch die spastische Verengung eines großen Gefäßes nach Nadelpunktion, z.B. an den Aa. carotis und brachialis. Die spastischen Verengungen können sich über mehrere Zentimeter hinziehen (s. auch Abb. 110). Gelegentlich sieht man „Perl-Kollier"-Formen (Abb. 109).

Eine mäßige Vasokonstriktion und Dilatation gehört zu dem physiologischen Mechanismus der Hirndurchblutung, den wir „Autoregulation" nennen. Diese Autoregulation der Arterien sorgt für eine relativ stabile Durchblutung. Bestandteile des Blutes sowie chemische Metabolite des Gewebes (CO_2, O_2, Milchsäure) und schließlich Innendruckschwankungen der Arterien (d.h. Blutdruckveränderungen) bewirken auch noch am „alternden Gefäß" diese Autoregulation. Da diese Gefäße alter Menschen oft durch Arteriosklerose in den proximalen Anteilen schwer verändert und „starr" sind, muß man annehmen, daß die Autoregulation sich an den Gefäßen mit kleinerem Lumen (1—3 mm?) abspielt. Wir haben Grund anzunehmen, daß es durch brüske Wanddehnung beim Blutdruckanstieg sogar zu einem pathologischen Exzess dieser Verengung des Gefäßlumens im Rahmen „*physiologischer* Autoregulation" kommen kann, d.h. zum Spasmus.

Angiospasmen bei einer Blutdruckanstieg-Krise würden die dabei gelegentlich auftretende örtliche Mangeldurchblutung erklären können; eine solche Durchblutungsminderung ist auch durch regionale Blutdruckmessungen gesichert.

In der Neuroradiologie ist sonst besonders wichtig die spastische Verengung eines großen Gefäßes nach Nadelpunktion (z.B. an der A. carotis oder A. brachialis) bzw. Punktionsblutung in die Gefäßscheide. Hier können sich die spastischen Verengungen oft nach distal über mehrere Zentimeter ausdehnen. Auch sind die oft hochgradigen und ausgedehnten Spasmen nach Subarachnoidalblutungen bekannt, die länger — über viele Wochen! — anhalten können. Eine Verengung kann man allerdings endgültig als Spasmus nur sichern, wenn sie bei Re-Angiographie verschwunden ist.

Mechanische Behinderung des Gefäßes von außen (sekundäre Stenosierung). Bei manchen Menschen kann physiologischerweise eine „temporäre Abscherung" der großen Hirnarterien bis zum völligen Verschluß auftreten. Das ist z.B. für eine der beiden Aa. vertebrales bei extremer Kopfdrehung nachgewiesen.

Aber auch die hyperostotischen Randzakkenbildungen der Wirbelsäule können die A. vertebralis in den Prädilektionssegmenten — an den Wirbeln C 4/5, 5/6, 6/7 — von medial her eindellen und beengen. Ein scharfer Sporn drängt sich gegen das Foramen costotransversarium vor, durch das die Arterie verläuft (Abb. 26b, 98).

Bei der Angiographie mit entsprechenden Drehungen oder Beugungen des Kopfes zeigt sich, daß das Lumen der A. vertebralis nicht nur mechanisch leicht eingedellt werden kann, sondern daß es bei arteriosklerotischen Veränderungen der Wand in extremen Stellungen sogar zur kompletten Verlegung kommt. Anamnesen von Patienten stehen in guter Korrelation zu diesen angiographisch erkennbaren Durchflußbehinderungen.

Bei Reklination des Kopfes werden auch die Aa. carotides stark gespannt. Jedoch scheint — wie die Angiographie beweist — ihr Lumen nicht so erheblich beengt zu werden wie das der A. vertebralis bei dem eben geschilderten Vorgang. Die bei Kopf-Rückwärts-Beugung auftretenden klinischen Syndrome der Mangeldurchblutung dürften vielmehr oft „reflektorisch" durch einen besonders sensiblen Carotis-Sinus in Gang gesetzt werden.

e) Die Hirnmassenblutungen

Die diagnostische Sicherung einer Hirnmassenblutung spielt gelegentlich eine gewisse Rolle. Ist sie — wie bei den jüngeren Patienten meist ohne Hypertonie — „atypisch", d.h. nicht im Putamen-Claustrum-Gebiet gelegen, so kann man sie im allgemeinen nur als „raumfordernden Prozeß" sichern, nicht aber als „Blutung" identifizieren, es sei denn, eine Blutungsquelle, z.B. ein Mikroangiom, bildet sich ab. Eine solche Blutung kann im Frontal-, Parietal- oder Temporalgebiet liegen. Gelegentlich „leckt" Kontrastmittel auch in den Blutkuchen, wodurch die Blutung gesichert ist.

Handelt es sich aber um einen älteren Patienten mit Blut-Hochdruck, so liegt die Blutung bevorzugt — zu über 80% — im „Striatum". Dann kann man dort einen raumfordernden Prozeß sichern, wobei die Verschiebung der Aa. lenticulostriatae nach vorne und zur Mitte die Diagnose sichert. Auch hier kann es zum „Auslecken" von Kontrastmittel in die Blutung kommen, wenn man „früh"

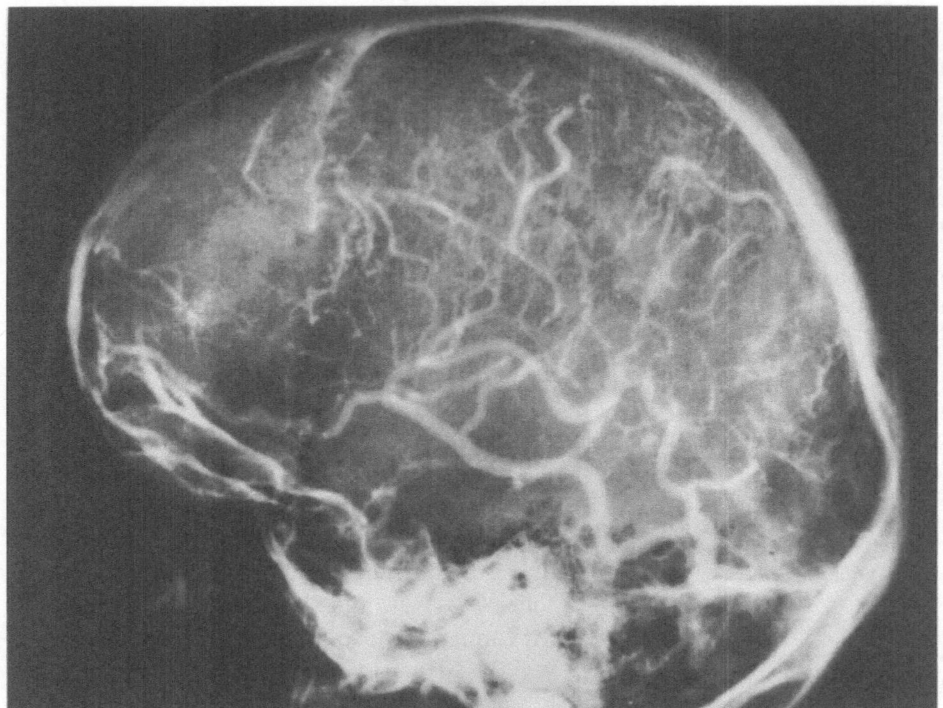

Abb. 142. Ausbildung ausgesprochen korkenzieherartig gewellter venöser Systeme bei Verschluß des Sinus sagittalis im vorderen Drittel (Thrombose im Puerperium)

angiographiert. Das ist immer dann nötig, wenn der Neurochirurg eine Indikation zur operativen Entleerung stellen sollte oder eine Differentialdiagnose zu stellen ist. — Selten liegen Massenblutungen beim Hochdruckpatienten auch im Thalamus, im Kleinhirnmark oder in der Brücke.

Als Vorstadium solcher „Striatumblutungen" werden die gelegentlich abgebildeten Mikroaneurysmen angesehen (Abb. 27).

f) Die venösen Abflußstörungen

Mit der Serienangiographie gelang es auch, den venösen intrakranialen Abfluß in den späten Phasen neu zu analysieren, während die retrograde Jugularis- und Sinusfüllung die zentralen Anteile des venösen Abflusses aufzeigt (s. S. 177). Venenthrombosen und Sinusverschlüsse können den Blutabstrom im Angiogramm ganz wesentlich verändern. Das gilt besonders für die akuten Verlegungen der Sinus, die die Hauptblutmasse abführen. Der Torcular Herophili ist, wie auf S. 78 dargestellt, nur in 10% ein gleichmäßig in allen vier

Richtungen genügend offenes System. In $^2/_3$ der Fälle läuft der venöse Hauptabfluß von den beiden Hemisphären über den rechten Sinus transversus. Sein Verschluß führt daher zum massiven Hirnödem durch Rückfluß-Stauung.

Diese führt auch, wie man heute zeigen kann, wahrscheinlich die Abducensparese bzw. -paralyse des sog. Gradenigoschen Syndroms herbei. Auch das brachiofaziale Syndrom des „otitischen Hydrocephalus" ist wahrscheinlich nur eine venöse Abflußstauung, die sich besonders in dem kortikalen Gebiet bemerkbar macht, das Arm und Gesicht versorgt.

Bei Serienangiographien von Patienten mit Sinusverlegungen wird man einen sehr langsamen venösen Abstrom feststellen, wobei die Verzögerung bis zu 20 sec und mehr betragen kann.

Ist ein Sinus dagegen nur teilweise verschlossen oder z.B. der Sinus sagittalis im ersten Drittel, bilden sich Kollateralbahnen über der Konvexität, die an der Schlängelung der dabei beteiligten Venensysteme deutlich erkennbar sind (Abb. 142). Gelegentlich gelingt es bei Angiographien in der späten venösen Phase auch, die Thrombose einzelner Venen, z.B. von Brückenvenen im Sagittalspalt, nachzuweisen.

Literatur siehe: ALAJOUANINE u.Mitarb. (1961), BAUER u.Mitarb. (1962), DECKER (1955, 1958), DENNY-BROWN (1951, 1953), FIELDS u.Mitarb. (1965), FISHER (1954), FOIX und LEVY (1927), GREITZ (1956), HEUBNER (1872, 1874), KAZNER und SCHIEFER (1966), KRAYENBÜHL und YASARGIL (1957, 1965), KUBIK und ADAMS (1946), LECHTAPE-GRÜTER und ZÜLCH (1971), LOEB und FAVALE (1962), McDOWELL (1966), METZINGER und ZÜLCH (1971), PATTERSON u.Mitarb. (1964), PFEIFFER (1931), RIGGS und RUPP (1963), RING (1962), SALAMON (1971), SCHÜRMANN (1954), VAN DER EECKEN (1959), VAN DER EECKEN und ADAMS (1953), WEIBEL und FIELDS (1969), YATES und HUTCHINSON (1961), ZÜLCH (1950a, 1971), ZÜLCH u.Mitarb. (1974).

4. Der cerebrale Kreislaufstillstand

Der cerebrale Kreislaufstillstand ist Folge einer exzessiven intrakranialen Drucksteigerung, deren Ursache unterschiedlich sein kann. Sie kann bedingt sein durch eine intrakraniale Blutung oder durch ein massives Hirnödem (auch halbseitig bei einem Blastom). Der cerebrale Kreislaufstillstand kann aber auch folgende Entstehung haben: Primär kommt es zu einer totalen Ischämie des Gehirns (z.B. bei Herzstillstand), die zu einem höchstgradigen Ödem und dadurch zu einer enormen intrakranialen Drucksteigerung führt. Die cerebrale Zirkulation verlangsamt sich unter der Einwirkung des steigenden intrakranialen Drucks mehr und mehr, bis sie schließlich zuerst in den Kapillaren und dann auch in den größeren Gefäßen zum Erliegen kommt. Der Zustand ist einer Anoxie des Gehirns gleichzusetzen, die spätestens nach 10 min zu einem irreversiblen Funktionsverlust und zum Tod des Hirngewebes führt, auch wenn es gelingt, durch Beatmung die Blutzirkulation im übrigen Körper aufrechtzuerhalten.

Das angiographische Bild des cerebralen Kreislaufstillstandes ist dadurch gekennzeichnet, daß sich die Kontrastmittelsäule sowohl im Carotissystem als auch im Vertebralis-Basilaris-System nur bis zum Circulus arteriosus Willisi vorschiebt (Abb. 143a u. b). Dies muß durch eine zeitlich genügend lange Bildserie gesichert werden. Da die Feststellung des "Hirntodes" große klinische Bedeutung hat, ist bei der Auswertung der Bilder besonders auf Fehlerquellen zu achten.

Das Bild eines cerebralen Kreislaufstillstandes kann z.B. durch eine partielle intramurale Injektion des Kontrastmittels vorgetäuscht werden. Das intramurale Depot verschließt nach und nach die Arterie, so daß das Kontrastmittel, das in die A. carotis int. gelangt ist, wie beim cerebralen Kreislaufstillstand stagniert oder sich langsam bis zum Abgang der A. ophthalmica vorschiebt. Um diese Täuschungsmöglichkeit auszuschließen, muß auf den Aufnahmen die Spitze der Punktionskanüle unbedingt abgebildet sein.

Eine andere Fehlerquelle kann sich daraus ergeben, daß man die Injektion des Kontrastmittels mit Hilfe eines Katheters vornimmt, der in die A. carotis bzw. in die A. vertebralis eingeführt wurde. Da der Katheter das Lumen des Gefäßes z.T. ausfüllt, wird das Kontrastmittel unter relativ hohem Druck injiziert, so daß es auch bei schon bestehendem cerebralem Kreislaufstillstand über den Bereich des Circulus Willisi gelangt, also in Zweige der Aa. cerebri ant., media oder post. hineingepreßt wird. Dort stagniert es aber nach Beendigung des Injektionsvorganges.

Literatur siehe: BÜCHELER u.Mitarb. (1970), PENIN und KÄUFER (1969).

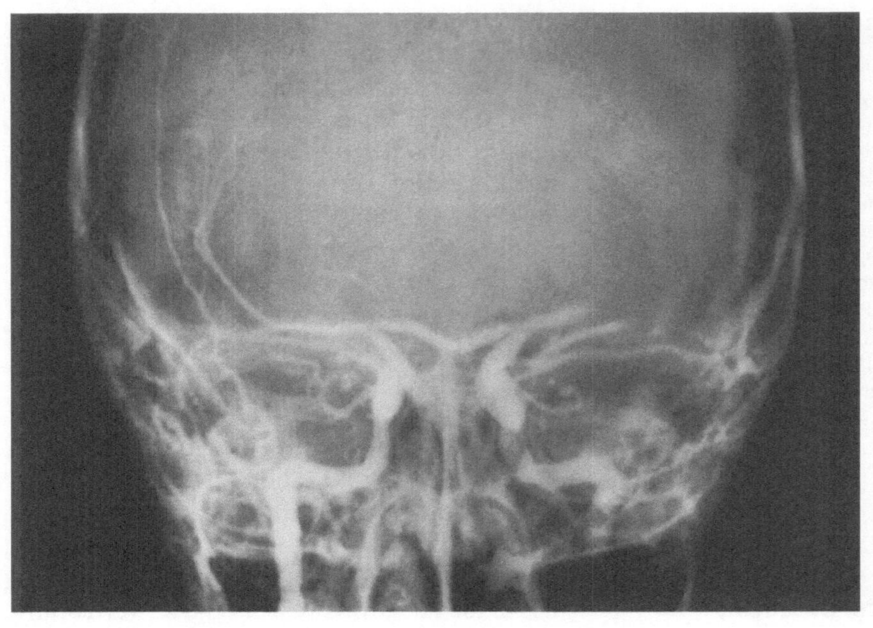

a

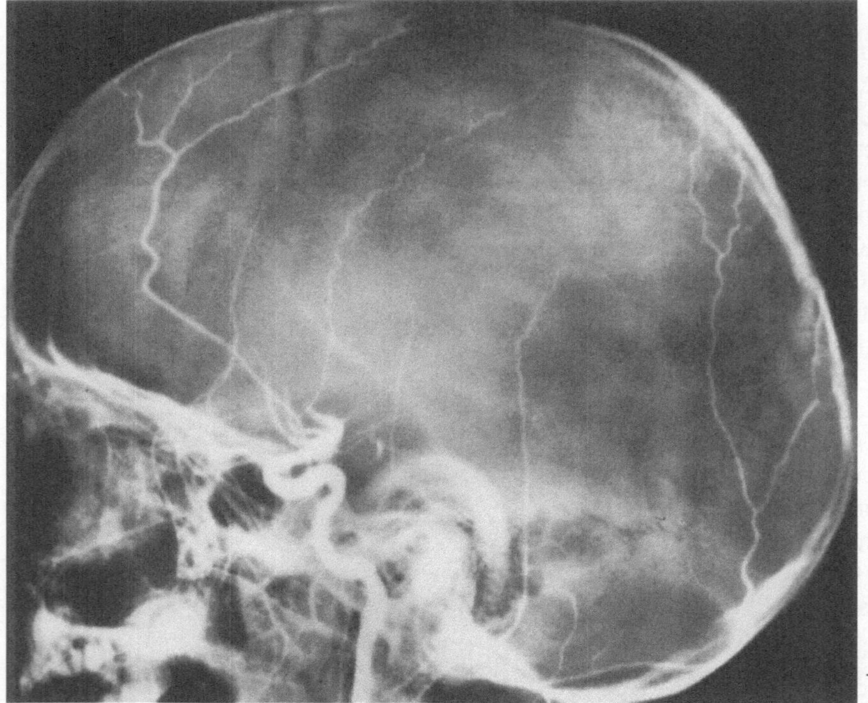

b

Abb. 143a u. b. Cerebraler Kreislaufstillstand: a) Vorderbild: Füllung der A. carotis, des Circulus Willisi und des Anfangsteils der A. cerebri media, retrograder Übertritt des Kontrastmittels in die gegenseitige A. carotis int. b) Seitenbild: regelrechte Füllung der A. carotis ext.

V. Besondere angiographische Untersuchungsverfahren

1. Das Angiogramm der A. ophthalmica

MONIZ beschrieb bereits 1934 das angiographische Bild der A. ophthalmica. In den folgenden Jahren waren es besonders CURTIS (1949), SCHURR (1951), BREGEAT u. Mitarb. (1952), DECKER (1955), YASARGIL (1957), DI CHIRO (1961), KRAYENBÜHL (1962) und VIGNAUD u. Mitarb. (1975), die über die Anatomie, die angiographische Technik und über die pathologischen Befunde im Bereich der A. ophthalmica berichteten.

In den letzten Jahrzehnten hat die Abbildung der A. ophthalmica größere Bedeutung gewonnen. Erfolgt die Injektion des Kontrastmittels in die A. carotis int., so stellt sich in der Mehrzahl der Fälle die A. ophthalmica in ihrem gesamten Verlauf dar (Röntgen-Anatomie der A. ophthalmica s. S. 68). Die Darstellung der Chorioidea des Auges ist in ca. 30% der Fälle möglich.

Eine Untersuchung der A. ophthalmica ist dann angezeigt, wenn der Verdacht auf einen retro- oder intraorbitalen Tumor besteht, oder wenn Ersatzkreisläufe (s. S. 158) dargestellt werden sollen. Es sei jedoch darauf hingewiesen, daß die A. ophthalmica an der medialen Seite der Augenhöhle liegt und daß Geschwülste, die hier ihren Ausgang nehmen, sehr selten sind. Ferner werden nur wenige Orbita-Tumoren mit Kontrastmittel angefärbt. Am ehesten handelt es sich um Angiome oder Meningeome (Abb. 144). In diesen Fällen ist dann auch eine Hypertrophie der A. ophthalmica erkennbar. Grundsätzlich ist bei der Ophthalmica-Arteriographie eine Subtraktion notwendig.

Auch ist bei jedem Tumor-Verdacht die Arteriographie der A. carotis ext. erforderlich, da viele Orbita-Geschwülste nur von Ästen der A. carotis ext. mit Blut versorgt werden.

Literatur siehe: BRISMAR (1974), DI CHIRO (1961), DILENGE u. Mitarb. (1965), LASJAUNIAS u. Mitarb. (1975), LOMBARDI (1967), NEWTON und POTTS (1974), SCHOBER und BENDER (1968).

2. Die orbitale Phlebographie

Für die Diagnostik der intra- und retroorbitalen Prozesse ist die Orbita-Phlebographie die Methode der Wahl. Denn bei Tumoren im

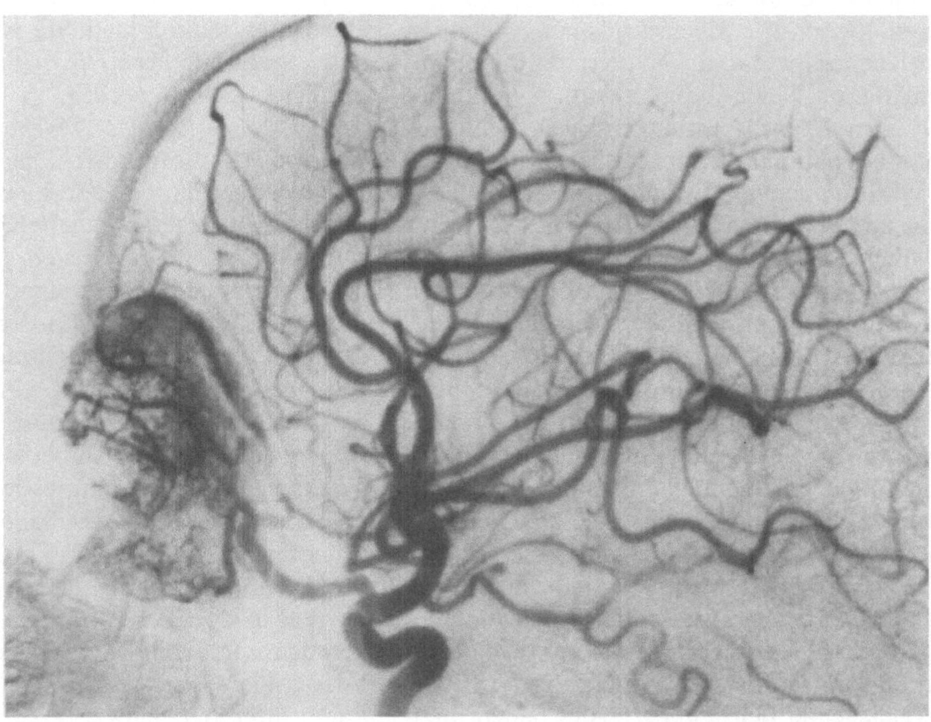

Abb. 144. Hämangiom der Orbita. Arterielle Phase mit Darstellung der erweiterten A. ophthalmica (Subtraktion).

Orbita-Bereich kommt es häufig zu Verlagerungen der V. ophthalmica sup.; demgegenüber bringt die Abbildung der direkt am Orbita-Boden liegenden V. ophthalmica inf. praktisch kaum einen diagnostischen Gewinn.

DEJEAN und BOUDET (1951) haben die Phlebographie dieser Venen über die V. angularis eingeführt. In den folgenden Jahren wurde die Untersuchungstechnik modifiziert und vervollkommnet.

Untersuchungstechnik

Für die röntgenologische Darstellung der V. ophthalmica sup. ist es möglich, die V. angularis perkutan zu punktieren. Es kann auch der Sinus petrosus inf. über die V. jugularis int. katheterisiert werden, wobei nach anschließender Kontrastmittel-Injektion in dieses Gefäß die Orbita-Venen abgebildet sind. Auch gelingt es ohne Schwierigkeiten, über die V. frontalis einen Katheter einzuführen, der bis zur V. angularis vorgeschoben werden kann. In der Hand des Geübten kann jede dieser Techniken sehr gute Ergebnisse zeigen.

Punktion der V. angularis

Die V. angularis wird am inneren Augenwinkel mit einer dünnen Nadel aus einem Perfusions-Besteck für Säuglinge punktiert. Ein spontanes Einfließen von Blut in den mit physiologischer Kochsalzlösung gefüllten Schlauch zeigt, daß die Nadelspitze im Gefäßlumen liegt. Nach Injektion von ca. 3 ml eines 60%igen Kontrastmittels erfolgen die Röntgen-Serienaufnahmen im seitlichen und sagittalen Strahlengang. Dabei sollen die Aufnahmen im sagittalen Strahlengang mit leicht hängendem Kopf angefertigt werden, so daß die Pyramidenoberkanten aus den Orbitagrenzen nach unten hinausprojiziert werden. Eine zusätzliche Untersuchung im axialen Strahlengang kann diagnostisch wertvoll sein.

Während der Kontrastmittel-Injektion hat sich eine Kompression (manuell oder durch eine Binde) der frontalen, frontolateralen und fazialen Venen als günstig erwiesen. Da so ein Abfluß des Kontrastmittels über die äußeren Venen verhindert wird, gelingt in der Mehrzahl der Fälle eine beidseitige Darstellung der V. ophthalmica sup. Dabei ist auf dem Röntgenbild im sagittalen Strahlengang auch eine vergleichende Beurteilung beider Seiten möglich.

Punktion der V. frontalis

Gelingt die Angularis-Punktion nicht, so kann die V. frontalis an der Stirn, möglichst im Bereich der Stirn-Haar-Grenze, punktiert werden. In diesen Fällen führt man die Punktion mit der Braunschen Kanüle durch und schiebt einen Katheter in die Vene vor, dessen Spitze knapp oberhalb der Glabella liegen soll.

Zur Röntgen-Anatomie

Die V. ophthalmica sup. zieht zunächst neben der medialen Orbitawand nach kaudal (präbulbärer Abschnitt = 1. Segment) und verläuft dann direkt unterhalb des M. rectus bulbi sup. nach lateral (Rectus sup.-Schlinge = 2. Segment). Anschließend zieht sie in einem scharfen Winkel nach medial und hinten (postbulbärer Abschnitt = 3. Segment) und endet im Sinus cavernosus, nachdem sie die Orbita durch die Fissura orbitalis sup. verlassen hat. Normalerweise zeigt das Phlebogramm im sagittalen Strahlengang eine Schmetterlingsform der Vv. ophthalmicae sup. (Abb. 145). Diese Figur wird durch raumfordernde intra-orbitale Prozesse verschiedener Lokalisationen charakteristisch verformt.

Als *Indikation* für die Untersuchung der orbitalen Venen gelten besonders ungeklärte Fälle von Exophthalmus und Stauungspapille. Die Untersuchungsmethode ist ungefährlich, schwerwiegende *Komplikationen* sind bisher nicht beschrieben worden.

Das *pathologische Phlebogramm* besitzt eine große Aussagekraft. Die Abweichungen im Phlebogramm bei den raumfordernden intraorbitalen Prozessen bestehen in Veränderungen der Lage der Venen, Veränderungen des Kalibers und auch in einer pathologischen Vaskularisation (Abb. 146). Eine Verlagerung des 1. Segments nach medial zeigt einen lateral gelegenen Prozeß, wie z.B. einen Tränendrüsen-Tumor, an. Verlagerungen des 2. Segments nach lateral treten bei medial gelegenen Tumoren auf. Eine Kompression und eine Stenose mit Dilatation des 3. Segments ist bei Tumoren im hinteren Orbita-Abschnitt (Orbita-Spitze) nachweisbar.

Während die *Lokalisation* der raumfordernden intraorbitalen Prozesse mit Hilfe der Venographie gut gelingt, kann die Bestimmung ihrer *Art* Schwierigkeiten bereiten. Es ist nicht immer leicht zu entscheiden, ob es

174

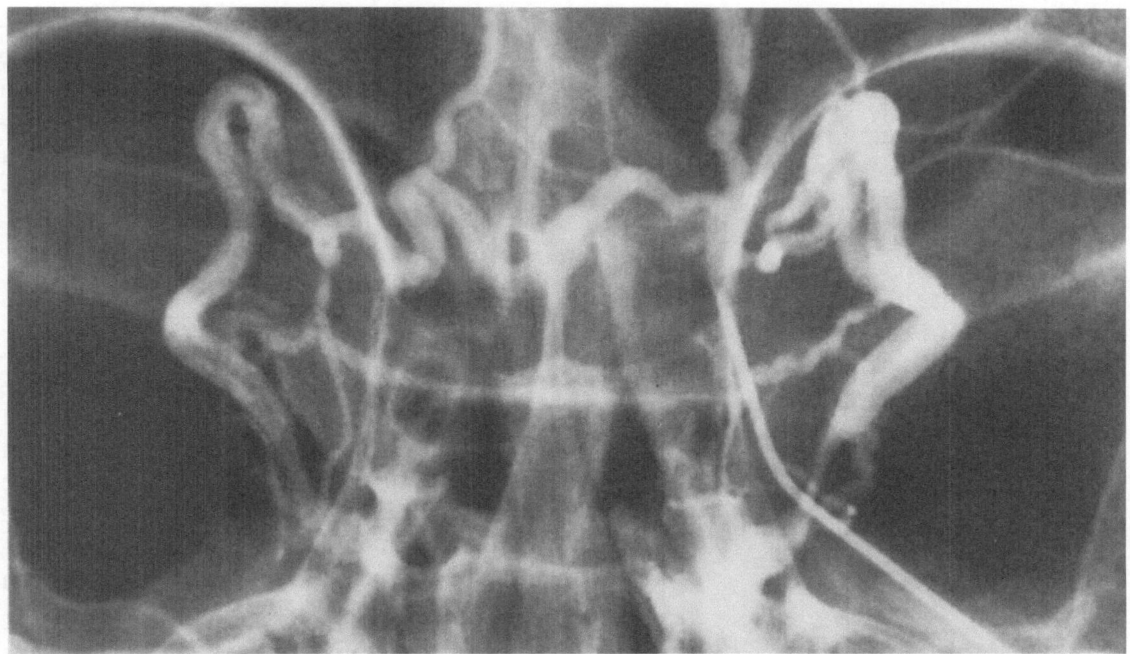

Abb. 145. Normales Ophthalmica-Venogramm

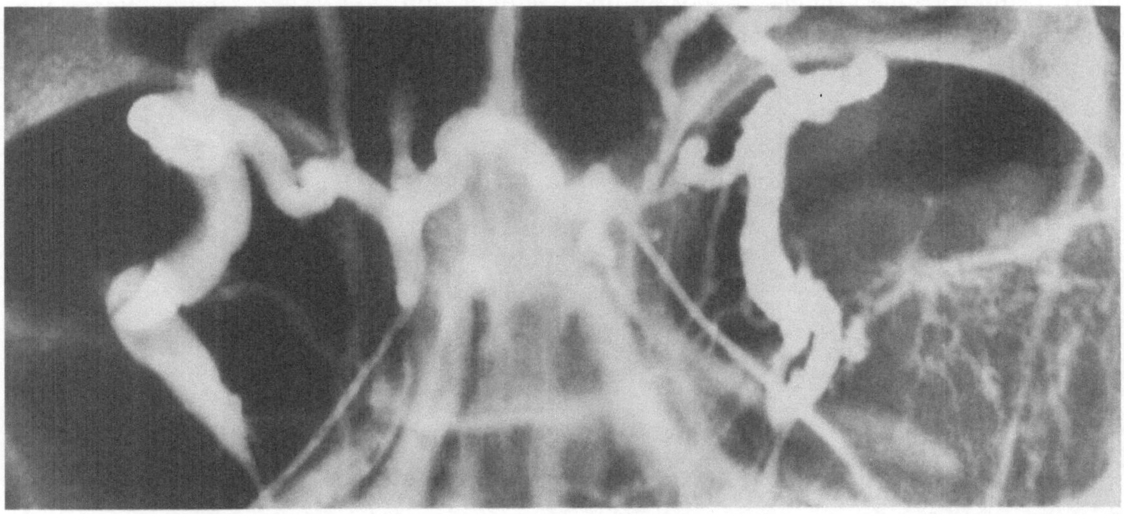

Abb. 146. Tumor im lateralen Abschnitt der linken Orbita. Verlagerung des zweiten Segments der Vena ophthalmica sup. Pathologische Gefäße im Tumorbereich

sich um eine Entzündung oder um ein Blastom handelt. Eine vermehrte Gefäßfüllung, ein wenig charakteristisches Verdrängungsbild, die offene Passage zwischen der V. ophthalmica sup. und dem Sinus cavernosus können eher für eine chronische Entzündung sprechen. Bei intraorbitalen Neubildungen sind Abflußbehinderungen mit einer erheblichen Gefäß-Erweiterung und die Gefäßverlagerung deutlicher. Auch finden sich oftmals pathologische Gefäße.

3. Die direkte Sinugraphie

Die erste Mitteilung über eine Kontrastdarstellung der Sinus stammt von FRENCKNER aus dem Jahre 1934. Über eine Verbesserung der Untersuchungstechnik berichteten FISCHGOLD u.Mitarb. im Jahre 1953.

Die direkte Sinugraphie ist indiziert, wenn die venöse Phase des Carotisangiogramms über Einzelheiten des Verlaufes und der Form des Sinus sagittalis sup. oder der Sinus transversus und sigmoideus keine Auskunft zu geben vermag. Die wichtigste Indikation bilden Beeinträchtigungen der genannten Sinus durch Meningeome, durch andere primäre Tumoren und durch Metastasen des Schädeldaches.

Untersuchungstechnik

In lokaler Anästhesie wird in der Medianebene an der Stirn-Haargrenze ein Bohrloch gesetzt. Durch eine kleine Stichinzision wird ein dünner Katheter in den Sinus sagittalis sup. eingeführt. Dann wird die Wunde geschlossen und der Patient in den Röntgenraum gebracht. Es empfiehlt sich, den Katheter in kurzen Zeitab-

ständen mit einer Heparinlösung zu durchspülen. Es werden die gleichen Kontrastmittel wie für die cerebrale Angiographie in Mengen von etwa 5 bis 6 ml verwendet. Serienangiogramme in 2 Ebenen werden angefertigt. Da das Kontrastmittel direkt in den Sinus sagittalis sup. injiziert wird und die Strömungsgeschwindigkeit des kontrastführenden Blutes hier relativ hoch ist, empfiehlt es sich, die Serie bereits dicht vor Beginn der Injektion auszulösen, um die Spitze der Kontrastmittelsäule verfolgen zu können. Die Einstellung des Patienten hängt vom Sitz der zu erwartenden Läsion ab, die durch die Nativdiagnostik oder durch die vorausgegangene Carotisangiographie meist schon bekannt ist. Will man die obere Sinuswand im seitlichen Strahlengang frei projizieren, d.h. eine Überlagerung durch den Rand des Sulcus sagittalis vermeiden, empfiehlt es sich, den Kopf des Patienten nach rechts oder nach links zu neigen. Ebenso wirkt sich die gegenseitige Überlagerung der vorderen und der hinteren Abschnitte des Sinus sagittalis sup. auf exakt sagittal eingestellten Aufnahmen auf die Analyse der Bilder ungünstig aus. Auch hier kann man Überlagerungen

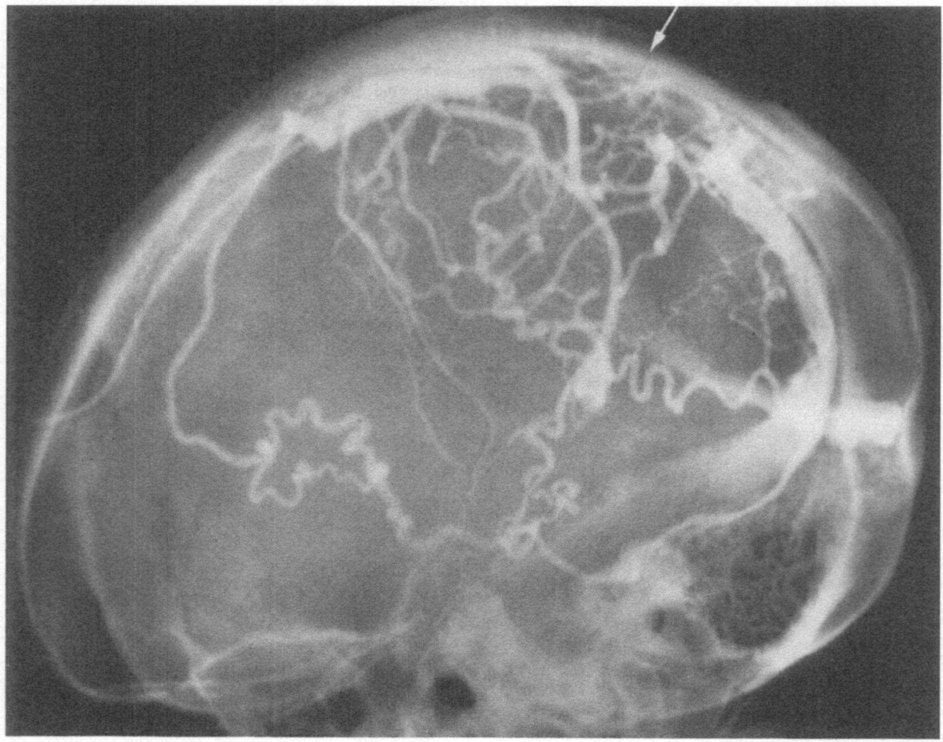

Abb. 147. Direkte Sinugraphie. Verschluß des mittleren Drittels des Sinus sagittalis sup. durch ein Meningeom. Ausbildung eines venösen Kollateralkreislaufes zwischen dem vorderen und hinteren Sinusdrittel (der hintere Sinusanteil ist durch Schrägeinstellung freiprojiziert)

vermeiden, wenn der Kopf des Patienten etwas nach rechts oder nach links gedreht wird.

Die Veränderung am Lumen des Sinus sagittalis sup. kann von einer Stenose bis zum vollkommenen Verschluß reichen. Von großem Wert für eine folgende Operation kann ferner die genaue Auskunft über Form und Umfang des nach einem Verschluß des Sinus auftretenden venösen Kollateralkreislaufs, besonders bei Meningeomen des mittleren Sinusdrittels, sein (Abb. 147).

Wenn das vordere Drittel des Sinus sagittalis sup. nicht angelegt oder sehr kurz ist, kann seine Punktion bzw. das Einführen des Katheters mißlingen. Über die Form der vorderen Sinusabschnitte muß man sich daher durch das Carotisangiogramm informieren. Bei Aplasie des vorderen Sinusdrittels, aber auch wenn der den Sinus beeinträchtigende Tumor sich weit nach frontal erstreckt, kann der Blutleiter nach Anlegen eines Bohrloches im hinteren Sinusdrittel retrograd dargestellt werden.

Primäre oder sekundäre Tumoren der Kalotte drängen den Sinus zunächst ab und wachsen erst im späteren Stadium in ihn ein.

Komplikationen

Mit Ausnahme eines leichten Wärmegefühls wird die Untersuchung ohne Beschwerden vertragen. TALAIRACH u.Mitarb. (1951) haben über eine extravasale Kontrastmittelinjektion in den Subduralraum berichtet, wobei sich das Kontrastmittel der Falx entlang und über dem Tentorium ausbreitete. Diese Komplikationen kann man vermeiden, wenn man das Kontrastmittel durch einen Katheter injiziert, und wenn man sich durch Aspiration von Blut über dessen einwandfrei intravasale Lage überzeugt hat.

Literatur siehe: FISCHGOLD u.Mitarb. (1953), TÄNZER (1971).

4. Das Angiogramm der Vena jugularis

GEJROT und LINDBLOM (1960) haben schon frühzeitig die retrograde Jugularis-Darstellung empfohlen, vor allem zum Nachweis des Glomus-Tumors. Dabei wurde über die V. jugularis ein Katheter eingeführt und nach kranial vorgeschoben, dann unter einem bestimmten Druck das Kontrastmittel gegen den Blutstrom injiziert.

Indikation

Mit dieser Untersuchung lassen sich besonders gut die extrakranialen Venenabschnitte darstellen. Findet sich ein kompletter, kappenförmiger Verschluß oder eine Eindellung der V. jugularis int., so ist dies für einen Glomus-Tumor beweisend (Abb. 148). Da auch die intrakranialen Sinus mit Kontrastmittel gefüllt werden (Abb. 149, 150) kann die Jugularis-Venographie zur Diagnose von Sinus-Verschlüssen und Sinus-Einengungen (z.B. bei einem Tentorium-Meningeom) herangezogen werden. Weiterhin hat die Jugularis-Venographie ihren besonderen Wert bei Basis-Tumoren. Bei Geschwülsten der Sella-Region finden sich deutliche Formveränderungen, Eindellungen und Abflachungen des Sinus cavernosus von oben und vorn, die bei parasellärer Ausdehnung des Tumors am deutlichsten sind. Wertet man die Röntgenaufnahmen im sagittalen Strahlengang aus, so zeigt sich bei Hypophysen-Tumoren auf der Seite des stärkeren Tumorwachstums eine mangelhafte Kontrastmittel-Füllung oder eine Sinus-Eindellung. Es wird damit die Ausdehnung des Tumors nach lateral bestimmt, ähnlich wie bei der Orbita-Venographie. Eine Nichtfüllung des Sinus cavernosus kann technisch bedingt sein und bedeutet noch keinen Verschluß dieses Gefäßabschnittes.

Technik

Die V. jugularis int. wird ungefähr in Höhe des oberen Randes des Schildknorpels medial vom M. sternocleidomastoideus und laterodorsal von der A. carotis communis bzw. int. punktiert. Zur Punktion wird zunächst die A. carotis mit dem Finger nach medial gedrängt. Die Punktionsnadel soll ein Lumen von 1,5 mm aufweisen, damit das unter hohem Druck manuell zu injizierende Kontrastmittel schnell in das Gefäß einfließen kann. Nach der Punktion wird eine mit Kochsalzlösung gefüllte Spritze auf die Punktionsnadel gesetzt und unter ständigem Aspirieren ca. 1—2 cm kranialwärts vorgeschoben. Eine gute intravasale Nadellage ist daran zu erkennen, daß man mühelos größere Mengen Blut ansaugen kann.

Die Punktion und auch die Injektion des Kontrastmittels (10—15 ml eines 60%igen Kontrastmittels) werden durch Atemanhalten und Pressen des Patienten (Valsalvascher Versuch) vereinfacht. Es tritt dadurch eine Stauung des Abstroms der V. jugularis ein, der Einstrom des Kontrastmittels in den Schädelinnenraum wird erleichtert.

Selbstverständlich kann die Kontrastmittel-Injektion auch nach Einführen eines Katheters in die V. jugularis int. durchgeführt werden.

Literatur siehe: Gejrot und Lauren (1964a, b).

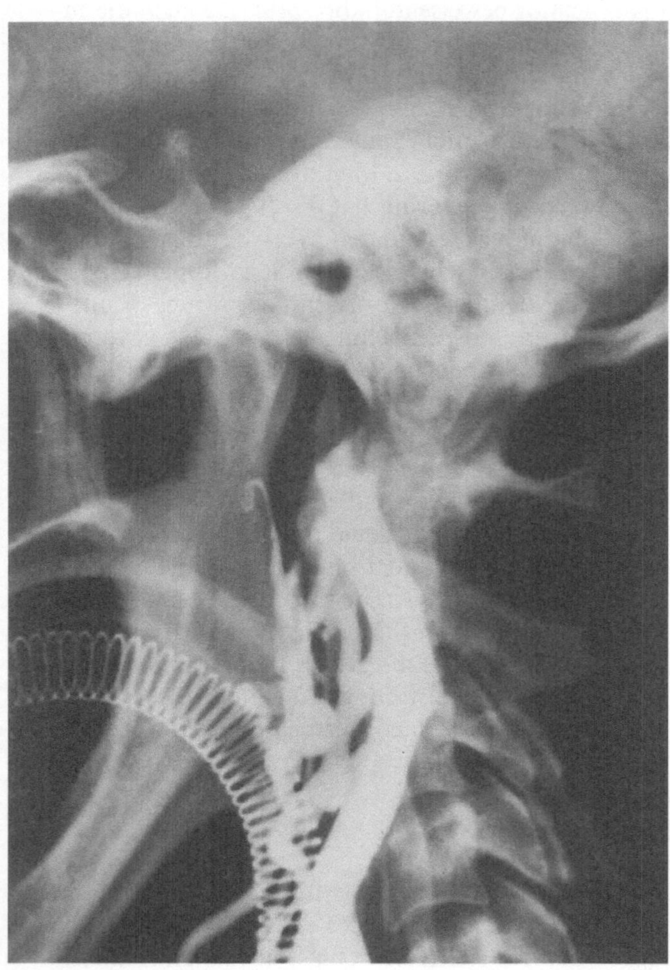

Abb. 148. Kappenförmiger Verschluß der Vena jugularis int. bei einem Glomus-Tumor

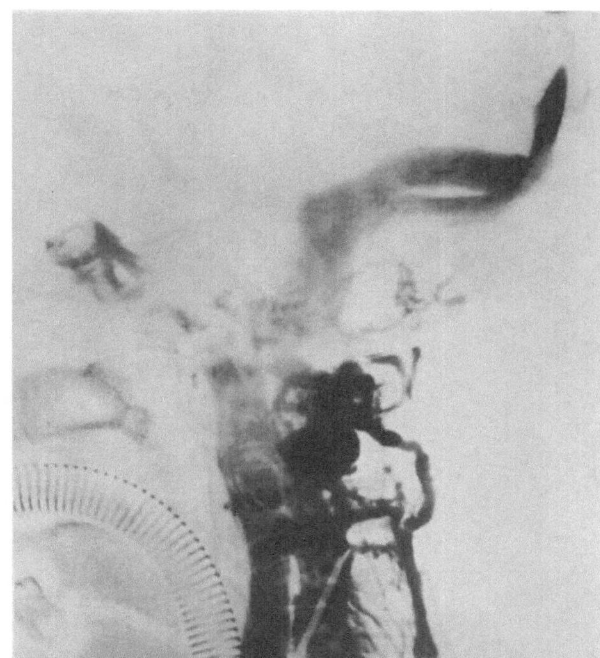

Abb. 149. Normales Jugularis-Venogramm (seitlicher Strahlengang)

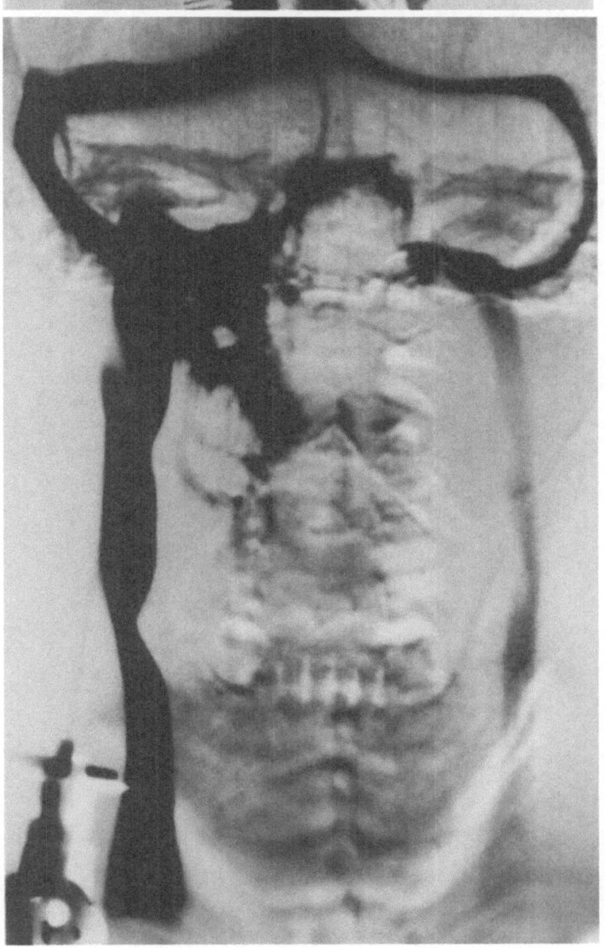

Abb. 150. Normales Jugularis-Venogramm (sagittaler Strahlengang)

D. Die Pneumencephalographie

I. Geschichte

LUCKETT scheint als erster 1913 auf einer Röntgenaufnahme Luft in den Ventrikeln des Lebenden gesehen zu haben. Der Nachweis von Luft in den Hirnventrikeln der Leiche geht allerdings schon auf CHIARI (1891) zurück. DANDY hat im Juni 1918 über die Luftdarstellung der Ventrikel durch direkte Punktion an der Fontanelle bzw. durch Bohrlöcher im Knochen berichtet („Ventrikulographie", „Pneumoventrikulographie", später auch „cerebrale Pneumographie"). Er zeigte im Oktober 1918 erstmals die Möglichkeit einer Luftfüllung der Liquorräume durch Lumbalpunktion.

Auf DANDYs Ergebnissen fußend, versuchte WIDEROE (1921) Rückenmarks-Tumoren durch Lufteinblasung in den Spinalkanal abzubilden. Dabei sah er — sozusagen als Nebenbefund — die Luft auch in die Ventrikel und in die Zisternen vordringen. Unabhängig von DANDY und WIDEROE entdeckte dann BINGEL 1921 ein „Neues Verfahren zur röntgenologischen Darstellung des Gehirns" und beschrieb die lumbale Füllung der Ventrikel, die er „Encephalographie" bzw. „Pneumoencephalographie" nannte. Er hat in der Folge die lumbale Luftfüllung systematisch zur brauchbaren diagnostischen Methode ausgebaut. Unter dem Namen „Encephalographie" hat sich diese unblutige Luftdarstellung der Liquorräume überall durchgesetzt. Für die operative Luftfüllung durch Hirnpunktion hingegen wurde der Name „Ventrikulographie" geläufig.

Der „zisternale" Weg zur Luftfüllung bürgerte sich auf Empfehlung von SCHALTENBRAND (1932) u.a. ein. Als besonders schonende Methode schlug er die „kleine" Encephalographie vor, die meist zur Diagnose ausreichte. Er betonte als Vorzug der zisternalen Füllung das spontane Ansaugen der Luft.

Bei diesen Verfahren wird als „negatives" Kontrastmittel Luft oder ein Edelgas benutzt, unter besonderen Umständen auch Lachgas (bei liegender Ventrikeldrainage in den Vorhof).

Neben dem „negativen" Kontrastmittel — d.h. dem Austausch des Liquors mit Luft — hat man auch „positive" strahlenundurchlässige Kontrastmittel in die Liquorräume eingebracht. Meist handelte es sich um Jod-Verbindungen, nämlich das wasserlösliche Abrodil oder die wasserunlöslichen Jodoele wie Jodipin bzw. Lipiodol. In der letzten Zeit werden besser verträgliche Jodverbindungen, wie z.B. Dimer-X, wieder in zunehmendem Maße für die Darstellung der medianen Ventrikelteile und Duroliopaque für die Kleinhirnbrückenwinkel-Zisternographie gebraucht.

Einen erheblichen Fortschritt bedeutet die Einführung der sog. „fraktionierten" Luftencephalographie, bei der die Luft wahlweise in die inneren oder äußeren Liquorräume geleitet werden kann (ROBERTSON, 1941; LINDGREN, 1948 — 1954).

Unsere Kenntnisse des normalen und pathologischen Encephalogramms fußen auf den Arbeiten von DANDY (1918, 1919), BINGEL (1921/1922), FOERSTER (1925), DYES (1934 — 1937), LYSHOLM u.Mitarb. (1935 — 1937), SCHLESINGER (1937), TÖNNIS (1939a), ROBERTSON (1941 — 1957), DAVIDOFF u.Mitarb. (1946 — 1950), LINDGREN (1948 — 1954), LILIEQUIST (1959a, b). LYSHOLM und seine Schule haben sich um die systematische Analyse des Ventrikulogramms bei raumbeengenden Prozessen besondere Verdienste erworben.

II. Füllungs-Technik

Derzeit wird die lumbale *„fraktionierte"* bzw. *Überdruck-Encephalographie* bevorzugt. Hingegen wurde früher die Pneumencephalographie überwiegend durch Suboccipital-Punktion durchgeführt, da diese Methode der damaligen Technik der lumbalen Luftfüllung überlegen war. Mit der jetzt gebrauchten Methode gelingt es, wahlweise Luft in die inneren und äußeren Liquorräume zu „steuern". Das Fortschreiten der Luftfüllung läßt sich durch Röntgenaufnahmen oder durch die Untersuchung am Bildwandler kontrollieren, so daß dieser Weg mit einem Minimum an eingebrachter Luft den größtmöglichen diagnostischen Erfolg aufweist.

Die Encephalographie ist in jedem Fall ein *klinischer Eingriff,* d.h. sie darf nicht ambulant durchgeführt werden. Das gleiche gilt für die *Ventrikulographie,* bei der man die Füllung mittels Trepanation und direkter Punktion des Kammersystems erreicht.

1. Die lumbale Pneumencephalographie

Bei der Durchführung der lumbalen Luftencephalographie sind folgende 4 Punkte von wesentlicher Bedeutung:

Die Luftfüllung erfolgt im Überdruck-Verfahren ohne primäre Liquorabnahme

Es wird von Beginn an die Luft mit einem mäßigen Überdruck injiziert. Dadurch ist ein Zusammenfallen der Subarachnoidalräume verhindert. Ein bereits vorhandener Druckkonus kann sich kaum mehr herabpressen, die Kammern füllen sich besser mit Luft.

Die Luft wird langsam zugeführt

Das Tempo der Luftzufuhr ist außerordentlich wichtig. In der Zeiteinheit tritt nur eine bestimmte Menge Luft aus der Zisterne in das Foramen Magendie ein: Bei übergroßem Angebot an Luft strömt der Überschuß an der „Verteilerstelle" der großen Zisterne in die äußeren Liquorwege über.

Während der Luftzufuhr ist eine Veränderung der Kopfhaltung möglich

ROBERTSON (1941) hat zuerst gezeigt, daß der Aufstieg der Luft in den Liquorräumen von der Kopfhaltung abhängig ist. Es gelingt bei mittlerer Anteflexion des Kopfes, die Luft vorwiegend in die Ventrikel zu bringen. Bei stärkerer Vorwärtsneigung kann man die Luft über die Dorsalfläche des Kleinhirns dirigieren, bei geringerer Kopfneigung bzw. Retroflexion des Kopfes steigt die Luft ventralwärts an der Basis auf. Dann verteilt sie sich über den Medianspalt und über die Konvexität.

Der Vorgang der Luftfüllung wird röntgenologisch kontrolliert

Zur Feststellung, wie weit sich Zisternen und Ventrikel gefüllt haben, werden beim Routineverfahren nach jeder Injektion von 10 ml Luft Röntgenbilder angefertigt. Die ganze Untersuchung wird erheblich vereinfacht, wenn am Bildwandler gearbeitet werden kann. Man sieht dann das Aufsteigen der Luft in die Liquorräume sehr genau. Auch lassen sich am Bildwandler die Pulsation der großen Gefäße und die Bewegungen des Liquorspiegels erkennen. Durch die A. basilaris und die Aa. carotides ist die Pulsation des Liquors am stärksten in den basalen Zisternen ausgeprägt.

Unter Anwendung dieser Regeln kann man heute das folgende Vorgehen für eine *lumbale fraktionierte Luftfüllung* empfehlen:

Der Patient erhält am Vorabend der Untersuchung ein Schlafmittel. Er bleibt morgens nüchtern. Eine Stunde vor Beginn der Untersuchung erfolgt eine stärkere Sedierung, z.B. durch Nembutal oder Dolantin-Atropin; das ist wegen der Störungen des vegetativen Systems durch die Lufteinwirkung empfehlenswert. Bei der Untersuchung sitzt der Kranke vor dem Röntgengerät auf einem gewöhnlichen Stuhl oder — vorteilhafter — auf einem der für diese Technik entwickelten Spezialstühle. Die Röhre steht horizontal, eine Kassette liegt am Kopf seitlich an. Man führt die Lumbalpunktion wie üblich aus, läßt aber nur 1 ml Liquor abtropfen. Aus dieser ersten Liquormenge sollen später die Zellen gezählt werden, da die Zellzahl während der Luftinsufflation ansteigen kann. Auch wird die Pandy-Reaktion durchgeführt. Eine automatische Injektionsspritze erleichtert den Füllungsvorgang.

Während der gesamten Encephalographie soll so wenig Liquor wie möglich für die weiteren Untersuchungen entnommen werden.

Der Kopf des Patienten wird vor der ersten Lufteinblasung in der Halswirbelsäule leicht nach vorn gebeugt, bis die Augen-Ohr-Linie etwa 15° zur Horizontalen geneigt ist (Abb. 151, Stellung B). Richtig ist die Kopfhaltung etwa, wenn auf der Seitenaufnahme die Orbitadächer „waagerecht" projiziert werden. Es werden dann langsam 8–10 ml Luft eingeblasen. Wichtig ist es, daß die Luft sehr langsam injiziert wird, da sie nur dann in die Ventrikel eindringt; ein zu rasch gesetzter Überdruck kann auch Kopfschmerzen verursachen. Jede Luftinjektion führt zu einer kurzdauernden Erhöhung des Drucks im Cerebrospinalraum, die jedoch nur wenige Minuten anhält und dann rasch wieder verschwindet.

Anschließend wird eine Seitenaufnahme angefertigt, um den Verbleib der Luft festzustellen. Gewöhnlich liegt die Luft in der hinteren Schädelgrube, füllt die große Zisterne aus und dringt meist gerade in den 4. Ventrikel bzw. auch in den Aquädukt und in den hinteren oberen Teil des 3. Ventrikels ein.

In diesem Augenblick sollte man den 4. Ventrikel tomographieren oder eine Autotomographie durchführen (s. S. 193), besonders wenn er von einem ausgedehnten pneumatischen System der Mastoide überlagert wird.

Gelegentlich ist jetzt auch schon Luft in den Seitenventrikeln sichtbar. Ist eine Luftfüllung des Ventrikelsystems erreicht, wird weiter Luft injiziert. Anschließend werden wiederum Röntgenaufnahmen angefertigt, diesmal nicht nur im seitlichen, sondern auch im halbaxialen pa-Strahlengang.

Ist jedoch bei Probeaufnahmen keine Luft im Ventrikelsystem abgebildet, so ist die Kopfhaltung zu korrigieren. Wenn die Luft besonders in den Zisternen über dem Kleinhirn liegt — weil der Kopf entsprechend Abb. 151 Stellung A zu stark gebeugt war —, dann richtet man ihn langsam nach dorsal bis in die Stellung C (Abb. 151) auf. Dabei wird zwangsläufig die erwünschte Mittelstellung B durchlaufen, und es gelingt oft noch, die Luft in den 4. Ventrikel zu dirigieren, ohne erneut Luft einblasen zu müssen. Oder aber es ist die andere Möglichkeit eingetreten, daß die Luft entsprechend der Stellung C gleich in die basalen

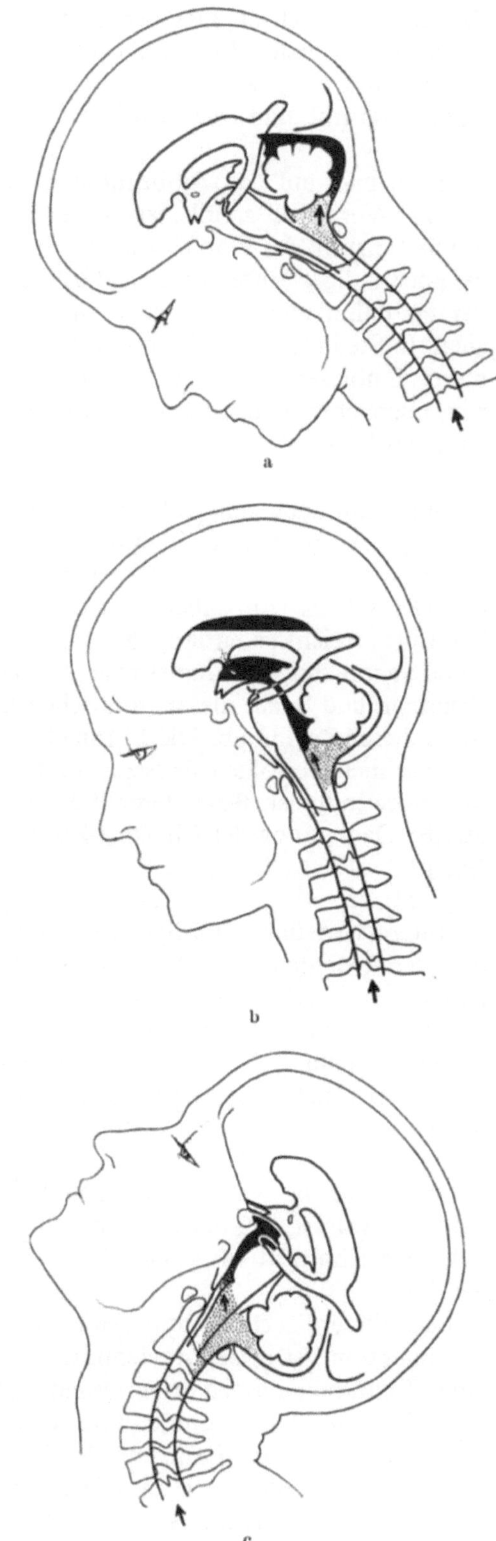

Abb. 151a–c. Der Weg der Luft bei der lumbalen Füllung je nach der verschiedenen Stellung des Kopfes: a) bei starker Ventralflexion zur Kleinhirnoberfläche. b) bei mittlerer Stellung in das Ventrikelsystem. c) bei Dorsalflexion in die basalen Zisternen

185

Zisternen gelangt ist. Das bedeutet, daß der Kopf bei der ersten Lufteinblasung zu wenig nach vorn geneigt war. Man beugt ihn dann stärker ventral und wiederholt die Füllung.

Sieht man auf den Probeaufnahmen, daß nur *ein* Ventrikel gefüllt ist, so kann man durch Neigung des Kopfes zur gefüllten Seite bei nochmaliger Lufteinblasung die Abbildung der bis dahin nicht gefüllten Kammer erreichen. In Stellung B setzt man nun das fraktionierte Einblasen von je 10 ml Luft fort, bis eine ausreichende Luftansammlung der Ventrikel vorliegt.

Will man noch eine Luftfüllung der äußeren Liquorwege erzielen, so injiziert man etwa 10 ml Luft bei starker Dorsalflexion des Kopfes. Der Clivus soll dabei senkrecht stehen. Die Luft erreicht so entlang des vorderen spinalen Subarachnoidalraumes rasch die basalen Zisternen und bildet die anatomischen Strukturen dieser Region ab. Die Luftinjektion soll dabei schneller erfolgen als es zur Ventrikelfüllung notwendig ist. Besonderer Wert ist dabei auf die Darstellung der Chiasma-Zisternen zu legen.

Interessiert das Aussehen des Kleinhirns, d.h. der über dem Kleinhirnwurm liegenden Zisterne und der Luft zwischen den Folien, so muß die Luft bei starker Ventralflexion des Kopfes (Stellung A, Abb. 151) eingeblasen und in der gleichen Stellung eine Röntgenaufnahme angefertigt werden.

Jetzt wird die Nadel entfernt und der Patient zur Anfertigung der übrigen Aufnahmen auf einen Röntgentisch gelegt.

Bei dieser Technik, d.h. einer Routine-Luftinjektion, ist es selbstverständlich nur zu einer Teilfüllung des Ventrikelsystems gekommen. Man muß nun durch unterschiedliche Kopfhaltung bei der Lagerung des Patienten die Luft der Reihe nach in alle Abschnitte des Kammersystems bringen. So läßt sich das Bild der Ventrikel aus den einzelnen Teilen — wie aus den Steinen eines Mosaiks — zusammensetzen. Dieses Vorgehen wird durch ein Spezialgerät sehr erleichtert, das es erlaubt, den Patienten in jede Lage zu bringen und dabei Schichtaufnahmen zu machen.

186

2. Die suboccipitale (zisternale) Pneumencephalographie

Der Patient wird ähnlich vorbereitet wie zur lumbalen Luftencephalographie (s. S. 184). Der Nacken wird bis zur Protuberanz ausrasiert. Der Patient sitzt mit dem Rücken zum Arzt auf einem Stuhl. Er ist gut angelehnt, sitzt aufrecht und mit hohlem Kreuz. Dieser Stuhl sollte möglichst mit festen Armlehnen versehen sein, die der Patient mit den Händen umfassen kann. Sein Hals ist zunächst gerade aufgerichtet. Man sucht den Punkt des Einstiches, indem man mit dem Zeigefinger der linken Hand den Dorn des Epistropheus tastet und diesen Punkt markiert bzw. den Zeigefinger darauf beläßt. Direkt über diesem liegt die Punktionsstelle. Nun soll der Patient das Kinn stark anziehen, wobei meist das Ligamentum longitudinale aus der Nackenkontur als längsgerichteter Wulst heraustritt. In dieser Stellung wird der Kopf von einem Gehilfen gehalten, der zwischen den gespreizten Beinen des Patienten steht. Er legt seine Handteller um die Schläfengegend, die Fingerspitzen auf den Hinterkopf, fixiert den Kopf und unterstützt das Anziehen des Kinns. Hierauf reibt man die Haut der Einstichstelle mit einem Desinfiziens gut ab und setzt eine Hautquaddel mit einer 1 bis 2%igen Novocainlösung. Nun sticht man eine dünne, kurzangeschliffene Kanüle in Richtung auf die Verbindungslinie beider Mastoidspitzen ein. Die Hand stützt sich dabei mit dem Handgelenk auf den Nacken des Kranken. Man führt die Nadel jetzt weiter in die Tiefe, aber nicht mit einem Ruck gleich bis in die Zisterne, sondern überwindet tastend die verschiedenen Gewebsschichten. Die Dura erkennt man gewöhnlich an einem federnden Widerstand. Man durchbohrt sie unter langsamem Vordringen, wodurch bei älteren Menschen gelegentlich ein knirschendes Geräusch entsteht. Hat die Nadel die Dura durchbohrt, so wird sie von ihr festgehalten. Wenn man daher die Nadel jetzt losläßt, so bildet sich an der Einstichstelle in der Nackenhaut ein „eingezogener Trichter". Ein leichtes Hin- und Herschieben der Nadel, ein Herabsinken des Nadelgriffes wie in den oberflächlichen Gewebsschichten ist nicht mehr möglich. Dies zeigt mit Sicherheit, daß man die Dura bereits durchstochen hat. Nun schiebt man die Kanüle langsam und vorsichtig noch 2 bis 3 mm vor. Beim Herausziehen des Mandrins tropft jetzt meist Liquor ab.

Man sollte bei der Encephalographie diese „direkte" Punktion der Zisterne nur anwenden, wenn man die Methode ganz sicher beherrscht. Für den Anfänger oder beim Eintreten von Schwierigkeiten empfiehlt sich die „indirekte" Punktion nach AYER und ESKUCHEN (1930). Dabei senkt man nach dem Einstechen in die Haut den Nadelgriff, so daß die Spitze nach schräg oben gerichtet ist. Man führt sie dann so weit gegen die Hinterhauptschuppe vor, bis die Spitze Knochenfühlung hat. Dann hebt man den Griff wieder an und tastet sich am Knochen vorsichtig abwärts, bis man den Rand des Foramen occipitale magnum erreicht, worauf der knöcherne Widerstand plötzlich aufhört und ein elastischer Widerstand fühlbar ist. Jetzt schiebt man die Kanüle vorsichtig in die Tiefe, bis man die mit der Dura vereinigte Membrana atlantooccipitalis durchstochen hat.

Fließt kein Liquor spontan ab, so dreht man die Nadel etwas. Auch läßt man den Patienten pressen oder husten, oder man komprimiert die Jugularvenen. Tropft auch dann kein Liquor, so versucht man, mit der Spritze abzusaugen. Bleibt auch das ergebnislos, so muß man die Punktion wiederholen. Man kontrolliert aber die Kopfstellung jetzt besonders sorgfältig und punktiert dann ein zweites Mal in der oben beschriebenen Weise, braucht aber meist die Nadel aus den oberen Schichten nicht herauszuziehen.

Nach geglückter Punktion der Zisterne kann der Patient den Nacken entspannen und den Kopf in eine bequeme Mittelstellung bringen, so daß die Augen-Ohr-Linie nach vorne um 15° zur Horizontalen geneigt ist.

Zum Absaugen des Liquors benutzt man eine 5 bzw. 10 ml-Spritze. Nachdem man etwa 5 ml entfernt hat, braucht man bei diesem Vorgehen meist keine Luft „einzublasen", sondern sie dringt nach Abnahme der Spritze spontan und „schlürfend" — gelegentlich sogar in größeren Mengen — in die Nadel. Das spontane Ansaugen von Luft kann durch tiefes Atmen des Patienten verstärkt werden. Er wird jetzt regelmäßig dazu aufgefordert. Dann werden jeweils 5 ml Liquor entfernt. Man wartet aber mit dem erneuten Absaugen des Li-

quors, bis keine Luft mehr in die Kanüle eindringt und erneut Liquor abtropft.

Bei der suboccipitalen Encephalographie werden 20 bis 40 ml Liquor entfernt, nur in seltenen Fällen bei größeren Hydrocephali auch mehr. Das „Einblasen" von Luft mit der Spritze ist bei diesem „zisternalen" Vorgehen nicht zu empfehlen. Es ist nur dann notwendig, wenn die Luft nicht spontan angesaugt wird.

Aspiriert man bei der Punktion blutigen Liquor, kann man im allgemeinen annehmen, daß das Blut aus einer kleinen Duravene oder dem Randsinus stammt. Man darf dann ruhig weiter absaugen und wird nach kurzer Zeit wieder klaren Liquor erhalten. Wenn nicht, so empfiehlt es sich, die Nadel vorsichtig 1 bis 2 mm tiefer einzuführen. Läßt die Blutung dann nicht nach, so breche man die Untersuchung ab. Der Patient wird hingelegt und man beobachtet den Zustand des Kranken. Verschlechtert er sich — was selten ist — so punktiert man lumbal und versucht festzustellen, ob es weiter blutet. Wird der Patient aber nackensteif und bewußtseinsgetrübt, so besteht unter Umständen die Anzeige zur sofortigen neurochirurgischen Freilegung und Versorgung des blutenden Gefäßes, da es sich auch um eine arterielle Blutung handeln kann.

Eine „trockene Zisterne" bei der Punktion muß (die richtige Lage der Nadel vorausgesetzt und nach Ausschluß anderer Fehlerquellen) zur Vorsicht mahnen. Es kann sich um die Ausfüllung der großen Zisterne durch die Kleinhirntonsillen, die Tonsillen-Hernie bzw. den „Kleinhirndruckkonus" (s. S. 9) handeln, der einen Liquorabfluß verhindert. Eine Fortsetzung der Punktionsversuche kann leicht zur Verletzung des Gehirns oder infolge Absinkens des spinalen Drucks zu einer tödlichen Einklemmung (s. S. 11) führen. In diesen Fällen der „trockenen Zisterne" kommt also nur die Ventrikelpunktion in Frage, denn auch die lumbale Füllung unter Überdruck kann bei eingeklemmten Tonsillen gefährlich sein.

Tritt während der Luftfüllung ein Krampfanfall auf, so beendet man selbstverständlich sofort die Untersuchung und versorgt den Patienten in üblicher Weise.

3. Die Ventrikulographie

Die Ventrikulographie dient der Kontrastfüllung der Hirnkammern durch deren direkte Punktion. Sie wird nur dann angewandt, wenn die lumbale Füllung nicht möglich oder wegen Einklemmungsgefahr zu gefährlich ist. Es gibt eine Reihe von Methoden der Ventrikulographie, die sich durch die Art des Kontrastmittels und durch die Art seiner Einführung in die Hirnkammern unterscheiden. Analog zur Myelographie verwendet man positive oder negative Kontrastmittel. Zur ersten Gruppe gehören wasserlösliche oder ölige jodhaltige Kontrastsubstanzen, zur zweiten Gase wie Sauerstoff, Stickstoff, Lachgas, Helium und Luft. Zur Zeit wird von den meisten Neurochirurgen als negatives Kontrastmittel atmosphärische Luft bevorzugt, da sie die geringsten Reizerscheinungen macht und gleichzeitig am bequemsten verwendbar ist. Als positives Kontrastmittel dient z.Z. Dimer-X, in Zukunft auch Amipaque.

Ursprünglich pflegte man die beiden Ventrikeldreiecke von occipitalen Bohrlöchern aus zu punktieren und Luft auf beiden Seiten einzublasen. Seltener ging man entsprechend von frontalen Trepanationslöchern aus. Die Wahl der Punktionsstelle hängt aber von dem diagnostischen Ziel ab. Dieses hat sich im Laufe der Jahre mit der zunehmenden Bedeutung der Angiographie und der szintigraphischen Untersuchung des Gehirns geändert. In der überwiegenden Mehrzahl der Fälle dient die Ventrikulographie heute nicht mehr der Diagnostik von raumfordernden Prozessen der Großhirnhemisphären, sondern der Feststellung und Lokalisation von Tumoren des Hirnstamms und des Kleinhirns — also der Darstellung des 3. Ventrikels, des Aquädukts und des 4. Ventrikels. Aus diesem Grund bzw. in diesen Fällen ist eine Modifikation der klassischen Methode der Ventrikeldarstellung zu empfehlen, da sie mehrere wesentliche Vorzüge aufweist:

Die Methode geht in zwei Schritten vor:
1. Einführung eines Gummikatheters in den 3. Ventrikel im Operationssaal und
2. fraktionierte Füllung mit Luft oder positivem Kontrastmittel im Röntgenraum.

Bei dem nüchternen Patienten wird in Rückenlage etwas hinter der Stirn-Haargrenze (fingerbreit vor der Kranznaht und 2 cm lateral von der Mittellinie) in Lokalanaesthesie eine 3 cm lange Haut-Galea-Periost-Inzision vorgenommen und ein Trepanationsloch angelegt.

Es ist nicht entscheidend, welche Seite man wählt. Wir bevorzugen im allgemeinen die linke Seite, um die rechte Seite für eine etwaige Ventrikel-Vorhof-Drainage frei zu haben, die hier bequemer anzulegen ist als links. Die Dura wird mit dem Diathermiestrom verschorft und mit ihm oder einem gewöhnlichen Skalpell eine Stichinzision ausgeführt. Diese kann man stumpf oder scharf etwas verbreitern, so daß die Lücke für einen Gummikatheter Nr. 9—11 durchgängig wird. Innerhalb der Lücke erscheint die von den weichen Hirnhäuten bedeckte Hirnoberfläche. Größere piale Venen müssen sorgfältig geschont werden. Die Leptomeningen werden an einer möglichst gefäßarmen Stelle mit einer spitzen Pinzette durch Anlegen des Diathermiestromes durchtrennt. Gelegentlich preßt sich bei stark erhöhtem Hirndruck ein wenig Hirngewebe vor. Die Durchtrennung der Leptomeningen ist notwendig, da sie der stumpfen Punktionskanüle sonst einen beträchtlichen Widerstand entgegensetzen. Zur Punktion verwendet man eine stumpfe, aus Leichtmetall angefertigte Kanüle nach Cushing. Sie ist vorn geschlossen, hat mehrere seitliche Öffnungen und einen Mandrin. Wenn das Operationsfeld vollständig bluttrocken ist, wird diese Kanüle in Richtung auf den äußeren Gehörgang oder die Mitte des Jochbogens und ein wenig nach medial zeigend eingeführt. Unmittelbar vor Erreichen des Ventrikels empfindet man infolge der etwas resistenten subependymalen Glia oft einen leichten Widerstand. Nachdem dieser überwunden ist, erscheint häufig trotz des Mandrins oder nach seiner Entfernung in der Kanülenöffnung Liquor und zeigt die richtige Nadellage an. Da es sich in diesen Fällen fast immer um einen hydrocephal erweiterten Ventrikel handelt, ist seine Punktion meist nicht schwer, zumal sie durch die ungestört ruhige Rückenlage des Patienten (im Gegensatz zu anderen Methoden) erleichtert wird.

Tritt Liquor aus, so zieht man die Kanüle unter möglichst wenig Verlust von Liquor sofort wieder heraus und führt rasch in den von ihr gebohrten Kanal, aus dem oft noch Liquor nachsickert, einen vorbereiteten Katheter ein.

9 cm von seiner Spitze entfernt hat man vorher den Gummikatheter mit einem zirkulären Faden markiert. Man schiebt nun den Katheter vorsichtig vor, bis die Marke im Hautniveau liegt und vergewissert sich, daß Liquor frei ausfließt. Tritt kein Liquor aus, kann das auf mangelnden Druck zurückzuführen sein. Man füllt deshalb den Schlauch mit Kochsalzlösung und hebt und senkt abwechselnd sein äußeres Ende. Bei richtiger Lage im Ventrikel erscheint dann beim Senken Flüssigkeit, die sich beim Heben wieder in den Schlauch zurückzieht. Dabei kann man die puls- und atmungsabhängigen Druckschwankungen des Liquors sehen. So gelingt es in der Regel, die Spitze des Katheters in den 3. Ventrikel einzuführen. Dafür ist wichtig, daß der Stichkanal eher etwas mehr nach vorn und medial als nach hinten und lateral weist, da so der Katheter in das trichterförmige Foramen Monroi gleitet, während er andernfalls in die Cella media gelangt. Hierauf klemmt man den Katheter ab. Er soll außer dem einen seitlichen Loch, das er herstellungsmäßig besitzt, keine zusätzlichen Öffnungen erhalten, da diese die spätere Füllung stören. Die Weichteilwunde wird nun durch einige Subkutan- und Hautnähte geschlossen und der Katheter an einer Hautnaht fixiert. Man kann den Faden durch die Wand führen, wobei man das Lumen schonen soll, oder man bindet den Faden zirkulär um den Gummischlauch. Die Wunde wird steril verbunden und das äußere Katheterende in eine sterile Gazeplatte eingeschlagen. Hierauf wird der Patient in den Röntgenraum gebracht.

Nur bei frontalen Prozessen, die die Kathetereinführung in das Vorderhorn behindern, wird man den occipitalen Zugang wählen.

Als erstes vergewissert man sich durch Aufnahmen in 2 Ebenen, wo die Katheterspitze liegt. Wenn man eine Bildverstärker-Fernsehanlage im Operationssaal hat, kann man dies natürlich schon dort tun und die gewünschte Lagerung des Katheters in den 3. Ventrikel noch sicherer erreichen (Abb. 152, 153). Im Röntgenraum wird nun durch den liegenden Ventrikelkatheter unter Durchleuchtungskontrolle Luft oder Dimer-X in das Kammersystem injiziert. Diese Injektionen sollen mit möglichst geringem Druck durchgeführt werden. Auch ist zu beachten, daß Dimer-X vorher mit steriler physiologischer NaCl-Lösung oder mit Liquor verdünnt werden muß. Es sollen als Maximaldosis 5 ml Di-

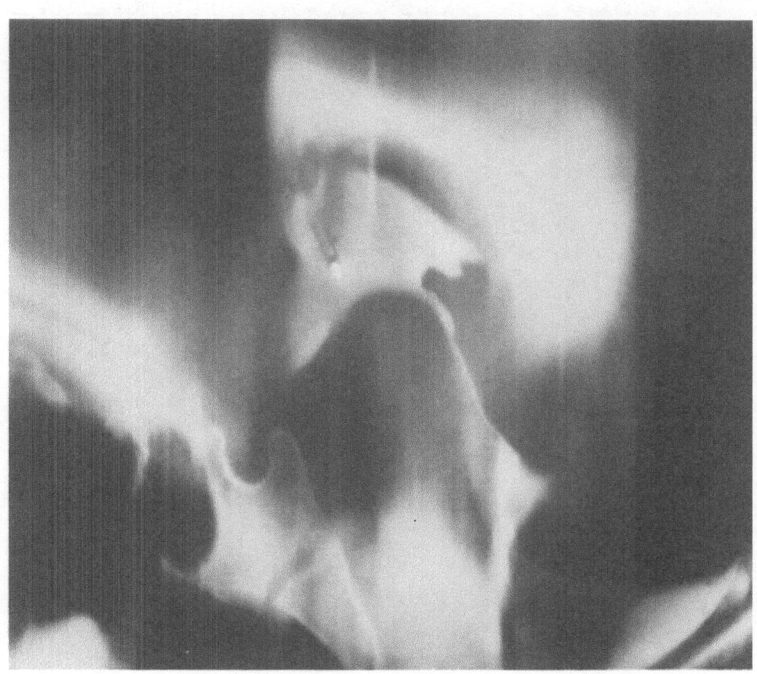

Abb. 152. Kontrastdarstellung des 3. Ventrikels (Dimer-X). Abbildung des mittleren und hinteren Abschnitts. Abfluß des Kontrastmittels durch den Aquädukt in den 4. Ventrikel

mer-X nicht überschritten werden. Das Mischungsverhältnis soll 1 Dimer-X:2physiologische NaCl-Lösung oder Liquor betragen. Um Komplikationen zu vermeiden, ist bei jeder Dimer-X-Injektion die korrekte Lage des Katheters im Ventrikelsystem unbedingte Voraussetzung!! Diese korrekte Katheter-Lage kann evtl. durch eine Injektion von 2—3 ml Luft unter Durchleuchtung kontrolliert werden.

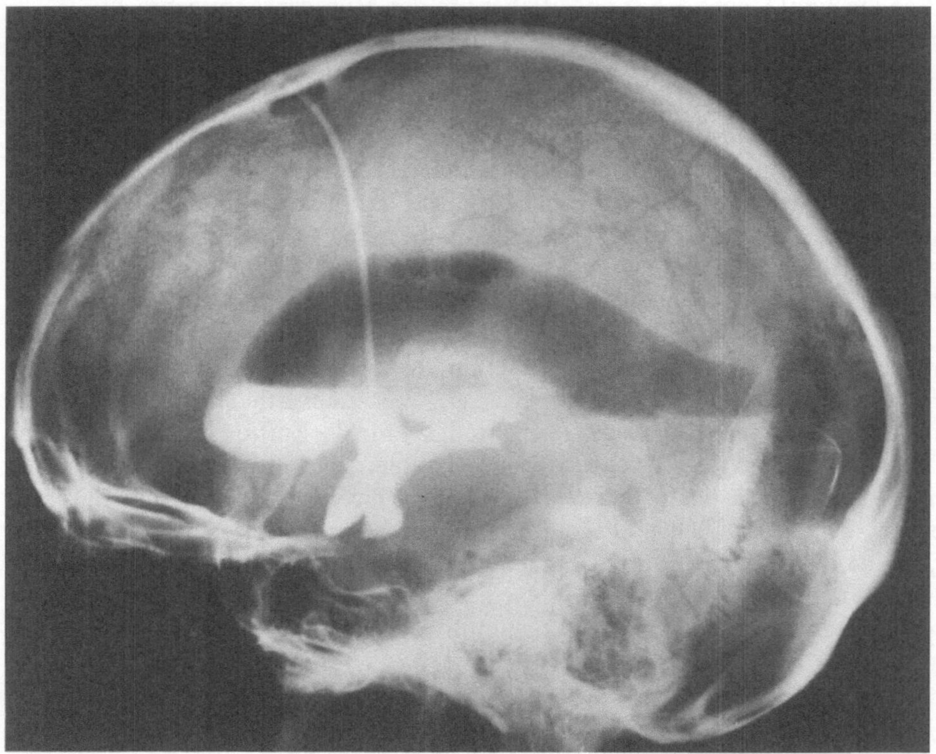

Abb. 153. Kontrastfüllung des 3. Ventrikels (Dimer-X). Darstellung des mittleren Abschnitts mit Massa intermedia und der vorderen-basalen Abschnitte. Kontrastmittelfüllung der Vorderhörner. Luftansammlung in beiden Seitenventrikeln

III. Röntgen-Technik

Bestimmte „normalisierte" Aufnahmen haben sich für das Routinevorgehen am brauchbarsten erwiesen. Nur wenn man diese Grundbilder herstellt, kann man die pathologischen Veränderungen leicht durch den Vergleich mit den „Normalbildern" gleich alter, gesunder Menschen erkennen. Es soll im folgenden die Aufnahmetechnik einer derartigen röntgenologischen Routineuntersuchung beschrieben werden. Der Ausdruck „Routinetechnik" darf aber keinesfalls bedeuten, daß die empfohlenen Aufnahmen in jedem Fall stereotyp vom Hilfspersonal angefertigt werden. Eine solche Form der Untersuchung muß heute als absolut unzureichend bezeichnet werden. Vielmehr hat der verantwortliche Arzt das Fortschreiten der Untersuchung anhand der entwickelten Aufnahmen bzw. anhand des Durchleuchtungsergebnisses *selbst* zu kontrollieren und das weitere Vorgehen bzw. die zusätzlichen Röntgenaufnahmen je nach den Befunden zu variieren und zu ergänzen.

a) Empfehlung zur Normierung der Aufnahme

1. Ein gleichbleibender „Röhren"- (d.h. Brennfleck-Film-)Abstand von 80 bis 100 cm.

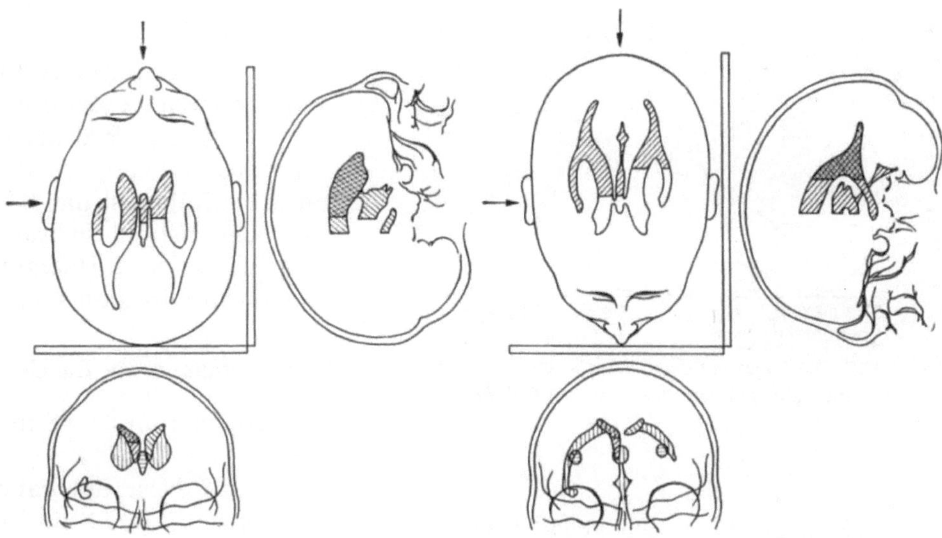

Darstellung der Hirnkammern in ap- und pa-Aufnahme, sowie im seitlichen Strahlengang

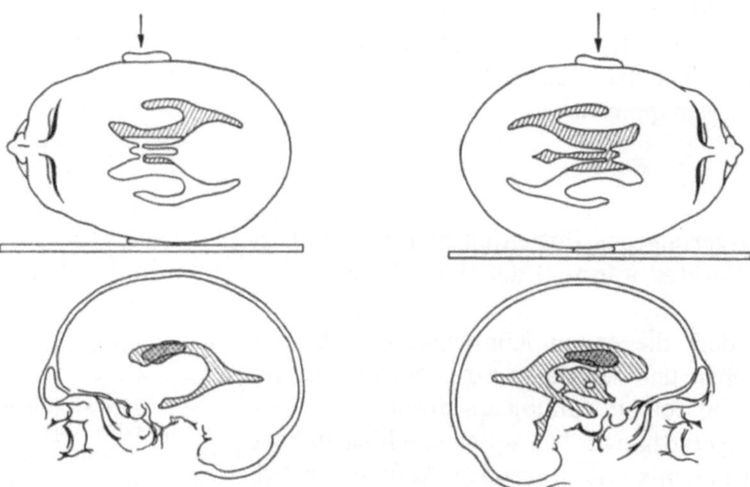

Abb. 154. Das kombinierte Bild zeigt die 6 Grundaufnahmen und insbesondere die Aufnahmen des Vorderhorn- und Hinterhorn-Seitenbildes

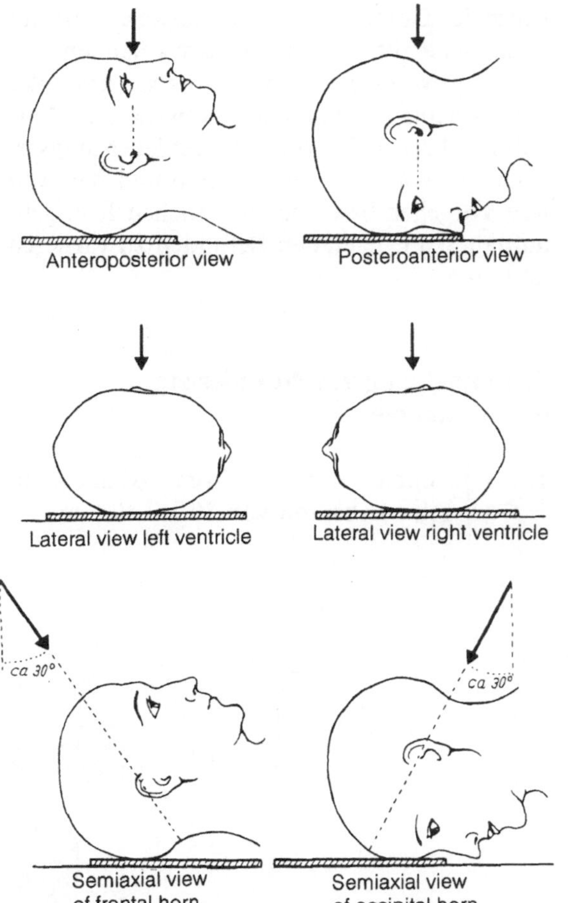

Abb. 155. Die Lagerung des Schädels und die Richtung des Zentralstrahls bei den verschiedenen Aufnahmen

2. Ein Halteband um den Schädel wie beim Lysholm-Tisch.
3. Eine Filmgröße von 18×24 cm bzw. 24×30 cm.
4. Eine gleichbleibende Aufnahmetechnik entsprechend den elektrischen Leistungen des Röntgenapparates.

b) Lagerung des Patienten und Einstellung des Gerätes während der Aufnahme

Nachdem die ersten Röntgenaufnahmen im seitlichen und sagittalen Strahlengang bereits während der Luftfüllung am sitzenden Patienten angefertigt wurden, sollen anschließend bei allen Patienten die folgenden Aufnahmen auf dem Röntgentisch ausgeführt werden (Abb. 154).

Röntgenaufnahme in Rückenlage des Patienten

a) Anteroposteriorer Strahlengang=ap-Bild. Das Hinterhaupt liegt der Kassette auf. Die Augen-Ohr-Linie[1] steht vertikal, ebenso die Röhre. Der Zentralstrahl zielt auf die Nasenwurzel (Abb. 155).

b) Seitlicher Strahlengang=„Vorderhorn-Seitenbild".
Gleiche Lage des Patienten (die Stellung des Kopfes darf zwischen den beiden Aufnahmen nicht geändert werden!). Die Kassette liegt dem Kopf seitlich an. Horizontaler Röhrenstand. Der Zentralstrahl zielt auf den oberen Ohransatz. Eventuell ist zur besseren Darstellung der vorderen-unteren Abschnitte des 3. Ventrikels eine Aufnahme am „hängenden Kopf" erforderlich (s. S. 239).

c) Manchmal sind auch Aufnahmen im anteroposterioren halbaxialen Strahlengang erforderlich=„ap-Bild halbaxial". Lage des Patienten wie zur normalen ap-Aufnahme, aber die Röhre ist um 30° geneigt, so daß der Zentralstrahl fußwärts zielt. Er tritt etwa an der Stirn-Haargrenze ein und am Foramen occipitale magnum aus (Abb. 155).

Röntgenaufnahmen in Bauchlage des Patienten

a) Posteroanteriorer Strahlengang = „pa-Bild".
Stirn und Nase des Patienten liegen der Kassette auf. Das Kinn ist angezogen. Die Augen-Ohr-Linie steht vertikal, ebenso die Röhre. Der Zentralstrahl zielt auf die Protuberantia occipitalis ext. (Abb. 155).

b) Seitlicher Strahlengang=„Hinterhorn-Seitenbild".
Gleiche Lage des Patienten (wiederum darf die Kopfstellung zwischen den Aufnahmen nicht verändert werden). Die Röhre steht horizontal, die Kassette liegt dem Kopf seitlich an, der Zentralstrahl verläuft horizontal und zielt auf den oberen Ohransatz.

c) Auch hier kann wieder eine Aufnahme im posteroanterioren halbaxialen Strahlen-

---

[1] Die Augen-Ohr-Linie (Auriculo-Orbita-Linie) verbindet den lateralen Augenwinkel mit dem äußeren Gehörgang. Diese Linie entspricht praktisch der „Deutschen Horizontalen", bzw. läuft parallel mit der „Frankfurter Horizontalen", die als Standardlinien in der Radiologie festgelegt sind.

gang erfolgen = „pa-Bild halbaxial". Lage des Patienten wie zur normalen pa-Aufnahme, aber die Röhre ist um 30° geneigt, so daß der Zentralstrahl kopfwärts zielt. Er tritt am Foramen occipitale magnum ein und an der Stirn-Haar-Grenze aus (Abb. 155).

Röntgenaufnahme der Temporalhörner

Früher hat man anschließend routinemäßig zwei Aufnahmen in Rechts- und Links-Seitenlage des Patienten angefertigt, die im allgemeinen die Temporalhörner gut abbilden („rechtes" und „linkes" Seitenbild). Verläßlicher sind folgende Methoden: Beide Temporalhörner können zusammen durch einen „Purzelbaum" nach vorne gefüllt werden. Die Methode ist bei Kleinkindern üblich und hat sich bewährt. Haben sich beide Temporalhörner mit Luft gefüllt, so verhindert man ihre Überlagerung im Seitenbild, indem man den Kopf des auf dem Rücken liegenden Patienten etwas zur rechten oder linken Schulter neigt. Dadurch werden auf der Aufnahme im seitlichen Strahlengang die Temporalhörner nicht aufeinander, sondern übereinander projiziert. Allerdings ist dann ihre Lage nicht vergleichbar, nur ihre Form. Für die Aufnahmen im sagittalen Strahlengang erfolgt die Lagerung wie zur ap-Schädelaufnahme. Das Kinn ist jetzt aber angehoben, bis die Pyramiden unterhalb der Orbitae liegen. Damit projiziert sich das mit Luft gefüllte Temporalhorn in die Orbita. Die Röntgenaufnahmen sind einzublenden. Der Zentralstrahl liegt 1 cm unterhalb der Nasenwurzel.

Bei der von LINDGREN (1948) beschriebenen Technik wird die Untersuchung des Patienten in Rückenlage begonnen, wobei der Kopf des Patienten frei beweglich über den Rand des Untersuchungstisches nach unten hängt. Dann wird der Patient auf die Schulter in Seitenlage gedreht, und zwar zur Füllung des rechten Temporalhorns auf die linke Schulter bzw. umgekehrt. Der Kopf bleibt dabei über die Schulter zur Seite abgewinkelt, so daß das Temporalhorn den höchsten Teil des Ventrikelsystems bildet. Danach wird der Patient wieder in Rückenlage gebracht, wobei zu beachten ist, daß der Kopf nicht über die Horizontale angehoben wird. Nachdem dann noch das andere Temporalhorn in gleicher

Weise mit Luft gefüllt wurde, erfolgen die Röntgenaufnahmen im seitlichen und sagittalen Strahlengang wie oben beschrieben.

Schichtaufnahmen

Eine wertvolle diagnostische Hilfe stellen die Schichtaufnahmen dar. Am sitzenden und auch am liegenden Patienten erlaubt diese Schichtuntersuchung im seitlichen und sagittalen Strahlengang genaue Aussagen über die einzelnen Abschnitte des Kammersystems und der Zisternen. Es fehlen dabei die Überlagerungen durch Knochenstrukturen und durch Luft im Bereich verschiedener Ventrikelanteile und der Arachnoidalräume des Gehirns. Die Schichtuntersuchung ist mit einem speziellen Gerät ohne Schwierigkeiten möglich.

Sie gelingt aber auch für die Seitenaufnahme zur Darstellung der Mittellinienstrukturen mittels der sog. *„Autotomographie"*. Dabei wird der Kopf um die Körperlängsachse nach jeder Seite um 10° rotiert (wie bei einem verneinenden Kopfschütteln). Die Belichtungszeit soll ungefähr 3—4 sec (je nach Gerät) betragen. Je nach der Position des Patienten (im Sitzen, in Bauchlage, in Rückenlage) werden die verschiedenen medianen Ventrikelabschnitte ohne störende Überlagerungen dargestellt. Als technische Hilfe dient ein Halteband, mit dem der Untersucher den Kopf des Patienten nach beiden Seiten drehen kann.

Transversale Encephalographie

Mittels eines speziellen Schichtgerätes können Schichtaufnahmen im transversalen Strahlengang durchgeführt werden. Hiermit lassen sich Eindellungen des Ventrikelsystems von der Seite her und auch raumfordernde Prozesse im Bereich der Medulla oblongata besonders gut nachweisen.

Wieviel Luft soll injiziert werden?

Je mehr Luft man einfüllt, desto vollständiger und ausgedehnter wird meist die Kontrastdarstellung. Es kommt aber auch zu Überlagerungen der verschiedenen Ventrikelabschnitte und auch der Ventrikel durch die äußeren Liquorräume. Ebenfalls können die vegetativen Sofort- und Spätreaktionen sehr stark werden. Als Allgemeinregel läßt sich sagen: *So viel Luft wie nötig, so wenig Luft wie möglich!* In der Mehrzahl der Fälle sind bei einem nicht erweiterten Ventrikelsystem 30 bis 40 ml Luft als ausreichend anzusehen.

c) Die Ursache der Nicht-Füllung der Ventrikel

Das Fehlen der Ventrikelfüllung scheint hauptsächlich von der angewandten Methode der Luftfüllung, und zwar besonders von der Stellung des Kopfes während des Luftangebots abhängig zu sein. In einem geringen Prozentsatz (bis 5%) der Patienten ohne raumfordernde Prozesse gelangt die Luft trotz einwandfreier Untersuchungstechnik und mehrfacher Versuche nicht in das Ventrikelsystem. Hier liegt gelegentlich eine Fehlanlage des Foramen Magendie vor.

Tritt während der Encephalographie wiederholtes Erbrechen auf, so kann die Luft aus den Ventrikeln in die Subarachnoidalräume gepreßt werden. Damit läßt sich ebenfalls eine mangelhafte Ventrikelfüllung erklären.

Wenn bei einer ödembedingten Hirndruckerhöhung die Liquorräume verengt sind und so eine vollständige Füllung des Ventrikelsystems verhindert wird, kann eine bessere Füllung erreicht werden, wenn vorher eine dehydrierende Therapie durchgeführt wurde.

Kommt eine Luftfüllung des Ventrikelsystems nicht zustande, so geben luftgefüllte Zisternen manchmal entscheidende Hinweise auf die Lokalisation der Raumforderung (s. oben: Regeln bei der Massenverschiebung und Hernienbildung, S. 7). Voraussetzung ist allerdings, daß diese Zisternen genau abgegrenzt, lokalisiert und ihre Verlagerung z.B. durch Tomographie (s. S. 193) diagnostiziert wird.

d) Halbseitige Füllung

Füllt sich nur ein Seitenventrikel, aber in normaler Größe und Lage, so kann dies von belanglosen technischen Umständen abhängen und darf zunächst noch nicht als krankhaft gewertet werden. Es muß dann sogleich versucht werden, durch geeignete Kopfhaltung bei weiteren Luftinjektionen Luft in den bisher nicht gefüllten Seitenventrikel zu dirigieren. Erst wenn es auch nach Umlagerung nicht gelingt, einen Seitenventrikel mit Luft zu füllen,

kann diese Nichtfüllung als pathologischer Befund zu deuten sein. Es ist in seltenen Fällen wahrscheinlich auch einmal eine ventilartige (narbige) Verengung des Foramen Monroi möglich, denn ein echter Verschluß oder auch nur eine relative Beengung in Richtung des Liquorstroms würden zum Hydrocephalus der abgeschlossenen Teile führen.

e) Das 24-Std-Encephalogramm

Ist bei der Encephalographie nur eine Füllung des Subarachnoidalraumes und keine Ventrikelfüllung erreicht worden, so können 24 Std später noch einmal Röntgenaufnahmen angefertigt werden. Gelegentlich findet sich dann auch Luft in dem Ventrikelsystem. Umgekehrt bilden sich auch gelegentlich arachnoidale „Zysten" erst bei einer Aufnahme nach 24 Std ab.

Bei diesen 24-Std-Encephalogrammen lassen sich Septum-Durchbiegungen, Erweiterungen oder Verkleinerungen der Ventrikel beobachten. Die z.T. erheblichen Ventrikelvergrößerungen sind fast ausschließlich bei Patienten mit einer Hirnatrophie beschrieben worden. In einem Teil der Fälle des Schrifttums ist aber eine Ventrikelvergrößerung durch Abweichung von der Normaltechnik nur vorgetäuscht.

IV. Gasresorption

Die Resorption des eingeführten Gases hängt von dessen Resorptionsquotienten und von den jeweiligen individuellen Bedingungen des Patienten ab. Sie liegt zwischen einigen Stunden und mehreren Wochen. Die Patienten können meist selbst die Luft in den Kammern an einem „gluckernden" Geräusch beim Kopfschütteln feststellen. Gewöhnlich schwindet zuerst die Subarachnoidalluft. Nach 24 Std ist im allgemeinen die Hälfte der eingeführten Luft resorbiert. Als Ort der Resorption sind hauptsächlich die Subarachnoidalräume anzusehen, doch zeigen Ventrikulogramme bei Hydrocephalus occlusus, daß auch von der Ventrikelwand Gas resorbiert werden kann.

V. Vegetative Reaktionen

Bei den vegetativen Reaktionen durch Pneumographie kann zwischen den Früh- und Spätreaktionen unterschieden werden. Die Frühreaktionen entstehen wahrscheinlich durch die Änderung des intrakranialen Drucks und durch den Reiz der eingeführten Gase auf die vegetativen Zentren. Auch Reizvorgänge an den Meningen sind möglich. Reine Kammerfüllungen werden nämlich häufiger ohne größere subjektive Beschwerden vertragen. Die Frühreaktionen stehen meist in Relation zu der Menge der injizierten Luft, sowie zur Menge des entzogenen Liquors und der Strömungsgeschwindigkeit des eingeführten Gases.

Während der lumbalen Luftinjektion kommt es jeweils im Ventrikelsystem zu einem kurzdauernden ausgeprägten Druckanstieg, der jedoch sehr rasch wieder ausgeglichen wird und daher kaum oder nur momentan Beschwerden macht.

Wird eine größere Menge Liquor abgelassen (z.B. 10 bis 20 ml), so tritt ein deutlicher Abfall des Liquordrucks auf, der ca. 30 min oder länger bestehen bleibt und der auch nicht durch zusätzliche Luftinjektionen ausgeglichen werden kann. Störungen dieser Art sind bei der fraktionierten lumbalen Luftencephalographie im Überdruckverfahren daher erheblich geringer.

Weiter ist die Strömungsgeschwindigkeit der eingeführten Gase von Bedeutung. Das zeigt sich daran, daß bei der fraktionierten Luftencephalographie mit *langsamer* Füllung bei den Patienten nur noch in einem *sehr geringen* Maße Beschwerden auftreten. Allerdings ist für Art und Stärke der Frühreaktionen auch die Grundkrankheit des Patienten von Bedeutung.

Schließlich wirken sich die vegetative Konstitution des Kranken und seine augenblickliche Verfassung (d.h. besonders seine psychologische Situation) erheblich aus. Es ist daher wichtig, den Patienten vor dem Eingriff zu beruhigen und ihn während der Luftinsufflation durch Unterhaltung abzulenken. Tiefes Atmen während der Luftfüllung erleichtert anscheinend nicht nur das Eindringen der Luft in die Liquorräume durch Entlastung des Venensystems, sondern stabilisiert auch eine labile vegetative Reaktionslage.

Die Frühreaktionen

Bei der Luftfüllung der Liquorräume können auftreten: Kopfschmerzen, Übelkeit bis zum Erbrechen, Blässe und Kühle der Haut, Schweißausbrüche, Frösteln, Pulsverlangsamung, sehr bald gefolgt von einer Tachykardie, evtl. mit peripherem Kollaps und Ohnmacht. Während der Luftfüllung sind erhebliche Blutdruckschwankungen (Abfall und Anstieg) möglich. Es ist allerdings zu beachten, daß bereits der lumbale Einstich zu ausgeprägten Kreislaufveränderungen führen kann. Den Beginn der vegetativen Störungen erkennt man am besten an der beginnenden Blässe der Haut. Sie sind in der Regel in 1—2 Std abgeklungen.

Die *Kopfschmerzen* entstehen wahrscheinlich durch Luftreiz mit Zerrungen an den weichen Häuten bzw. an den sie durchziehenden sensiblen Nerven. Sie werden von den Patienten meist an ganz umschriebenen Stellen empfunden: Dieses Phänomen weist auf die jeweilige Lage der Luft hin. *Nacken*kopfschmerz zeigt eine Überfüllung der Cisterna magna an, *Schläfen*kopfschmerz eine Füllung der basalen Zisternen einschließlich der Liquorräume der Fissura Sylvii. Kopfschmerzen über den *Augen* weisen auf eine Luftfüllung hauptsächlich über den frontalen Windungen hin. *Parietale* Kopfschmerzen treten gelegentlich auch bei Kammerfüllungen auf. Ein schwerer Kollaps zwingt zum Abbrechen der Luftfüllung, ist aber nicht beunruhigend. Der Patient muß flach gelagert werden bzw. man gibt entsprechende Kreislaufmittel. Dann erholt sich der Kranke gewöhnlich rasch.

Die Spätreaktionen

Nach Abschluß der Luftfüllung können in der Nach-Phase erneut vegetative Reaktionen auftreten bzw. aus der ersten Phase weiterbestehen. Anscheinend wirkt sich besonders die Verweildauer des Gases in den äußeren und inneren Liquorräumen auf ihre Stärke aus: Rasch resorbierbare Gase, wie Sauerstoff, machen wesentlich weniger Beschwerden und objektive Veränderungen. Weiter ist auch die *Resorptionsgeschwindigkeit* von Bedeutung. Gewöhnlich kommt es in dieser zweiten Phase — verglichen mit den Frühreaktionen — zu einer Art von vegetativer Gegenregulation, nämlich zum Temperaturanstieg, zu Röte und Wärme der Haut und zur Grundumsatzsteigerung. Der Puls kann frequent sein, ist aber gut gefüllt. In der 5. bis 6. Std nach der Luftfüllung kann die Temperatur 38,5° erreichen, steigt aber nur selten auf höhere Werte an. Sie kehrt gewöhnlich am gleichen Tag zur Norm zurück. Selten sind ähnliche Temperaturanstiege noch am 2. oder sogar am 3. und 4. Tag. Bei Benutzung von Sauerstoff fehlt gewöhnlich bereits der erste Gipfel dieser Hyperthermie. Gelegentlich treten Schmerzen in der Nackengegend auf.

Auch die Kopfschmerzen können trotz Flachlagerung am ersten Tag weiter bestehen, werden aber durch Medikamente leicht beherrscht. Zu den vegetativen Störungen der zweiten Phase gehören eine Reihe von zentralen vegetativen Reaktionen, von denen die Veränderungen des Blutbildes am besten studiert sind. In der 1. bis 5. Std kommt es zu einer neutrophilen Leukozytose mit Linksverschiebung, die nach der 7. bis 10. Std abklingt. Gelegentlich findet man Hyperglykämie, selten Glykosurien.

Liquorreaktionen

Punktiert man einen Patienten nach einer Encephalographie, so finden sich deutliche Liquorveränderungen: Ein Anstieg der Zellzahl ist zu verzeichnen, der aber nur gelegentlich 50 bis 300/3 Zellen übersteigt. Die Leukozytose erreicht ihr Maximum nach 10−12 Std. Nach 24 Std ist die Zellzahl bereits wieder um 50% abgesunken. Dann tritt neben dem Fieber auch ein mäßiger Meningismus auf.

Der Beginn des Anstiegs der Zellzahl findet sich bereits während der Encephalographie. Er erfolgt direkt proportional zur eingeführten Luftmenge und ist bei pathologischen Hirnbefunden besonders ausgeprägt. Daraus ist zu folgern, daß für die Untersuchung der Liquor-Zellzahl der zuerst entnommene Liquor verwandt werden soll.

Die Beschwerden des Kranken in der Nach-Phase sind symptomatisch zu behandeln. Es ist darauf zu verweisen, daß längere Zeit Kopfschmerzen bestehen können, wenn bei Abschluß der Untersuchung eine größere Menge Liquor zu Untersuchungszwecken entnommen wurde.

196

VI. Gefahren

Die Gefahren der Zisternenpunktion wurden oben besprochen. Aber auch durch die fraktionierte lumbale Luftencephalographie unter Überdruck ist eine Gefährdung des Patienten möglich, wenn ein erhöhter intrakranialer Druck besteht. Im Falle des Verdachts auf eine intrakraniale Drucksteigerung sollen nur wenige Tropfen Liquor entfernt werden, da bei einem stärkeren Liquorabfluß eine Tonsillen-Einklemmung auftreten kann. Es ist dabei zu bedenken, daß auch ein Liquorabfluß durch den Stichkanal nach der Lumbalpunktion in den Epiduralraum auftreten kann, so daß die Symptome einer Einklemmung noch später entstehen können.

Die Einklemmungserscheinungen: Die „Einklemmung" von Hirnteilen kann immer dann auftreten, wenn ein spinaler Unterdruck bei der Lumbalpunktion entsteht. Sie wurde bereits oben beschrieben (s. S. 184). Diese Gefahr gilt für jeden Fall von Hydrocephalus occlusus und verstärkt sich noch bei den schweren Hydrocephali im Kindesalter bei schon geschlossener Fontanelle. Man achte daher besonders auf die Einklemmungserscheinungen in der Vorgeschichte wie Nackensteifigkeit, Parästhesien in Schultern und Armen bei bestimmten Kopfstellungen bzw. Schädelinnendruckerhöhung, z.B. durch Husten, Niesen und Pressen wie bei der Defäkation. Man achte auch auf Pupillendifferenzen! In diesen Fällen ist die Indikation zu einer Encephalographie zu überprüfen.

Ein gesteigerter Hirndruck allein ist noch keine Kontraindikation für die Durchführung einer lumbalen Überdruck-Füllung. Bestehen jedoch klinische Zeichen einer Einklemmung, so sollte keine Encephalographie, sondern eine Ventrikulographie erfolgen.

Auf dem Encephalogramm läßt sich meist die *Tonsillen-Einklemmung* im Seitenbild erkennen. Sie tritt in einem hohen Prozentsatz bei Tumoren des Kleinhirns auf, seltener bei Geschwülsten des Hirnstammes und des Frontallappens. Es kommt aber auch gelegentlich bei Patienten ohne einen raumfordernden intrakranialen Prozeß vor, daß die Tonsillen über das Foramen occipitale magnum hinausreichen. Sieht man hier einen solchen Tiefstand der Tonsillen, so ist dies nicht absolut als Kontraindikation für eine weitere Luftinjektion anzusehen. Weitere Liquorentnahmen sollten in diesen Fällen aber nicht stattfinden. Unbedingt notwendig ist es daher, Röntgenaufnahmen sofort nach der ersten Luftinjektion anzufertigen und sie auf eine evtl. Tonsillen-Einklemmung zu prüfen; besser ist es, am Bildwandler die Lufteinströmung in den Liquorraum zu beobachten. Ist eine Tonsillen-Einklemmung festzustellen, sollte die Pneumographie abgebrochen werden. In diesen Fällen ist eine Ventrikulographie durchzuführen.

In einem hohen Prozentsatz von Luftencephalographien bei Kindern können *EKG-Anomalien* beobachtet werden. Man sollte daher bei Herzgeschädigten bzw. bei Kindern mit dem Zeichen einer deutlichen cerebralen Schädigung fortlaufend das EKG registrieren.

Die Luftfüllung bei Patienten mit einem *großen Hydrocephalus* bringt weitere Gefahren. Durch den Luftreiz kommt es anscheinend nicht so selten zu einer Hyperliquorrhoe mit nachfolgender zusätzlicher Hirndrucksteigerung. Diese Gefahr betrifft aber auch Patienten, bei denen das Kammersystem durch direkte Punktion gefüllt wurde. In diesen Fällen ist es erforderlich, nach der Ventrikulographie eine offene Drainage liegen zu lassen und damit eine zusätzliche Hirndrucksteigerung zu verhindern. Wahrscheinlich sind bei den Hydrocephalus-Kranken als Folge der Veränderungen des Zwischenhirns auch die zentralen Regulationen besonders labil. Diese Annahme könnte die Berichte der Literatur über Kinder mit einem ausgeprägten Hydrocephalus erklären, die nach der Pneumencephalographie trotz aller Vorsichtsmaßnahmen an Atem- und Kreislaufstörungen oder an einer Hyperthermie gestorben sind. Deshalb sollte man in diesen Fällen nur wenig Luft injizieren; besser ist es, hier positives Kontrastmittel anzuwenden.

Eine weitere Komplikation kann bei der Luftencephalographie von Kranken mit raumfordernden intrakranialen Prozessen entstehen, die eine besondere Bereitschaft zur reaktiven Ödembildung haben (Glioblastom, Metastase, Abszeß). Hier kann sich das Hirnödem verstärken und ein sekundärer Hirndruck auftreten, der nur durch sofortige hirndrucksenkende Maßnahmen oder durch einen operativen Eingriff zu beherrschen ist. In gefährdeten Fällen ist die prophylaktische Verabreichung von Steroiden zu empfehlen.

Durch die bereits auf S. 195 beschriebenen Druckänderungen bei der Luftinjektion besteht bei einem *Hirnabszeß* die Gefahr, daß die Abszeßmembran rupturiert. Daher ist bei Kranken mit dem Verdacht auf einen Hirnabszeß bei der Pneumographie besondere Vorsicht erforderlich.

Eine seltene, tödliche Komplikation ist die *Luftembolie*. Es kann bei der Pneumographie zum Veneneinriß (Brückenvenen) kommen, wenn eine größere Portion Luft in den Subduralraum eindringt und die Oberfläche des Gehirns von der Tabula interna abdrängt.

Tritt einige Tage bis zu einigen Wochen nach der Luftfüllung ein Verwirrtheitszustand ein oder bildet sich eine neurologische Symptomatik aus, so sollte man an ein *subdurales Hämatom* denken. Es kann nach der Pneumographie entstehen, besonders wenn eine Hirnatrophie vorliegt („Entlastungs-Hämatom"). Als Ursache dieses subduralen Hämatoms kann die erwähnte Zerrung und das folgende Einreißen der Brückenvenen angenommen werden. Auch bei der Ventrikulographie können subdurale und epidurale Hämatome auftreten. Besonders bei Kindern mit einem großen Hydrocephalus internus kann sich ein Ventrikel-Kollaps einstellen, der zum Einriß der Venen führt.

Ernsthafte Zwischenfälle bei der Encephalographie sind selten. Die Ziffer der Letalität liegt bei 0,2%. Höhere Werte der Mortalität stammen aus kleinen Serien oder sind durch die besondere Art des Krankenguts bestimmt.

VII. Das normale Pneumencephalogramm

Man kann die *krankhaften* Veränderungen im Kontrastbild nur erkennen und verstehen, wenn man die *normale* Gestalt der Liquorräume und die *physiologischen Varianten* beherrscht. Daher müssen zuerst die *normalen* Kammerformen, dann das *pathologische* Kammerbild beschrieben werden. Auf unseren Bildern bestimmen Füllungsgrad, Lage des Schädels und Röntgenprojektion die Abbildung der Liquorräume. Es ist daher angebracht, zunächst zu erklären, wie die einzelnen Bilder bei einer bestimmten Strahlenprojektion und Aufnahmetechnik (s. S. 191) durch die anatomischen Formationen zustande kommen.

Wir beschreiben und deuten daher im Folgenden die einzelnen Aufnahmen der Reihe nach, wie sie im Sitzen, in Rücken-, Bauchund Seitenlage des Patienten entstanden sind. Da man sich eine räumliche Vorstellung vom Kammersystem nur machen kann, wenn man die Aufnahmen in 2 Ebenen gleichzeitig, d.h. als *Bildpaar* zu Rate zieht, besprechen wir beide Aufnahmen unmittelbar nacheinander. Ohne die Aufnahmen der 2. Ebene kann man nur aus der Stärke eines Schattens oder aus der Form eines abgebildeten Querschnitts eine gewisse Vorstellung von der „Tiefe" der Luftfüllung gewinnen, denn die Dichte des Schattens auf dem Röntgenfilm hängt von der Länge der Luftsäule in der Strahlenachse ab.

Herkömmlicherweise unterteilt man die Liquorräume in innere und äußere. Diese Einteilung empfiehlt sich auch bei der Beschreibung des Encephalogramms.

1. Die inneren Liquorräume

Hirnventrikel

Das Ventrikelsystem besteht aus den beiden Seitenkammern mit den Foramina Monroi, dem 3. Ventrikel, Aquädukt und 4. Ventrikel (Abb. 156). Die Seitenkammern unterteilt die deskriptive Anatomie in Vorder-, Hinter- und Temporalhörner. Für die röntgenologische Untersuchung hat sich aber bewährt, das Vorderhorn noch einmal in 2 Abschnitte zu unter

teilen und auch den Raum zwischen Vorderhorn und Hinterhorn wiederum in 2 Teile. Sie werden als Cella media und als Ventrikeldreieck bezeichnet. Wir unterscheiden also entsprechend dem Vorschlag von TORKILDSEN und PENFIELD (1933) an jeder Seitenkammer 6 Abschnitte (Abb. 157, 158).
1. Die Vorderhorn-Spitze (VHS).
   Sie reicht von der Ventrikelspitze bis an den Ansatzpunkt des Septums am Balken.
2. Den Vorderhorn-Hauptteil (VHH), der von dort bis zum Foramen Monroi reicht.
3. Die Cella media (CM, früher auch Pars centralis), die sich von den Foramina Monroi bis zum Vorderrand des Trigonum erstreckt.
4. Das Trigonum (TRIG) oder Ventrikeldreieck, von dessen Ecken die Cella media, das Hinter- und Temporalhorn entspringen.
5. Das Hinterhorn (HH).
6. Das Temporalhorn (TH).

Das Ventrikelbild im Sitzen

Der 4. Ventrikel und der Aquädukt stellen sich am Anfang der lumbalen Füllung des Kammersystems dar und werden durch eine Seitenaufnahme und durch eine Aufnahme im halbaxialen pa-Strahlengang abgebildet.

Es ist zu beachten, daß der Kontrastschatten des 4. Ventrikels im Seitenbild bei starker Ausbildung der Warzenfortsätze fast völlig von pneumatischen Knochenstrukturen verdeckt werden kann. In diesen Fällen ermöglichen die Autotomographie (s. S. 193) oder Aufnahmen am Schichtgerät eine selektive Abbildung.

Der · *4. Ventrikel* erscheint als ein fast gleichschenkeliges Dreieck, dessen Basis zum Clivus parallel läuft und dessen Spitze gegen die Protuberantia occipitalis interna gerichtet ist. Die Basislänge beträgt etwa 3 cm, die Höhe des 4. Ventrikels etwa 1,5 cm. Seine Mitte liegt auf dem Halbierungspunkt der Twiningschen Linie, die vom Tuberculum sellae zur Protuberantia occipitalis interna verläuft (Abb. 156). Am unteren Abschnitt der dorsalen Begrenzung findet sich sehr oft ein Weichteilschatten, der in das Lumen des Ventrikels ragt: Es handelt sich hierbei um den Plexus chorioideus. Da sich die Luft im 4. Ventrikel oft nur kurze Zeit aufhält, kann man eine Nichtfüllung auf den späteren Aufnahmen nicht als pathologisch werten.

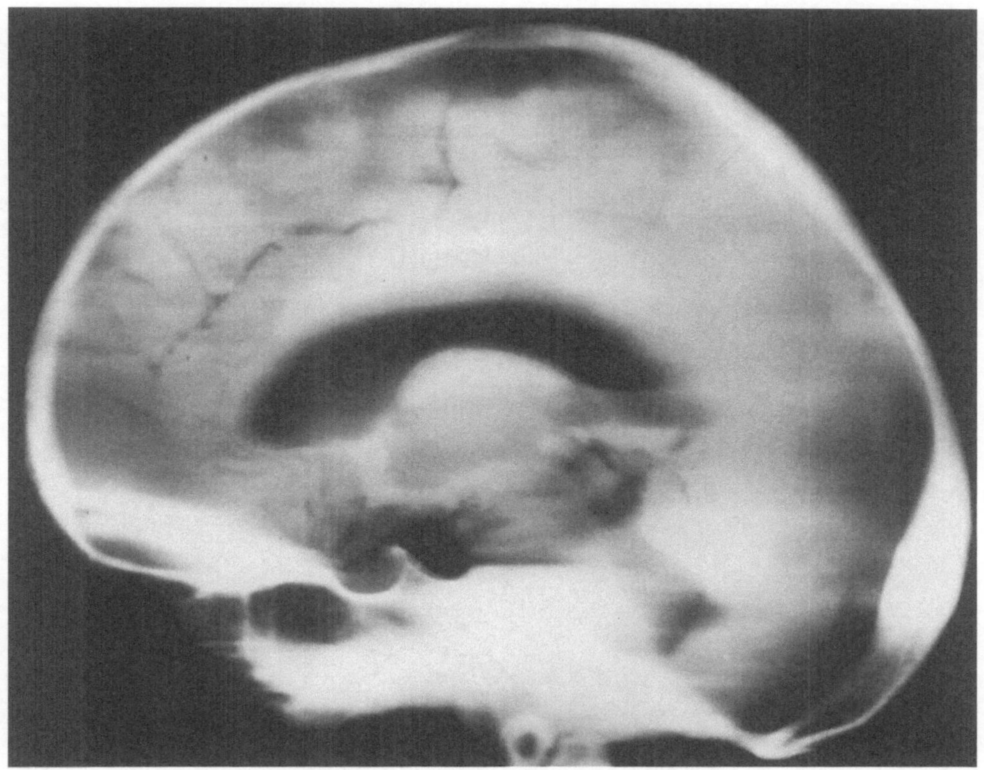

Abb. 156. Pneumo-Encephalo-Tomographie mit Darstellung des 4. Ventrikels, Aquädukts, 3. Ventrikels und beider Seitenventrikel. Luftfüllung im Bereich der Zisternen

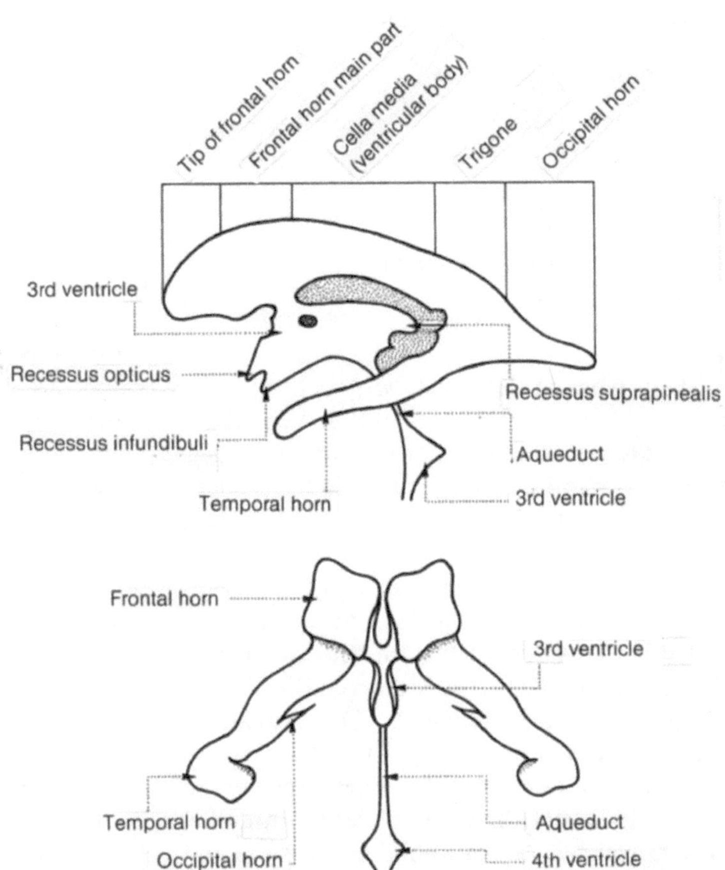

Abb. 157. Seitenansicht und Vorderansicht des Ventrikelsystems mit seinen Unterabschnitten

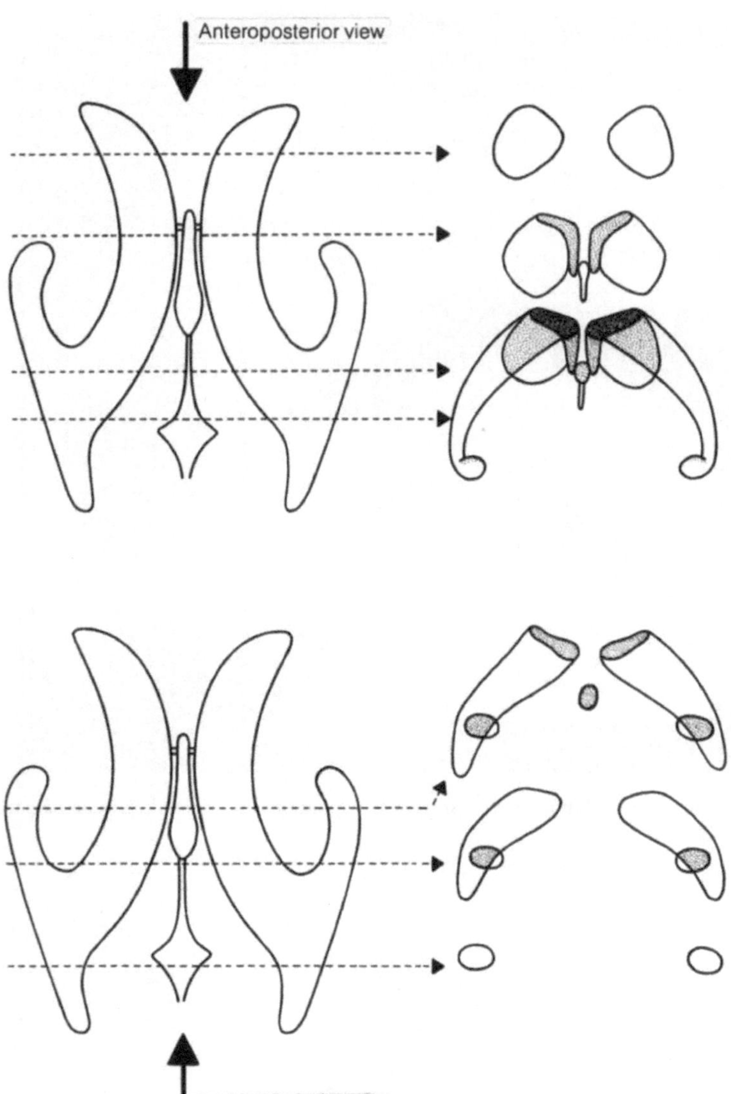

Abb. 158. Aufsicht des Ventrikelsystems mit seinen Unterabschnitten. Rechts sind schematisch die Pneumogramme bei verschiedenen Füllungstiefen in ap-Projektion (oben) und pa-Projektion (unten) gezeigt

Den Abgang des *Aquädukts* sucht man im Seitenbild im hinteren Teil des 3. Ventrikels. Er entspringt knapp unterhalb des Recessus pinealis und bildet einen gegen die Basis leicht konkav geschwungenen Bogen (Abb. 152, 156, 159).

Die sog. Lysholmsche Linie gibt einen Anhalt dafür, wo der Aquädukt zu suchen ist: Sie verläuft als Senkrechte auf dem Clivus von den hinteren Sellafortsätzen gegen die Tabula interna des Parietalschädels. Der Aquädukt kreuzt etwa den basisnahen Drittelpunkt.

Der *Aquädukt* ist gelegentlich schwer zu erkennen, da sich die Knorpel der Ohrmuschel an der gleichen Stelle abbilden; er kann mit deren Rand verwechselt werden. Auch hier

sollte die Tomographie (bzw. Autotomographie) angewandt werden. Eine Hilfe ist es auch, wenn die Ohrmuscheln mit nicht schattengebendem Leukoplast nach vorne geklappt und fixiert werden. Während sich der Aquädukt im seitlichen Strahlengang gut und sicher abbildet, gelingt es bei den sagittalen Aufnahmen nur im halbaxialen Strahlengang, ihn über die Schädelbasis zu projizieren.

Der Aquädukt ist etwa 1,5 bis 2 cm lang, sein Durchmesser beträgt 1 bis 3 mm. Normalerweise läuft er parallel zum Clivus in einer Entfernung von 3,2 bis 4 cm (Abb. 156). Er hat zwei physiologische Engen, die gelegentlich sichtbar werden: Eine in Höhe der unteren Vierhügel, eine weitere unterhalb der hinteren

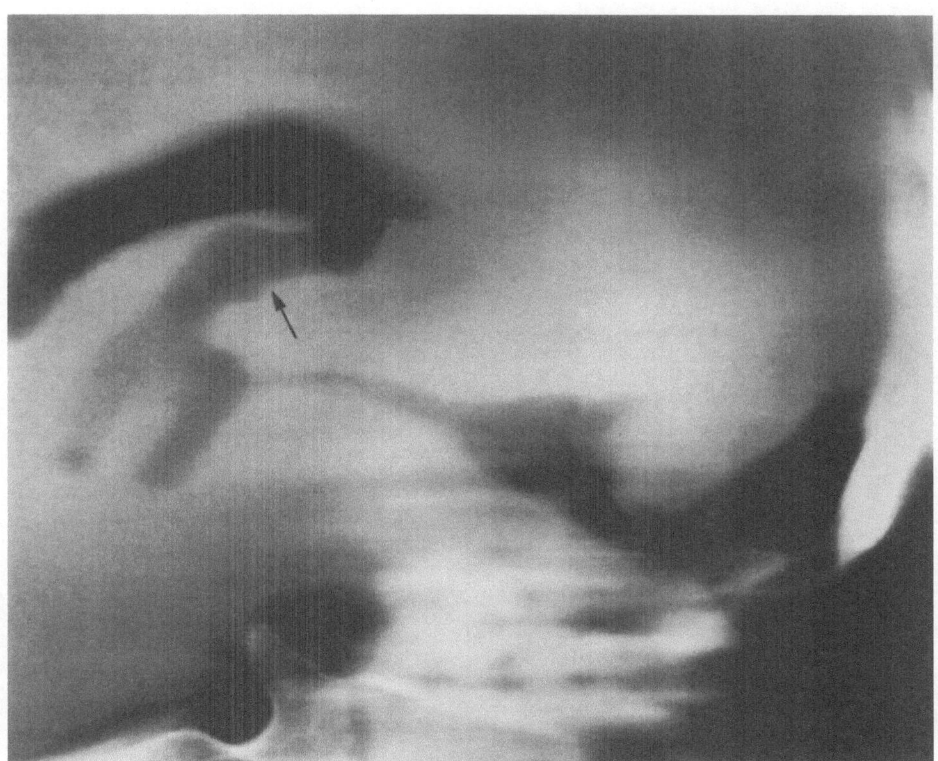

Abb. 159. Mittellinien-Tomogramm. Luftfüllung eines weiten Recessus suprapinealis

Kommissur. Der Verlauf des Aquädukts wird im allgemeinen als bogenförmig beschrieben, es kann sich jedoch auch eine mehr oder weniger ausgeprägte Winkelung zeigen, die in einigen Fällen durch eine kurze, umschriebene Erweiterung des Aquädukts betont wird. Aber auch wenn Dach und Boden des Aquädukts parallel verlaufen, ist diese leichte Winkelung erkennbar. Sie liegt meist auf der Höhe zwischen den Colliculi sup. und inf. der Vierhügelplatte. Gelegentlich kann diese Variante so stark sein, daß sie bereits der Deformierung durch einen Tumor ähnelt. Die normale Lage der umgebenden Mittelhirn-Zisternen hilft dann in der Beurteilung weiter.

Der 3. Ventrikel erscheint im Seitenbild als längliches, rhombusartiges Gebilde. Der vordere untere Abschnitt des 3. Ventrikels ist beim sitzenden Patienten im Seitenbild nicht dargestellt. Es findet sich hier vielmehr ein horizontaler Luft-Liquor-Spiegel.

Die *Vorderwand des 3. Ventrikels* wird durch die Lamina terminalis gebildet, in der sich gelegentlich die vordere Kommissur als eine kleine Kerbe direkt unter dem Foramen Monroi abzeichnet. Etwas vor der Mitte des 3. Ventrikels liegt meist die Massa intermedia, die gewöhnlich als rundliche oder ovale Aussparung verschieden groß im Luftbild erscheint. Bei mangelhafter Füllung des 3. Ventrikels kann diese Aussparung auch als breiter Defekt vom Dach her in das Lumen vorragen, was gelegentlich Anlaß zu Fehldiagnosen gibt. Die Massa intermedia fehlt anatomisch in einem Fünftel der Fälle. Entwicklungsgeschichtlich ist die Massa intermedia eine mehr oder minder ausgeprägte Verklebungszone der Thalamuskerne.

An der *Hinterwand des 3. Ventrikels* sieht man ebenfalls meist zwei Fortsätze: den längeren Recessus suprapinealis und den kurzen Recessus pinealis. Beide sind getrennt durch die Commissura habenularum und durch den oberen Anteil der Zirbeldrüse (Abb. 152). Der Recessus suprapinealis weist erhebliche Formvarianten auf. Er ist gelegentlich einige Zentimeter lang. Weite und Verlauf sind sehr verschieden (Abb. 159). Am unteren Rand des Recessus pinealis liegt die hintere Kommissur und unter dieser senkt sich der Aquädukt in die hintere Schädelgrube.

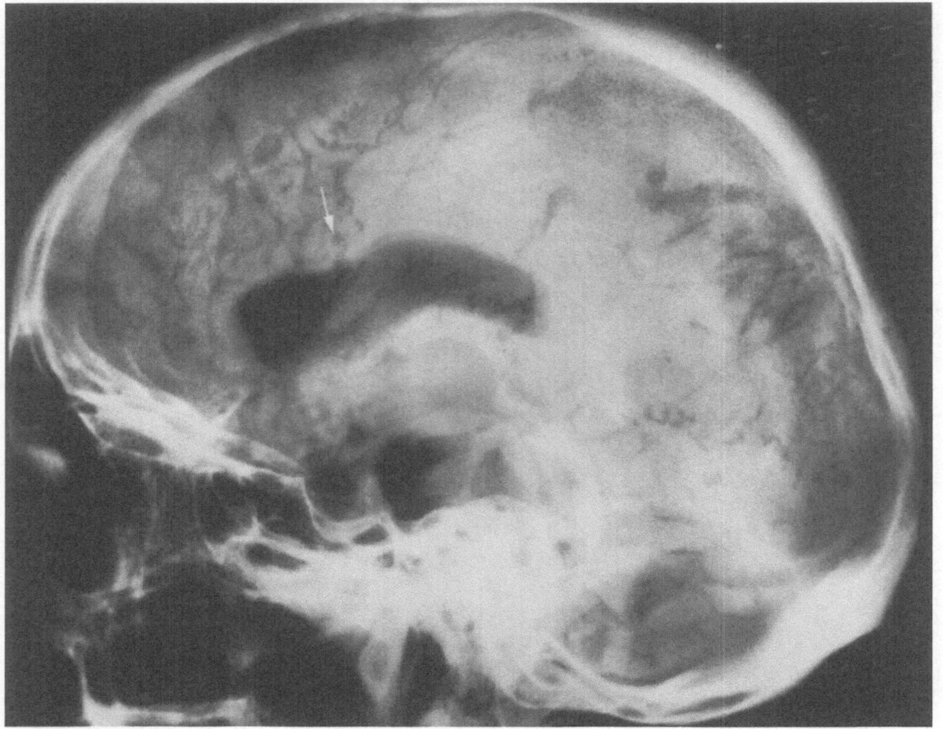

Abb. 160. Vorderhorn-Seitenbild: Nasenartige Einkerbung am Dach des Vorderhorn-Hauptteils: Radiatio corporis callosi

Die übrigen Aufnahmen im Sitzen werden im sagittalen und seitlichen Strahlengang vorgenommen, wenn die Luftfüllung der Hirnkammern während der weiteren Lufteinblasung fortgeschritten ist. Hier ist jetzt die vorhandene Luft direkt unter den Ventrikeldächern, d.h. beidseits unterhalb des Balkens gelagert und zeigt bei unterschiedlicher Kopfhaltung die Ventrikeldächer in ihrer gesamten Ausdehnung (Abb. 156). Auch kleine Eindellungen von oben her lassen sich hierbei in sagittaler und seitlicher Projektion sicher erkennen. Man sieht im Seitenbild oft am Oberrand des Vorderhorns eine kleine nasenartige Einkerbung. Sie entsteht durch die Struktur der Radiatio corporis callosi. Man darf sie nicht mit einer echten Einschnürung des Vorderhorns durch das Einwachsen von Tumorteilen verwechseln (Abb. 160).

Das Ventrikelbild in Rückenlage (anteroposteriore Aufnahme und Vorderhorn-Seitenbild)

Die Vorderhorn-Spitze: Wenn das *ap-Bild* bei bereits ausreichender Luftfüllung aufgenommen wurde, so sind das ganze Vorderhorn und die Cella media abgebildet. Wir erkennen die Abschnitte 1 bis 3 der Skizze (Abb. 157, 158). Ist aber die Luftfüllung gering, so bilden sich nur die Vorderhörner oder sogar nur die beiden Vorderhorn-Spitzen als zwei rundliche Schatten ab, die beidseits der Mittellinie etwa 1 bis 2 cm voneinander entfernt liegen. Die Vorderhorn-Spitzen werden bei schwacher Luftfüllung gelegentlich übersehen. Der Abstand der beiden Schatten erklärt sich aus dem Auseinanderstreben der Vorderhorn-Spitzen, da sich zwischen sie vorne das Balkenknie und unten das Rostrum einschieben. Weiter hinten entspricht dem Raum zwischen den medialen Vorderhornwänden das Septum pellucidum; unten medial streben die Vorderhorn-Spitzen etwas stärker auseinander. Die Aussparung entsteht hier durch das Rostrum des Balkens.

Lateral wird die Vorderhorn-Spitze vom Mark der Stirnlappen, vorne und oben vom Balken begrenzt. Hinter der Vorderhorn-Spitze liegt der Schweifkernkopf. Er springt von seitlich her breit gegen das Vorderhornlumen vor.

Auf dem Vorderhorn-*Seitenbild* zeichnet sich die Vorderhorn-Spitze als ein fingerendgliedförmiges, nach oben und vorn konvexes Gebilde ab. Die Abgrenzung gegen den Vorderhorn-Hauptteil erlaubt eine von der Basis etwas vorspringende Kerbe, die durch die Bildung des Schweifkernkopfes entsteht (Abb. 157, 160).

Über die asymmetrischen Füllungen s. S. 194.

Der Vorderhorn-Hauptteil: Ist das Vorderhorn bei weiterer Lufteinblasung bis zum Foramen Monroi mit Luft gefüllt, so bildet sich auch der zweite Abschnitt, der sog. Hauptteil des Vorderhorns ab. Er wird anatomisch medial vom Septum, seitlich vom Schweifkernkopf und oben vom Balken begrenzt (Abb. 161). Im *ap-Bild* projiziert er sich medial auf den eben beschriebenen schwachen Schatten der Vorderhorn-Spitze als ein rechtwinkliges Dreieck, dessen rechter Winkel nach medial und oben zeigt (Abb. 157, 158). Der Schatten des Vorderhorn-Hauptteils ist stärker als der der Vorderhorn-Spitze. Die Seitenwand ragt beim Jugendlichen medial konvex oder geknickt in das Ventrikellumen vor. Die seitliche Ecke des Dreiecks, die sog. Ventrikelkante, ist bei Kindern oft spitz ausgezogen (Abb. 180). Das Septum, entsprechend dem Abstand der beiden Vorderhorn-Hauptteile, bildet in dieser Höhe einen schmalen Spalt (Abb. 161).

Im *Seitenbild* entspricht der Spitze und dem Hauptteil zusammen ein fingerförmiger, nach der Basis konkav begrenzter Schatten, an den sich hinten-unten das Foramen Monroi anschließt. Im Seitenbild verjüngt sich der Vorderhorn-Hauptteil nach occipital.

Die Cella media: Bei reichlicher Luftfüllung bildet sich die Cella media gut ab (Abb. 157, 158). Sie hat in der ap-Projektion den stärksten Kontrast, weil sich hier 3 Ventrikelabschnitte übereinander projizieren. In dieser Projektion erscheint sie als ein birnenförmiges Gebilde, dessen Höhe medial größer als lateral ist.

Die Cella media wird von oben vom Balken begrenzt, lateral vom Schweifkern und basal vom Thalamus. Zwischen beiden liegt der Ansatz des Plexus chorioideus, den man oft als eine kleine Aussparung auch im Röntgenbild sehen kann (Abb. 161). Die mediale Grenzfläche der Cellae mediae wird nicht mehr vom Septum, sondern von den Schenkeln der beiden Fornices gebildet (Abb. 161, 162), die besonders in den hinteren Teilen divergieren. Von oben gesehen, liegen die rostralen Teile der Cellae mediae infolgedessen näher zusammen als die occipitalen. Wenn man dies beachtet, kann man bestimmte Deutungsfehler bei der Beurteilung des ap-Bildes vermeiden (s. S. 162). Ist eine Seite nach occipital weiter (d.h. in der Längsachse „tiefer") mit Luft gefüllt als die andere, so reicht bei der ap-Projektion der Schatten auf dieser Seite mehr nach lateral (s. Abb. 162) als auf der anderen Seite. Berücksichtigt man diesen Tatbestand der ungleichen Füllung und der Divergenz dieser Ventrikelabschnitte nach lateral nicht genügend, so wird bei dieser Projektion eine halbseitige Verbreiterung des Kammersystems auf der tiefer gefüllten Seite vorgetäuscht. Um diese Fehldeutung zu vermeiden, muß man also die „Tiefe" der Luftfüllung beider Seiten auf dem Vorderhorn-Seitenbild feststellen, ersatzweise aus der Kontrastschwärzung der Cella media beurteilen.

Im *Vorderhorn-Seitenbild* erscheint die Cella media als Fortsetzung des Vorderhorn-Hauptteiles und bildet mit diesem zusammen ein kommaförmiges Gebilde, das sich occipitalwärts weiter verjüngt.

Gleichzeitig mit der Cella media bildet sich im ap-Bild und im Vorderhorn-Seitenbild im allgemeinen auch der *vordere Anteil des 3. Ventrikels* ab. Er erscheint im ap-Bild als ein birnenförmiger, oben etwas breiterer Schatten zwischen und unterhalb der Hauptteile der Vorderhörner. Stellt sich der vordere Teil des 3. Ventrikels rund dar, so muß er als erweitert gelten. Sein Durchmesser ist altersgemäß verschieden. Als Höchstwert dürfte bei einem Fokus-Film-Abstand von 90 bis 100 cm eine Breite von 8 mm anzusetzen sein. Durch Parallaxen-Verbreiterung ist dieser Wert um 25% höher als es dem tatsächlichen morphologischen Wert entspricht. Man darf den 3. Ventrikel jedoch nicht mit einem anderen, meist weniger glatt begrenzten und etwas tiefer pro-

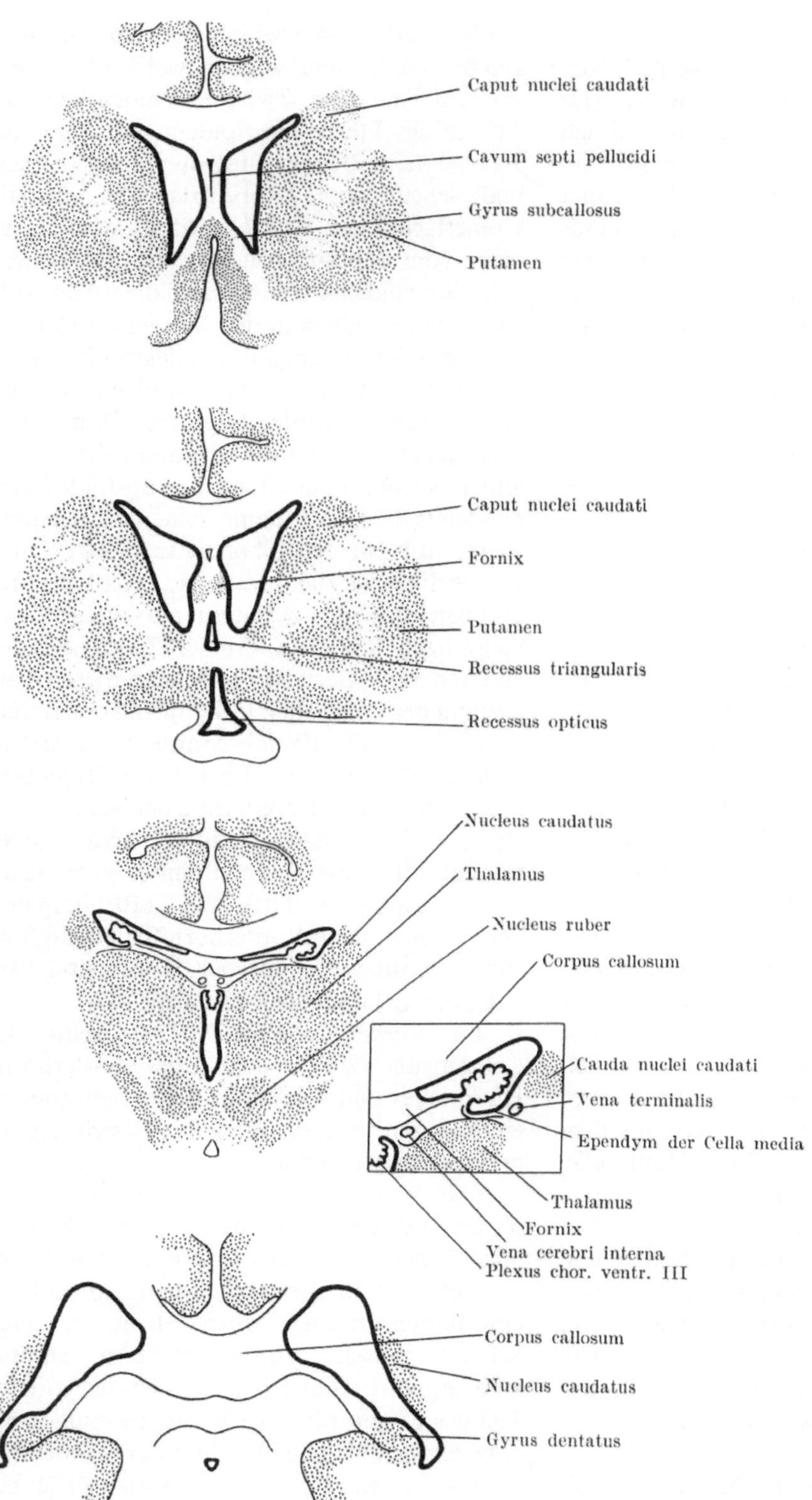

Abb. 161. Die topographische Begrenzung der Ventrikel-Abschnitte auf den verschiedenen Frontalschnitten

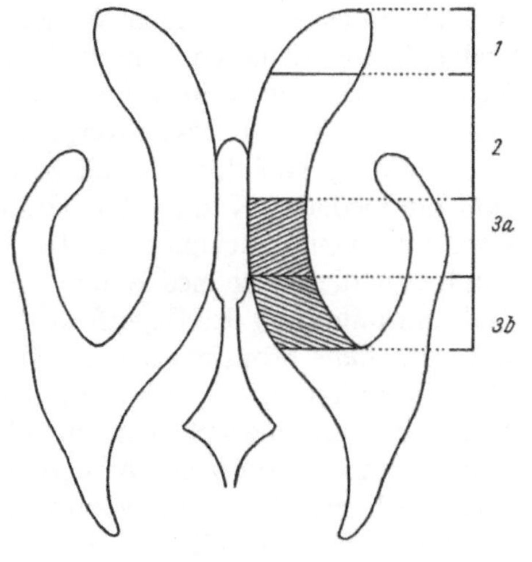 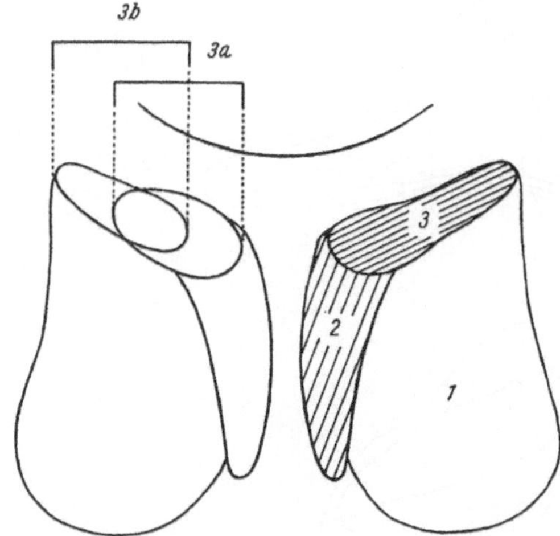

Abb. 162. Die Cella media (3a u. 3b) erscheint bei der ap-Röntgen-Projektion zwar als eine einheitliche Aufhellung, ist aber in Wirklichkeit durch Übereinander-Projektion von zumindest zwei Teilen entstanden, von denen der hintere (3b) stark nach seitlich abweicht. Ist daher auf der einen Seite nur 3a, auf der anderen Seite aber 3a u. 3b gefüllt, so wird eine Verbreiterung nach lateral („Vergrößerung") der entsprechenden Cella media vorgetäuscht

jizierten schmalen Schatten verwechseln, der durch die Abbildung der Cisterna laminae terminalis im Medianspalt entsteht.

Auf dem Vorderhorn-Seitenbild erkennt man am vorderen unteren Abschnitt des 3. Ventrikels 2 tütenförmige Fortsätze, die gegen die Sella gerichtet sind und die bekannte „Fischmaul-Figur" bedingen (Recessus opticus und infundibularis). Beide sind getrennt durch die Kontur des Chiasmas (s. Abb. 175).

Auf den Bildern in *Rückenlage des Patienten* können auch die *Temporalhornspitzen* erscheinen. Sie projizieren sich im *ap-Bild* als mondsichel- oder hakenförmige medial konkave Gebilde in die beiden Orbitae oder auf das Orbitadach. Diese Form entsteht durch Impression des am Boden des Temporalhorns liegenden Hippokampus. Die Temporalhornspitze umgreift von oben die Digitationes hippocampi. Eine Seitendifferenz in der Form hängt z.T. von der Anatomie des Uncus hippocampi ab. Auf dem *Seitenbild* erscheinen die Temporalhörner als stäbchenförmige, mit der Spitze gewöhnlich nach unten konkav gekrümmte oder hakenförmig abgebogene Schatten oberhalb und hinter der Sella. Normalerweise zeigen die Temporalhornspitzen auf das Dorsum sellae.

Auf den *ap-Aufnahmen im halbaxialen Strahlengang* wird das Kammersystem schräg getroffen. Es kann sogar bei ausreichender Luftfüllung in seiner gesamten Ausdehnung abgebildet sein. Ebenfalls stellt sich der 3. Ventrikel gut dar. Auf diesen Aufnahmen sind an den Kammerwänden besonders gut pathologische Eindellungen von der Seite her erkennbar.

Das Ventrikelbild in Bauchlage (pa-Bild und Hinterhorn-Seitenbild)

Das Hinterhorn: Die in Bauchlage des Patienten aufgenommenen Pneumogramme sind ebenfalls je nach der „Tiefe" der eingedrungenen Luftsäule verschieden. Bei geringer Füllung sammelt sich die Luft nur in den Hinterhörnern und in den Trigona an.

Die *Hinterhörner* sind von allen Ventrikelteilen den stärksten Variationen unterworfen. Sie können im *Seitenbild* spornförmig spitz oder mit einer kolbigen Enderweiterung oder hakenförmig nach oben oder besonders nach unten abgewinkelt sein. Sie können gelegentlich auch als dünnes, fingerförmiges Gebilde fast bis an den Occipitalpol reichen, dies besonders links (Abb. 163). Die Hinterhörner können aber auch fast ganz fehlen. Die fehlende Darstellung eines Hinterhornes allein ist also niemals für einen Tumor beweisend.

205

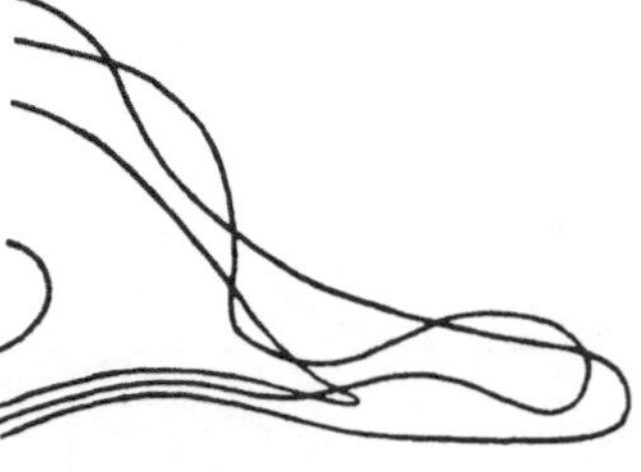

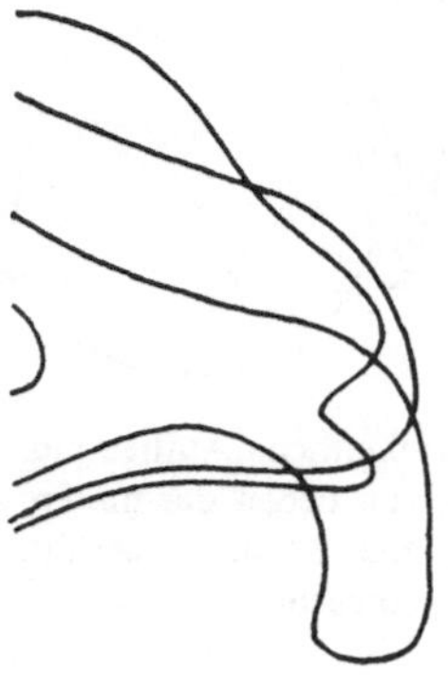

Abb. 163. Verschiedene Formen von Hinterhörnern, die an teilweise erweiterten Kammern gefunden wurden. Alle diese und weitere ähnliche Formen kommen vor, ohne daß ein krankhafter Befund vorläge (aus Dyes)

Auf dem *pa-Bild* werden sie fast strahlenorthograd getroffen und erscheinen daher nur als rundliche oder ovale, etwa pfenniggroße Schatten von wechselnder Stärke, etwas medial vom Trigonum. Sie überlappen dies zum Teil. Auf dem Hinterhorn-Seitenbild aber erkennt man ihre oben beschriebene tatsächliche Form, allerdings überlagern sie sich gegenseitig. Die Vielfältigkeit der Anlage der Hinterhörner führt recht häufig zu einer Mißdeutung dieser Normvarianten.

Kommt es besonders auf die Abbildung der Hinterhörner an, so kann man die strahlenorthograde pa-Aufnahme durch eine Aufnahme im halbaxialen Strahlengang entzerren (Abb. 164). Anatomisch werden die Hinterhörner überall von Markmassen des Occipitallappens umgeben.

Das Ventrikeldreieck (Trigonum): Das Ventrikeldreieck erscheint auf dem *ap-Bild* nur bei sehr großem Liquor-Luft-Austausch. Es findet sich regelmäßig auf der pa-Aufnahme und bildet beiderseits der Mittellinie je einen schräggestellten, fingerförmigen Schatten, der

mit der Horizontalen einen Winkel von 60° bildet. Dieser Schatten kann auf der Hälfte leicht gewinkelt erscheinen. Die Konturen der beiden Ventrikel-Dreiecke divergieren bei der pa-Projektion von dorsal nach basal. Dabei sind die medialen Kanten der Trigona oben etwa 2 bis 3 cm voneinander entfernt und gehen hier in die Cellae mediae über. Etwas medial und unterhalb des fingerförmigen Trigonum-Schattens projiziert sich gewöhnlich das Hinterhorn (Abb. 157, 158). In der oberen Hälfte der medialen Begrenzung des Trigonums erscheint häufig eine Aussparung: Dort bildet sich manchmal ein vergrößertes bzw. zystisch verändertes Glomus des Plexus chorioideus ab (Abb. 165). Das Glomus ist nicht selten verkalkt.

Auf dem *Hinterhorn-Seitenbild* erscheint das Trigonum in der charakteristischen Dreiecksform. Die Ventrikelhörner — bzw. die Cella media — finden an den 3 Ecken Anschluß. Anatomisch ist das Trigonum oben vom Balken, medial und unten vom Fornix und Thalamus begrenzt (Abb. 161). Die laterale Wand wird aus parietooccipitalen Markmassen gebildet, die besonders aus der Radiatio optica bzw. dem unteren Längsbündel bestehen.

Wichtig ist der Hinweis auf zwei besondere Strukturen: Am Übergang der Cella media ins Trigonum springt oft ein „knotiger Defekt" von vorn in den Luftschatten vor, der dem bereits erwähnten Glomus des Plexus chorioideus entspricht (Abb. 165). Am Übergang vom Ventrikeldreieck in das Hinterhorn aber zeichnet sich ebenfalls häufig von basal und occipital ein buckelförmiger Vorsprung ab, der entweder der Eminentia collateralis oder dem calcar avis entspricht und besonders dann stark auffällt, wenn das Hinterhorn aplastisch ist. Beide Aussparungen dürfen nicht fehlgedeutet werden.

Auf dem Hinterhorn-Seitenbild sind die hinteren Teile des 3. Ventrikels und Aquädukts oft besonders gut abgebildet, wenn die Luft nicht in den Spinalkanal „abgeflossen" ist. Der 4. Ventrikel hingegen wird vielfach von Knochenkonturen überdeckt. Gelegentlich sind auch Teile der Temporalhörner abgebildet.

Auf der *pa-Aufnahme* bilden sich oft auch die kaudaloccipitalen Teile der beiden Cellae mediae als zwei quer-ovale Schatten ab, die

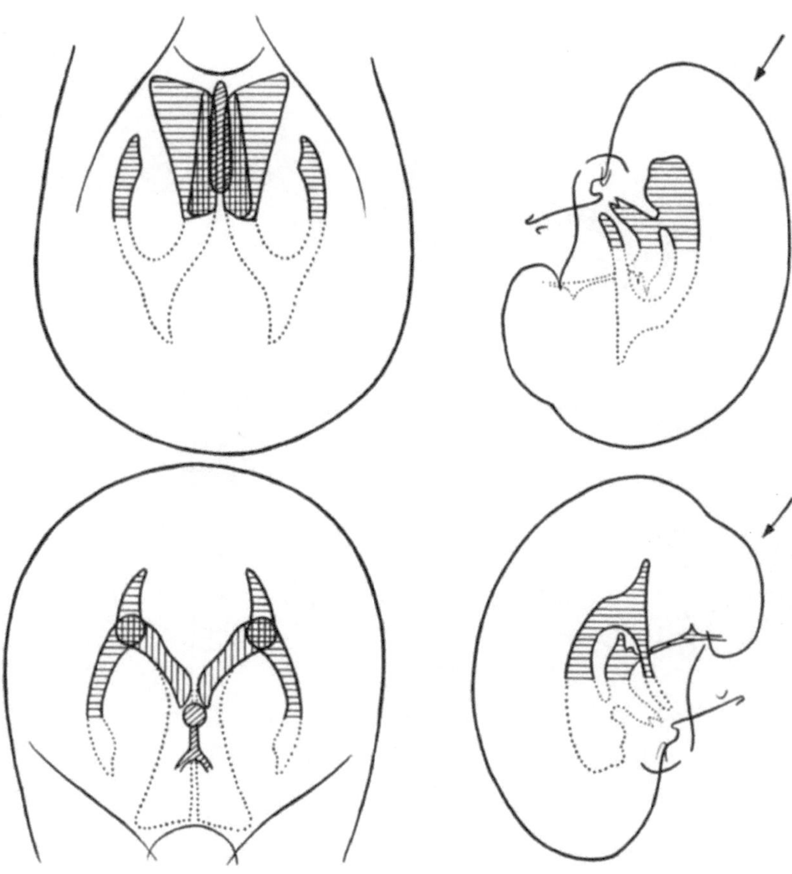

Abb. 164. Schematische Skizze der Pneumencephalogramme der vorderen und hinteren Ventrikelteile bei „halbaxialer" Projektion in Bauch- und Rükkenlage

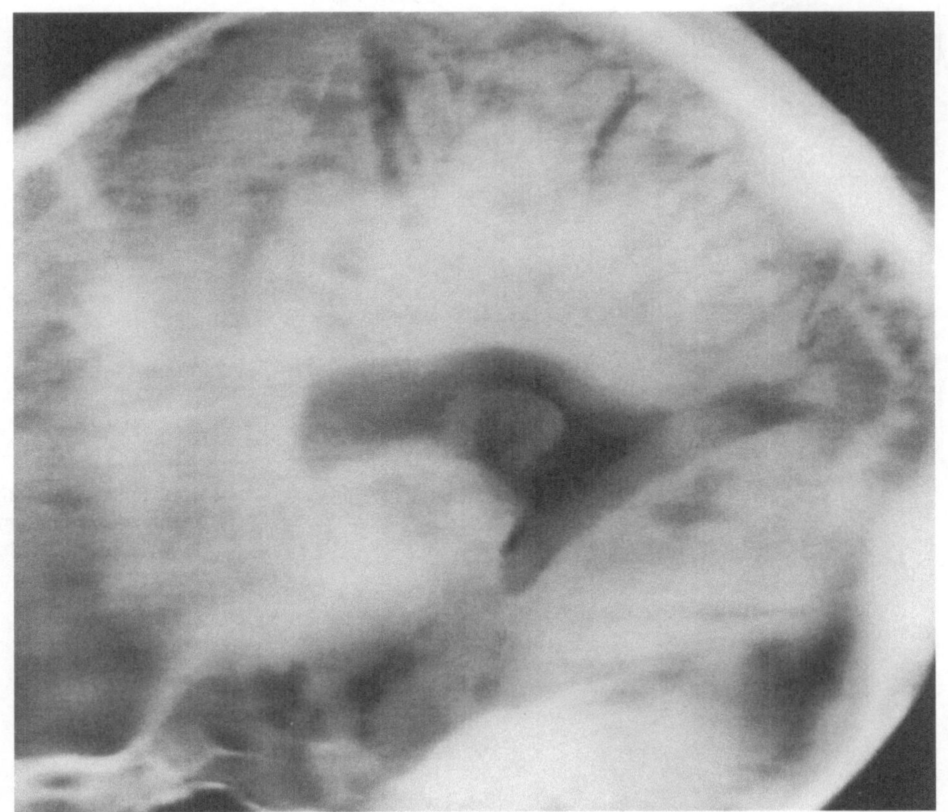

Abb. 165. Vergrößertes Glomus des Plexus chorioideus

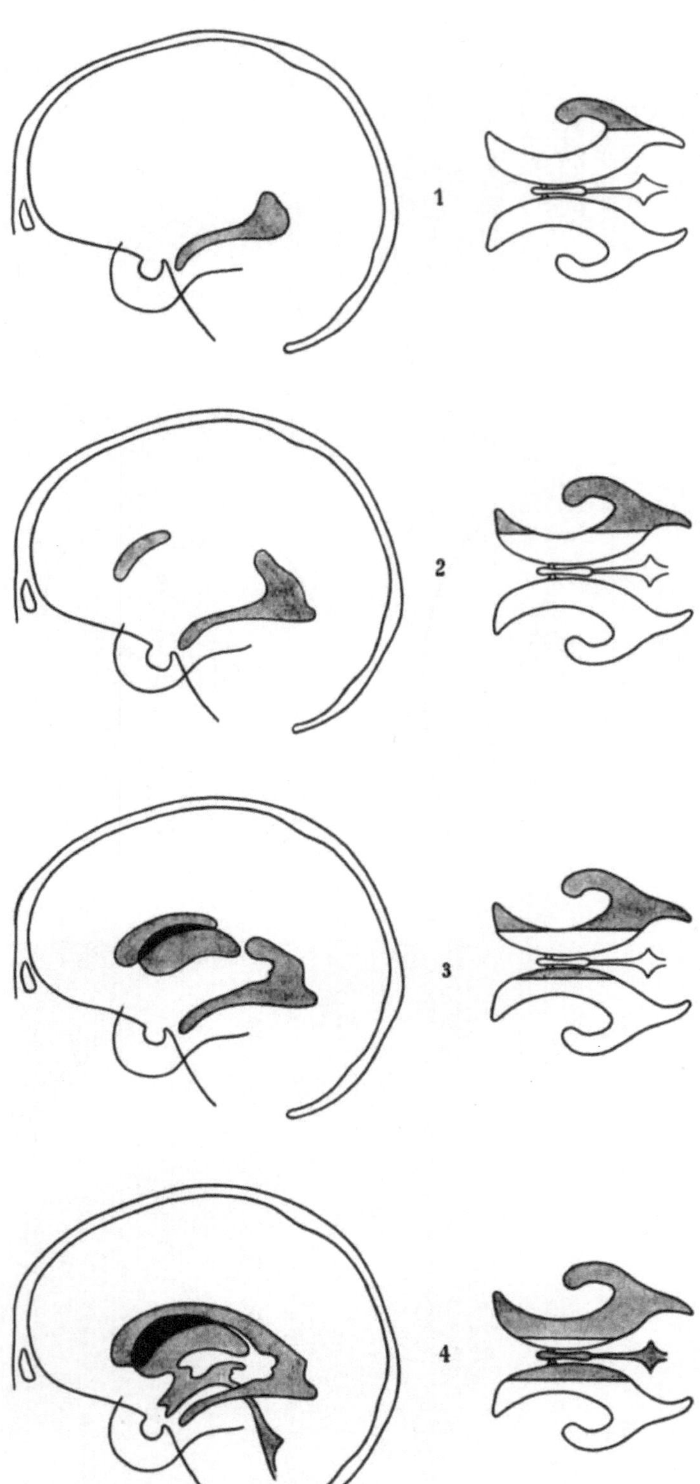

Abb. 166. Schematische Skizze der Pneumencephalogramme bei verschiedenem Füllungsgrad der Ventrikel in Seitenlage

hier 1—2 cm voneinander entfernt sind. Zwischen und etwas unterhalb von ihnen erscheint häufig der hintere Anteil des 3. Ventrikels als ein in dieser Projektion fast kreisrunder Schatten. Sein Durchmesser beträgt durchschnittlich 5 mm, während als höchste Altersvariante 8 mm (s. oben S. 203, Projektion und tatsächliche Werte) anzusehen ist. Bei mangelhafter Luftfüllung sieht man hier nur eine kleinere runde Verschattung, nämlich den Recessus suprapinealis des 3. Ventrikels. Manchmal projiziert sich die Pinealis in den Schatten des 3. Ventrikels und unterteilt ihn in zwei übereinander liegende Hälften.

Um die genaue Lage des Aquädukts und des 4. Ventrikels im pa-Bild beurteilen zu können, muß eine Aufnahme im *halbaxialen pa-Strahlengang* angefertigt werden. Hier sind dann diese Ventrikelabschnitte frei über die Schädelbasis projiziert (Abb. 164).

Das Ventrikelbild in Seitenlage

In rechter bzw. linker Seitenlage des Patienten füllt sich vor allem die jeweils oben liegende Kammer und besonders vollständig der am höchsten liegende Teil, das Temporalhorn. Man kann dies also besonders studieren. Die Untersuchungsmethode wird heute aber seltener angewandt, da die Aufnahmen im Sitzen, in Bauchlage und in Rückenlage und auch die Spezialdarstellung der Temporalhörner eine Aufnahme in Seitenlage überflüssig machen. Gelegentlich wird eine fast vollständige Abbildung des Seitenventrikels auf dem Röntgenbild erreicht. Es ist jedoch daran zu denken, daß häufig eine Überlagerung der Schatten beider Seitenventrikel vorkommt. Die komplizierte Form des Ventrikelsystems, besonders die Enge der Foramina Monroi, führt nämlich dazu, daß nicht alle Luft in die höher gelegene Kammer gelangt, sondern von beiden Kammern nur der jeweils oben gelegene Teil gefüllt und abgebildet wird. Das bedeutet, daß die lateralen Anteile der plattenfernen und die medialen Anteile der plattennahen Abschnitte einander überlagern (Abb. 166).

Das Temporalhorn: Auf den Aufnahmen im *sagittalen Strahlengang* (ap, pa, halbaxial) sind die Temporalhörner gewöhnlich nur partiell gefüllt, wenn man nicht eine besondere Technik anwendet (s. S. 193). Es wurde bereits

ausgeführt, daß in ap-Projektion (mit angehobenem Kinn) die Temporalhorn-Spitzen weitgehend orthograd in die Orbitae projiziert werden.

Anatomisch ist das Temporalhorn nach oben zu von den Markmassen des Temporallappens, medial-oben vom Schwanz des Nucleus caudatus, nach unten und medial vom Hippokampus, nach lateral vom Temporallappenmark begrenzt.

Im *Seitenbild* projiziert sich das Temporalhorn als schmaler, vom Unterrand des Trigonum aus gegen die Basis verlaufender Schatten. Es ist in seinem Trigonum-nahen Teil leicht konvex, in seinem Endteil meist leicht konkav zur Basis gebogen. An seiner Spitze findet man oft einen hakenförmigen Fortsatz nach abwärts, der auf die hinteren Klinoidfortsätze zeigt und der verschieden stark ausgeprägt sein kann (s. o.). Das Temporalhorn kann im ganzen sehr variabel geformt sein und auch sehr verschieden weit gegen den Temporalpol reichen (normaler Abstand vom Pol 2 bis 3 cm).

2. Die äußeren Liquorräume

Für die Analyse der Luftbilder der äußeren Liquorräume müssen wir uns zunächst noch einmal den Verlauf der äußeren Liquor-Strombahn (KEY und RETZIUS, 1875; SPATZ und STROESCU, 1934; LILIEQUIST, 1959) ins Gedächtnis rufen. Wir hielten es für praktisch, die Bezeichnungen von LILIEQUIST weitgehend zu übernehmen, um eine Vereinheitlichung der Nomenklatur zu erreichen (s. Abb. 167—176).

Die Zisternen: Von der Cisterna magna führt der Liquorstrom an der Vorderseite des verlängerten Marks über die Cisternae medullae oblongatae et pontis zur Cisterna interpeduncularis, dann weiter zu den übrigen basalen Zisternen und schließlich beiderseits zu den Zisternen der Fissura Sylvii. Von hier aus dringt der Liquor an die Konvexität vor. Vom Massiv der basalen Zisternen aus führt ein Weg nach vorn über die Cisterna chiasmatis und die Cisterna laminae terminalis zur Cisterna corporis callosi und nunmehr den Balken entlang bis zur Pinealis und zurück (Abb. 167).

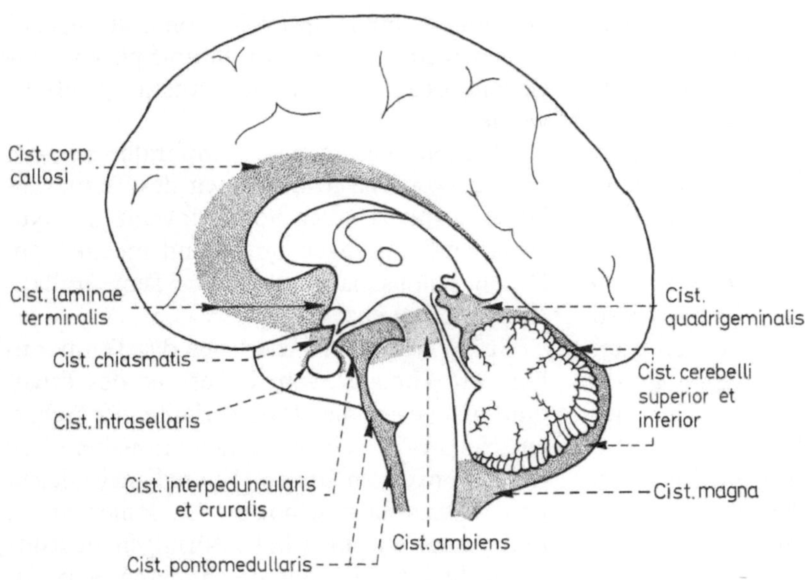

Abb. 167. Die Hauptzisternen des Hirns auf einem Medianschnitt

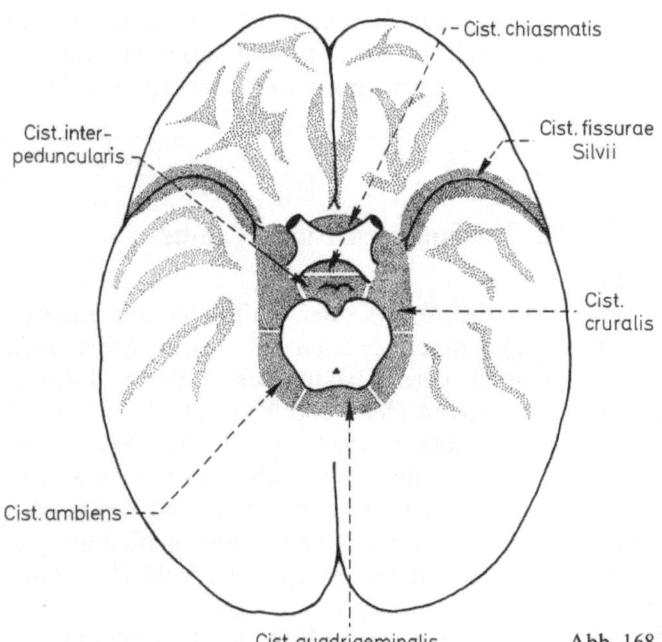

Abb. 168. Schematische Darstellung der basalen Zisternen

In die Cisterna pontis führt ein Nebenweg aus dem 4. Ventrikel über die Recessus laterales. Von den basalen Zisternen zweigt beidseits eine Verbindung ab, die das Mittelhirn umgreift. Es handelt sich um die Cisternae ambientes, die sich bis zur Pinealis erstrecken und sich hier vereinigen. Der gleiche Punkt wird aber auch in der Mittellinie von der Cisterna magna aus über die äußeren Liquorräume des Wurms erreicht.

Cisterna magna cerebellomedullaris: Die schalenförmige Cisterna magna zeigt sich bei der Encephalographie als eine Luftansammlung, die zwischen der Hinterhauptsschuppe und der hinteren-unteren Oberfläche des Kleinhirns zu finden ist. Ihre Ausdehnung beträgt ungefähr 2 × 3 cm. Die Zisterne liegt am Ausgang des Foramen Magendie, hinter und unter den Tonsillen und über dem verlängerten Mark. Sie ist am besten auf den Röntgen-

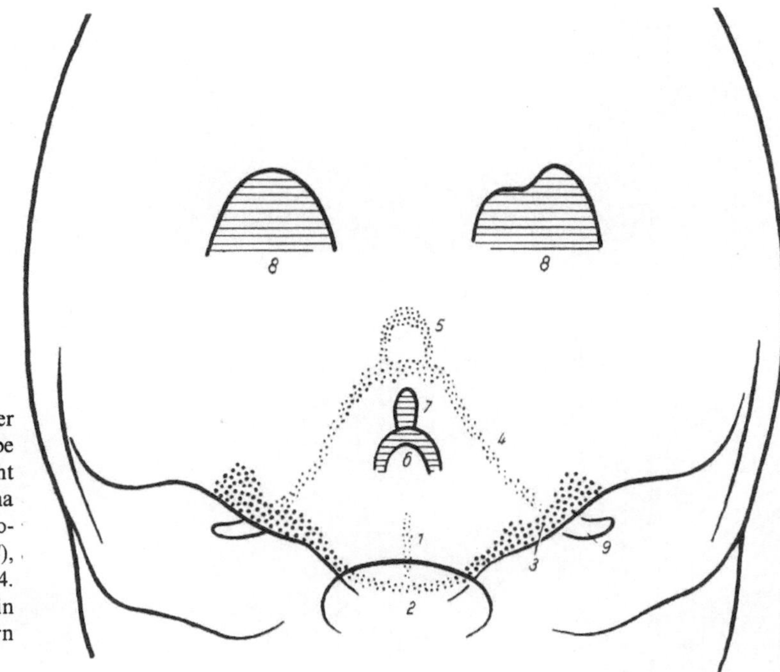

Abb. 169. Schematische Skizze der Zisternen der hinteren Schädelgrube in halbaxialer Projektion. Man sieht die Luft in der Vallecula (*1*), Cisterna pontomedullaris (*2*), Cisterna pontocerebellaris (*3*), Cisterna ambiens (*4*), Cisterna quadrigeminalis (*5*), im 4. Ventrikel (*6*), im 3. Ventrikel (*7*), in den Trigona und den Hinterhörnern (*8*). Meatus acusticus internis = *9*

aufnahmen im seitlichen Strahlengang zu erkennen und hat hier ungefähr eine Dreiecksform. Ihre Größe kann erheblich variieren. In die Zisterne springen von vorne-oben die Tonsillen vor, die eine mehr oder weniger dichte Weichteil-Aufhellung geben. Die Tonsillen können sich als Varianten bis in den Teil der Zisterne erstrecken, der unterhalb des Foramen magnum liegt.

Eine außergewöhnliche Erweiterung der Cisterna magna wurde bisher oft als individuelle und wahrscheinlich normale Variante angesehen. Es kann sich dabei jedoch auch um eine Atrophie des benachbarten Kleinhirns handeln. Wenn bei der Luftfüllung zunächst eine sehr weite Cisterna magna die Luft aufnimmt, ist eine verzögerte Ventrikelfüllung möglich.

Auf den Aufnahmen im *halbaxialen pa-Strahlengang* ist am besten der tiefe Mittelteil der Cisterna magna, die Vallecula zu erkennen. Die Vallecula liegt normalerweise mittelständig zwischen den Tonsillen. Sie kann bei einem Tumor im Bereich der hinteren Schädelgrube eine deutliche Verlagerung aufweisen, wenn die Raumforderung in den lateralen Abschnitten gelegen ist. Von der Cisterna magna strömt die Luft bei reichlichem Angebot und geeigneter Kopfhaltung in die *Cisterna medullaris*. Sie liegt ventral von der Medulla oblongata. Die Cisterna medullaris ist nur im Sitzen

im halbaxialen pa-Strahlengang (Abb. 170) oder im Seitenbild durch Tomographie röntgenologisch darstellbar. Ihre seitlichen Ausläufer sind die Kleinhirnbrückenwinkel-Zisternen (Cisternae pontocerebellares) (s. Abb. 169, 170).

Die *Cisterna pontocerebellaris* ist paarig angelegt und kommuniziert mit den Cisternae pontis, ambientes und medullaris. Sie führt beiderseits von der Mittellinie in den Kleinhirnbrückenwinkel. Normalerweise haben die Cisternae pontocerebellares auf beiden Seiten eine gleiche Ausdehnung und ein gleiches Aussehen. Geringe Variationen können durch eine Asymmetrie des Schädels, besonders durch eine unterschiedliche Höhe und Größe der knöchernen Pyramiden bedingt sein. Auf dem halbaxialen pa-Röntgenbild kann sich im lateralen Abschnitt der Zisterne die V. petrosa als Aussparung der Luftfüllung darstellen. Durch den medialen Zisternenanteil zieht der N. trigeminus, der in einigen Fällen bei sagittaler Projektion ebenfalls erkennbar ist.

Es ist hier auf die von LILIEQUIST (1959) unterschiedenen drei normalen Zisternenformen hinzuweisen:

a) Die Cisterna pontocerebellaris endet kurz neben dem Porus und der äußeren Begrenzung der Cisterna ambiens.

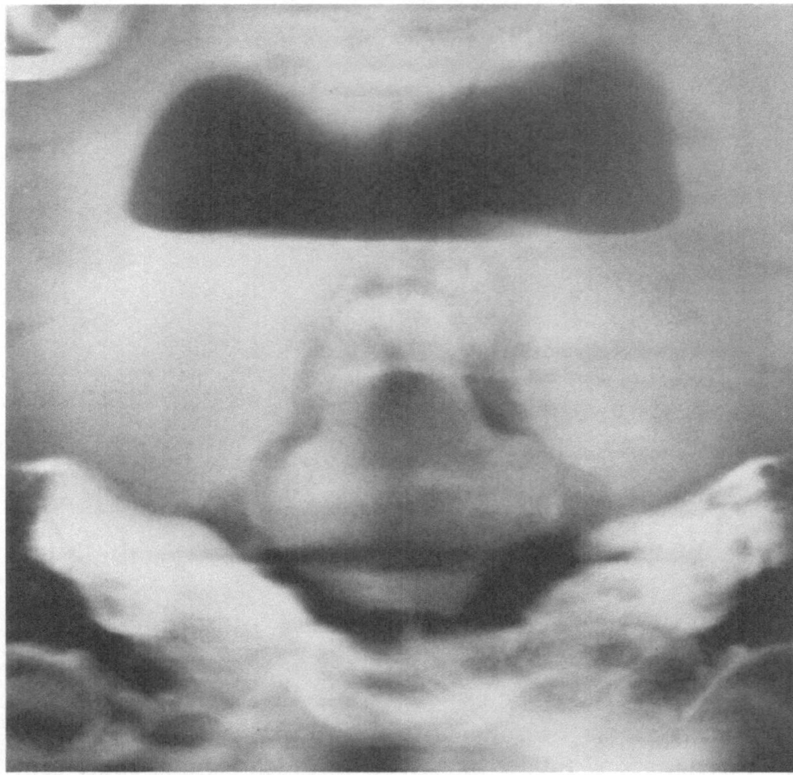

Abb. 170. Tomographie einer Luftfüllung der Zisternen des Kleinhirnbrückenwinkels und des Hirnstamms in halbaxialer Projektion

b) Die Kleinhirnbrückenwinkel-Zisterne endet lateral vom Porus, sie erscheint in ihrem Endabschnitt aufgeweitet.

c) Bei der dritten Form reicht die Zisterne weit nach lateral. Ihr Ausläufer ist so dünn, daß eine genaue Abgrenzung nicht mehr möglich ist.

Die *Cisterna pontis* läßt sich bei der Luftencephalographie am besten auf dem Seitenbild in sitzender Position des Patienten erkennen (Abb. 167). Sie erscheint dann als schmale Luftschale am Vorderrand der Brücke. Ihre Breite beträgt 8 mm, wenn man vom Dorsum sellae bis zur ventralen Oberfläche des Pons mißt. Es ist allerdings zu beachten, daß beim sitzenden Patienten mit nach vorn gebeugtem Kopf das Gehirn leicht nach basal gegen den Clivus sinkt. Dadurch kann eine Abflachung der Zisterne bedingt werden, die dann noch nicht als pathologischer Befund gedeutet werden darf. In der Cisterna pontis bildet sich fast stets die A. basilaris ab, besonders gut erkennbar auf dem Mittellinien-Tomogramm (Abb. 171).

Die Cisterna pontis geht oben fließend in die *Cisterna interpeduncularis* über. Sie liegt zwischen den Hirnschenkeln und reicht bis zum hinteren Rand des Hypophysenstiels. Von vorn-oben senken sich die Corpora mammillaria in diese Zisterne. Vorn findet sich eine zarte Membran (Liliequist, 1959), die in manchen Fällen einen Luftübertritt in die Cisterna chiasmatis verhindert.

In der Cisterna interpeduncularis bildet sich im Seitenbild manchmal der N. oculomotorius ab. Auch kann bei ausreichender Luftfüllung die A. basilaris (und ihre Bifurkation) in der Cisterna interpeduncularis sichtbar sein. Gelegentlich stellen sich hier auch die Anfangsteile der Aa. cerebri post. und der Aa. cerebellares sup. strahlenorthograd getroffen im Röntgenbild dar.

Im halbaxialen pa-Strahlengang bildet die Figur der Cisterna interpeduncularis zusammen mit den beidseitigen *Cisternae crurales* die sog. „Krone mit den 3 Zacken". Die Cisterna cruralis liegt beidseits an der vorderen Begrenzung der Pedunculi und bildet die lateralen Kronenzacken, die dann in die Cisterna ambiens übergehen. Die mittlere Zacke entspricht der Cisterna interpeduncularis (Abb. 172).

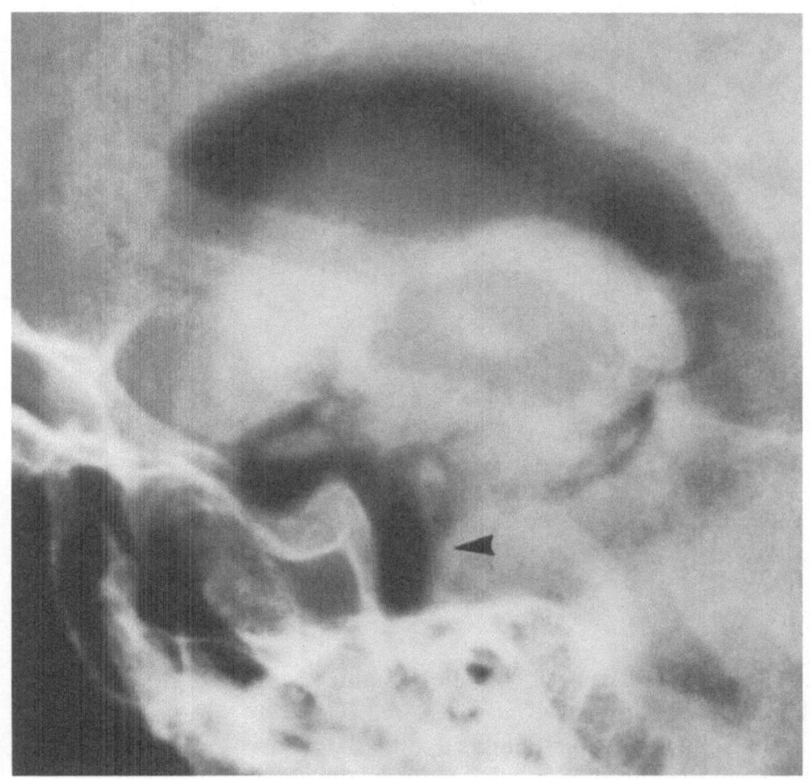

Abb. 171. Cisterna pontis

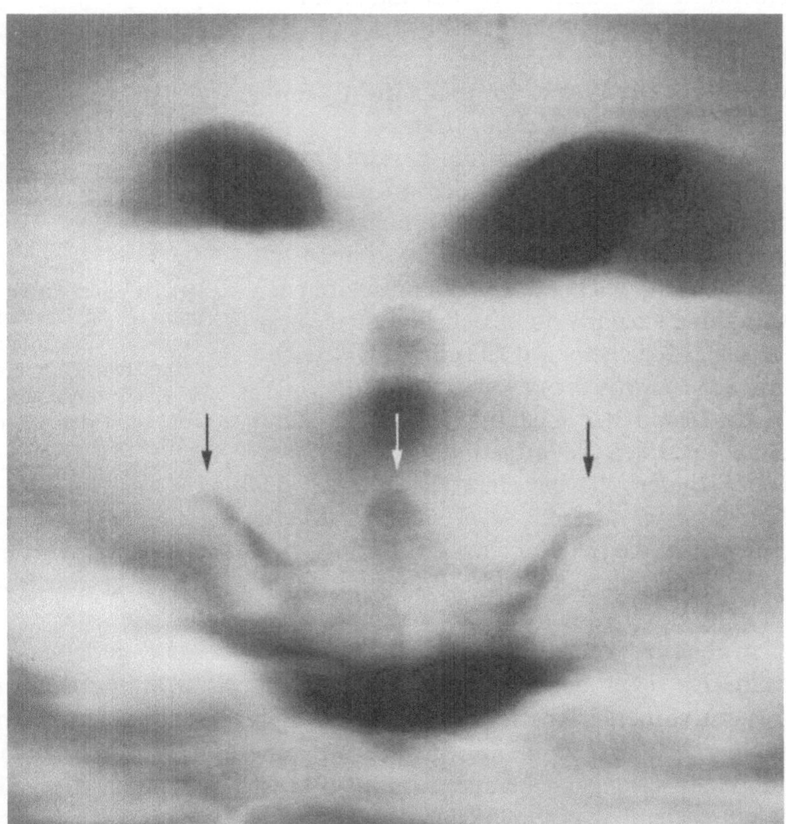

Abb. 172. Cisterna interpeduncularis mit Cisternae crurales (sog. „Krone mit den 3 Zakken")

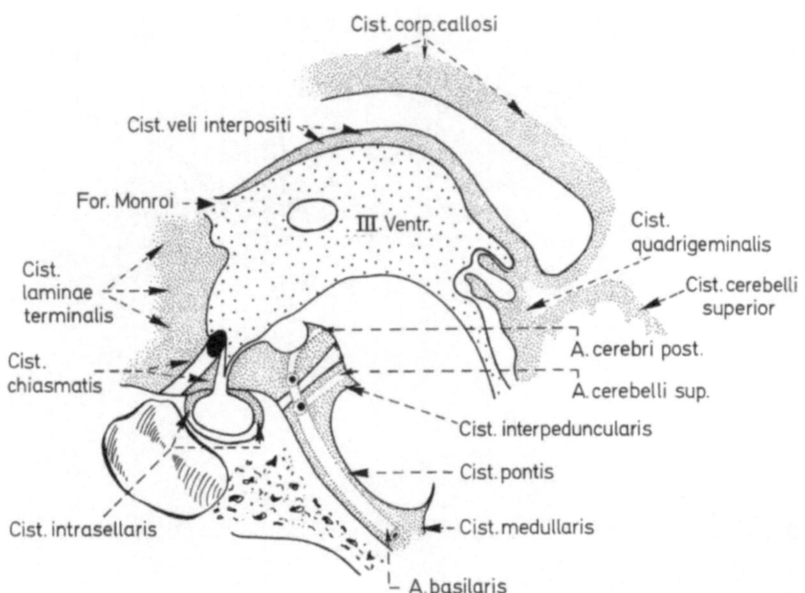

Abb. 173. Auf den Zisternogrammen lassen sich oft die hier abgebildeten Strukturen als Aussparungen erkennen

Rostral vom Hypophysenstiel beginnt über der Sella die *Cisterna chiasmatis,* die das gesamte Sehnervengebiet umfaßt, und die von der Cisterna interpeduncularis durch die bereits beschriebene zarte Arachnoidalmembran getrennt sein kann. Sie besteht aus zwei Abschnitten, dem prä- und dem post-chiasmatischen Teil. Sie grenzt vorne an die Cisterna laminae terminalis (s. Abb. 167).

Auf dem *Seitenbild* ist die Cisterna chiasmatis gut erkennbar, auf der ap-Aufnahme läßt sie sich hingegen nur im Tomogramm abgrenzen. Auch in dieser Zisterne können auf einer scharfgezeichneten und kontrastreichen Aufnahme einzelne durchziehende Strukturen ausgespart erscheinen (Chiasma mit Fasciculi optici, A. carotis int.) (Abb. 173).

Unterhalb der Cisterna chiasmatis kann sich gelegentlich die luftgefüllte *Cisterna intrasellaris* finden, die bei einer Erweiterung das Bild der sog. „leeren Sella" hervorruft. Sie kann tief in die Sella reichen (Abb. 173).

Vor und über der Cisterna chiasmatis liegt dann die *Cisterna laminae terminalis.* Sie reicht nach oben bis zum Rostrum des Corpus callosum. Da sie im Seitenbild oftmals durch die Luft der vorderen Abschnitte der Fissura Sylvii überdeckt ist, kann ihre genaue Abgrenzung Schwierigkeiten bereiten. Im ap-Bild ist sie gut erkennbar (s. S. 205).

Die *Cisternae fissurae Sylvii.* Die Zisternen bilden sich auf den Aufnahmen im sagittalen Strahlengang (ap) gut ab. Sie schwingen beid-

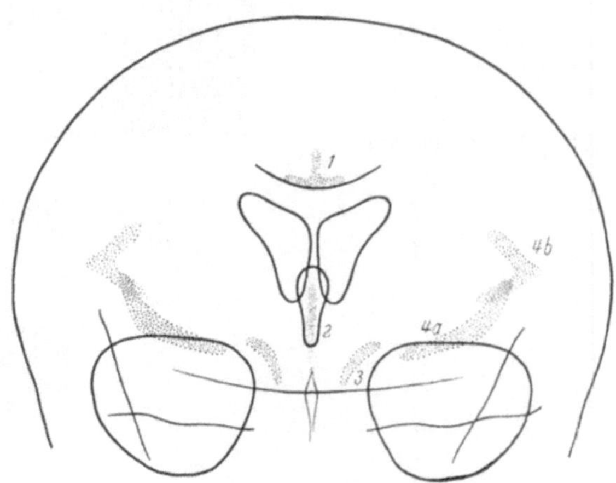

Abb. 174. Schematische Skizze der Zisternen im ap-Pneumencephalogramm. Cisterna corporis callosi (*1*), Cisterna laminae terminalis (*2*), Luft in den Sulci olfactorii (*3*), Keilbein-Abschnitt (*4a*), Insel-Abschnitt der Cisternae fossae Sylvii (Cisternae insulae, *4b*)

seits lateral von der Cisterna chiasmatis in medialkonkavem Bogen nach außen und oben. Vom Scheitel des Bogens erreicht ein kurzer lateral gerichteter Fortsatz die Hirnkonvexität. Man erkennt die Zisterne leicht auf allen Bildern, wenn man sich den bekannten Verlauf der A. cerebri media vorstellt. Allerdings weist eine deutliche Abbildung der Zisterne bereits auf eine beginnende Atrophie der Nachbarschaft hin (Abb. 174, 176). Im Seitenbild sieht man die Zisternen als einzelne grobe Arachnoidalfurchen.

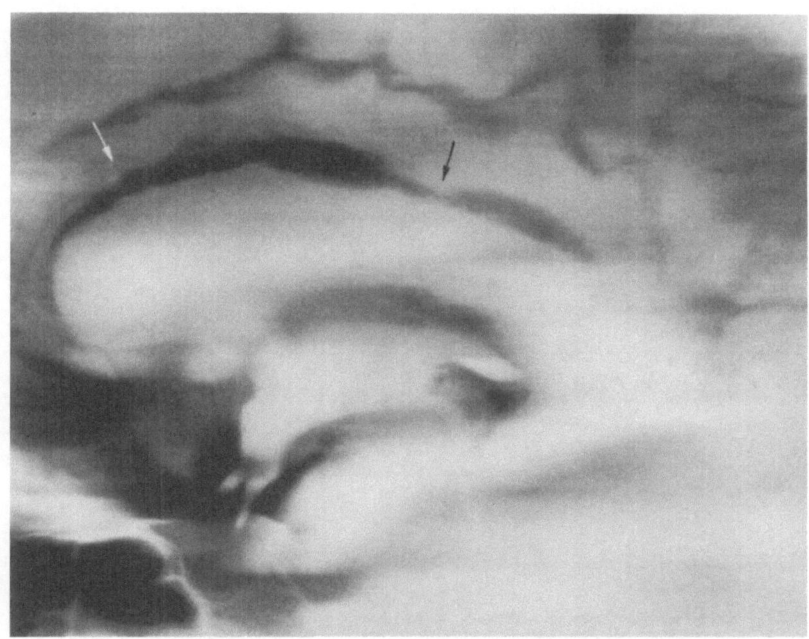

Abb. 175. Encephalo-Tomogramm der Cisterna corporis callosi. Dimer-X-Ventrikulogramm der Seitenventrikel und des 3. Ventrikels

Die *Cisterna corporis callosi* (Cisterna fissurae interhemisphaericae): Diese Zisterne hat ein so charakteristisches Aussehen, daß ihre Verwechslung im Seitenbild nicht möglich ist. Sie liegt als Bogen an der Oberfläche des Corpus callosum. Dabei kann man an dieser Zisterne drei Abschnitte unterscheiden: einen vorderen Abschnitt, der um das Knie des Corpus callosum zieht, einen mittleren Abschnitt, der über dem Corpus callosum selbst liegt, und einen hinteren Abschnitt, der das Splenium umgreift. Im hinteren Abschnitt geht die Cisterna corporis callosi in die Cisterna quadrigeminalis über, nach vorn unten hat sie Anschluß an die Cisterna laminae terminalis (Abb. 175).

Ist der Bogen der Cisterna corporis callosi erweitert, so kann man — ähnlich wie durch eine gleichartige Verformung der A. pericallosa — auf einen Hydrocephalus der Seitenkammern schließen, da ja das Corpus callosum das Dach der Ventrikel bildet (Abb. 167).

Im sagittalen Strahlengang projiziert sich die Cist. corp. call. ebenso charakteristisch als ankerförmiger Luftschatten über den Balken (Abb. 174).

Die *Cisterna quadrigeminalis* (Cisterna venae magnae Galeni) liegt über der Vierhügelplatte. Die Colliculi sup. und inf. erscheinen an der Basis der luftgefüllten Zisterne als zwei runde Aussparungen (Abb. 156). Die Cisterna quadrigeminalis sollte bei der Luftencephalographie stets dargestellt werden, um die Vierhügel genau abzugrenzen. Sie ist am besten am sitzenden Patienten im Seitenbild zu beurteilen. Nach vorn geht die *Cisterna veli interpositi* ab (s. Abb. 202), die über dem Dach des 3. Ventrikels liegt und bei Kindern öfter, bei Erwachsenen selten und dann vorwiegend in pathologischen Fällen zu sehen ist (s. S. 247). Die Cisterna quadrigeminalis steht um das Splenium herum in Verbindung mit der *Cisterna corporis callosi,* nach hinten mit der *Cisterna cerebelli superior,* die über dem Oberwurm liegt. Nach unten dehnt sie sich zwischen der Vorderfläche des Kleinhirnwurms und dem vorderen Dach des 4. Ventrikels aus. An dieser Stelle ist die Zisterne vom 4. Ventrikel nur durch das dünne Velum medullare anterius getrennt. Dadurch kann eine tatsächlich nicht existierende Kommunikation zwischen dieser Zisterne und dem 4. Ventrikel vorgetäuscht werden.

Auch im halbaxialen pa-Strahlengang sind die Colliculi der Lamina quadrigemina durch die darüberliegende Luftschale gut abgrenzbar. Die obere Portion der Zisterne wird über den 3. Ventrikel projiziert und in dieser Abbildung kann die Kommunikation der Cisterna quadrigeminalis mit den beiden Cisternae ambientes deutlich gesehen werden.

Von allen Zisternen ist die *Cisterna ambiens* am häufigsten auf Pneumogrammen er-

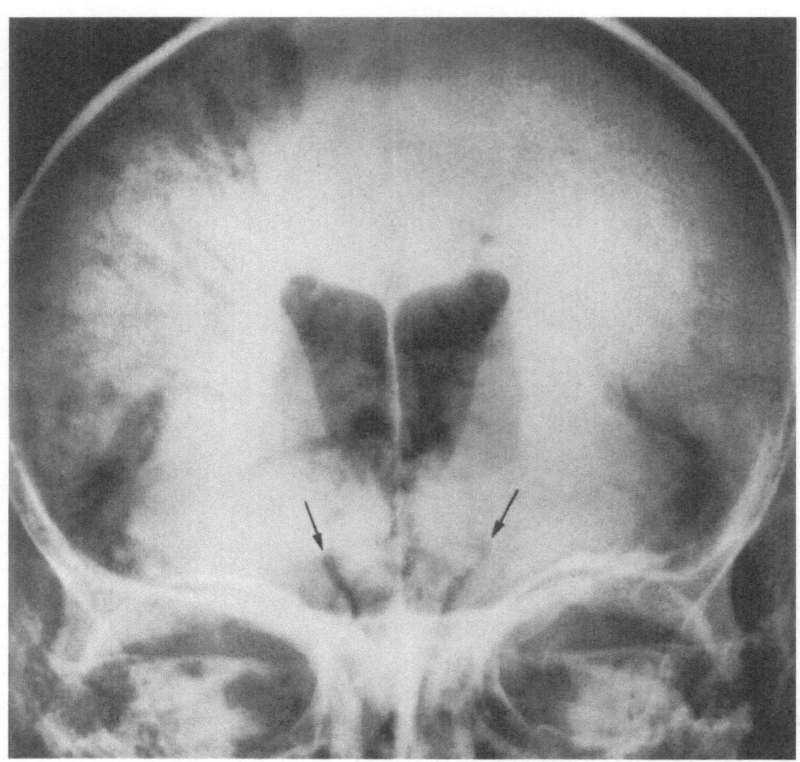

Abb. 176. Erweiterung des Kammersystems und der Cisternae fossae Sylvii. Luftfüllung der Sulci olfactorii

kennbar (Abb. 168, 169, 170). Sie ist paarig und schwingt von den Cisternae crurales beiderseits um das Mittelhirn auf die Zirbel zu. Dort gewinnt sie Anschluß an die Cisterna quadrigeminalis. Nach vorn und seitlich entsendet sie zwei Fortsätze, die wie eine Schwinge (ala) die Pulvinaria umfassen („Ambiens-Flügel", „Citerne rétropulvinarienne"). In die Cisternae ambientes ragt von seitlich die scharfe Kante des Tentoriumschlitzes vor. Dadurch wird sie in einen supra- und infratentoriellen Abschnitt unterteilt. Im halbaxialen pa-Strahlengang projizieren sich die infratentoriellen und supratentoriellen Abschnitte übereinander. Dadurch erscheint die Zisterne breiter als sie in Wirklichkeit ist. Seitlich von dieser sehr deutlich sichtbaren Hauptkontur erscheinen meist schwächer abgebildet die beiden Flügel der Cisternae ambientes, die daher leicht übersehen werden.

Auf den Aufnahmen im *seitlichen* Strahlengang stellen sich nur die Flügel der Ambiens-Zisternen dar. Diese beiderseitigen Flügel der Ambiens — also die retrothalamischen (retropulvinaren) Abschnitte — liegen kommaförmig übereinander und zeigen mit ihrer Spitze zur Cisterna interpeduncularis. Nach oben projizieren sich die Ambiensflügel etwa auf

die Mitte der Vierhügelplatte oder etwas mehr oberhalb.

Die Furchen (Sulci): Bei der Encephalographie eines normalen Gehirns stellen sich gewöhnlich die Furchen nur zart dar. Am deutlichsten bilden sich die Gebiete der beginnenden Altersinvolution (im Frontal- und Parietallappen) bzw. die diffusen Hirnatrophien ab (s. Abb. 212, 213). Man findet also auf Encephalogrammen besonders häufig Furchen der drei Frontalwindungen, der Postzentralwindungen und von Windungen der Medianflächen. Mit Hilfe eines anatomischen Atlas ist die Identifizierung leicht möglich.

Der Sulcus olfactorius liegt an der basalen Oberfläche des Frontallappens beidseits zwischen dem Gyrus rectus und den Gyri orbitales und erstreckt sich nach hinten bis zum Trigonum olfactorium. Die beiden Sulci liegen beidseits neben der Mittellinie und divergieren nach aufwärts. Nach occipital kommuniziert dieser Subarachnoidalraum mit der Cisterna chiasmatis. Die Luft in den Sulci olfactorii ist nur auf den Bildern im ap-Strahlengang bei Rückenlage des Patienten erkennbar. Die Luftstreifen sind ungefähr 1 cm hoch, sie sind steiler gestellt und liegen näher der Mittellinie

216

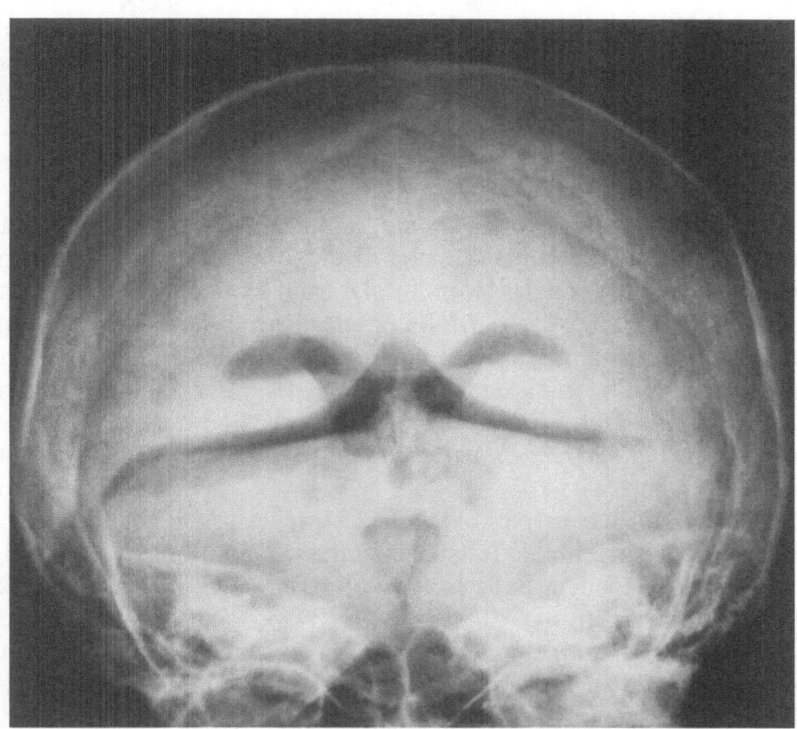

Abb. 177. Subdurale Luftfüllung unter dem Tentorium

als die Crural-Zisternen, so daß sie mit diesen nicht verwechselt werden können (Abb. 176).

Die subdurale Luft. Fließt bei der Luftence-phalographie versehentlich etwas Luft in den Subduralraum ein, so bildet sich diese mit einer Prädilektion an bestimmten Stellen ab. Sie läßt sich an den scharfen, glatten Konturen der Schatten leicht von der Luft in den Sub-arachnoidalräumen unterscheiden. Subdurale Luft trifft man nicht selten unter dem Tentorium an (wo bei pa-Projektion oft das Zelt in seiner ganzen Ausdehnung abgebildet ist) (Abb. 177), im Medianspalt neben der Falx, vor dem Frontal- und Occipitalpol und selten einmal am vorderen Brückenrand. Die plan-mäßige Füllung des Subduralraumes mit Luft wird auf Seite 274 beschrieben.

VIII. Allgemeine Regeln für die Deutung von Pneumencephalogrammen

Bei der Auswertung von Pneumogrammen muß man a) die Varianten (s. oben) und b) die Abweichungen von der Norm infolge mangelhafter Technik bei der Luftfüllung oder bei der Röntgenaufnahme, insbesondere durch unzureichende Lagerung und Einstellung, berücksichtigen. *Durch diese Fehler können krankhafte Veränderungen vorgetäuscht werden.*

Ehe wir also eine pathologische Abweichung im Röntgenbild feststellen, müssen grundsätzlich in jedem Falle einige Vorfragen beantwortet werden:

Wieweit ist die Aufnahme technisch korrekt und erlaubt daher den Vergleich mit „Normalbildern"? Bei der Aufnahme im sagittalen Strahlengang (ap oder pa) soll die „Augen-Ohr-Linie" genau senkrecht zur Filmebene stehen. Dann projizieren sich die Oberkanten der knöchernen Pyramiden in die Mitte bzw. in das untere Drittel der Orbitae, und zwar auf beiden Seiten gleich hoch, wenn keine halbseitige Basisverformung vorliegt. Die „Höhe" des Ventrikelsystems — und insoweit auch die Form — auf der ap- und pa-Aufnahme sind weitgehend von der Projektionsrichtung abhängig, wie die Abb. 178 zeigt. In der *sagittalen* Ebene ist die Aufnahme korrekt, wenn die Abstände der äußeren Orbitakante (oder die der Unterkieferköpfchen oder der Processus mastoidei) von der äußeren Begrenzung des Schädels beiderseits gleich groß sind (Abb. 179). Das ist für die Beurteilung von echten Seitenverschiebungen des Kammersystems Voraussetzung.

Die korrekte Projektion der *Seitenaufnahmen* erkennt man daran, daß sich die Konturen der beiden Orbitadächer decken und die aufsteigenden Fortsätze der Unterkiefer bei der Projektion übereinander liegen. Voraussetzung dafür ist, daß nicht besondere Anomalien in der Ausbildung des Schädelskeletts der beiden Seiten vorliegen, wie z.B. häufig bei der infantilen spastischen cerebralen Hemiplegie.

Weiter müssen wir die folgende Frage klären: *Welche Kammerteile sind gefüllt und welche hätten sich bei der angewendeten Lagerung des Patienten und bei der gewählten Aufnahmetechnik füllen müssen? Welche diagnostische Reichweite hat daher diese besondere Aufnahme?* Wir müssen also zunächst feststellen, wie „tief" die Luftsäule die beiden Ventrikel füllt. Aus dem ap- und pa-Bild allein kann man aus der Kontur der dargestellten Teile und durch den Vergleich der Schattenintensitäten gleicher Kammerteile beider Seiten schon einen gewissen Schluß auf die „Tiefe" der Füllung ziehen. Die exakte Feststellung der Füllungstiefe ist besonders für den Vergleich der Vorderhörner und der Cellae mediae der beiden Seiten wichtig. Dazu dient jeweils das Röntgenbild im seitlichen Strahlengang (Vorderhorn- und Hinterhorn-Seitenbild). Es wird häufig der Fehler begangen, die größte Breite der Röntgenkonturen der beiden Seitenkammern im ap- oder pa-Bild zu vergleichen und bereits eine „halbseitige Erweiterung" festzustellen, obwohl auf der einen Seite nur das Vorderhorn bis zum Hauptteil (Abb. 154, links oben), auf der anderen Seite aber auch die Cella media gefüllt ist, die viel weiter nach seitlich herausragt als der Vorderhorn-Hauptteil bzw. umgekehrt (s. Abb. 162). Dadurch wird eine einseitige Ventrikelerweiterung vorgetäuscht. Bei den Aufnahmen im seitlichen Strahlengang muß man auch besonders sorgfältig durch Vergleich mit Röntgenaufnahmen im sagittalen Strahlengang die Seite des stärker gefüllten Ventrikels identifizieren (s. S. 198).

Selbst ein Vergleich der Cellae mediae ist im sagittalen Strahlengang nur bei gleichstehenden Luftspiegeln gestattet, da sie im occipitalen Anteil stark von der Mittellinie divergieren. Man hat bei allen diesen Vergleichen zu beachten, daß *das Pneumogramm nicht das Tomogramm einer bestimmten Ebene darstellt, sondern das Summationsbild des luftgefüllten Ventrikelsystems in der jeweiligen Strahlenrichtung.*

Schließlich ist es schwer, die „Grenzen des Normalen und die Anfänge des Pathologischen im Röntgenbild" für jede Abbildung durch Vergleich mit dem „Normalbild" festzulegen. Denn es erhebt sich gleich die Frage, wieweit es überhaupt ein für jeden Patienten gültiges Normalbild gibt. Die individuellen Schwankungen sind doch recht erheblich. Form und Größe der Liquorräume sind z.B. bis zu einem gewissen Grad abhängig von der

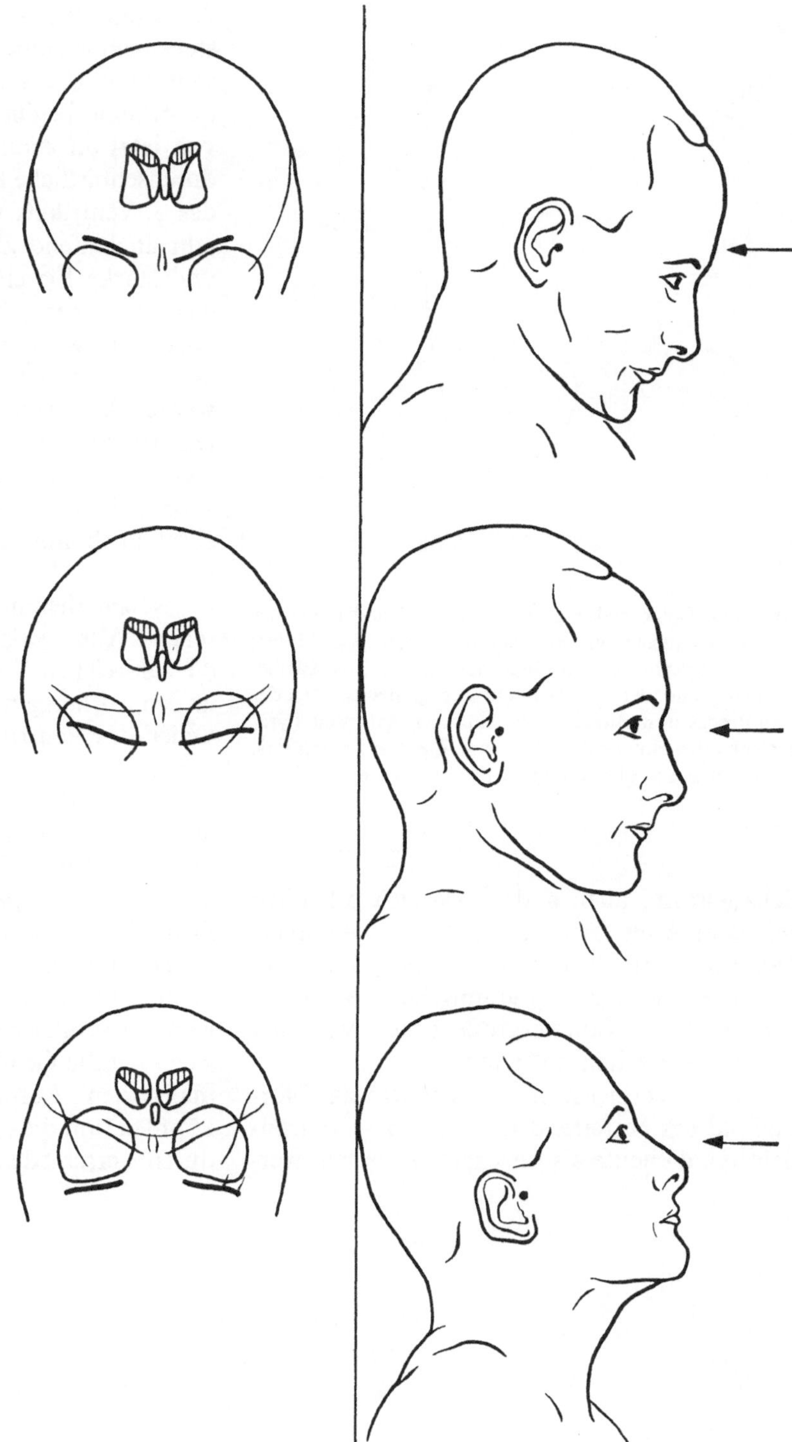

Abb. 178. Änderung der Ventrikelform je nach der Projektionsachse, d.h. in diesem Fall je nach Kopflage. In der Mitte richtige Lage mit senkrechter Augen-Ohr-Linie. Dabei werden die Pyramidenkanten etwa in die Halbierungslinien der Orbitae projiziert

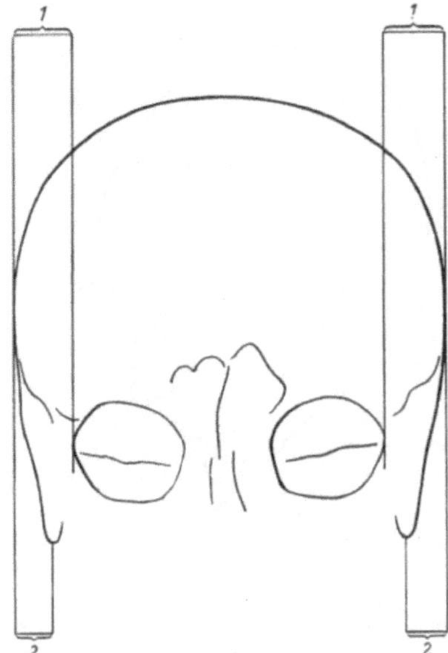

Abb. 179. Die korrekte Lagerung eines Schädels bei der Projektion stellen wir am sagittalen Röntgenbild fest durch Vergleich der Abstände der lateralen Schädelbegrenzung und der lateralen Orbitabegrenzung (*1*) oder dem Processus mastoideus (*2*). Außerdem sollen die Pyramidenkanten auf beiden Seiten in die Halbierungslinie der Orbitae und gleich hoch projiziert werden

Schädelform, auch ändern sie sich erheblich mit dem Alter (Abb. 180). Wir wissen überhaupt noch nichts darüber, ob nicht sogar bestimmte geringe „rhythmische" Veränderungen in der Kammergröße zu den verschiedenen Tageszeiten auftreten.

Jedem Vergleich müssen wir also das Normalbild der betreffenden *Altersklasse* zugrundelegen, da heute als gesichert angesehen werden kann, daß bereits Ende des 3. und spätestens vom 4. Jahrzehnt an eine progressive Erweiterung gewisser innerer und äußerer Liquorräume beginnt. Das Hirngewicht nimmt von jetzt an ständig ab. Deutlich nimmt die durchschnittliche Breite der Cellae mediae und des 3. Ventrikels spätestens vom 50. Lebensjahr an laufend zu (Abb. 180). Mittelgradige und starke Erweiterungen treten gehäuft um das 60. Lebensjahr auf. Die Atrophie der Hirnrinde wird gleichfalls mit fortschreitendem Alter ausgeprägter. Von der Hirnatrophie werden keinesfalls sämtliche Fälle einer Altersgruppe annähernd gleichmäßig befallen, sondern bis in das höchste Alter finden sich — ganz individuell verschieden — neben massiven auch nur mäßige Ventrikelerweiterungen.

Neben diesen beschriebenen „physiologischen" Altersveränderungen müssen wir auch die zahlreichen Varianten berücksichtigen, die in den vorherigen Kapiteln an den einzelnen Teilen des Ventrikelsystems beschrieben wurden.

Der Anfänger sollte sich daran gewöhnen, am Anfang jeder Bildanalyse die in diesem Kapitel erwähnten Voraussetzungen automatisch nacheinander zu prüfen, ehe er krankhafte Befunde diagnostiziert.

Die objektive Messung der Ventrikelgröße: Wollen wir an zwei Röntgenbildern die Ventrikelweite vergleichen, so wäre es sehr nützlich, wenn wir die Größe der Ventrikelteile bei normalisierten Aufnahmen „objektiv" messen könnten, um die subjektiven Ungenauigkeiten durch verschiedene Auffassung des Betrach-

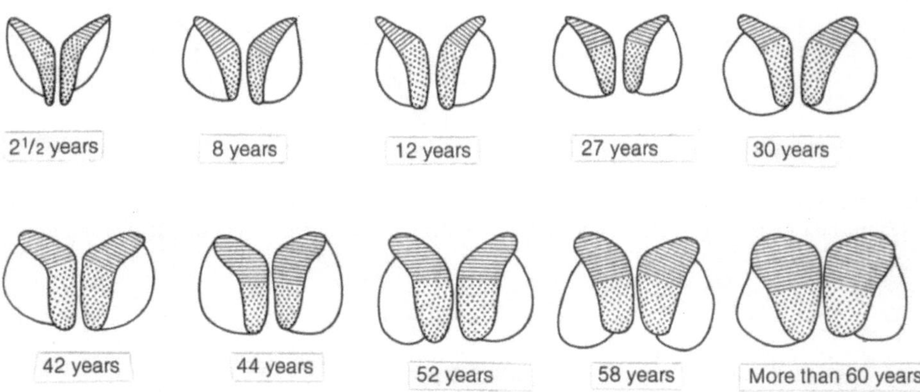

Abb. 180. Durchschnittliche Größe und Gestalt der Kammern im ap-Bild in den einzelnen Altersklassen (Originalkopien von typischen Fällen)

ters auszuschließen. Es sind bereits verschiedene Meßmethoden beschrieben worden, von denen sich aber bisher keine als Routineverfahren durchgesetzt hat. Lediglich die Breitenangaben des 3. Ventrikels sind einigermaßen verwertbar (SCHIERSMANN, 1952, HUBER, 1957 etc.).

Einen gewissen Anhalt gibt die Messung des Ventrikels im ap-Bild auf einer Linie von der inneren oberen Kante zur Ventrikeltaille. Damit kann ein Hinweis auf die Ventrikelweite gegeben sein. Doch fehlt auch diesem Verfahren die Genauigkeit, da die Maße nicht mit der Schädelbreite verglichen werden.

Beim Vorliegen kleiner Ventrikel jenseits der normalen Varianten spricht man von *Mikroventrikulie*. Angeblich soll diese bei „Organminderwertigkeit" häufiger vorkommen. Sie ist differentialdiagnostisch als konstitutionelle Variante von allen sekundären Ventrikelverengungen zu trennen, wie sie infolge pathologischer Veränderungen — besonders ödematöser Prozesse — vorkommen können (Pseudo-Tumor cerebri, s. S. 256).

IX. Das pathologische Pneumencephalogramm

Nachdem wir die Luftbilder eines Patienten nach den Regeln des vorhergehenden Kapitels auf ihre technischen Voraussetzungen und das Bestehen von Varianten geprüft haben, stellen wir die „wirklich" krankhaften Abweichungen vom Normalbild fest. Diese können bestehen: a) *in einer Verlagerung und Verformung von äußeren oder inneren Liquorräumen,* b) *in direkten Füllungsdefekten an den Ventrikeln und* c) *in pathologischen Luftansammlungen* am Ort des krankhaften Prozesses oder schließlich d) in einer *Kombination* von mehreren dieser Merkmale. Alle diese Veränderungen können bei raumfordernden Prozessen vorkommen, zum großen Teil finden sie sich auch bei schrumpfenden Prozessen. Sie können uns Lage und Form und gelegentlich auch die Art der krankhaften Veränderungen angeben.

1. Raumfordernde Prozesse

Bei der Analyse des Pneumogramms unterscheiden wir 3 große Gruppen von raumfordernden Prozessen: Die Tumoren der *Großhirnhemisphären,* die in der *Mittellinie* im Bereich der Liquorbahn gelegenen *Blastome* und die *paramedian* zwischen diesen beiden Gruppen gelegenen *Tumoren.* Dabei können bei paramedianen Tumoren die radiologischen Zeichen der ersten beiden Gruppen kombiniert sein (s. S.17ff.).

Die in den *Großhirnhemisphären* gelegenen raumfordernden Prozesse zeigen durch die Art der Verschiebung des Kammersystems nach seitlich, nach oben oder unten den Sitz des Tumors an (s. Abb. 181).

Die *in der Hirnachse gelegenen Tumoren* rufen eine Verengung der Liquorbahn und dadurch eine Erweiterung der vor ihr gelegenen Kammerteile hervor (s. Abb. 192). In diesen Fällen sucht man die orale und kaudale Begrenzung des raumfordernden Prozesses darzustellen. Bei den Geschwülsten im *Basisbereich* ist auch eine exakte Untersuchung der Zisternen erforderlich, um aufgrund ihrer Deformierung den Sitz des Tumors und seine Kontur abgrenzen zu können.

Auch ein indirekter Tumornachweis ist möglich, z.B. durch die Aufweitung der Cisterna veli interpositi, sowie der Cisterna corporis callosi bei einem Verschluß des 4. Ventrikels durch einen Tumor, der zu einer Tamponade der basalen Liquorwege bei Freibleiben der dorsalen Liquorbahn geführt hat (s. S. 19).

a) Die Hemisphärenprozesse
Übersicht: ap- und pa-Bild

Bei der Analyse des Pneumogramms von Hemisphärenprozessen prüfen wir zunächst auf dem ap-Bild, ob eine Massenverschiebung über die Mittellinie nach rechts oder links stattgefunden hat, was zu einer entsprechenden Verlagerung des Kammersystems führen muß. Diese weist auf die Seite des raumfordernden Prozesses hin. Weiter interessiert uns die Höhe seiner Lage über der Schädelbasis-Horizontalen. Wir versuchen festzustellen, ob der Prozeß — bezogen auf einen Frontalschnitt — in Höhe der lateralen Ventrikelkante (lateral) oder oberhalb (dorsal) oder unterhalb (basal) derselben liegt. Dementsprechend teilen wir den Frontalschnitt des Gehirns grob in 3 Sektoren ein (Abb. 181). Aus der besonderen Verschiebungsrichtung des Kammersystems läßt sich auf die Lage des Tumors in einem dieser 3 Sektoren schließen und damit auf einen *dorsalen* (parasagittalen), *lateralen* oder *basalen* raumfordernden Prozeß. Die Verschiebungsrichtung ist aber nicht allein von dem Druck des raumfordernden Prozesses in dem betreffenden Sektor abhängig, sondern sie wird durch die besondere Verschieblichkeit des betroffenen Hirnteils noch weiter modifiziert. Es gibt jedoch gewisse Grundregeln für die Verschiebungen, die für alle Regionen des Hirns gelten (s. S. 3ff., 6ff.) und die uns die vorliegenden Bilder verständlich machen.

Der Balken ist mit der Einstrahlung seiner Fasern in das beiderseitige Zentrum semiovale das stärkste Fasermassiv und bildet zugleich die obere Begrenzung der beiden Seitenventrikel. In seinen frontalen Anteilen gehört er zu den gut verschieblichen Hirnteilen. Aus seiner Verlagerung kann man infolgedessen die Richtung ablesen, aus der der Hauptseitendruck eines raumfordernden Prozesses erfolgt. Die beiden Seitenventrikel — Vorderhörner — folgen verständlicherweise dieser Balkenverschiebung. Wir können aus der Höhe der beiden Seitenkammern auf den Stand des Balkens schließen, der meist der feinste Indikator für das Vorhandensein und den Sitz eines raumfordernden Prozesses ist. *Ein leichter Schiefstand des Balkens mit Senkung einer Kammer weist oft bereits auf einen raumfordernden Prozeß hin, wenn andere Veränderungen noch fehlen.*

Wird das Balkenmassiv mit der entsprechenden Seitenkammer auf einer Seite sehr stark gesenkt, so muß der raumfordernde Prozeß *dorsal* liegen (Abb. 181 I), wird es nur mäßig gesenkt, dagegen stark seitlich verschoben (Abb. 181 II), so liegt er *dorsolateral*. Bleibt es dagegen in gleicher Höhe stehen und wird *nur* seitlich verschoben, so erfolgt der Druck von *lateral* bzw. *laterobasal*. *Basale* Prozesse können die herdseitige Kammer mit dem Balken sogar anheben (Abb. 181 III).

Die dorsale Gruppe (parasagittal)

Je weiter dorsal der raumfordernde Prozeß liegt, desto stärker wird die herdseitige Balkenhälfte und mit ihr die herdseitige Kammer herabgedrückt (Abb. 181, 182). Wird das Kammersystem gleichzeitig zur Gegenseite verschoben, so muß sich auch das Septum pellucidum schief stellen. Wegen der besseren Verschieblichkeit der frontalen Balkenanteile ist die Seitenverlagerung der Ventrikel grundsätzlich bei frontalem Sitz des Tumors stärker als bei parietalem (s. S. 228, Abb. 4, 167, 181), entsprechend also auch die Schrägstellung des Septums (s. S. 228). Weiterhin wird der obere Teil des 3. Ventrikels ebenfalls seitlich verschoben und der Ventrikel dadurch mit seinem oberen Abschnitt zur gesunden Seite gekippt. Er verläuft dabei parallel oder in einer geraden Fortsetzung zum schräggestellten Septum: Es liegt eine Kippung der „Septum — 3. Ventrikellinie vor" (Abb. 181).

Die laterale und basale Gruppe (Abb. 183)

Je mehr der Sitz des raumfordernden Prozesses von dorsal nach lateral herüberwechselt, desto weniger wird das Septum gekippt, auch wenn die Seitenverschiebung erheblich ist (Abb. 181). Bei dorsolateralem Sitz verlaufen Septum und 3. Ventrikel gewöhnlich noch parallel bzw. in einer Geraden (s. Abb. 181/I),

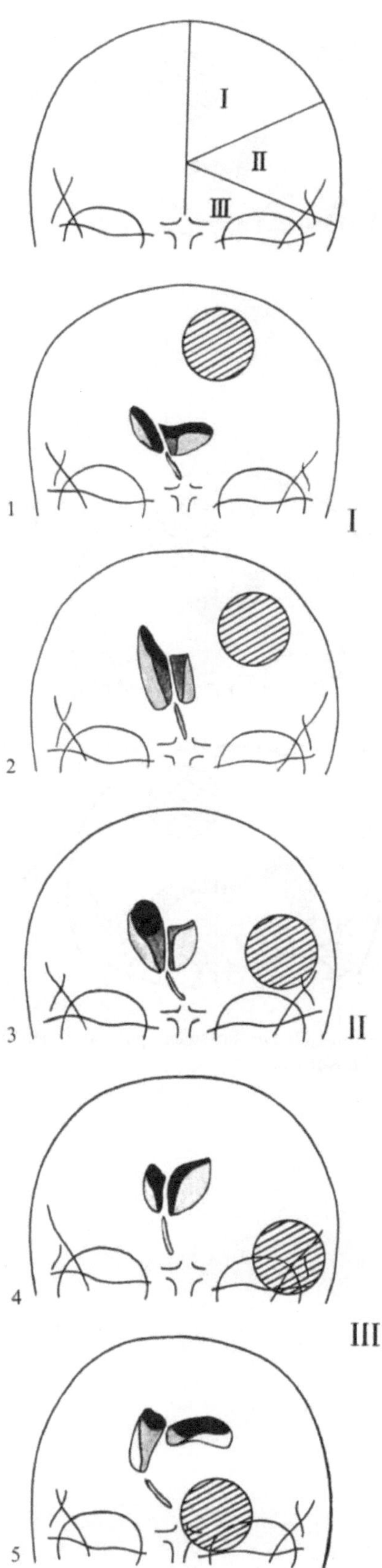

Abb. 181. Ventrikelbild (Vorderansicht) bei den Tumoren der verschiedenen Zonen (I dorsale, II laterale, III basale Tumoren)

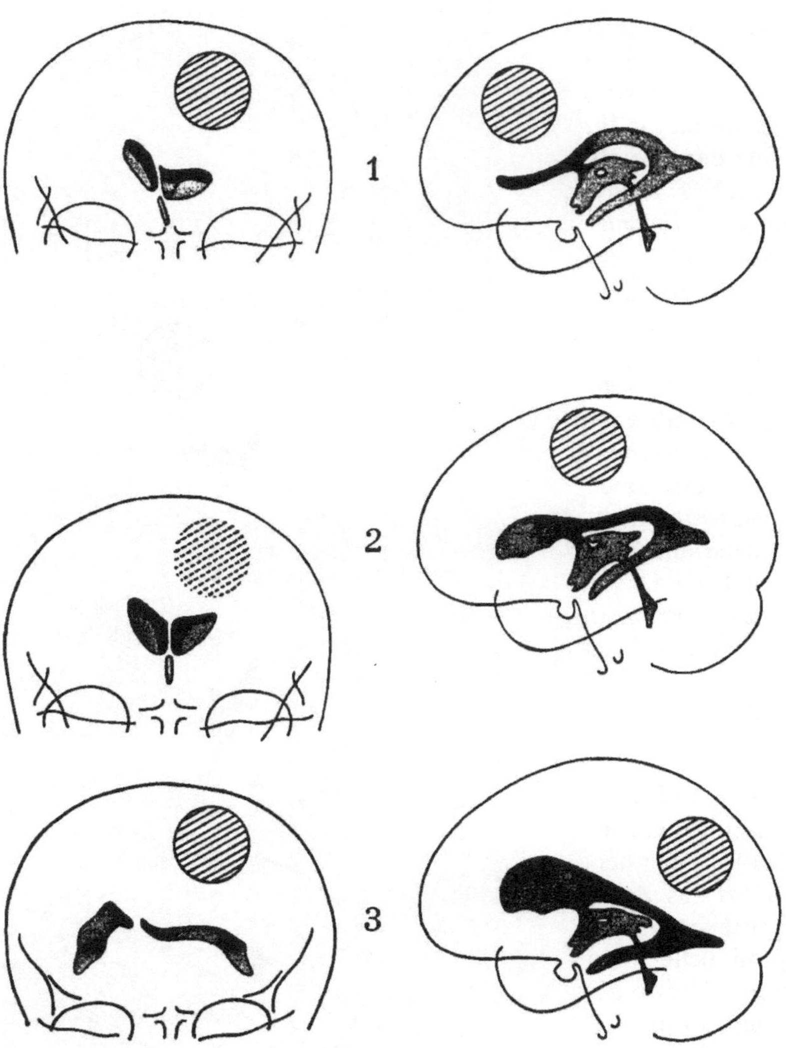

Abb. 182. Die dorsalen (parasagittalen) Tumoren im Vorder- und Seitenbild. (*1*) vorderes, (*2*) mittleres, (*3*) hinteres Sinusdrittel

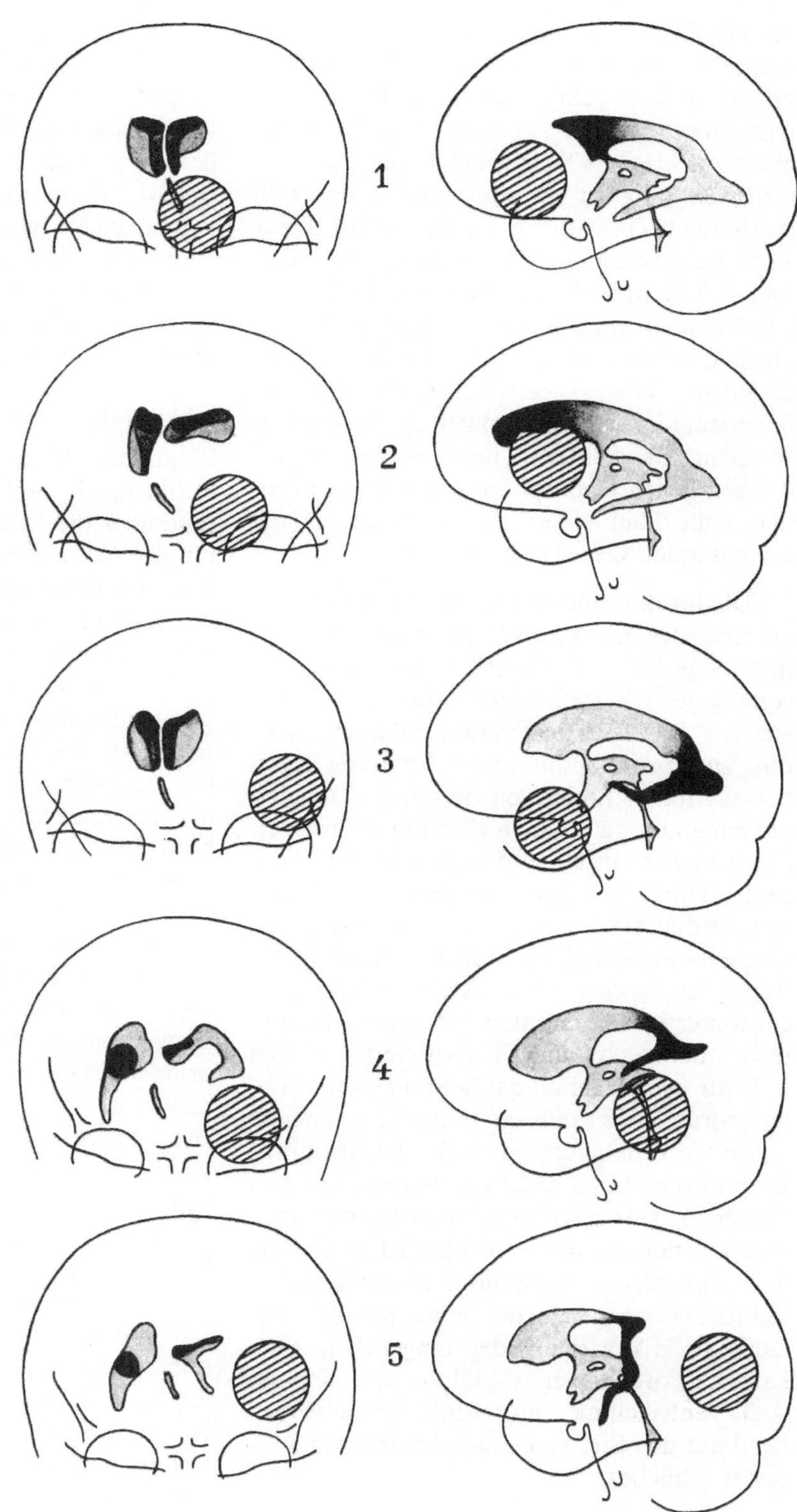

Abb. 183. Die lateralen und basalen Tumoren im Vorder-, Hinter- und Seitenbild: (*1*) vordere frontobasale, (*2*) hintere frontobasale Tumoren, (*3*) temporale Pol-Tumoren, (*4*) temporomediale, (*5*) occipitolaterale Tumoren. (Abb. 181—183 nach ähnlichen Abbildungen von SCHLESINGER)

bei lateralem Sitz bleibt das Septum bereits senkrecht stehen, während der 3. Ventrikel zur gesunden Seite gekippt ist (Abb. 181/II). Bei baso-lateralem Sitz kann das Septum sogar etwas zur kranken Seite geneigt sein, bei baso-medialem Sitz ist dies regelmäßig der Fall (Abb. 181/III). Dadurch kommt es bei dieser Tumorgruppe zu einer Krümmung der „Septum — 3. Ventrikellinie". Dabei ist der 3. Ventrikel ähnlich einer Sichel durchgebogen. Das Dach des homolateralen Ventrikels, das bei dorsalem Sitz stark gesenkt ist, verändert bei lateralem Sitz den Abstand von der Schädelbasis nicht. Bei basalen Tumoren wird es auf der befallenen Hemisphäre sogar oft gehoben und steht dann höher als das Ventrikeldach der gesunden Gegenseite (Abb. 39).

Die für die Einordnung des Tumors in die „verschiedenen Sektoren" im ap-Bild so wichtige „Septum — 3. Ventrikellinie" (Abb. 14) vermag jedoch auch einen Hinweis auf den Sitz des Prozesses in frontooccipitaler Richtung zu geben. Septum und 3. Ventrikel liegen bei sagittaler Projektion in einer Geraden übereinander, tatsächlich aber hintereinander. Ein örtlicher Druck wird sich daher auf diese beiden Hirnteile je nach Sitz unter Umständen verschieden stark auswirken. Ein *frontal* liegender raumfordernder Prozeß verlagert in der Regel das *Septum* mehr als den 3. Ventrikel, ein weiter *hinten* liegender (parietaler, temporaler oder occipitaler) Tumor verlagert den *3. Ventrikel* stärker als das Septum (Abb. 184). Die normalerweise im sagittalen Strahlengang kontinuierliche „Septum — 3. Ventrikellinie" kann also dadurch nicht nur gekippt (dorsale Prozesse) oder gekrümmt (basolaterale Prozesse), sondern auch in sich gespalten werden oder dissoziieren: das Septum ist dann stärker seitlich verlagert als der etwa parallel verlaufende 3. Ventrikel oder umgekehrt. Man kann also oft aus der Abbildung der „Septum — 3. Ventrikellinie" im ap-Bild schon weitgehend auf den Sitz eines raumfordernden Prozesses schließen.

Selbstverständlich muß auch das ap-Bild mit dem pa-Bild verglichen werden. Zusätzlich können Aufnahmen im halbaxialen Strahlengang durchgeführt werden, die einen besseren Hinweis auf die Lokalisation des vorliegenden Prozesses in der frontooccipitalen Achse ergeben.

Es sei schließlich noch einmal daran erinnert (s. S. 17 u. Abb. 9, III), daß bei occipitalen raumfordernden Prozessen praktisch eine Seitenverschiebung *örtlich* nicht möglich ist, sondern erst nach vorheriger *sagittaler Verlagerung* von Hirnmassen nach frontal. Schließlich kann auch bei parietalen raumfordernden Prozessen eine *Seitenverlagerung* örtlich erst zustandekommen, wenn der Balken von der Falx abgedrängt wird, d.h. besonders bei dorsalem Sitz (s. S. 7, Abb. 4 oben, S. 15, und Abb. 186).

Seitenbild

Wenn die Röntgenaufnahmen im sagittalen Strahlengang auch schon eine gewisse Vermutung über die Lokalisation in der frontooccipitalen Achse ergeben, so wird die Diagnose doch erst durch die Seitenbilder gesichert. Bei *dorsalen* Tumoren ist der Sitz in der Längsachse sehr einfach daran zu erkennen, welcher Teil der Seitenkammern überhaupt oder am meisten herabgedrängt ist. Hier weist die Verschiebung des Vorderhorns nach basal auf einen frontalen, die Verschiebung der Cella media auf einen parietalen und die des Hinterhorns bzw. Trigonums auf einen parietooccipitalen Sitz des raumfordernden Prozesses hin (Abb. 185). *Allerdings ist dies nur auf Seitenbildern im Sitzen zuverlässig erkennbar.*

Bei frontalem Sitz wirken sich auch im Seitenbild die lateralen und basalen Tumoren vorwiegend auf das Vorderhorn aus. Sie komprimieren es von der Seite her oder schieben es von der Basis aus nach hinten oder oben (Abb. 183/1 und 2). Auch der 3. Ventrikel kann im letzten Fall im gleichen Sinne mitverlagert werden. Im Temporalgebiet verlagern die dort gelegenen Tumoren das Temporalhorn je nach dem Sitz mehr nach medial, nach oben oder hinten (Abb. 183/3 und 4). In vielen Fällen wird das Temporalhorn total komprimiert und füllt sich dann nicht mit Luft. Weiter occipital gelegene kleine Tumoren wirken bei lateralem Sitz hauptsächlich auf das Hinterhorn ein, größere bewirken ihre Verschiebungen mehr in den vorderen Anteilen.

Tumoren der einzelnen Großhirnregionen

Frontale Tumoren (s. Abb. 181—183)

Allgemeine Kennzeichen. Charakteristisch sind bei allen frontalen Tumoren die Veränderungen an den Vorderhörnern. Die hinteren

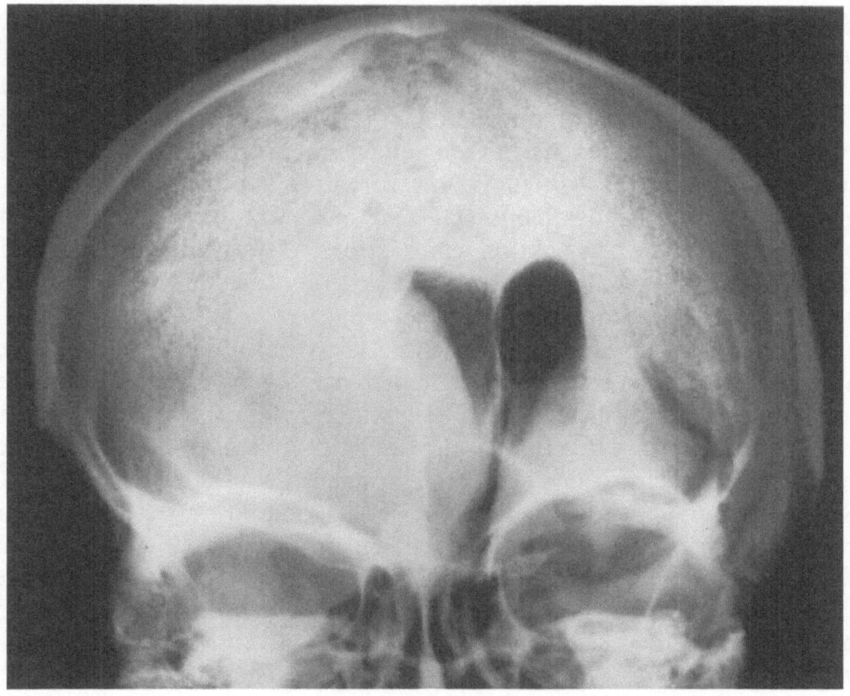

Abb. 184. Typisches Encephalogramm eines temporobasalen (extracerebralen) Tumors (Keilbein-Meningeom)

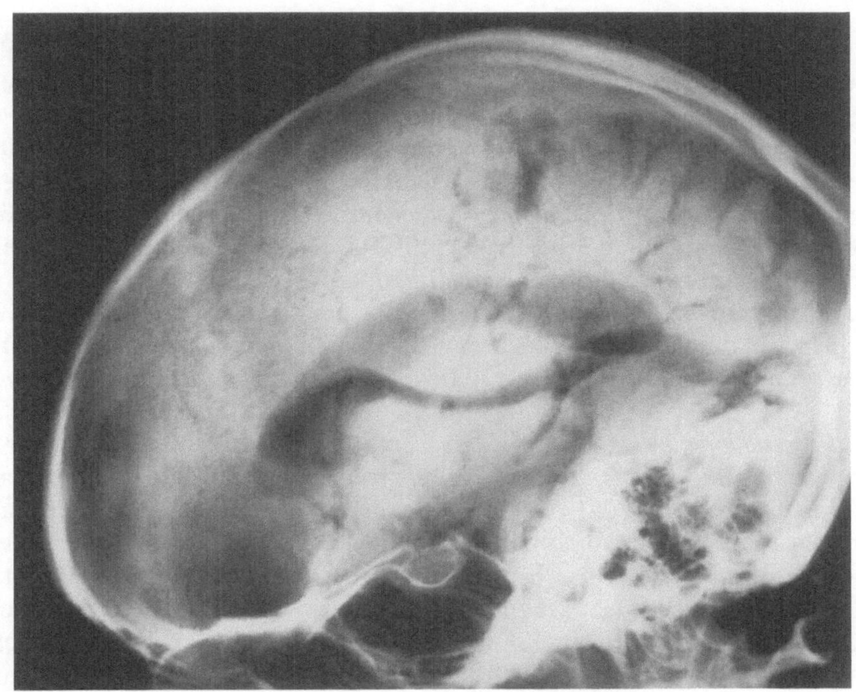

Abb. 185. Eindellung und Verlagerung eines Seitenventrikels durch einen Tumor im Parietal-Bereich (Glioblastoma multiforme)

Kammerteile bleiben meist in ihrer Lage, wenn nicht ein ausgesprochenes Hirnödem in den benachbarten Markmassen besteht und damit dort eine zusätzliche raumfordernde Größe bildet. Im ap-Bild fallen die starken Seitenverschiebungen über die Mittellinie bei vorwiegend einseitigem Sitz des Tumors auf. Sie sind auch in halbaxialer Projektion gut sichtbar. Das Vorderhorn ist umso stärker gesenkt, je weiter dorsal der Tumor liegt und je größer er ist. Je weiter lateral er sich ausdehnt, desto ähnlicher wird das Verschiebungsbild dem der temporalen Geschwülste (Abb. 181), wie es später beschrieben wird. Bei basalen und besonders bei mediobasalen Tumoren können Seitenverschiebungen fast fehlen, die Verlagerung spielt sich besonders nach oben und in der Längsachse nach occipital ab, d.h. sie ist vorwiegend im Vorderhorn-Seitenbild erkennbar (Abb. 183). Das seitengleiche Vorderhorn wird angehoben bzw. von unten her eingedellt. Immer ist das Septum stärker nach seitlich verschoben als der 3. Ventrikel, es sei denn, ein ausgeprägtes Hirnödem hätte die ganze Hemisphäre vergrößert.

Je nach dem Sitz des Tumors kann im Vorderhorn-Seitenbild die Vorderhorn-Spitze verschoben werden, z.B. wird sie bei dorsalem Sitz zur Basis herabgedrängt (Abb. 182/1). Bei lateralem Sitz können die Vorderhorn-Spitzen etwa in der alten Lage bleiben, bei basalem Sitz des Tumors jedoch angehoben werden. Foramen Monroi und 3. Ventrikel (mit Teilen des Hirnstamms) sind nach occipital und kaudal verschoben. Es handelt sich hierbei um einen Teil des „axialen" Verschiebungsprozesses (s. auch S. 7, 10).

Frontodorsale Tumoren (Meningeome des vorderen Sinusdrittels, zystische Astrozytome, Glioblastome (s. S. 29). Bei den Meningeomen ist die Falx deutlich zur Gegenseite gekippt. Im *ap-Bild* ist das herdseitige Vorderhorn stark gesenkt, oft fast zu einem horizontalen Spalt zusammengepreßt und zur Gegenseite verschoben. Dagegen ist das Vorderhorn der gesunden Seite angehoben, sehr schmal und steht fast senkrecht. Beide Kammern bilden gelegentlich einen rechten Winkel. Im Vorderhorn-Seitenbild ist die Vorderhorn-Spitze nach hinten-unten herabgedrückt, so daß ihre Achse zur Basis fast senkrecht stehen kann. Sie ist in der Hirnachse gegen den Vorderhorn-Hauptteil zurückgestaucht. Je weiter jedoch ein Tumor nach hinten liegt, desto weniger wird das Vorderhorn nach hinten, desto eher nach unten verschoben. Bei Glioblastomen sind die Veränderungen ähnlich wie eben allgemein beschrieben, doch besteht häufiger infolge der großen Volumenvermehrung mit Abscherung des Foramen Monroi ein Hydrocephalus der Gegenseite.

Frontomediale Tumoren (Oligodendrogliome, Astrozytome, Falx-Meningeome) (s. S. 29). Sehr charakteristisch ist auf dem Vorderhorn-Seitenbild die „Amputation" des Vorderhorns auf der Herdseite. Das Astrozytom — seltener auf einen Frontallappen beschränkt — kann nach occipital wachsen und das Septum breit auftreiben, wobei dieses gegen beide Vorderhorn-Spitzen drückt. Die Ventrikelkonturen bleiben beim Astrozytom eher glatt, während die Oligodendrogliome gezähnte Ventrikelwände verursachen können. Die Gliome können auch die Foramina Monroi verlegen. Entsteht so ein doppelseitiger Hydrocephalus, dann ist das ap-Bild oft schwer zu deuten. Die *halbseitigen* Falx-Meningeome (s. S. 29) können ähnliche Befunde machen wie diese Gliome. Häufiger sind sie aber doppelseitig. Diese Bilder werden daher bei den doppelseitigen Frontaltumoren noch genauer beschrieben. Im übrigen fehlen hier alle Zeichen eines infiltrierenden Wachstums (glatte Konturen der Ventrikel!).

Frontobasale (subfrontale) Tumoren (Meningeome und Glioblastome, auch die seltenen zylindromatösen Karzinome, sowie Karzinome der Sinus ethmoidales; s. S. 29). Das frontobasale Meningeom der Olfaktoriusgrube hebt im ap-Bild die Vorderhorn-Spitzen an, und zwar bei medianer Lage beide gleichmäßig, sonst auf der Herdseite stärker. Bei halbseitiger Ausbildung kommt es auch zur Seitenverschiebung, die bei doppelseitigen Tumoren meist fehlt. Gewöhnlich macht der 3. Ventrikel die Aufwärtsbewegung des vorderen Kammersystems mit. Die Tumoren dellen das Vorderhorn-Lumen von unten und vorn ein, was man im Vorderhorn-Seitenbild gut sieht: Die Ventrikelkontur liegt also wie eine Mondsichel dem Tumor auf. Auch die Foramina Monroi sind gewöhnlich nach hinten aufwärts verschoben, doch kommt es selten zu ihrer Blockade, so daß der Hydrocephalus meistens gering ist oder fehlt.

Bei guter Luftfüllung der basalen Zisternen kann sich eine Luftsichel um den Tumor darstellen. Sie ermöglicht die Diagnose einer extracerebral gelegenen Geschwulst.

Sehr ähnlich sind die Veränderungen bei den zylindromatösen Karzinomen bzw. anderen Karzinomen der Basis. Die unmittelbar vor der Sella gelegenen Tumoren werden bei den Basis-Tumoren der Mittellinie besprochen.

Bei Glioblastomen ist die Dorsalverschiebung geringer, oft sieht man eine Einstülpung in das Vorderhorn von unten her durch direktes Einwachsen des Tumors (Vorderhorn-Seitenbild), auch sind die Vorderhorn-Spitzen oft auseinandergedrängt (ap-Bild).

Frontolaterale Tumoren (Oligodendrogliome, Astrozytome, Glioblastome, Meningeome der 3. Frontalwindung (s. S. 29). Die frontolateralen Tumoren verschieben das ganze Kammersystem horizontal zur Gegenseite. Im ap-Bild ist der Balken der Herdseite nur wenig gesenkt oder er steht waagerecht. Die Herdkammer ist nur wenig enger als die gesunde Kammer, sie kann auch gleich groß sein. Das Septum steht fast senkrecht. Dieses Verschiebungsbild ähnelt dem der Temporallappen-Tumoren (s. S. 230), es gibt jedoch zwei Unterschiede. Liegt der Tumor oberhalb der Fissura Sylvii, so steht im Vorderhorn-Seitenbild das Temporalhorn an normaler Stelle oder es ist etwas nach basal gesenkt, die hakenförmige Spitze etwas gestreckt. Auch ist der 3. Ventrikel bei frontolateralen Tumoren weniger verschoben als das Septum; beim Temporallappen-Tumor dagegen liegen die Verhältnisse gewöhnlich umgekehrt (s. S. 230), d.h. die „Septum-3. Ventrikellinie" ist dissoziiert. Gleichzeitig ist in diesen Fällen das Temporalhorn stark verlagert oder es fehlt.

Beim Glioblastom ist in der ap-Projektion infolge des starken zusätzlich raumfordernden Hirnödems das herdseitige Vorderhorn stark gesenkt und zusammengepreßt, der Balken steht deutlich schief und die Seitenverschiebung ist stärker. Ähnlich wie das Verschiebungsbild der Glioblastome ist auch das der meist sehr großen Meningeome in der 3. Frontalwindung.

Doppelseitige frontale Tumoren (parasagittale oder Falx-Meningeome) werden wegen ihrer Lage in der Mittellinie auf Seite 232 genauer beschrieben.

Die Tumoren der Zentralwindungen (zystische Astrozytome, siehe aber auch die Meningeome des mittleren Sinusdrittels bei den parietodorsalen Tumoren) (s. S. 230).

Die kleinen Astrozytome machen sehr frühzeitig neurologische Symptome, während sie im Luftbild zu dieser Zeit noch sehr geringe Veränderungen erzeugen; im Angiogramm mögen diese noch völlig fehlen. Die Veränderungen ähneln grundsätzlich denen der frontalen Tumoren, sie sind aber weniger ausgeprägt. Das wichtigste Merkmal ist eine geringe Seitenverschiebung des Ventrikelsystems in Höhe des Vorderhorn-Hauptteils. Der Balken steht allenfalls ein wenig schief infolge Senkung der Herdkammer, das Septum kann etwas zur Gegenseite gekippt sein oder auch senkrecht stehen. Die Röntgenaufnahmen im Sitzen zeigen möglicherweise eine Eindellung des Vorderhorns bzw. der Cella media von oben (nicht mit einer Impression durch die Radiatio corporis callosi verwechseln, s. S. 202!).

Temporale Tumoren (s. Abb. 181/3, 4, 5)

Allgemeine Kennzeichen. Vorderhorn-Hauptteil und Cella media der Tumorseite sind auf dem ap-Bild zur Gegenseite verschoben, ihre dorsale Begrenzung durch den Balken verläuft gewöhnlich horizontal. Wenn ein Hydrocephalus der Gegenseite besteht, liegt das Dach dieses Ventrikels oft sogar höher als das der kranken Seite. Der befallene Ventrikel ist verschmälert und durch Vordringen der Stammganglien von außen eingedellt. Die laterale Ventrikelkante der Herdseite ist oft spitz ausgezogen (Abb. 181/III). Das Septum steht senkrecht und ist bei größeren basal liegenden Tumoren sogar zur Tumorseite geneigt. Der 3. Ventrikel ist regelmäßig stärker verschoben als das Septum (Abb. 181/III). Häufig krümmt sich die „Septum-3. Ventrikellinie" gewissermaßen um den Tumor (s. S. 226).

Diese Veränderungen des Röntgenbildes im sagittalen Strahlengang sind recht charakteristisch. Wichtig ist aber weiter eine gute Darstellung des Temporalhorns in verschiedenen Projektionen, um durch die Art seiner Verschiebung die Lage des Tumors im Schläfenlappen genauer zu bestimmen. Die Temporalhorn-Spitze kann in *ap*-Projektion nach medial verschoben, angehoben und in Seiten-Projektion mehr nach hinten oder oben verlagert sein. Es kann auch das ganze Temporalhorn amputiert erscheinen. Man hüte sich aber vor Täuschungen durch technisch bedingte Füllungsdefekte. Auch hier gibt u.U. die Tomographie einen entscheidenden Aufschluß.

Wahrscheinlich entsteht der gegenseitige Hydrocephalus des Temporallappen-Tumors hauptsächlich durch Beengung des Foramen Monroi bzw. des Aquädukts (Hernie in die Cisterna ambiens). Auf der Herdseite kann sich jedoch der Hydrocephalus wegen der großen Volumenvermehrung des Tumors selbst nicht ausbilden.

Die Pol-Tumoren: vordere temporolaterale Tumoren (Glioblastome) (s. S. 31). Diese Tumoren mit großer Volumenvermehrung bewirken eine Neigung (Überkippen) des Septums zur gesunden Seite. Das herdseitige Vorderhorn steht häufig sogar etwas höher als das der gesunden Seite. Es ist gewöhnlich sehr eng und die Ventrikelkante erscheint spitz nach lateralwärts ausgezogen. Im Seitenbild fehlt das ganze vordere Temporalhorn bzw. es ist weit nach hinten und oben verschoben.

Hintere temporolaterale Tumoren (Oligodendrogliome, Astrozytome, Glioblastome, Meningeome) (s. S. 31). Bei den lateral liegenden Tumoren ist die Gegenkammer gewöhnlich weiter als die der Herdseite. In diese springt von lateral her das Stammganglienmassiv weit vor. Der 3. Ventrikel ist stark zur Gegenseite verlagert und gekrümmt, das Septum aber steht senkrecht. Im Vorderhorn-Seitenbild fehlt entweder nur die Temporalhorn-Spitze oder das ganze Temporalhorn bzw. es ist nach medial oder oben verschoben. Die Glioblastome zeigen diese Kennzeichen besonders stark. Sie wirken sich sogar bis auf das Trigonum aus, das sie je nach Sitz nach oben und medial verlagern können. Dies ist die Folge des oft sehr ausgedehnten Hirnödems.

Die temporobasalen Tumoren (vorne: frontotemporale Keilbeinmeningeome, hinten: basale Meningeome) (s. S. 31). Große kugelige Meningeome bedingen eine Mischung von frontalen und temporalen Zeichen mit Überwiegen der letzten (Abb. 184). Dabei fällt auf, daß auch das Vorderhorn angehoben, das Septum aber zur kranken Seite gekippt und der stark gekrümmte 3. Ventrikel sehr weit zur gesunden Seite verschoben ist. Die „Septum-3. Ventrikellinie" bildet einen Teilkreis, der sich um den Tumor krümmt. Das Temporalhorn ist nach oben verschoben. Viel schwieriger ist die Erkennung von flachen plattenbzw. rasenartig wachsenden basalen Meningeomen (Meningeomen en plaque). Das feinste Merkmal ist hier die Anhebung der Temporalhorn-Spitze im ap- und Vorderhorn-Seitenbild, evtl. auch die Abbildung von Verlagerungen der basalen Zisternen im frontalen Tomogramm.

Unter den typischen Temporallappen-Tumoren im Jugendalter sind die oft zystischen, meist fleckig verkalkten Gangliozytome zu erwähnen, die temporomedial gelegen sind.

Parietale Tumoren (s. Abb. 182/2, 3, 186)

Allgemeine Kennzeichen: Auf dem ap-Bild ähnelt die Verschiebung beim flüchtigen Blick derjenigen der Frontallappen-Tumoren, doch besteht ein grundlegender Unterschied in der andersartigen Verschiebung der „Septum-3. Ventrikellinie" zur Gegenseite. Das Septum ist nämlich weniger nach seitlich verschoben als der 3. Ventrikel, ähnlich wie übrigens auch beim Temporallappen-Tumor. Liegt dieses Merkmal vor, so wird man sogleich nach den weiteren Hauptveränderungen suchen. Im pa-Bild liegen sehr charakteristische Verformungen der Ventrikel vor: Die Cella media ist auf der Herdseite mehr oder weniger gesenkt und bildet eine flache, nach unten konvexe Schale (Abb. 186). Das Trigonum ist besonders im pa-Bild nach medial und abwärts und auch zur Gegenseite verschoben. Gut zeigen auch die Seitenbilder im Sitzen diese Senkung der Cella media und evtl. des Trigonums (Abb. 182/2 u. 3, 185).

Die parietodorsalen Tumoren (Meningeome des mittleren Sinusdrittels, Astrozytome, Glioblastome) (s. S. 30). Diese parasagittal liegenden Tumoren drücken von oben her auf die parietalen Markmassen und den Balken im Splenium-Gebiet, wodurch dieser gesenkt wird, von der Falx freikommt und sich nun

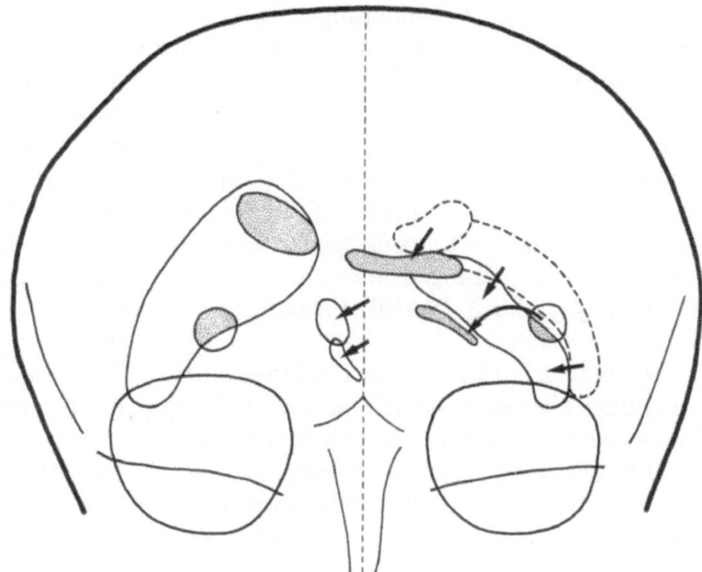

Abb. 186. Halbschematische Skizze des Pneumencephalogramms eines Parietallappen-Tumors. Die Pfeile zeigen die Verschiebung der Ventrikelteile (Cella media, Trigonum, Hinterhorn, 3. Ventrikel). Die punktierten Linien geben die normale Lage der Cella media und des Trigonums an. Starke Hirnschwellung

zur Gegenseite verschieben läßt (s. Abb. 186). Die Cella media ist hier hochgradig zur Gegenseite verlagert, abgeflacht und erscheint als flaches, horizontales Band; sie liegt jetzt beiderseits der Mittellinie. Im pa-Bild entspricht ihr *medialer* Anteil dem am weitesten verschobenen *vorderen* Abschnitt. Das beschriebene Schattenband mündet in das ebenfalls nach medial und unten verschobene Trigonum ein. Diese Kontur ist für die Parietallappen-Tumoren sehr charakteristisch.

Liegen die parietodorsalen Tumoren mehr vorne an den hinteren Zentralwindungen, so machen sie sehr früh neurologische Symptome. Sie werden dann im Luftbild bereits zu einer Zeit untersucht, in der die Massenverschiebungen und die Formveränderungen noch gering sind (s. S. 30, Tumoren der Zentralwindungen).

Die Senkung der Cella media wird im sagittalen Strahlengang (ap- bzw. pa-Projektion), aber auch im seitlichen Strahlengang am besten bei Aufnahmen *im Sitzen* deutlich. Hier können bereits leichte Eindellungen der Seitenkammern von oben mit großer Sicherheit erfaßt werden. Diese Eindellung der Ventrikel ist bei den größeren und bei den weiter nach hinten gelegenen Tumoren sehr charakteristisch (sattelförmige Eindellung, Abb. 185). Sie führt gelegentlich im Seitenbild bis zur „Zerlegung" der Cella media in zwei Teile. (Bilder in Seitenlage können sehr täuschen und sind nicht beweisend!).

Die parietolateralen Tumoren (Oligodendrogliome) (s. S. 30). Auf dem pa-Bild ist die Cella media gesenkt, die Seitenverschiebung aber weniger stark als bei den dorsalen Geschwülsten, da der Balken unter der Falx nicht freikommt. Diese Hauptverlagerung trifft das Trigonum (im pa- und Seitenbild), das nach abwärts und zur gesunden Seite verschoben wird.

Die fronto-temporo-parietalen Tumoren (meist große zystische Ependymome oder walzenförmige Glioblastome) (s. S. 30). Charakteristisch ist für diese Blastome die hochgradige Massenverlagerung des gesamten Ventrikelsystems zur Gegenseite. Das Septum ist auf dem ap-Bild stark verschoben und zur Gegenseite gekippt, ebenso der ganze 3. Ventrikel. (Er ist aber nicht gekrümmt, sondern nur geneigt!). Auffällig ist weiter die starke Senkung der Cella media, die stärker ist als die des Vorderhorn-Hauptteils. — Der Seitenventrikel der Gegenseite zeigt hier meist einen mäßigen Hydrocephalus. Ähnlich sind übrigens die Veränderungen beim subduralen Hämatom.

Occipitale Tumoren (s. Abb. 183/5)

Glioblastome, Meningeome. Sie wirken verständlicherweise vorwiegend auf Trigonum und Hinterhorn, die nach vorne und oben oder unten verlagert werden (Abb. 183/5). Daher zeigen sich die Veränderungen verläßlich nur bei Aufnahmen in Bauchlage. Wenn das Hinterhorn gut ausgebildet ist, sieht man es auf dem pa-Bild — je nach dem Sitz des Tumors — verlagert. Das Trigonum ist gewöhnlich zur Mitte und nach basal verschoben, nur bei basal liegenden Meningeomen (Tentorium) angehoben. Die Cella media der Herdseite ist von oben etwas herabgedrückt und nach medial verlagert, der 3. Ventrikel leicht zur Gegenseite gekippt.

Noch aufschlußreicher ist das Hinterhorn-Seitenbild. Hier wird das Hinterhorn und Trigonum nach vorne oder nach vorne-oben verschoben. Dadurch wird der Winkel zwischen Temporalhorn und Cella media wesentlich stumpfer als normal, das Temporalhorn zeigt oft senkrecht gegen die Schädelbasis. Schläfenhorn bzw. Trigonum und Cella media bilden nahezu einen rechten Winkel (Abb. 183/5). Dorsal liegende Tumoren drücken hauptsächlich Cella media und Trigonum einschließlich Hinterhorn herab, laterale Tumoren verschieben besonders den Ansatz des Temporalhorns nach medial und oben. Der Verschiebungsvorgang erfaßt bei größeren Tumoren die ganze Hemisphäre und reicht bis nach frontal, so daß man sogar auf dem ap-Bild eine geringe Verschiebung der Vorderhörner zur Gegenseite mit Senkung des herdseitigen Vorderhorn-Hauptteils sehen kann. Das Septum steht senkrecht oder etwas schräg zur Gegenseite. Dies führt gelegentlich zu Fehldeutungen, weil man den Tumor zu weit oral vermutet.

Die beidseitigen Tumoren

Meist Meningeome, seltener Gliome (s. S. 32, 33). Beidseitig ausgebildete Tumoren haben gewisse Eigenheiten im Luftbild. Die Seitenverschiebung des Kammersystems kann sehr gering sein, wenn nicht einer von den beiden Tumoranteilen bedeutend größer ist. Dann ist auch die Einbuchtung der Seitenkammer halbseitig stärker.

Die Meningeome kommen überall in der Längsachse vom Ansatz der Falx (Olfaktorius-Meningeome) bis zu ihrem Ende am Tentorium (Meningeome der 3 Sinusdrittel bzw. Falx-Meningeome) vor. Beidseitige Gliome bilden sich besonders an Balken und Septum aus (Schmetterlings-Gliome). Es entstehen Kombinationsbilder zwischen Frontal- und Parietal-Tumoren sowie Balkenblastomen.

Die Meningeome verschieben je nach ihrer Lage die einzelnen Abschnitte der Seitenventrikel verschieden stark. Frontobasal heben sie vorwiegend die Vorderhörner und den Ansatz des 3. Ventrikels an und stauchen sie zurück. Am Frontalpol senken sie die beiden Vorderhornspitzen und rufen hier ebenfalls eine Rückwärtsverlagerung hervor. Im übrigen Verlauf des Sinus sagittalis dellen sie die entsprechenden Teile der Seitenkammern von oben ein, bzw. occipital verschieben sie das Trigonum nach vorne-unten. Alle diese Befunde stellen sich besonders gut im Seitenbild im Sitzen bei entsprechender Kopfhaltung dar. Falx-Meningeome zeigen diese Verlagerung in besonders hohem Maße und führen zu einer schüsselförmigen Kontur der Vorderhörner im ap-Bild.

Meningeome und Gliome kann man oft an den Ventrikelkonturen unterscheiden, da die Gliome diese häufig durch Einwachsen verändern, so daß sich gezähnte bzw. gehökkerte Ventrikelwände abbilden. Falx-Meningeome zeigen tiefere Eindellungen an den Seitenventrikeln als Tumoren, die mehr lateral vom Sinus liegen. Die Differentialdiagnose zwischen einem Falx-Meningeom und einem Balken-Gliom ist aus der Form und der Lage der Cisterna corporis callosi zu entscheiden bzw. aus dem Angiogramm.

Tumoren des vorderen Balkens

Sog. Schmetterlings-Gliome, meist Glioblastome, selten Oligodendrogliome, sehr selten Lipome (s. S. 32). Die Veränderungen der infiltrierenden Balkentumoren zeigen sich besonders charakteristisch auf dem ap-Bild. Durch Druck von oben erscheinen die beiden Vorderhorn-Hauptteile gesenkt und bilden eine schüsselförmige Kontur. Durch Verbreiterung des oberen Septums, in das der Tumor regelmäßig einwächst, werden sie zudem auseinandergeschoben. Bei „tiefer" Luftfüllung in der sagittalen Achse entsteht beim Balkentumor gelegentlich in der ap-Projektion eine sehr charakteristische *Doppelkontur der Vorderhörner:* Die Vorderhorn-Spitzen und der Beginn der Hauptteile sind weniger gesenkt und bilden sich deswegen höher ab als die Vorderhorn-Hauptteile bzw. Cellae mediae, die tief gesenkt erscheinen (Abb. 187, 188). So liegen zwei Querschnitte der Seitenkammern übereinan-

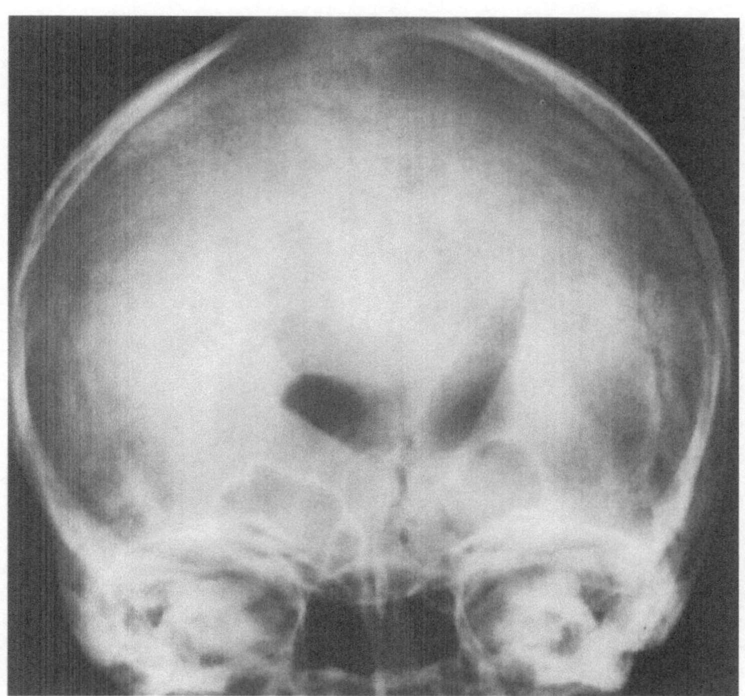

Abb. 187. Luftencephalogramm eines Schmetterlings-Glioms im sagittalen Strahlengang

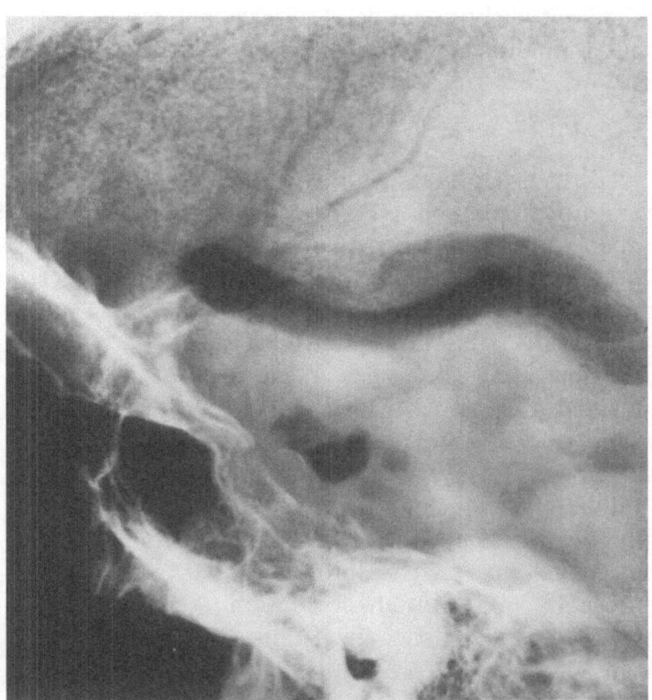

Abb. 188. Luftencephalogramm eines Schmetterlings-Glioms im seitlichen Strahlengang mit Eindellung beider Vorderhörner von dorsal her

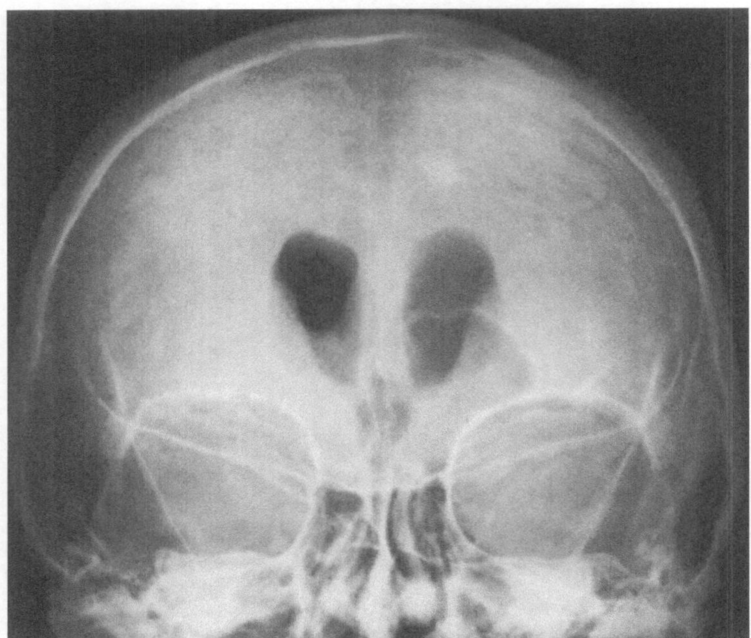

Abb. 189. Geschlossene Septum pellucidum-Zyste

der. Gerade bei Balkentumoren ist es daher unbedingt wichtig, bei der Luftencephalographie Aufnahmen im Sitzen (ap- und Seitenbild) anzufertigen. Der Zentralstrahl muß auf die Längsachse des Corpus callosum gerichtet sein.

Übrigens ist dieses Bild der Doppelkontur gelegentlich auch bei Falx-Meningeomen und Balkenlipomen zu sehen. Doch fehlt hier die Infiltration des Septums. Die Differentialdiagnose des vorderen Balkentumors vom doppelseitigen Falx-Meningeom berücksichtigt daher das Einwachsen des ersten in das Septum und die Ventrikelwand: Die Kontur erscheint höckerig und angenagt (Abb. 187), das obere Septum ist verbreitert, das untere nicht.

Die seltenen echten Septum-Tumoren zeigen einen großen Füllungsdefekt im hydrocephalen Kammersystem durch das breit, aber unregelmäßig aufgetriebene Septum. Auch in den 3. Ventrikel kann ein Tumorzapfen reichen.

Bei der geschlossenen Septum pellucidum-Zyste (s. Abb. 189) ist das Septum streng symmetrisch verbreitert, die beiden Kammern sind auseinandergezogen, kein Kammerteil ist gesenkt. Veränderungen an den Ventrikelkonturen fehlen (Abb. 189).

Bei beginnenden Balkentumoren ist die Darstellung der mit Luft gefüllten Cisterna corporis callosi von wesentlicher Bedeutung.

Diese Zisterne ist bei Balkentumoren angehoben. Eine luftgefüllte, unter dem Tumor gelegene Zisterne schließt praktisch immer einen Balkentumor aus. Sie spricht für einen oberhalb von ihr gelegenen raumfordernden Prozeß, d.h. ein tiefsitzendes Falx-Meningeom.

Oligodendrogliome und Lipome können verkalkt sein.

Von besonderem diagnostischen Wert ist bei allen Tumoren im Balkenbereich die Tomographie im sagittalen Strahlengang.

Tumoren des hinteren Balkens

Glioblastome. Die Bilder der hinteren Balkentumoren sind viel weniger charakteristisch als die eben beschriebenen, zumal diese Tumoren oft auf einen Occipitallappen übergreifen. Auf dem pa-Bild sind Cellae mediae und Trigona nach unten verschoben, verschmälert und auseinandergedrängt. Auf dem Hinterhorn-Seitenbild ist der hintere Teil des 3. Ventrikels von oben-hinten eingedellt. Trotzdem ist das Bild wegen der massiven Veränderungen auch an den Seitenventrikeln (Beengung der Trigona) nicht mit einem Vierhügel-Tumor zu verwechseln! Wichtige Hinweise kann auch hier die Luftfüllung der Zisternen geben.

Die Veränderungen der äußeren Liquorräume bei Hemisphären-Prozessen

Man kann raumfordernde intrakraniale Prozesse auch an den Veränderungen der äußeren

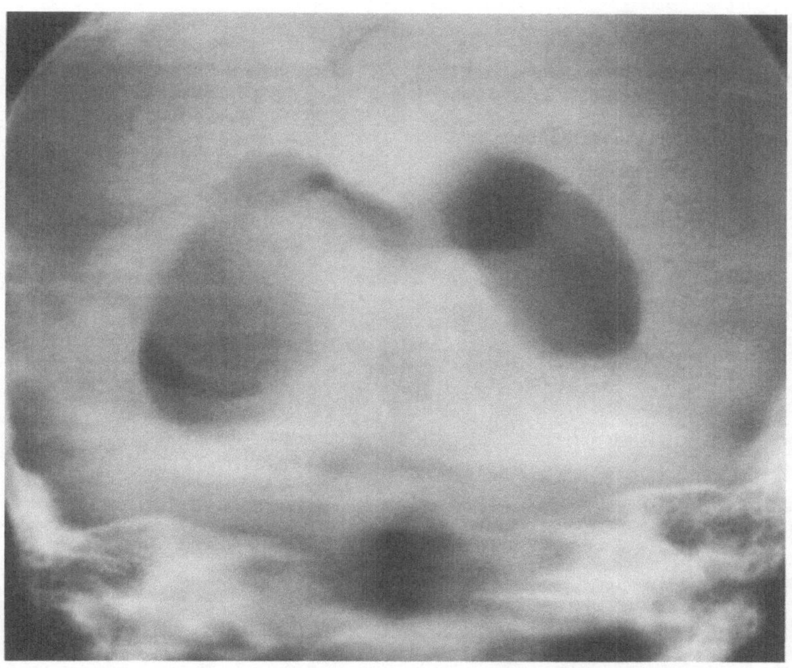

Abb. 190. Tumorschatten eines intraventrikulären Meningeoms. Tomogramm (s. Abb. 18, Nr. 53)

Liquorräume erkennen. Das Fehlen der Arachnoidalfüllung auf der Seite der Geschwulst über der ganzen Hemisphäre oder über einzelnen Lappen kann auf einen örtlichen Hirndruck mit Kompression der Furchen hinweisen. Technische Füllungsdefekte sind auszuschließen. Um manche Geschwülste der Konvexität (Meningeome, pilzförmige Oligodendrogliome) zeichnet sich gelegentlich eine kreis- oder sichelförmige Luftschale ab. Bei Nichtfüllung der Kammern kann man Massenverschiebungen über die Mittellinie gelegentlich auch an den Veränderungen der Balkenzisternen erkennen.

b) Die Prozesse der Ventrikel und der Stammganglien

Allgemeine Kennzeichen. Die Tumoren der Seitenventrikel ragen zunächst kurze Zeit wie Polypen gegen das Lumen vor. Sie verlegen dann aber bald die Liquorwege, so daß es zum Hydrocephalus der vor ihnen liegenden plexustragenden Ventrikelteile kommt. Doch ist die Blockade gewöhnlich nicht vollständig, und etwas Luft dringt sehr oft auch in den abgeschnittenen Ventrikelteil vor die Geschwulst. Die großen Tumoren am Trigonum können zudem gegen den Aquädukt drücken und erzeugen damit einen zusätzlichen Hydroce-

phalus der ersten 3 Ventrikel. Aus diesen Eigenschaften erklärt sich die Verschiedenartigkeit der Befunde. Differentialdiagnostische Schwierigkeiten können nur gegenüber den sekundär aus der Nachbarschaft in einen Ventrikel eindringenden Tumoren entstehen. Doch führen diese Geschwülste eher zu sanften Eindellungen der Ventrikelwand oder zeigen durch gezähnte Konturen ihr Einwachsen in die Ventrikelwand an.

Es gibt nur wenige Arten von echten Tumoren der Seitenventrikel. Sie haben einen ausgesprochenen Lieblingssitz.

Das Meningeom des Trigonums (s. Abb. 190). Diese seltenen Meningeome gehen vom Glomus des Plexus chorioideus aus. Das Temporalhorn ist gewöhnlich hydrocephal erweitert, Trigonum und Hinterhorn werden je nach Lage des Tumors selbst stark ausgeweitet. Später drückt die Geschwulst auch gegen den Aquädukt und den 3. Ventrikel, so daß zusätzlich ein Hydrocephalus der ersten 3 Kammern entsteht. In diesem stark hydrocephalen Kammersystem läßt sich bei sorgfältiger Luftfüllung in den verschiedenen Projektionen meist die Gesamtkontur des Tumors zwischen Foramina Monroi und Trigonum abbilden. Ähnliche Veränderungen erzeugen die seltenen — eher verkalkten — *Plexus-Papillome.*

235

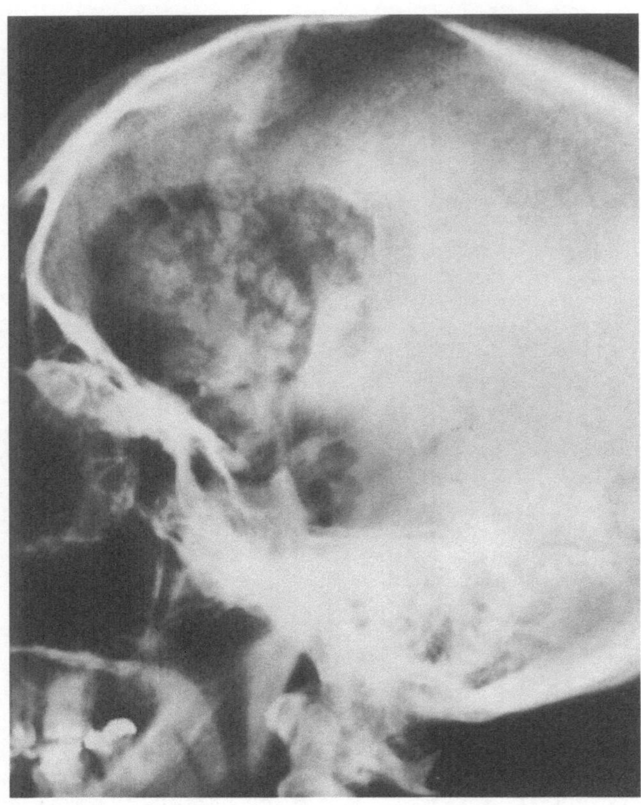

Abb. 191. Typische fleckförmige Luftansammlung am Sitz eines Ventrikeltumors, die artdiagnostisch auf ein Epidermoid hinweist

Das Epidermoid des Seitenventrikels (Trigonum und Temporalhorn). Das Epidermoid wächst gewöhnlich vom Trigonum gegen das Temporalhorn, nur im Ausnahmefall gegen das Vorderhorn. Es bewirkt daher die gleichen Massenverschiebungen wie ein großer hinterer Temporallappentumor. Doch gibt es artdiagnostisch ein sicheres Merkmal: Am Sitz des Tumors kann man im Luftbild fleckig verteilte Luft finden, die in das schollige Material des Tumors eingedrungen ist (Abb. 191).

Das Ependymom des Seitenventrikels (am Foramen Monroi). Man findet sehr frühzeitig einen erheblichen Hydrocephalus der Herdseite, da das Foramen Monroi blockiert ist. Der Tumor drückt das Septum weit auf die gesunde Seite, was man deutlich auf dem ap-Bild erkennt. Die Cella media der Gegenseite liegt als kleines Dreieck hoch angehoben und nach seitlich verschoben am oberen Ende des ausgebeulten Septums, da der Tumor weit auf die Gegenseite hinüber ragt. Gelingt es, Luft auch in das Vorderhorn der Herdseite zu bringen, so erscheint im Vorderhorn-Seitenbild der Tumor als ein breiter Füllungsdefekt zwischen Vorderhorn und Cella media, sonst ist das Vorderhorn hier amputiert.

Die Ventrikeltumoren bei der tuberösen Sklerose liegen basal in einem Vorderhorn und verschließen, wenn sie größer werden, beide Foramina Monroi. Dadurch entsteht ein beidseitiger Hydrocephalus, der diese Tumorart vom Ependymom unterscheidet. Kleinere Tumoren können überall an der Ventrikelwand wachsen und sind meist verkalkt.

Thalamus-Tumoren (Glioblastome, Astrozytome, Oligodendrogliome) (s. S. 33). Im Gegensatz zu den eben beschriebenen Blastomen handelt es sich zwar beim Thalamus-Tumor nicht um einen echten Ventrikel-Tumor. Er grenzt aber sowohl an die Cella media als auch an den 3. Ventrikel breitflächig an, daher wird das Luft-Kontrastbild hier beschrieben.
Durch eine Blockade des Aquädukts entsteht ein Hydrocephalus der ersten 3 Kammern, ähnlich wie bei einem Trigonum-Meningeom. Der vergrößerte Thalamus drängt gegen den 3. Ventrikel, die Cella media und das Trigonum vor. Man erkennt dies besonders gut

236

auf dem pa- aber auch im ap-Bild, auf dem sich der zur Gegenseite verdrängte 3. Ventrikel um den Tumor krümmt. Die Cella media wird nach oben zu einer schmalen Sichel gepreßt und lateral erscheint das Trigonum bogenförmig um den Tumor ausgezogen. Als Verlängerung dieses Ringes von Ventrikelteilen sieht man gelegentlich unten den Ansatz des Temporalhorns. Im Hinterhorn-Seitenbild oder auf den Seitenaufnahmen kann man bei guter Luftfüllung den Tumor als eine knotenförmige Aussparung im hydrocephalen Seitenventrikel erkennen. Thalamus-Tumoren im Kindesalter (Oligodendrogliome) sind — wegen des nachgiebigen, wachsenden Schädels — im Augenblick der Untersuchung wesentlich größer als die in späteren Jahrzehnten wachsenden Astrozytome und Glioblastome, die gelegentlich auch doppelseitig auftreten können.

c) Die Blockaden der Liquorbahn in der Mittellinie (3. Ventrikel, Aquädukt, 4. Ventrikel)

Die wichtigste Folge der Blockaden der medianen Liquorbahn zwischen den Foramina Monroi und Magendie ist der symmetrische Hydrocephalus der vor dem Hindernis liegenden Kammerteile (s. Abb. 192). Nicht immer besteht zum Zeitpunkt der Untersuchung bereits ein vollkommener Verschluß der Liquorwege. Häufig sind diese durch den blockierenden Prozeß, meist einen Tumor, nur verengt und manchmal auch verlagert. Die verschiedenen zur Blockade führenden Krankheitsprozesse haben einen Lieblingssitz und meist eine recht typische Form. Sie darzustellen ist das Ziel der Diagnostik. Dies kann durch lumbale Encephalographie oder durch Ventrikulographie erreicht werden. Aufgabe der Untersuchung muß es sein, unbedingt die obere, d.h. die den erweiterten Ventrikelteil begrenzende Kontur des Tumors, manchmal auch die untere bzw. bei inkompletter Blokkade die ganze den Liquorweg einengende Oberfläche des Tumors abzubilden. Man darf sich dabei nicht mit dem Ergebnis eines allmählich verdämmernden Luftschattens begnügen, sondern muß die Untersuchung so durchführen, daß eine scharfe Begrenzung der Luftsäule erkennbar ist (Abb. 192/1—4 u. Abb. 201/1—4b). Dazu muß die Luft in den

oberhalb des Tumors gelegenen erweiterten Kammerteil gelangen und durch entsprechende Lagerung des Patienten an die Tumoroberfläche gebracht werden. Wertvolle Dienste für die klare Darstellung leistet auch hier die Tomographie (s. S. 193) und die Verwendung positiver Kontrastmittel (s. S. 188).

Es wird vom klinischen Befund und der u.U. schon durch ein Angiogramm annähernd bekannten Größe des Hydrocephalus abhängen, ob man sich dafür entscheidet, die Luft lumbal oder durch ein Ventrikelbohrloch einzubringen bzw. hier positives Kontrastmittel zu injizieren. Die Ventrikelpunktion ist ratsam, wenn man mit einem vollkommenen Verschluß der Liquorwege rechnet. Dann sollte man versuchen, einen Katheter in ein Vorderhorn und von ihm durch das Foramen Monroi in den vorderen Teil des 3. Ventrikels einzuführen (s. S. 189). So sind die besten Bedingungen gegeben, ohne Gefahr der Einklemmung mit einer ganz geringen Menge von Luft oder mit positivem Kontrastmittel den 3. Ventrikel, Aquädukt und 4. Ventrikel darzustellen. Rechnet man mit einer noch offenen Liquor-Passage, was bei pontinen Prozessen und Tumoren der Sellaregion häufig ist, wird man eine Ventrikelabbildung zunächst durch lumbale Encephalographie anstreben. Diesen Weg kann man auch bei liegendem Ventrikelschlauch als zweiten Untersuchungsgang wählen, wenn die Füllung von oben kein ausreichendes Resultat erbracht hat. Diese Kombination ist besonders wertvoll, wenn man z.B. einen narbigen Aquäduktverschluß von oben und unten eingrenzen will. Eine Bildschirmbeobachtung während der Einbringung der Luft bzw. eines positiven Kontrastmittels erleichtert alle diese Maßnahmen. Im einzelnen sind folgende typische Untersuchungsgänge möglich: Wenn sich bei *lumbaler Encephalographie* im Sitzen der Prozeß durch den Kontrast der an ihm vorbeistreichenden Luft abbildet, ist das Ziel der Untersuchung erreicht. Gelangt die Luft nicht in den erweiterten vor dem Hindernis liegenden Ventrikelteil, muß die Encephalographie abgebrochen und eine Ventrikulographie angeschlossen werden. Erreicht die Luft am Prozeß vorbei den hydrocephalen Kammerteil, ohne daß sich das Hindernis befriedigend darstellt, versucht man, eine ausreichende Luftmenge (etwa 30—40 ml) in die Seitenkammern zu bringen. Anschließend

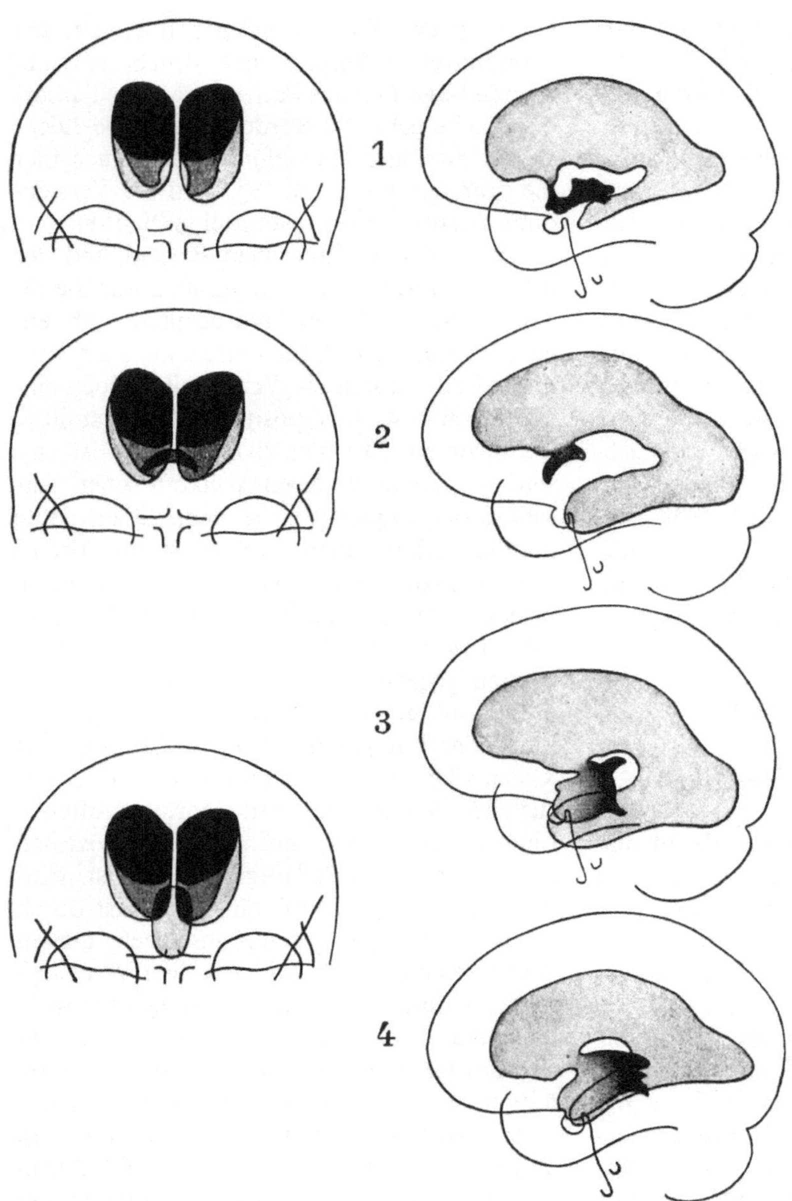

Abb. 192. Schematische Abbildung der Vorder- und Seitenbilder bei den Tumoren im Bereich des 3. Ventrikels und Aquädukts

wird die Lumbalnadel entfernt. Dann werden Röntgenaufnahmen in Rückenlage und mit herabhängendem Kopf gemacht. In dieser Position ist der vordere Anteil des 3. Ventrikels mit den Foramina Monroi der höchste Ventrikelabschnitt. Ist die Passage frei, so muß jetzt Luft in den 3. Ventrikel einfließen. Ist dies nicht der Fall, so liegt bei korrekten technischen Voraussetzungen eine partielle Blockade am Foramen Monroi bzw. im vordersten Teil des 3. Ventrikels vor (Abb. 192/1 u. 2).

Füllt sich der rostrale Teil des 3. Ventrikels mit Luft, so muß nun auch der kaudale Teil untersucht werden. Das gelingt in Bauchlage

auf dem pa- bzw. Hinterhorn-Seitenbild. Liegt ein raumfordernder Prozeß im hinteren Teil des 3. Ventrikels bzw. im Vierhügelgebiet, so erscheint jetzt die rostrale Begrenzung des Tumors (Abb. 192/3).

Eine technische Schwierigkeit bei der Untersuchung des 3. Ventrikels muß hier aber noch erwähnt werden: Beim Umlagern des Patienten aus der Rückenlage in die Bauchlage kann es vorkommen, daß die Luft aus dem 3. Ventrikel wieder in die Seitenventrikel zurückfließt. Man muß daher beim Umlagern besondere Kunstgriffe anwenden: Es kommt darauf an, daß während der Umlagerung das

Foramen Monroi immer der höchste Punkt der Seitenventrikel bleibt (s. Technik der Luftencephalographie, S. 192). Ist also beim Versuch, den hinteren Teil des 3. Ventrikels zu füllen, die Luft wieder in den Seitenventrikel entwichen, muß der Patient zunächst erneut in Rückenlage gebracht werden, und es soll bei hängendem Kopf die Luft in den 3. Ventrikel gelangen. Dann ist beim Umlagern und beim Drehen des Patienten der Kopf tief zu halten. Kinder kann man bis zum Kopfstand anheben, sie um ihre Achse drehen und sie auf den Bauch legen.

Ist der hintere Teil des 3. Ventrikels noch hydrocephal und in voller Ausdehnung dargestellt, so suchen wir die Blockade weiter stromabwärts und versuchen, den Aquädukt abzubilden. Dazu dient das Hinterhorn-Seitenbild und die halbaxiale pa-Aufnahme. Der Verschluß kann im Aquädukt selbst („direkter" Verschluß) liegen (Abb. 192/4) oder durch Abknickung des Aquädukts bedingt sein („indirekter" Verschluß). Diese ist die Folge eines Tumors im Kleinhirnbereich, besonders wenn er im Wurm gelegen ist (Abb. 201/1 u. 3) (s. S. 19).

Wird die Luftfüllung der Kammer durch *Ventrikelpunktion* vorgenommen, gibt es zwei Möglichkeiten der Ventrikeldarstellung. Liegt der Katheter im 3. Ventrikel, dann dreht man den Patienten auf den Bauch und macht eine Seitenaufnahme, während etwa 5 ml Luft eingeblasen werden. So gelingt meist eine gute Darstellung aller noch freien Liquorwege bis in den Bereich des Halsmarks. Hierauf werden Aufnahmen bei sagittalem Strahlengang und Tomogramme angeschlossen, wofür man evtl. noch etwas Luft nachfüllen muß.

Ist die Darstellung trotzdem nicht befriedigend, legt man den Patienten auf den Rücken und verwendet nun bei analogem Vorgehen *positives Kontrastmittel* (jetzt fast ausschließlich Dimer-X), das im Gegensatz zur Luft schwerer als Liquor ist und herabsinkt. Jetzt gelingt es immer, eine optimale Abbildung zu erzielen.

Anders ist die Situation, wenn der Katheter im Seitenventrikel liegt. Dann muß man bei Verwendung von Luft als Kontrastmittel den Patienten so lagern, wie es bei der lumbalen Encephalographie beschrieben wurde, um die Luft aus den Seitenkammern in die medianen Ventrikelteile zu bringen. Werden positive Kontrastmittel verwandt, so muß man natürlich auch bei dieser Katheterlage den Patienten sitzend oder auf dem Bauch liegend für die Darstellung der vorderen Anteile des 3. Ventrikels, in Rückenlage für die Darstellung des hinteren Abschnitts des 3. Ventrikels, des Aquädukts und des 4. Ventrikels untersuchen.

Wenn die Größe des Hydrocephalus von besonderem Interesse ist, muß abschließend noch etwas mehr Luft eingefüllt werden.

Die Grade des Hydrocephalus

Leichtere Grade des Hydrocephalus beginnen mit einer Verplumpung durch Abrundung der lateralen Ventrikelkanten im ap-Bild. Dabei ist die Stammganglientaille des Vorderhorns verstrichen. Bei einem stärkeren Hydrocephalus verlieren sich die ursprünglichen Kammerformen immer mehr. Bei manchen kindlichen Hydrocephali sind nur noch runde, mit Luft gefüllte Blasen zu sehen, die im Extremfall nur von einem wenige Millimeter dicken Hirnmantel überzogen sind. Wird ein Hydrocephalus occlusus mit zeitlichem Zwischenraum erneut encephalographiert, z.B. nach operativer Wiederherstellung der Passage bzw. Ableitung des Liquors nach außen, so sieht man gelegentlich eine sehr deutliche Rückbildung des Hydrocephalus. Das durch den Sekretionsdruck des Liquors „aufgeblasene" und gegen den Schädel gepreßte Gehirn kann nach der Entspannung allmählich in seine alte Form zurückkehren und wieder Furchen und Zisternen bilden, die vorher komprimiert waren.

Ein eigenartiges Bild entsteht gelegentlich bei der Füllung großer kindlicher Hydrocephali: Die Luft kann sich hier in zahlreichen rundlichen Schatten verschiedener Größe abbilden, die offensichtlich Blasen entsprechen (Abb. 193). Sie haben keinerlei pathognomonische Bedeutung und stehen möglicherweise mit dem Eiweißgehalt des Liquors in Beziehung. Auch die Luft-Liquor-Grenzschicht bildet sich dann als Wellenlinie ab.

Nach diesen allgemeinen Vorbemerkungen über das Vorgehen beim Nachweis einer Blockade der Liquorbahn in der Mittellinie sollen jetzt die Syndrome im einzelnen beschrieben werden.

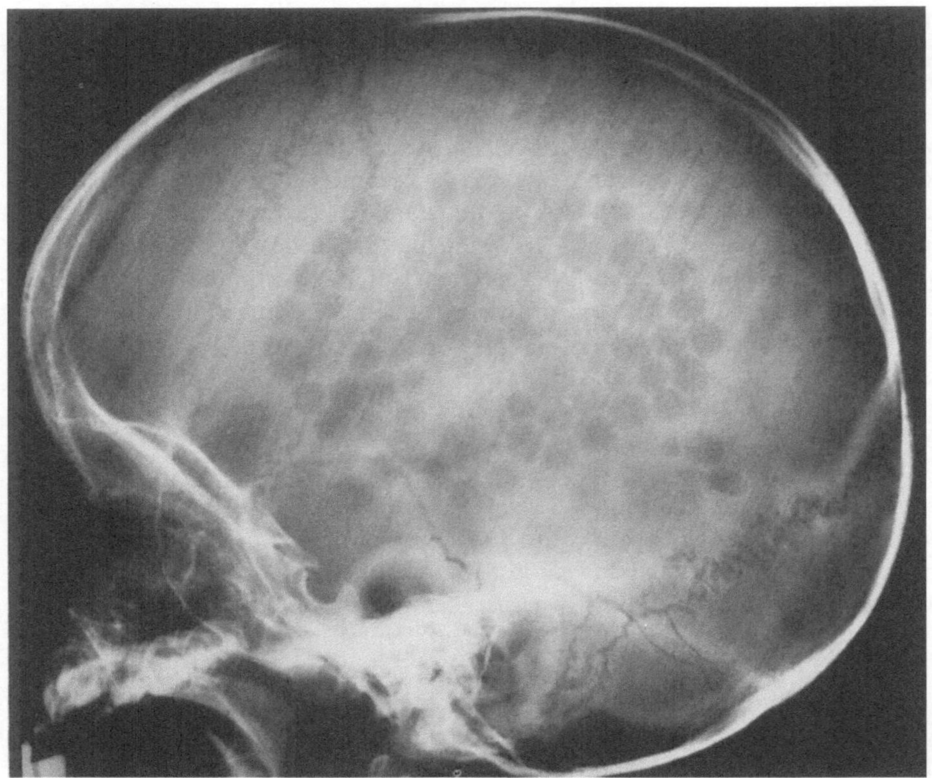

Abb. 193. Blasenförmige Luftansammlung bei einem kindlichen Hydrocephalus internus

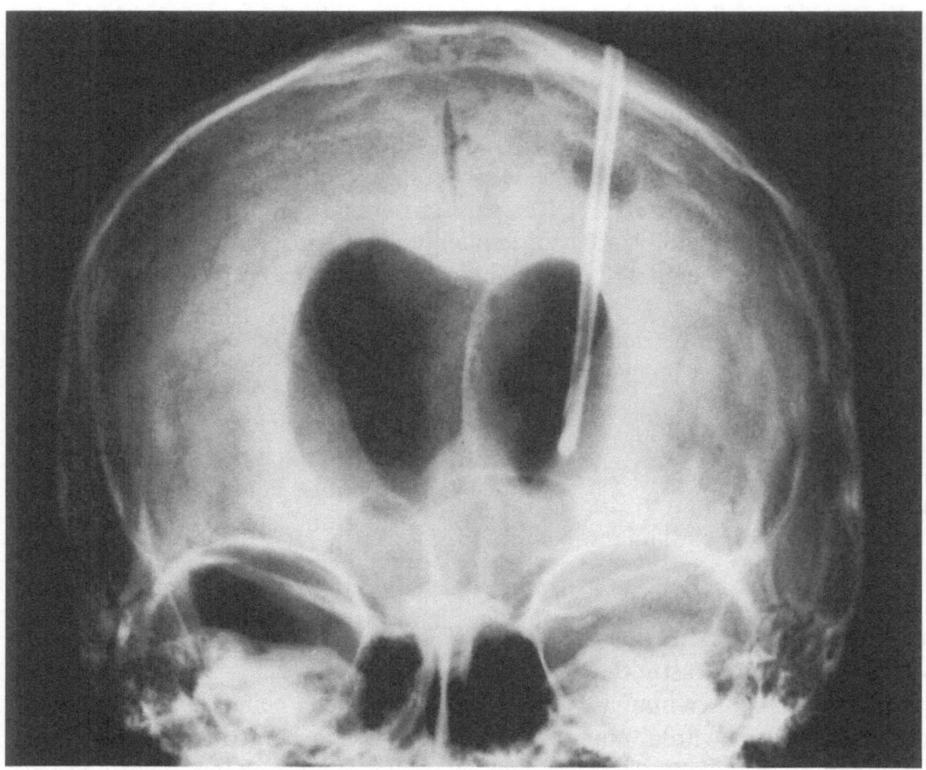

Abb. 194. Ventrikulographie-Befund einer Ependym-Zyste (s. Abb. 192/1)

3. Ventrikel-Tumoren: obere, vordere Gruppe

Verschlüsse an den Foramina Monroi

Ependym-(Kolloid-)Zysten des Foramen Monroi (s. S. 32). Diese bis kirschgroße Fehlbildung bedingt einen sehr charakteristischen Block der Foramina Monroi. Bereits im ap-Bild kann sich ihre Kontur halbkugelartig zwischen den Hauptteilen der Vorderhörner und evtl. dem 3. Ventrikel abbilden (Abb. 194). Die Darstellung verbessert sich wesentlich, wenn man die gleiche Aufnahme im halbaxialen Strahlengang macht und damit das sonst strahlenorthograd getroffene Gebiet in der Längsachse entzerrt. Gelingt es, Seitenventrikel und 3. Ventrikel mit Kontrastmittel zu füllen (lumbale Encephalographie oder Ventrikulographie), so bildet sich gelegentlich im Vorderhorn-Seitenbild die volle Umgrenzung der Zyste ab (Abb. 192/1). Seltener entwickelt sich der Prozeß mehr an *einem* Foramen Monroi und verursacht daher einen vorwiegend herdseitigen Hydrocephalus.

Andere Tumoren im rostralen Teil des 3. Ventrikels wie Plexus-Papillome, intraventrikuläre Kraniopharyngeome ohne „Ansatz" am Sellagebiet, pilozytische Astrozytome/Spongioblastome erzeugen zwar auch einen Block der Foramina Monroi, doch zeigen sie im Unterschied zu den Ependymzysten meist eine größere Ausdehnung.

3. Ventrikel-Tumoren: obere, hintere Gruppe

„Vierhügel-Tumoren"

Pinealozytome/Germinome, Teratome der Pinealis, Ependymome des 3. Ventrikels, pilozytische Astrozytome/Spongioblastome der Vierhügelplatte (s. S. 34). Wir haben als zusammenfassenden Begriff den der „Vierhügel-Tumoren" bzw. Tumoren im hinteren Abschnitt des 3. Ventrikels gewählt, weil die Luftbilder dieser raumfordernden Prozesse recht ähnlich sind, gleich ob sie vor, oberhalb oder in der Vierhügelplatte selbst entstehen.

Vom Vierhügelgebiet aus springt ein glatter oder höckeriger Tumorschatten nach vorn in den hinteren Teil des hochgradig hydrocephalen 3. Ventrikels vor, der dadurch eine konkave hintere Begrenzung erhält (Abb. 192/3).

Bei vollständiger Blockade der Liquorbahn am Mittelhirn kann der Hydrocephalus des 3. Ventrikels erhebliche Ausmaße erreichen. Der 3. Ventrikel wird in eine papierdünne Blase umgewandelt. Bekannt sind in diesen Fällen die Druckveränderungen an der Sella sowie klinisch u.U. ein Chiasma-Hypothalamus-Syndrom.

Pinealozytome/Germinome wachsen in der Mehrzahl der Fälle in Richtung nach vorn (Abb. 195), da sie nach oben auf das relativ starke Widerlager des Corpus callosum und der Falx cerebri stoßen. Im Luftencephalogramm zeigt sich bei den Pinealozytomen, wie auch meist bei den Ependymomen, ein ausgeprägter, eher höckeriger Füllungsdefekt an der Hinterwand des 3. Ventrikels. Die Pinealozytome kann man sehr oft an der großen und frühzeitig auftretenden Verkalkung erkennen.

Die übrigen „Vierhügel-Tumoren" (Teratome, Ependymome, Spongioblastome, Arachnoidalzysten) (s. S. 34). Teratome, pilozytische Astrozytome/Spongioblastome, Meningeome im Tentoriumschlitz und Arachnoidalzysten haben im Luftbild eine glatte Konturierung der Geschwulstoberfläche. Auch die venösen „Aneurysmen" dieser Gegend können wie ein Vierhügel-Tumor wirken und haben meist eine glatte Kontur. Die Arteriographie sichert hier die Diagnose (Abb. 196, 197).

Geschwülste im Bereich der Lamina quadrigemina selbst (infiltrierende pilozytische Astrozytome/Spongioblastome). Diese „Vierhügel-Tumoren" im engeren Sinne führen stets zu einer Verdickung der Platte, besonders im oberen Anteil. Hier kommt es zu einer Deformierung oder zu einem Verschluß der Cisterna quadrigeminalis. Sind die Geschwülste größer, so ist auch der dorsale Abschnitt des 3. Ventrikels, wie oben beschrieben, eingedellt. Ebenfalls finden sich Veränderungen am Aquädukt, meist durch Einwachsen der Geschwulst. Gleichzeitig wird der Aquädukt durch den Tumor von oben nach basal herabgedrängt. Werden die Wände des Aquädukts vom Tumor infiltriert, so erscheint der Aquädukt im Luftbild unregelmäßig begrenzt. Wenn der Abstand zwischen dem Aquädukt und der Ci-

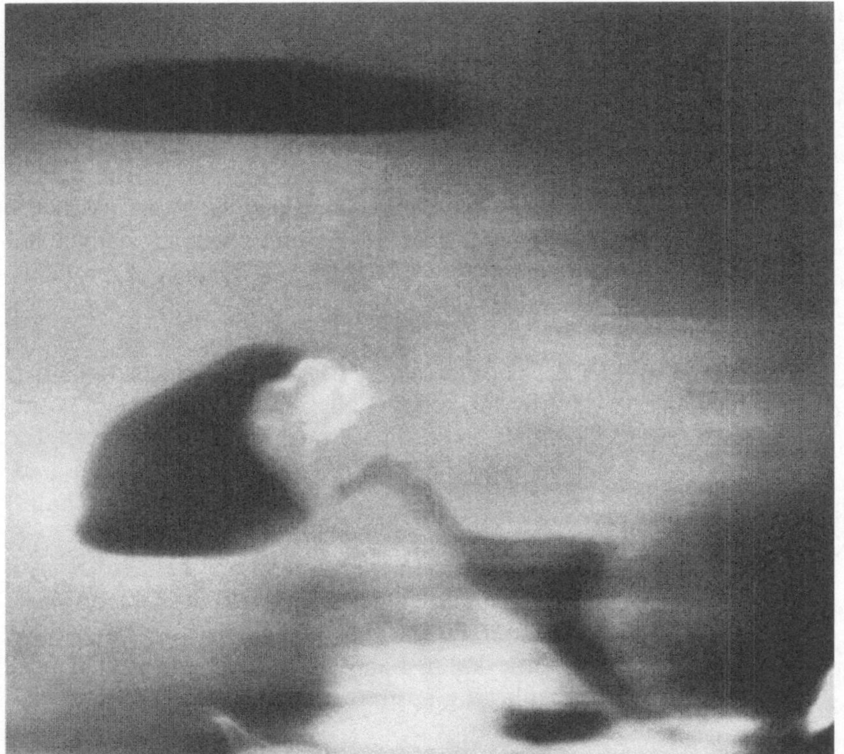

Abb. 195. Eindellung der Hinterwand des 3. Ventrikels und Aquädukt-Abknickung durch ein Pinealom

sterna quadrigeminalis deutlich vergrößert ist, lassen sich diese echten Gliome schon als solche diagnostizieren, solange sie klein sind. Wichtig ist auch die Differentialdiagnose zum Verschluß der primären Wand einschließlich des Aquäduktes durch Gliome, entzündliche Vorgänge oder durch eine Ependym-bekleidete Membran (s.d.).

Die Mittellinien-Tumoren

Basale Gruppe

Wir handeln die Basis-Tumoren um die Sella hier ab, da sie auf den 3. Ventrikel, auf die Cisterna chiasmatis und auf die Cisterna interpeduncularis einwirken.

Dabei unterscheiden wir eine mediane und eine paramediane Gruppe.

Allgemeine Kennzeichen. Bei Tumoren dieser Region wird der Boden des 3. Ventrikels von basal her eingedellt, auch kann der 3. Ventrikel zur Seite verlagert werden. Ferner läßt sich eine Verlagerung oder eine Verlegung der Chiasma-Zisterne durch den Tumor nachweisen.

Bei der Diagnostik sollte in diesen Fällen außer der Encephalographie auch die Angiographie durchgeführt werden, da sie wichtige differentialdiagnostische Hinweise ergibt. Allerdings ist darauf hinzuweisen, daß die Luftencephalographie bei Tumoren dieser Region die größte diagnostische Aussagekraft aufweist.

Mediane Gruppe

Tumoren der Chiasmaregion (Hypophysenadenome, Kraniopharyngeome, Meningeome des Tuberculum sellae, pilozytische Astrozytome/ Spongioblastome der Chiasma-Hypothalmusgegend, Gangliozytome, auch median gelegene, supraklinoidale Aneurysmen der A. carotis) (s. S. 32).

Die Neubildungen oberhalb der Sella führen erst sekundär zu einem Block im rostralen Teil des 3. Ventrikels: Der Ventrikelboden wird angehoben (Abb. 198, 199) bis er die Liquorbahn zwischen den Foramina Monroi verschließt. Dies ist besonders bei suprasellären Formen der Kraniopharyngeome der Fall.

Die Neurochirurgie unterscheidet die suprasellären Formen der Kraniopharyngeome,

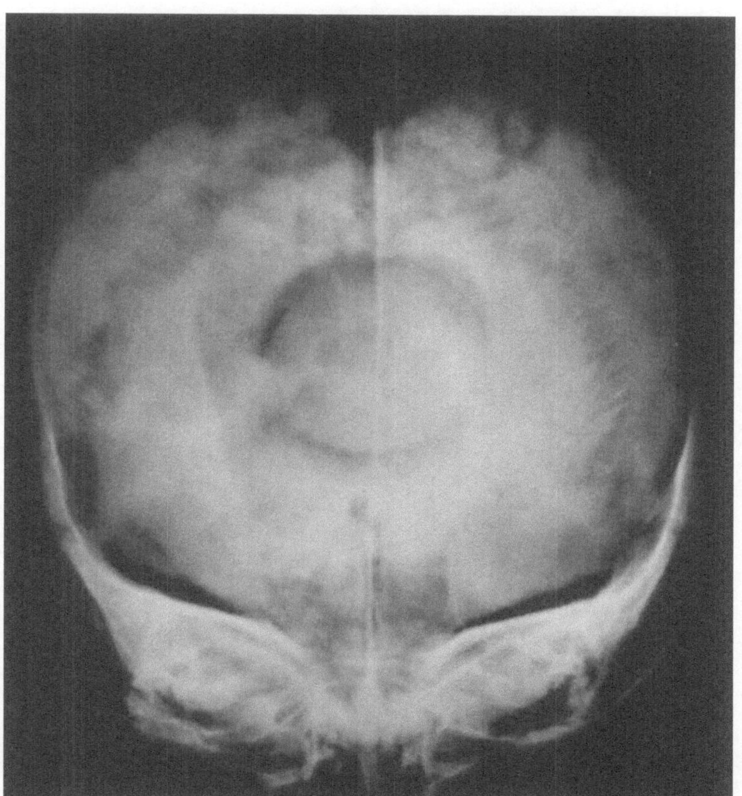

Abb. 196.   „Aneurysma"   der
V. Galeni. Luftencephalogramm

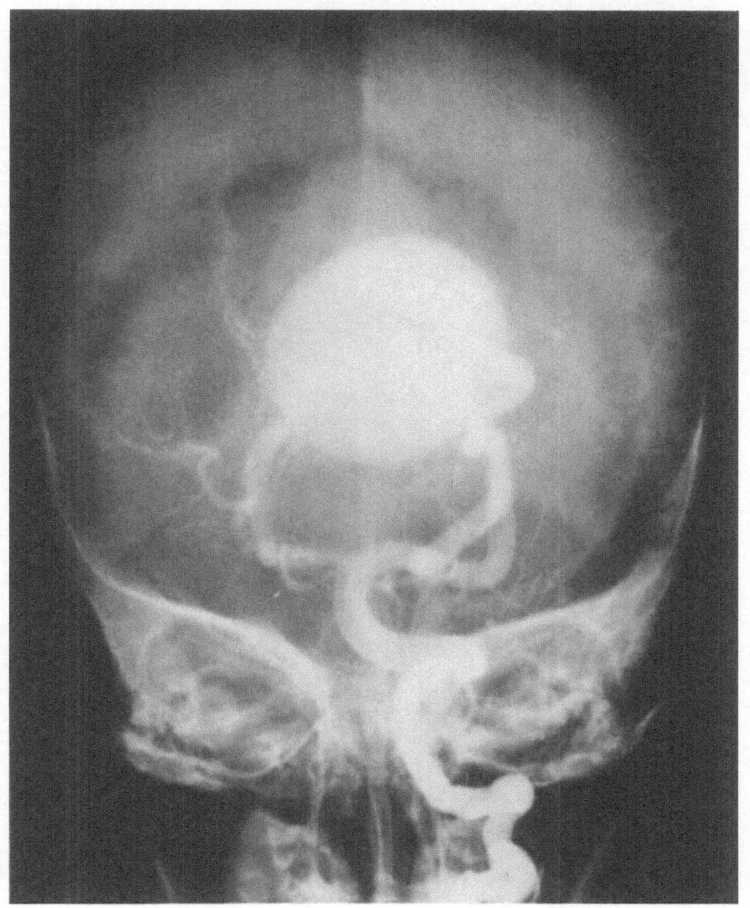

Abb. 197.   Gleicher   Patient   wie
Abb. 196. Arteriographie-Befund

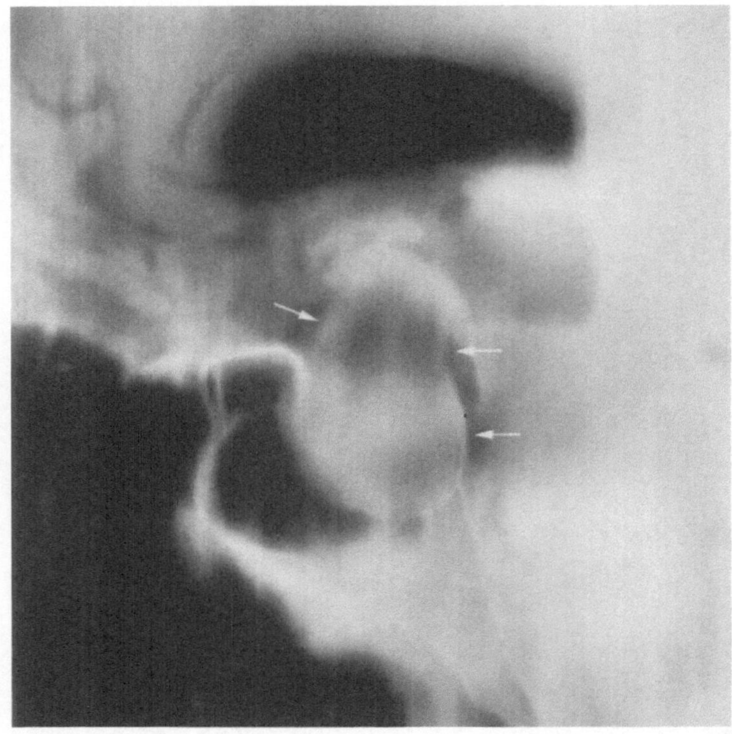

Abb. 198. Zisternogramm eines intra- und suprasellären Hypophysen-Tumors mit Verlagerung der Zisternen und Eindellung des basalen-vorderen Abschnitts des 3. Ventrikels

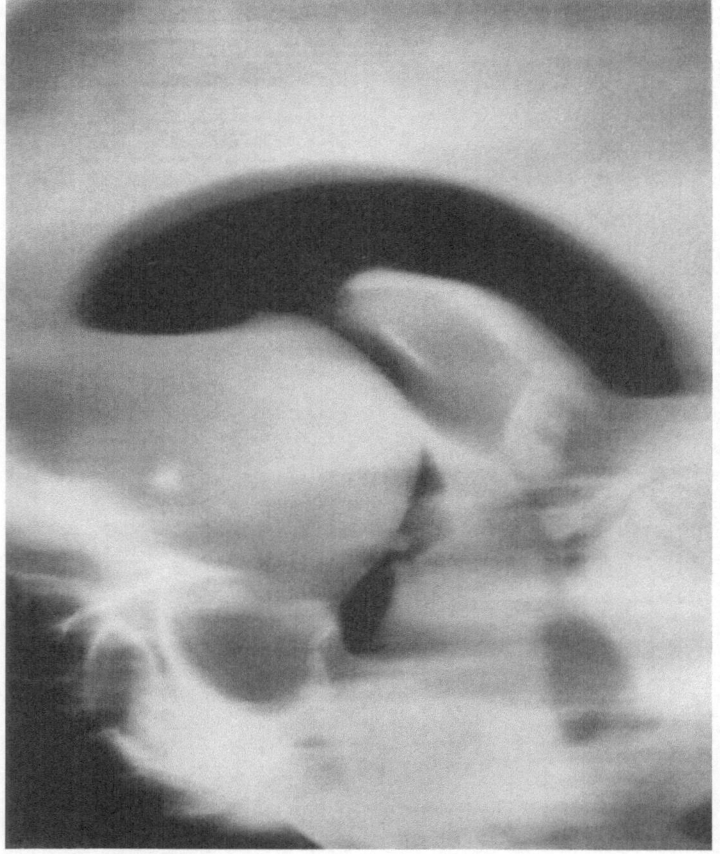

Abb. 199. Luftencephalo-Tomogramm eines Kraniopharyngeoms. Der Tumor bedingt eine Verlagerung der Zisternen, eine Eindellung des 3. Ventrikels. Kalkeinlagerung im vorderen Tumor-Abschnitt

die das Sellaskelett nicht verändern müssen, von den „intrasellären" Formen, die natürlich auch weit nach suprasellär reichen können, ähnlich wie die Hypophysenadenome.

Doch bleibt auch bei größerem Wachstum der Geschwulst lange Zeit eine schmale Liquorverbindung im 3. Ventrikel zwischen den Foramina Monroi und dem Aquädukt bestehen. In diesen Fällen kann die Erweiterung der Seitenventrikel noch gering sein. Gleichzeitig verschieben diese Tumoren die Cisterna chiasmatis nach vorne oben, so daß sich die Tumorkontur auch durch die Zisternographie deutlich abbilden läßt (Abb. 198).

Auf den Übersichtsaufnahmen im seitlichen Strahlengang kann im suprasellären Abschnitt Luft erkennbar sein, die in Wirklichkeit lateral der Mittellinie liegt. Dies kann einen negativen Befund vortäuschen oder nur ein geringes supraselläres Wachstum. Durch die Tomographie wird jedoch die genaue Lokalisation der Luft erreicht. So ist auch oft eine Differentialdiagnose zwischen einem primären Hypothalamus-Tumor und einem extracerebralen Blastom der Sellagegend möglich. Ebenfalls lassen sich Optikus-Gliome, die das Chiasma aufgetrieben haben, bei der tomographischen Zisternendarstellung erkennen.

Zum Nachweis der Ausdehnung eines suprasellären Tumors ist eine optimale Luftfüllung des 3. Ventrikels erforderlich. Besonders Aufnahmen bei hängendem Kopf zeigen dann die Eindellung des 3. Ventrikels in seinem vorderen unteren Abschnitt (Abb. 198).

Große Kraniopharyngeome und Hypophysenadenome können nicht nur den 3. Ventrikel komprimieren, sondern sich auch über das Chiasma gegen den Frontallappen — seltener auch gegen den Temporallappen oder das Mittelhirn — entwickeln.

Paramediane Gruppe

Zur paramedianen Gruppe der Basis-nahen Geschwülste rechnen paraselläre Chondrome, Epidermoide, Trigeminus-Neurinome, supra- und infraklinoidale Aneurysmen der A. carotis, Meningeome, Teratome und asymmetrisch wachsende Hypophysenadenome (s. S. 32, 38).

Hier gelten die gleichen Untersuchungsbedingungen wie bei den Tumoren der Chiasmaregion. Auch bei diesen Geschwülsten ist eine exakte Luftfüllung des 4. Ventrikels, des Aquädukts und des 3. Ventrikels vorzunehmen, auch sind die basalen Zisternen und die Zisternen des Mittelhirns optimal darzustellen, die bei diesen Geschwülsten deutliche Verlagerungen, jetzt aber nach der Seite, zeigen. Die Tomographie ist angebracht.

Die Aquäduktverschlüsse

Bei den Aquäduktverschlüssen muß zwischen den primären und sekundären Formen unterschieden werden. Die *primären* Aquäduktverschlüsse können angeboren sein (Mißbildungen, z.B. auch beim Arnold-Chiari-Syndrom, fetale Entzündungen), sie können durch Aquädukt-Tumoren entstehen (pilozytische Astrozytome/Spongioblastome, selten Ependymome) oder sie können auch im späteren Leben als entzündliche Verschlüsse entstehen (chronische Infektionen im Liquorraum).

Komplette Verschlüsse des Aquädukts sind selten. Auch wenn sich röntgenologisch keine Luftpassage nachweisen läßt, kann zeitweise immer noch etwas Flüssigkeit hindurchdringen („Ventilverschluß"). Es ist oft ratsam, den Verschluß sowohl durch Ventrikulographie als auch durch lumbale Encephalographie darzustellen.

Die *sekundären* Aquäduktverschlüsse entstehen infolge Obliteration des Lumens durch Massenverschiebungen der benachbarten Strukturen. Der *angeborene* Verschluß liegt gewöhnlich weit oral, d.h. der Stumpf des Aquädukts ist selten länger als 2—3 mm. In der Regel hat dieser Blindsack ein tütenförmiges, manchmal auch kolbenförmiges Aussehen (Abb. 200).

Um luftencephalographisch zu bestimmen, ob der Aquäduktverschluß primär oder sekundär und von welcher Art er ist, wird wiederum die Darstellung der Cisterna quadrigeminalis außerordentlich wichtig. Weist die Zisterne eine normale Form auf, so liegt ein primärer Aquäduktverschluß vor. Auch ist bei primären Aquäduktverschlüssen sehr oft der Recessus suprapinealis wie ein großer Blindsack aufgetrieben. Er kann sich (siehe oben) sogar gelegentlich als große Blase unter dem Tentoriumschlitz gegen das Kleinhirn vorwölben. Eine erhebliche Recessuserweiterung spricht für einen primären Aquäduktverschluß von langer Dauer, denn bei Tumoren der hinteren Schädelgrube verwehrt der cerebelläre Druckkonus

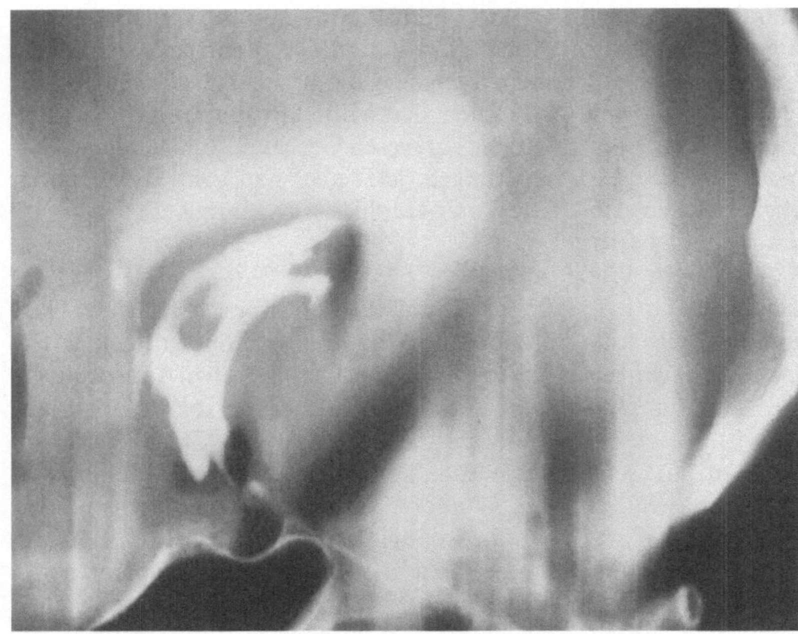

Abb. 200. Aquäduktverschluß, Darstellung durch Dimer-X-Ventrikulographie

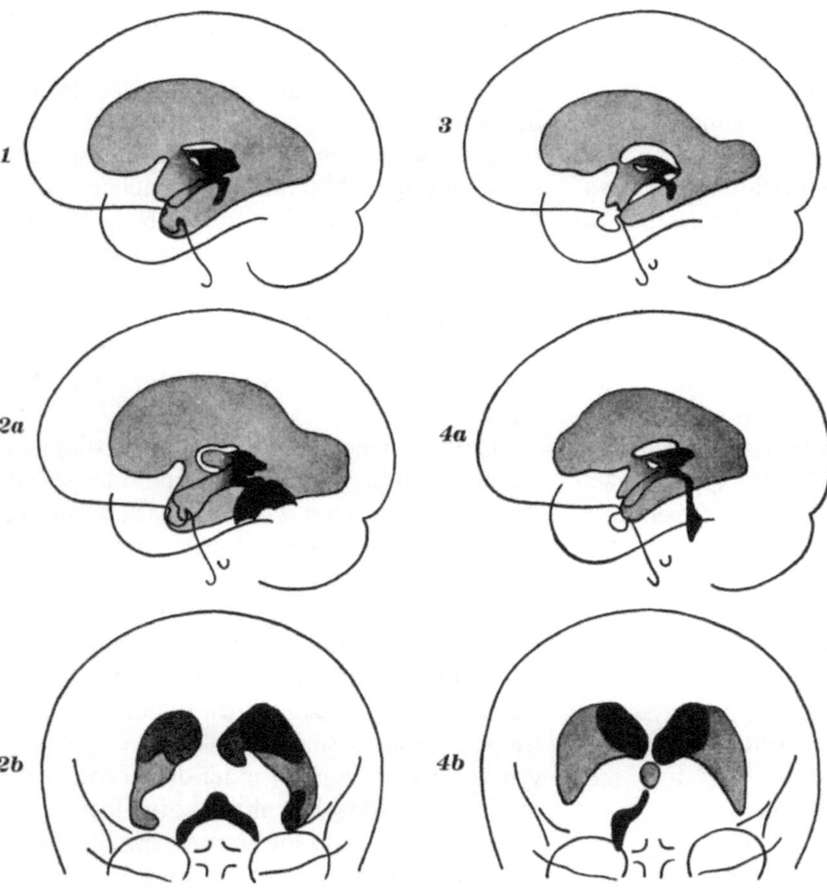

Abb. 201. Schematische Darstellung der Pneumencephalogramme bei den Tumoren der hinteren Schädelgrube, links bei medialem, rechts bei lateralem Sitz

246

nach oben den Eintritt eines derartig erweiterten Recessus unter den Tentoriumschlitz.

Die Tumoren im Bereich des 4. Ventrikels

Die Tumoren der hinteren Schädelgrube erzeugen einen Hydrocephalus der ersten 3 Kammern und des Aquädukts und z.T. auch des 4. Ventrikels bis zur Höhe seines Verschlusses (Abb. 201). Lage und Form des Aquädukts und des 4. Ventrikels ändern sich bei diesen Tumoren je nach Sitz und Ausdehnung. Die Abbildung des Aquädukts ist daher das Hauptziel der Diagnostik. Dabei zeigt es sich, daß auch die Tumoren der hinteren Schädelgrube — wie alle Tumoren — die Tendenz haben, Zisternen und benachbarte Ventrikelteile zu verlagern und evtl. zu verengen und so raumfordernd alle Liquor-Reserveräume als Ausgleich zu nehmen. Sie zeigen daher nicht nur eine Verlagerung des Aquädukts und eine Veränderung des 4. Ventrikels, sondern auch eine Einengung oder einen Verschluß der Cisterna pontis, der Cisternae pontocerebellares und der Cisterna magna. Der Tumor der hinteren Schädelgrube übt also nach allen Seiten gleichmäßig einen Druck aus, in Richtung nach oben stößt dieser Druck jedoch auf den Widerstand des nach Ausfüllung des Reserveraumes nicht mehr nachgiebigen Tentoriums. Aus diesem Grund wird also ein cerebellarer *„Druckkonus nach oben"* durch den Tentoriumschlitz hinaufgepreßt (s. Abb. 10).

Bei raumfordernden Prozessen im Bereich der hinteren Schädelgrube gelingt es wegen des cerebellaren *„Druckkonus nach unten"* (s. Abb. 10) häufig nicht, durch die fraktionierte Luftencephalographie eine Ventrikelfüllung und damit eine Füllung des Aquädukts zu erzielen. In diesen Fällen sind die Cisterna magna und damit der Eingang des Foramen Magendie, sowie die Recessus laterales verlegt. Dies kann auf einen raumfordernden Prozeß der hinteren Schädelgrube hinweisen. Es können aber auch Form- und Lageveränderungen der Zisternen zur Diagnose des Tumorsitzes beitragen. So geben schließlich die Verlagerung der Vallecula, eine einseitige Obliteration der Cisterna pontocerebellaris und auch der herdseitigen Cisterna ambiens genauere Hinweise auf die Seite des Tumors. Dabei ist der supratentoriell gelegene „Flügel" (pars retropulvinaris) aufgeweitet.

Sogar supratentorielle Zisternenveränderungen können verwertet werden. Als Zeichen eines infratentoriellen Tumors ist es z.B. anzusehen, wenn die medianen und paramedianen supratentoriellen Zisternen erweitert sind. Es findet sich in der Gegend des oberen Teils des 3. Ventrikels eine Luftansammlung, die der extrem erweiterten Cisterna veli interpositi entspricht (vgl. Abb. 202). Die Cisterna corporis callosi kann ebenfalls erweitert sein und dann im sagittalen Strahlengang eine merkwürdige Form zeigen, die als sog. „Kaninchenohr-Form" beschrieben wird. Diese Veränderungen werden durch einen Verschluß der basalen Liquorbahn, bei Offenbleiben der Liquorräume über dem Kleinhirn, erklärt.

Die Brückentumoren (pilozytische Astrozytome/Spongioblastome) (s. S. 35). Die Brückentumoren zeigen eine Verlagerung der Liquorräume am ausgeprägtesten im Bereich des 4. Ventrikels und des Aquädukts (Abb. 203, 204), die angehoben und über der Brücke bogenförmig ausgespannt sind. Auch kann der 3. Ventrikel im rückwärtigen Abschnitt von unten eingedellt sein. Bei beginnenden Pons-Tumoren kann auf den Seitenbildern des Luftencephalogramms lediglich eine verminderte Höhe des 4. Ventrikels auffallen. Weitere Zeichen können noch fehlen. Bei Messungen läßt sich aber dann feststellen, daß sich der Twiningsche Punkt jetzt bereits unterhalb des 4. Ventrikels befindet.

Der Twiningsche Punkt halbiert die Verbindungslinie des Tuberculum sellae zur Protuberantia occipitalis interna, er liegt normalerweise im 4. Ventrikel.

Im halbaxialen pa-Strahlengang fällt überdies auf, daß der 4. Ventrikel verbreitert ist, da er von unten durch den Tumor eingedellt wird (Abb. 204).

Bei Pons-Tumoren ist die Luftfüllung der Zisternen von wesentlicher diagnostischer Bedeutung. Die Cisterna pontis ist auffällig eng und kann verschlossen sein. Auch ist eine Luftfüllung der Cisterna interpeduncularis infolge der Massenverschiebung ebenfalls nicht immer zu erreichen. Die Cisternae ambientes erscheinen von unten nach oben auseinandergedrängt und umfassen ventralwärts in weitem Bogen den vergrößerten Hirnstamm. Hat sich die Cisterna quadrigeminalis im Luftbild dargestellt, so ist sie nach aufwärts verlagert. Der

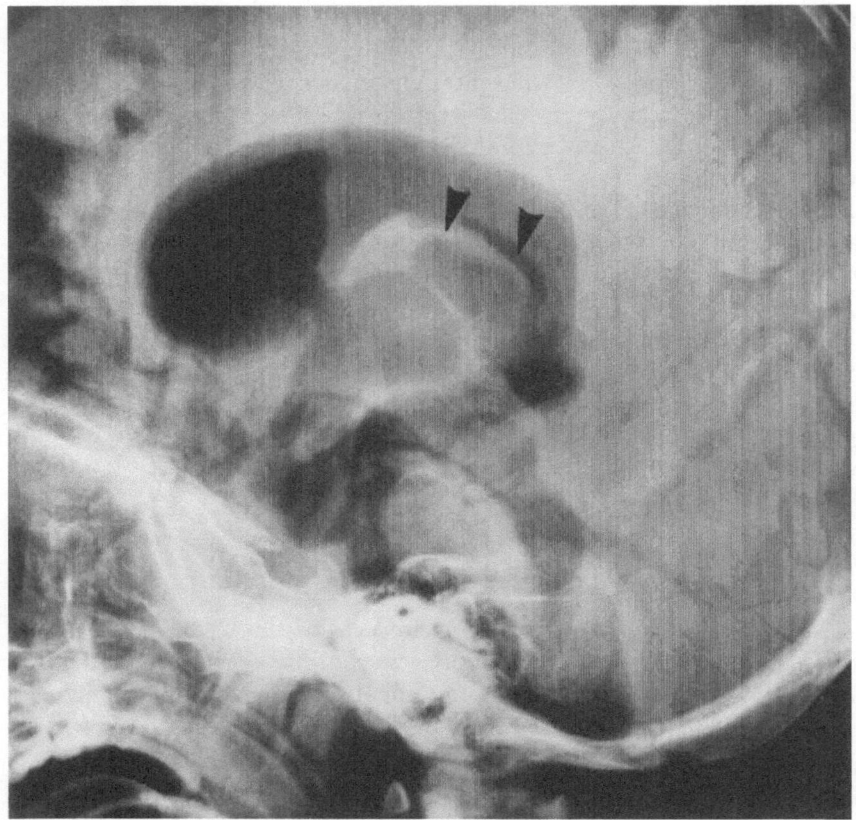

Abb. 202. Darstellung der Cisterna veli interpositi. Normalbefund bei einem Säugling

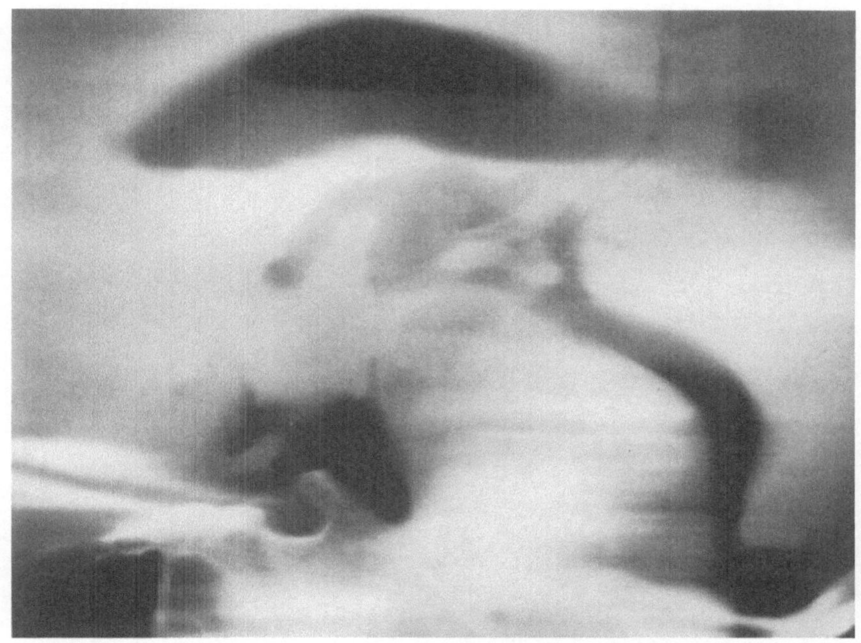

Abb. 203. Verlagerung des 4. Ventrikels durch ein Pons-Gliom. Seitlicher Strahlengang

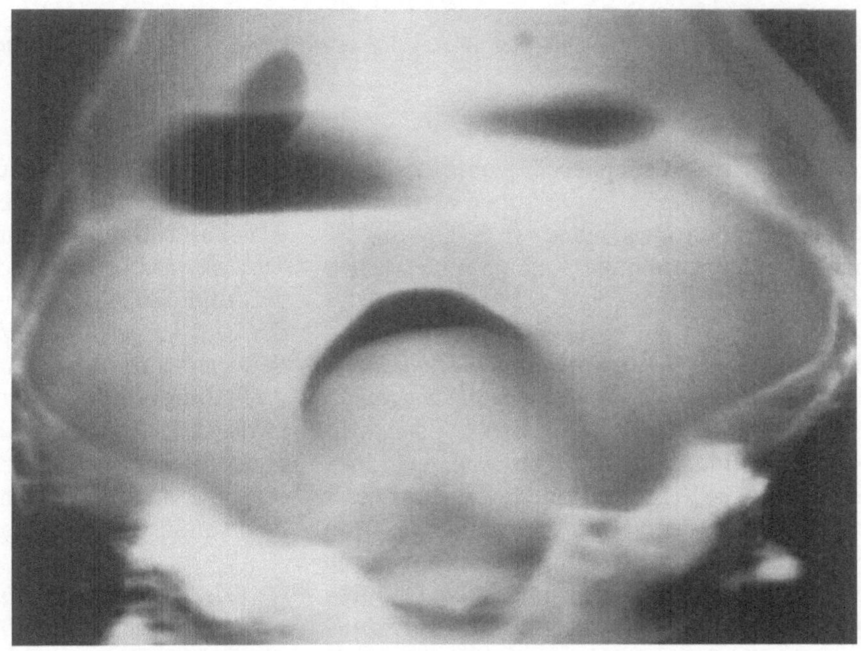

Abb. 204. Gleicher Patient wie Abb. 203. Tomographie im sagittalen Strahlengang. Auch hier deutliche Darstellung der bogenförmigen Eindellung des 4. Ventrikels

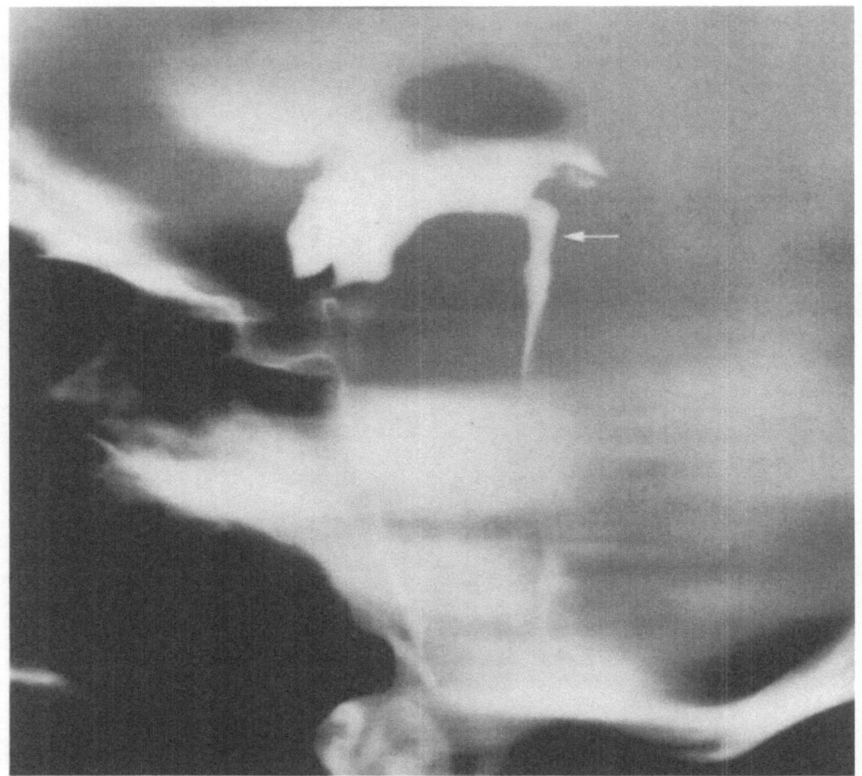

Abb. 205. Dimer-X-Ventrikulographie. Abknickung des Aquädukts bei einem Tumor im Bereich der hinteren Schädelgrube

Hydrocephalus der ersten 3 Kammern kann noch gering sein. Zur Differentialdiagnose von einem extrapontinen Tumor (z.B. Clivus-Meningeom) kann auch die Angiographie verhelfen.

Die Kleinhirn-Wurmtumoren (Medulloblastome, pilozytische Astrozytome/Spongioblastome). Der Aquädukt zeigt hier bei den Mittellinien-Tumoren etwa 5 mm nach dem Abgang vom 3. Ventrikel einen Knick. Dieser entsteht bei der Massenverschiebung von Hirnstamm und Kleinhirnvorderlappen in Richtung auf den Tentoriumschlitz. Dadurch wird der kaudale Teil des Aquädukts gestaucht. Je stärker die Volumenvermehrung im Kleinhirnwurm ist, desto spitzer wird gewöhnlich die Knickung des Aquädukts, bis sie spitzwinkelig ist wie der Schnabel eines „Wikingerschiffes" (Abb. 201, 205).

Die Kleinhirn-Hemisphärentumoren (pilozytische Astrozytome/Spongioblastome, Angioblastome) (s. S. 35). Liegt der Tumor mehr lateral, d.h. in einer Hemisphäre, wird der Aquädukt zwar auch nach oral gestaucht, aber weniger gegen die Basis herabgedrückt. Der Knick ist sanfter und ähnelt eher einem „Roßschweif" (Abb. 201/3), die Blockade ist weniger total. Gleichzeitig sind der Aquädukt und der evtl. mitgefüllte 4. Ventrikel zur gesunden Seite verschoben, wie man auf der halbaxialen Aufnahme im pa-Strahlengang erkennt (Abb. 201/4). Das kann besonders bei der Diagnose von kleineren Angioblastomen wichtig sein, die noch keine sehr deutliche Knickung des Aquädukts herbeigeführt haben.

Die Tentorium-Meningeome. Die vom Tentorium ausgehenden Meningeome erzeugen die gleichen Veränderungen wie die intracerebellären Tumoren des Wurms oder der Hemisphären. Sie können nur mit Sicherheit als solche erkannt werden, wenn sie sich gleichzeitig als „Zwerchsack-Tumor" auch supratentoriell entwickeln und das Trigonum, Temporalhorn oder Hinterhorn verschieben. Auch kann die Verteilung einer etwaigen arachnoidalen Luftfüllung auf die extracerebelläre Lage des Tumors hinweisen. Hier gibt die Angiographie

250

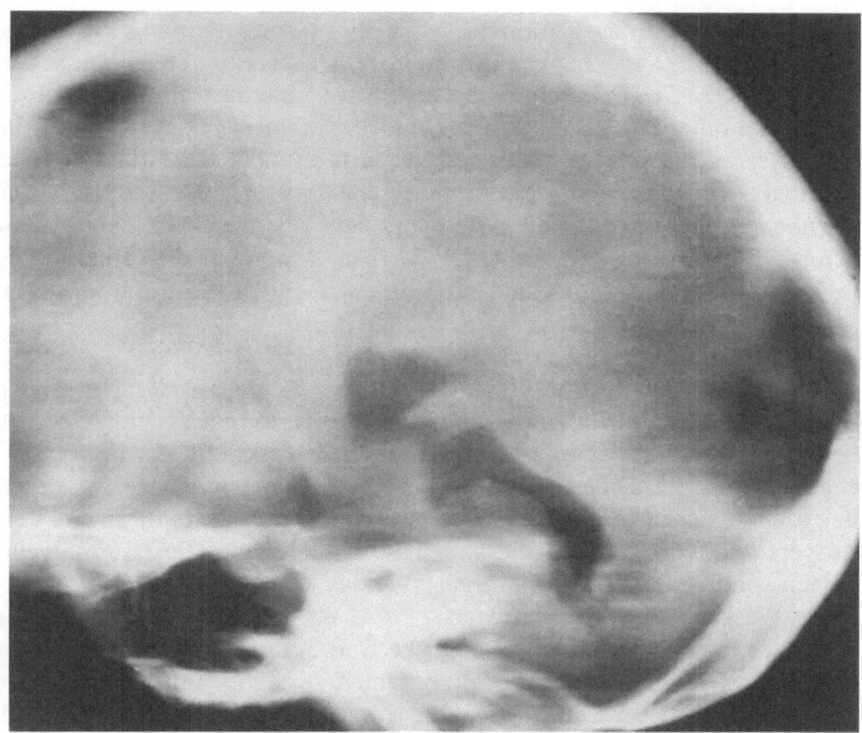

Abb. 206. Weichteildichte Tumorkonturen im Bereich des 4. Ventrikels

einen weiteren Aufschluß, da die A. tentorii in diesen Fällen deutlich hypertrophiert ist (s. Abb. 34).

Die Tumoren im 4. Ventrikel

Oral: Plexuspapillome und pilozytische Astrozytome/Spongioblastome, kaudal: Ependymome, − selten − Angioblastome (s. S. 35). Tumoren, die sich primär im 4. Ventrikel entwickeln, führen zu einer hydrocephalen Erweiterung des Anfangsteils des 4. Ventrikels (Abb. 201/2a). Die rostrale Tumorkontur bildet sich bogenförmig ab (Abb. 206). Dies erkennt man auch auf der halbaxialen pa-Aufnahme. Die Tomographie des 4. Ventrikels im seitlichen Strahlengang erleichtert die Diagnose oft wesentlich.

Auch viele Kleinhirnwurm-Tumoren (Medulloblastome) ragen von oben in den 4. Ventrikel hinein. Sitzen sie dazu etwas kaudaler, so ist im Ventrikulogramm außer dem Aquädukt auch der erweiterte rostrale Teil des 4. Ventrikels dargestellt. Er liegt dann dem Tumor schalenförmig an, seine kaudale Begrenzung ist die Tumoroberfläche selbst. Dies kann man sowohl im halbaxial eingestellten pa-Bild als auch im Seitenbild gut erkennen.

Der Verschluß des Foramen Magendie

Arachnitischer Verschluß, Halsmark-Tumoren. Liegt ein Block am Ausgang des 4. Ventrikels vor und ist die gesamte 4. Kammer erweitert, so muß man einen arachnitischen Verschluß am Foramen Magendie annehmen. Dieser kommt in verschiedenen Formen vor. Entweder liegt er direkt am Foramen, dann pflegt das durch den weiten 4. Ventrikel vorgetriebene Kleinhirn die Cisterna magna weitgehend zu obliterieren. Oder er liegt am Ausgang der großen Zisterne, dann bildet der 4. Ventrikel gemeinsam mit der Zisterne einen großen Liquorraum, der im Luftbild (nach Ventrikulographie) dargestellt ist. In der Schlußphase können diese beiden Formen kaum unterschieden werden. Eine weitere Möglichkeit ist ein doppelter Verschluß am Foramen Magendie und am Rande der Cisterna magna. In diesem Fall bildet die jetzt erweiterte Zisterne eine große Zyste, die als raumfordernder Prozeß im Gebiet der ehemaligen Zisterne liegt. Da sie verschlossen ist, wird sie im Luftbild nur als raumfordernder Prozeß erkannt. Schließlich kann sich (selten) ein narbiger Verschluß dadurch bilden, daß die Tonsillen mit dem Ventrikelboden verkleben. Das hintere Drittel der Kammer erscheint dann amputiert.

251

Der Verschluß der Foramina Magendie und Luschkae kann auch angeboren sein *(Dandy-Walker-Syndrom)*. Ihm liegt eine Entwicklungsanomalie des 4. Ventrikels und des Kleinhirns zugrunde. Der extrem erweiterte 4. Ventrikel füllt fast völlig die hintere Schädelgrube aus, er kann nach abwärts bis in den oberen Abschnitt des Zervikalkanals reichen. Die Kleinhirn-Hemisphären sind außerordentlich klein, zur Seite und nach vorne verlagert. Das vordere Drittel des Wurms ist nach oben vorne verlagert, der Rest praktisch druckatrophisch und in eine Membran umgewandelt. Die Occipitalschuppe ist sehr dünn, die hintere Schädelgrube vergrößert und abgeflacht. Gleichzeitig liegen die Furchen der Sinus transversus höher als beim Gesunden. Diese Zeichen sind als pathognomonisch für das Dandy-Walker-Syndrom anzusehen.

Bei der Encephalographie gelangt die Luft aufgrund des Verschlusses der Foramina nicht in die Ventrikel. Die Ventrikulographie jedoch zeigt ein erweitertes Ventrikelsystem, einen riesigen 4. Ventrikel, der die hintere Schädelgrube fast vollständig ausfüllt. Angiographisch läßt sich die hohe Lage des Confluens sinuum und der Sinus transversi bestätigen.

Im Gegensatz zu diesem angeborenen Verschluß des Dandy-Walker-Syndroms finden sich bei den oben beschriebenen erworbenen arachnitischen Veränderungen der hinteren Schädelgrube zwar Zeichen einer allgemeinen Hirndrucksteigerung, die hintere Schädelgrube hat hier aber eine normale Größe, eine Abflachung und Verdünnung der Occipitalschuppe fehlt. Auch liegen die Sinusfurchen an normaler Stelle. Bei der Ventrikulographie zeigt sich lediglich ein allgemein erweitertes Ventrikelsystem. Der 4. Ventrikel ist jedoch niemals so hochgradig erweitert wie beim Dandy-Walker-Syndrom.

Auch Halsmark-Tumoren können das Foramen Magendie nach oben verschieben und blockieren und damit einen Hydrocephalus erzeugen.

d) Die Tumoren des Brückenwinkels

Akustikus-Neurinome, Meningeome, Ependymome, Glomustumoren, Epidermoide, Chondrome der Felsenbeinspitze (s. S. 34). Eine Kontrastmitteluntersuchung mit Luft oder besonders mit positivem Kontrastmittel erlaubt bei exakter Einhaltung einer genauen Untersuchungstechnik in allen Fällen die sichere Diagnose eines Kleinhirnbrückenwinkel-Tumors und die Bestimmung seiner Lage zum Porus acusticus internus. Oft läßt sich ein Neurinom bereits in seinem Anfangsstadium erkennen, wenn es die Grenzen des inneren Gehörgangs noch nicht überschritten hat.

Zisternographie mit Luft

Die Luftfüllung erfolgt im Sitzen von lumbal her nach dem Überdruckverfahren und in fraktionierter Form. Die Kopfhaltung des Patienten ist hierbei besonders wichtig, da die Luft nicht nur in das Ventrikelsystem, sondern auch in die Zisternen eintreten muß. Die Luftinjektionen erfolgen relativ rasch, etwas schneller als bei der normalen fraktionierten Encephalographie. Es kann nur eine gewisse Menge Luft in der Zeiteinheit in das Ventrikelsystem eindringen, die übrige Luft geht in den Subarachnoidalraum. Da nun die Ventrikel bei kleinen Geschwülsten eine normale Lage und Form aufweisen können, ist das Aussehen der *Cisterna pontocerebellaris* entscheidend.

Liegt ein kleiner Tumor vor, so kann die Cisterna pontocerebellaris erweitert sein. Der Tumor kann dann völlig von einem Luftsaum umgeben werden (Abb. 207). Die Luft in der Zisterne bildet damit die tatsächliche Ausdehnung der Geschwulst ab. Größere Neubildungen zeigen stärker ausgeprägte Veränderungen. Der Pons wird deformiert, nämlich von lateral und unten eingedellt. Die Cisterna pontocerebellaris der Gegenseite wird oft durch Massenverschiebung in den Brückenwinkel verkleinert (Abb. 208).

Diagnostische Schwierigkeiten treten auf, wenn es sich um eine primär sehr weite Zisterne handelt oder wenn eine Luftfüllung der Cisterna pontocerebellaris nicht erreicht werden konnte. Bei sehr weiten Zisternen ist eine komplette Luftfüllung schwierig, es kann in der Zisterne ein Flüssigkeitsspiegel zu sehen sein. Man muß den Kopf weiter zur Seite neigen, evtl. eine größere Portion Liquor ablassen und nochmals Luft injizieren.

Wenn sich die Zisterne nicht mit Luft füllt, kann ein Tumor vorliegen, der die Zisterne vollständig ausfüllt. Es ist aber auch möglich, daß lediglich die bisherige Technik der Untersuchung unzureichend war. Der Hals muß

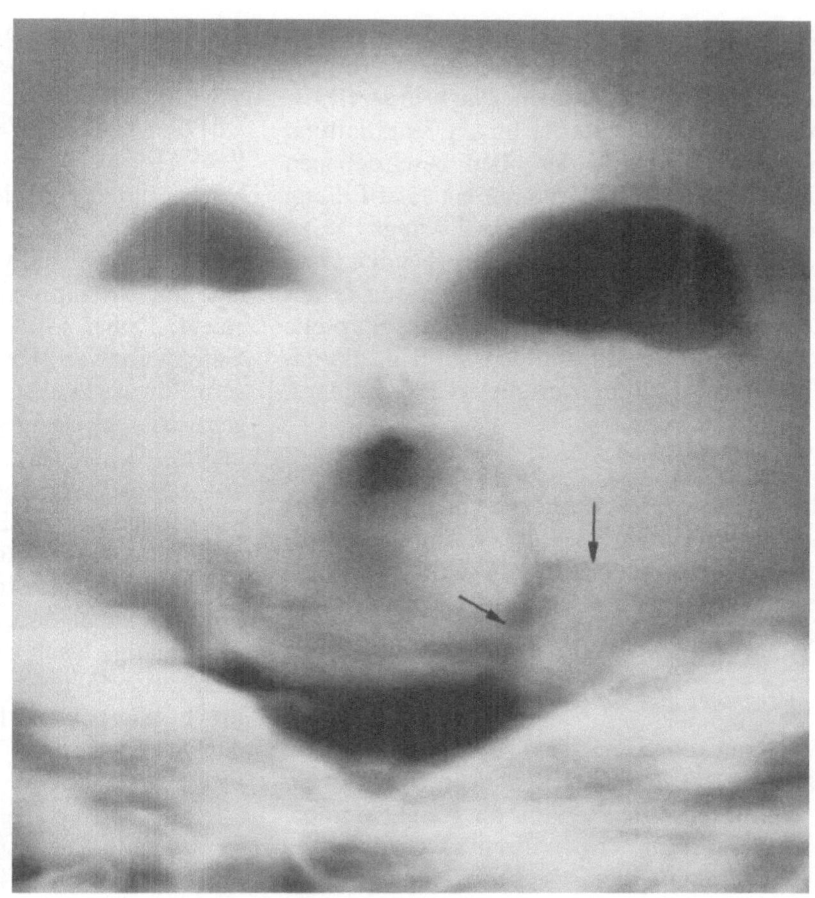

Abb. 207. Pneumencephalo-Tomogramm eines Kleinhirn-brückenwinkel-Tumors (Akustikusneurinom)

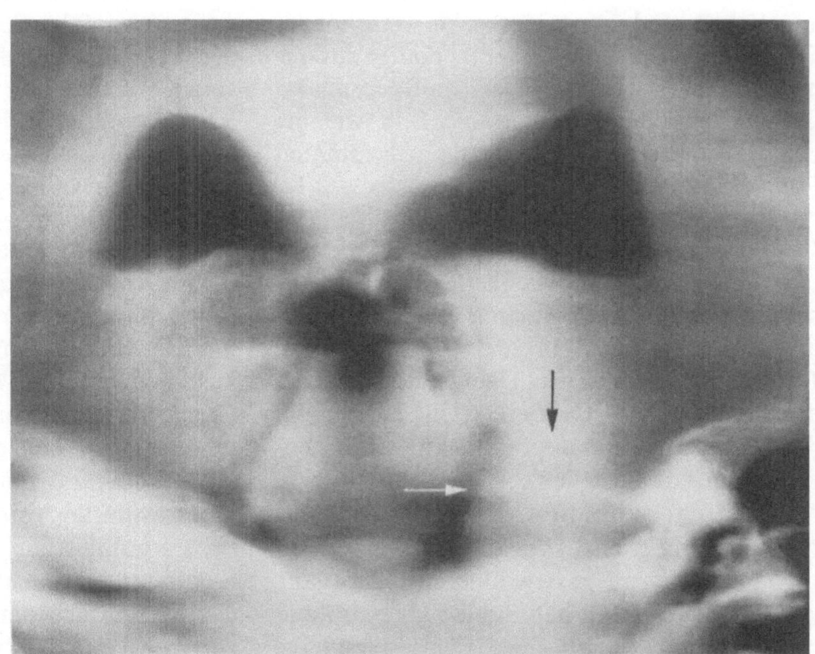

Abb. 208. Pneumencephalo-Tomogramm eines großen Akustikusneurinoms. Aufstauung der Cist. pontocerebellaris und der Cist. ambiens. Eindellung der Brücke

dann stark gestreckt, der Kopf des Kranken zur Gegenseite geneigt werden. Die Luftinjektionen sind zu wiederholen. Nach unseren Erfahrungen ist bei einer richtigen Kopfhaltung und bei Einhaltung der oben beschriebenen Untersuchungstechnik immer eine Luftfüllung der Zisternen zu erzielen. Allerdings ist zu beachten, daß sich nach vorhergehenden Operationen oder entzündlichen Prozessen in der Cisterna pontocerebellaris abgekapselte Arachnoidalcysten ausbilden können, die natürlich eine Füllung der Zisterne verhindern.

Cisterna ambiens

Bei einem Kleinhirnbrückenwinkel-Tumor ist die Cisterna ambiens auf der Tumorseite oft erweitert, besonders wenn die Cisterna pontocerebellaris verschlossen ist. Auch erscheint sie basal amputiert.

4. Ventrikel und Aquädukt

Will man die Größe des Tumors bestimmen, so reicht oft das Zisternenbild nicht aus, der 4. Ventrikel sollte ebenfalls dargestellt werden. Es kann fast immer bereits eine Deformierung des lateralen Recessus beobachtet werden. Breitet sich der Tumor zwischen Pons und Clivus aus, so wird der 4. Ventrikel nach hinten angehoben und zur Gegenseite verschoben. Gleichzeitig kann die Cisterna pontis zusammengedrückt werden. Das Luftencephalogramm zeigt dann das gleiche Bild wie bei einem halbseitig besonders ausgeprägten Pons-Gliom.

Die Diagnostik des *Kleinhirnbrückenwinkel-Tumors* mit der Luftencephalographie gibt eine gute Aussagemöglichkeit bei einer Geschwulst, die aus dem inneren Gehörgang herausgewachsen und in den intrakranialen Raum eingedrungen ist. Der Tumor muß jedoch eine gewisse Größe erreicht haben, um sich im Luftencephalogramm mit Zisternenfüllung gut darzustellen.

Es ist jedoch das Bestreben, ein Akustikus-Neurinom möglichst frühzeitig nachzuweisen, u.U. schon, wenn es den inneren Gehörgang noch nicht verlassen hat und lediglich otologische Symptome vorliegen. Hier hat nun die Zisternographie mit positiven Kontrastmitteln (Pantopaque oder Duroliopaque) einen eindeutigen Fortschritt geschaffen. Sie ist für die Früherkennung des Kleinhirnbrückenwinkel-

Tumors und für die Artdiagnose der Geschwulst von entscheidender Bedeutung.

Technik der Zisternographie mit positivem Kontrastmittel

Nach Lumbalpunktion im Sitzen werden 1 — 1,5 ml Pantopaque bzw. Duroliopaque injiziert. Anschließend wird der Patient in Seitenlage auf ein kippbares Röntgen-Schichtgerät gelegt. Dabei soll die Kopfseite, in der die Geschwulst vermutet wird, dem Tisch aufliegen. Für die Dauer von 3 min wird der Röntgentisch um 35° gekippt, so daß der Patient in Kopftieflage verharrt. Der Kranke ist dabei mit einem Gurt gegen ein Abrutschen vom Tisch gesichert. Während dieser Kopftieflage gleitet das Kontrastmittel aus dem Spinalkanal in das Schädelinnere bis zur Kleinhirnbrückenwinkel-Zisterne und in den inneren Gehörgang. Nach der Kopftieflage wird das Röntgengerät wieder in die Horizontale gebracht und bei dem Patienten eine Einstellung des Schädels nach Stenvers vorgenommen. Der Kopf wird mit einer Kopfstütze fixiert, anschließend erfolgen Schichtaufnahmen der Pyramiden. Die Röntgenaufnahmen zeigen das Kontrastmittel in der Kleinhirnbrückenwinkel-Zisterne und im inneren Gehörgang. Der Kontrastmittelausguß des inneren Gehörganges ist auf den Schichtbildern gut zu erkennen. Anschließend kann durch eine Drehung von Kopf und Oberkörper des Kranken das Kontrastmittel in die gegenseitige Kleinhirnbrückenwinkel-Zisterne und in den gegenseitigen inneren Gehörgang geleitet werden. Bei einer Untersuchung können also nacheinander beide Seiten dargestellt werden (Abb. 209).

Im Normalfall kann das positive Kontrastmittel ungehindert in den Meatus acusticus internus eintreten und den inneren Gehörgang ausfüllen. In der Mehrzahl der Fälle ist die Crista falciformis erkennbar, auch kann sich im medialen Anteil der Cisterna pontocerebellaris der N. trigeminus als eine umschriebene Kontrastmittel-Aussparung abbilden. Liegt ein pathologischer Befund vor, so tritt das Kontrastmittel nicht oder nicht vollständig in den Meatus acusticus internus ein. Es kommt zu einer Tumor-Aussparung im Kontrastmittelschatten im Bereich des inneren Gehörganges, d.h. vor dem Kanal oder im Kanal selbst. Diese Tumor-Aussparung ist meist halbkreis- bis kreisförmig (Abb. 210).

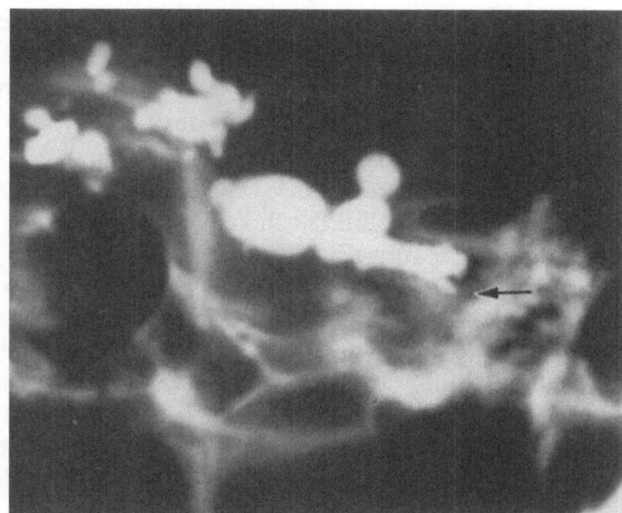

Abb. 209. Kontrastmittelfüllung des inneren Gehörgangs. Normalbefund mit Darstellung der Crista falciformis

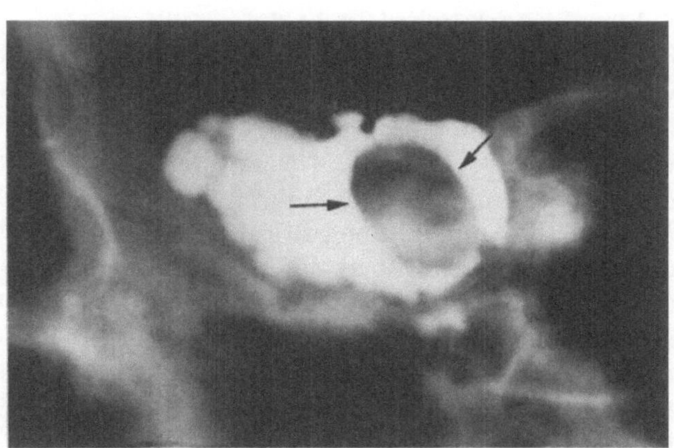

Abb. 210. Ausgedehnter Tumor im Bereich des Kleinhirnbrückenwinkels

Ein ähnlicher Befund kann aber auch erhoben werden, wenn arachnoidale Verwachsungen oder Schwellungen im Bereich des 8. Hirnnerven auftreten. Allerdings erscheint hier das Kontrastmittel unregelmäßig geformt und weist nicht die typische Tumorkonfiguration auf.

Vorzüge der Methoden

Besteht der Verdacht auf eine kleine Geschwulst im Bereich des N. stato-acusticus (lediglich otologische, jedoch keine weiteren neurologischen Ausfälle), so sollte gleich die Zisternographie mit positiven Kontrastmitteln erfolgen. Bestehen aber zusätzlich neurologische Ausfälle, so ist der Luftencephalographie mit Zisternenfüllung der Vorzug zu geben, da bei dieser Untersuchungsmethode *zusätzlich* die Veränderungen des Ventrikelsystems, des Kleinhirns und des Mittelhirns (4. Ventrikel,

Aquädukt, Pons) nachgewiesen werden können. Bei eindeutiger klinischer Symptomatik und Röntgen-Nativdiagnostik ist allerdings zu fragen, ob überhaupt noch eine Luftencephalographie durchgeführt werden soll. Die Untersuchungsmethoden der Luftencephalographie und der Zisternographie mit positivem Kontrastmittel ergänzen sich gegenseitig. Für die Frühdiagnostik eines Kleinhirnbrückenwinkel-Tumors ist eindeutig die Zisternographie mit positiven Kontrastmitteln die Methode der Wahl.

Eine weitere Möglichkeit in der Frühdiagnostik eines Kleinhirnbrückenwinkel-Tumors gibt gelegentlich die *Luftfüllung des inneren Gehörganges*. Diese Technik, bei der die lumbale Lufteinblasung in Schräglage des Patienten erfolgt, so daß die Luft in die Kleinhirnbrückenwinkel-Zisterne und in den inneren Gehörgang eintritt, erscheint jedoch relativ schwierig, auch sind die Röntgenbilder nicht immer einfach zu deuten. Schichtaufnahmen sind dabei unbedingt erforderlich, nur so kann der mit Luft gefüllte innere Gehörgang am ehesten abgegrenzt werden.

e) Normale Luftbilder
bei raumfordernden Prozessen

Jeder Tumor durchläuft im Anfang eine Phase, in der gröbere Massenverschiebungen mit örtlicher Wirkung auf die Ventrikel noch fehlen, so daß das Luftbild noch keine sicheren Veränderungen aufweist. Wenn die Geschwulst z.B. durch ihren Sitz an den Zentralwindungen oder einer anderen Stelle mit früher neurologischer Symptomatologie bereits klinisch eindeutige Zeichen erzeugt, so muß sich eine Diskrepanz zwischen klinischem und neuroradiologischem Befund ergeben.

Größere Massenverschiebungen fehlen im Luftbild besonders dann, wenn gleichzeitig eine diffuse Hirnatrophie mit Erweiterung der Subarachnoidalräume besteht. Dies ist besonders im höheren Lebensalter der Fall. Hier wird der Volumenzuwachs zunächst örtlich ausgeglichen, und die Diagnose ist also anfangs erschwert. Diese sog. *Alterstumoren* werden oft über lange Zeit wegen ihrer Symptome als cerebrale Durchblutungsstörungen fehlgedeutet. Andererseits ist es differentialdiagnostisch wichtig, bei einer deutlichen neurologischen Symptomatik daran zu denken, daß auch massive nekrotische Hirninfarkte anfangs raumfordernd sein können. In beiden Fällen findet sich eine Massenverschiebung als Zeichen einer Raumforderung. Zu einem positiven Tumornachweis kann dann die Angiographie führen. Einen besonderen Wert besitzt in diesen Fällen auch die Hirnszintigraphie, die bei Verlaufskontrollen — allerdings oft erst nach Wochen — zeigt, ob sich die Aktivitätsanreicherung zurückbildet, was für einen Hirninfarkt spricht. Kommt es jedoch zu einer Zunahme dieser Aktivitätsanreicherung, so ist die Geschwulst weitgehend bewiesen. Zur weiteren Klärung der Diagnose führt im späteren Stadium die Encephalographie, die bei einem abgelaufenen Hirninfarkt eine lokale Atrophie erkennen läßt.

f) Die multiplen Tumoren,
der Pseudotumor cerebri

Die pneumographische Diagnose *multipler Tumoren* (Metastasen, multiple Meningeome z.B. bei Recklinghausen-Krankheit) oder der doppelseitigen subduralen Hämatome (falls aus anderer Indikation encephalographiert) kann besondere Schwierigkeiten verursachen. Manchmal stehen hier die von *einem* Tumor hervorgerufenen Massenverschiebungen so im Vordergrund, daß die von den anderen Tumoren erzeugten Veränderungen überdeckt werden. Andererseits können sich auch die Verschiebungen durch mehrere kleine Geschwülste auf verschiedenen Seiten gegenseitig aufheben oder sie können unverständliche Verschiebungsbilder erzeugen. Dadurch wird ihre Diagnose schwierig, wenn nicht sogar unmöglich. In den Fällen von Kontrastbildern mit „paradoxen" Befunden oder fehlenden pneumographischen Veränderungen bei gesteigertem Hirndruck muß man also immer an multiple Geschwülste denken.

Schließlich kann sich ein Hirndruck-Syndrom *ohne* lokalisierbaren raumfordernden Prozeß entwickeln. Es handelt sich um die von NONNE (1904, 1937) beschriebenen Fälle von *Pseudo-Tumor cerebri*. Hier läßt sich auch im Kontrastbild die Ursache des allgemeinen Hirndrucks nicht klären. Man findet nur enge Ventrikel als Zeichen eines allgemeinen Volumenzuwachses.

Wahrscheinlich handelt es sich bei diesen Patienten um subchronische Zustände von diffusem intra- bzw. extracellulärem Hirnödem unbekannter Genese, die später wieder abklingen (Stoffwechselstörungen, Absetzen von Steroidbehandlung bei Kindern, von Ovulationshemmern bei Frauen) Diese Symptome können auch nach einer Sinusthrombose bzw. durch Ligaturen oder Tamponaden der Sinus oder der großen Halsvenen auftreten. Differentialdiagnostisch ist hierbei auch an eine diffuse Blastomatose zu denken, die natürlich nicht reversibel ist. Der Pseudo-Tumor cerebri kann in Ländern mit Vorkommen des Cysticercus cellulosae auch durch einen massiven, diffusen Befall des Gehirns bedingt sein, der zu einer erheblichen Entzündungsreaktion mit Ödem führt. Erst später (nach Abheilung) verkalken diese Herde und sind im Nativbild sichtbar. Liegt ein Cysticercus in der Ventrikelwand, kann dieser im Pneumogramm als einwachsender Tumor mißdeutet werden. Bei der racemösen Form kann eine Verlegung der basalen Zisternen eintreten.

g) Die Artdiagnose raumfordernder
Prozesse im Luftbild

Für die Artdiagnose raumfordernder intrakranialer Prozesse hat die Pneumencephalographie nur eine geringe Bedeutung. Es gibt nur wenige *sichere* artdiagnostische Merkmale im Pneumogramm, die den Wert der Abbildung pathologischer Gefäße im Angiogramm erreichen. Nur bei den intraventrikulären Epidermoiden (Cholesteatomen) findet man recht regelmäßig fleckig und schollig zerteilte Luftkonturen im Bereich der Neubildung (Abb. 191). Bei fortschreitendem Wachstum reißt nämlich gewöhnlich die feine Kapsel des Epidermoids ein und erlaubt so während der Pneumencephalographie das Eindringen von Luft zwischen die geschichteten cholesterinhaltigen Schollen. In manchen Fällen kann man aus Sitz und Umgrenzung eines Tumors mit einiger Wahrscheinlichkeit auch auf die Art schließen. So entspricht ein kirschgroßer rundlicher Schatten zwischen den Foramina Monroi einer Ependymzyste (Abb. 194), ein Tumor des Seitenventrikels an einem Foramen Monroi hingegen im allgemeinen einem Ependymom, basal davon einem Ventrikeltumor bei der tuberösen Sklerose. Oder es bildet sich um extracerebrale Tumoren der Konvexität eine Luftsichel ab, die das Vorliegen eines Meningeoms wahrscheinlich macht.

In anderen Fällen ist die Artdiagnose aufgrund der Berücksichtigung des Sitzes und Erkrankungsalters möglich, jedoch weniger sicher: Tumoren *im* Trigonum sind meist Meningeome, seltener Plexuspapillome. Große Thalamus-Tumoren bei Jugendlichen sind gewöhnlich Oligodendrogliome, große zystische Hemisphären-Tumoren bei Jugendlichen Ependymome usw. Auch kann man aus Wachstum und biologischen Eigenschaften einer Geschwulst gewisse Vorstellungen über die Art ableiten, die aber nur den Wert einer Faustregel haben: so sind Vierhügel-Tumoren, die ins Infundibulum metastasieren, Pinealozytome oder Germinome; verkalkte supraselläre Blastome meist Kraniopharyngeome. Bei der Differentialdiagnose zwischen Meningeomen und Glioblastomen kann man die Weite des Ventrikelsystems bewerten. Beim Glioblastom entsteht häufig ein Hydrocephalus der Gegenseite, da es meist rasch wächst, ein erhebliches Hirnödem erzeugt und die Liquorpassage früh beengt. Beim Meningeom hingegen bleiben die Ventrikel eher eng, da es langsam wächst, das Hirnödem meist gering ist und die Liquorbahnen sich allmählich verformen können.

Auch das Verhalten zur Ventrikelwand kann gewisse Aufschlüsse geben. Verändert ein Meningeom durch örtlichen Druck die Ventrikelkontur, so ist die Begrenzung meist glattwandig und halbmondförmig. Erreichen jedoch Gliome (Oligodendrogliome) die Ven-

trikelwand, so entstehen bald durch Einwachsen höckrige Eindellungen der Ventrikel. Auch regressive Veränderungen der Tumoren bilden sich durch Zufall im Luftbild ab und können artdiagnostische Hinweise geben: Hat man durch Anstechen bei der Ventrikelpunktion eine Zyste in einem Großhirnblastom luftgefüllt, so gehört dieses beim Jugendlichen häufig zur Gruppe der Ependymome, bei Angehörigen mittlerer Altersklassen zu den Astrozytomen, bei älteren Patienten liegt gewöhnlich eine Metastase oder ein Glioblastom vor.

2. Schrumpfungsprozesse

Die Luftbilder bei cerebralen Schrumpfungsprozessen lassen sich leicht deuten, wenn man die morphologischen Veränderungen des Gehirns bei der betreffenden Krankheit ausreichend kennt und die dadurch entstandenen Formveränderungen berücksichtigt. Es ist aber zu betonen, daß das Luftbild nur sehr selten artspezifisch für *einen bestimmten* Schrumpfungsprozeß ist. Vielmehr können gleiche morphologische Bilder durch verschiedene pathologisch-anatomische Prozesse bedingt sein. Die verschiedenen Schrumpfungsprozesse unterscheiden sich im Pneumogramm nur durch ihren Sitz und ihre Ausdehnung. Sie haben allenfalls *darin* eine artspezifische Prädilektion. Man kann eine kontinuierliche Reihe von Veränderungen beschreiben, die mit der allgemeinen und örtlichen Hirnatrophie beginnen und bei der umschriebenen Atrophie nach örtlicher Hirnzerstörung enden.

a) Allgemeine Hirnatrophien

1) Hydrocephalus bei Liquorzirkulations-Störungen (Hydrocephalus occlusus bei Blockade des Ventrikelsystems), 2) Hydrocephalus aresorptivus bei einer Blockade der Resorptionsstellen oder bei einer Blockade des Weges zu den Resorptionsstellen, dazu gehört auch der „normal pressure" Hydrocephalus, 3) Hydrocephalus hypersecretorius (z.B. ein Plexus-Papillom) und 4) Hydrocephalus bei atrophisierenden Hirnprozessen (e vacuo). Neuerdings ermöglicht die Untersuchung der Liquordynamik mit radioaktiven Isotopen leichter eine Differenzierung. Verschiedene pathologisch-

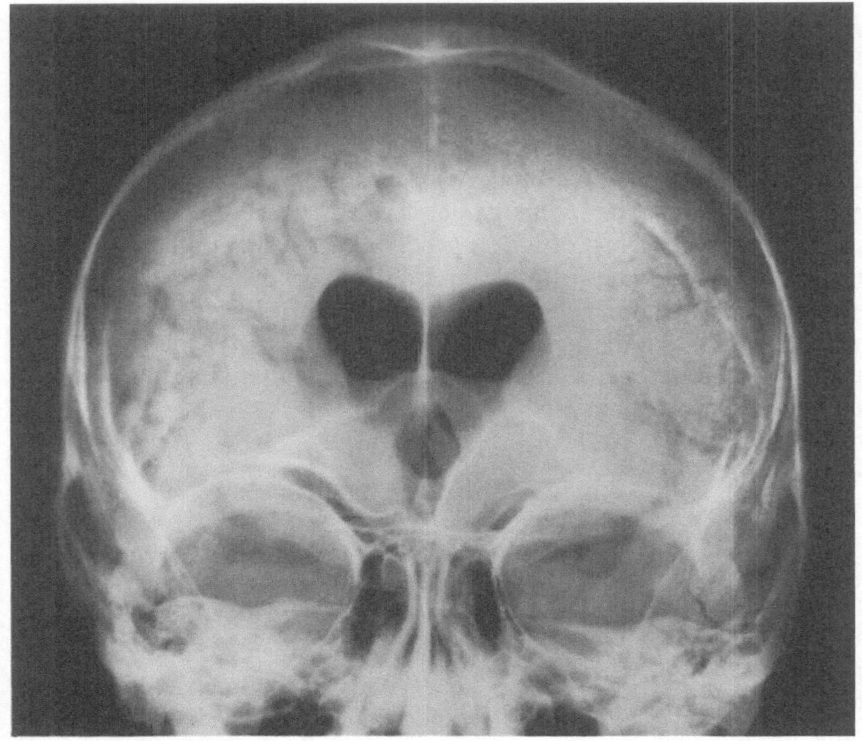

Abb. 211. Symmetrischer Hydrocephalus internus

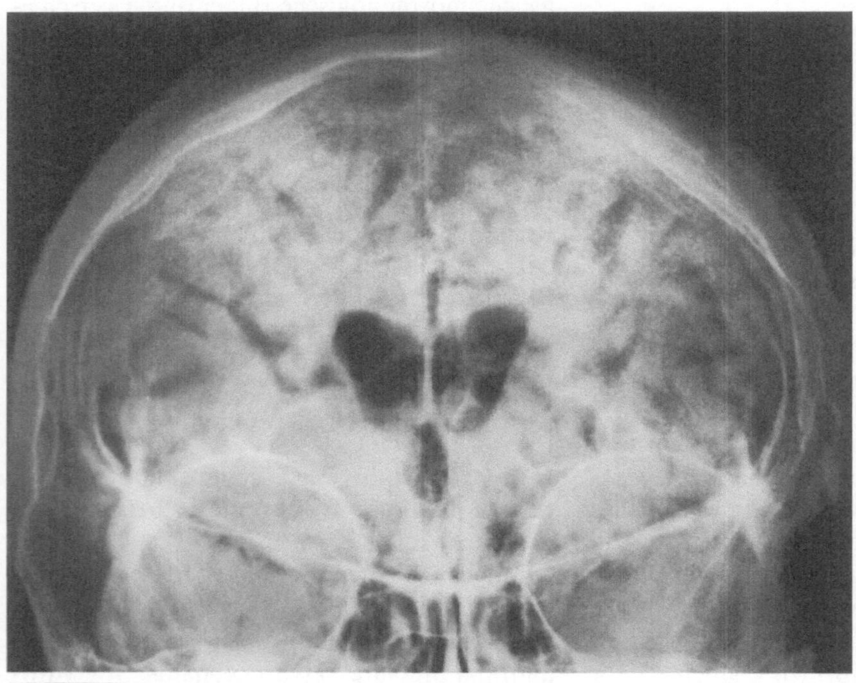

Abb. 212. Hydrocephalus internus und externus, ap-Aufnahme

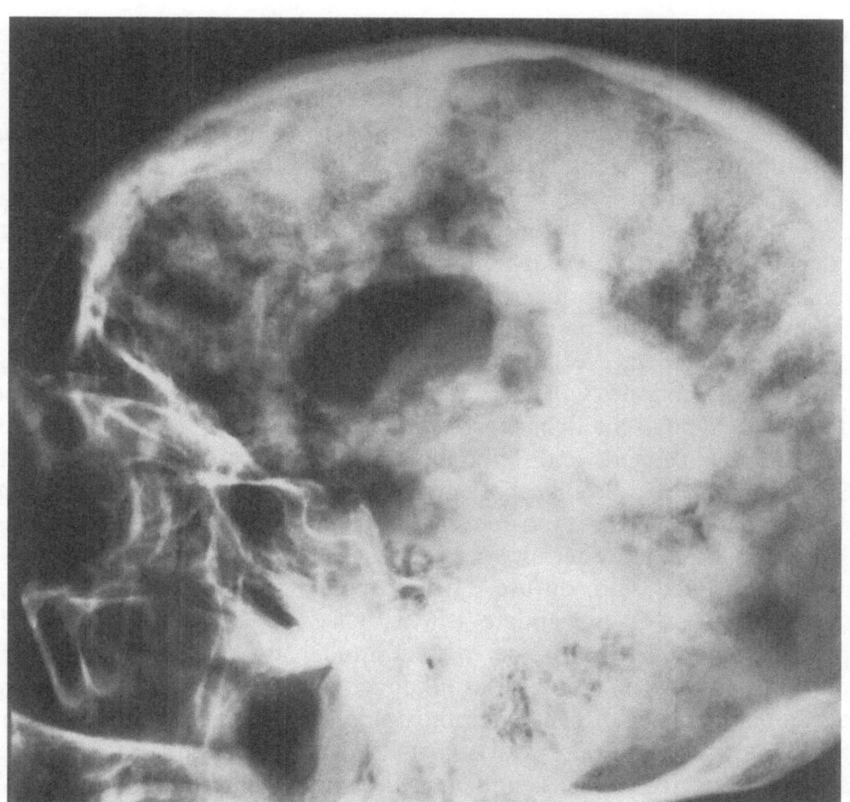

Abb. 213. Hydrocephalus internus und externus, seitl. Strahlengang

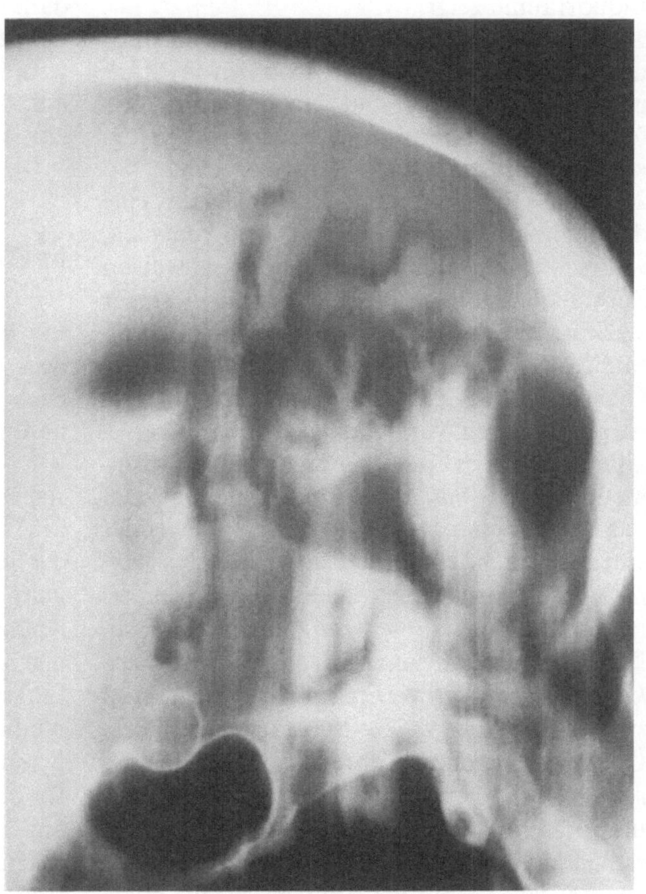

Abb. 214. Darstellung einer Kleinhirn-Atrophie

anatomische Befunde können eine *allgemeine* Hirnatrophie erzeugen (Abb. 211–214), z.B. ein übermäßiges verfrühtes Altern, die Arteriosklerose, die Hochdruckkrankheit, Thrombangiitis obliterans und andere, wie luische Gefäßprozesse, Encephalitiden (besonders bei Fleckfieber, progressiver Paralyse oder Toxoplasmose), encephalitische Begleitreaktionen bei Infektionskrankheiten, fetale Erkrankungen, sowie perinatale und frühkindliche Hirnschäden, Vergiftungen (besonders durch Kohlenmonoxyd), die verschiedenen Traumen, hypoxische Schäden (Asphyxie bei der Geburt), hyper- und hypoglykämischer Schock, andere Stoffwechselentgleisungen, Anfallserkrankungen, dystrophische Erkrankungen im Säuglingsalter und beim Erwachsenen, spezifische und diffuse Hirnatrophien (nach ALZHEIMER) und andere seltener encephalographierte Hirnprozesse, wie die multiple Sklerose. Allen diesen Erkrankungen ist als Endergebnis eine diffuse Hirnatrophie infolge Markschwund oder Mark- *und* Rindenschwund gemeinsam, die sich in einer Erweiterung der inneren oder der inneren und äußeren Liquorräume zeigt.

Man kann dabei wohl gewisse Korrelationen in der Verteilung der Atrophien in Mark und Rinde (Ventrikel und Arachnoidalräume) feststellen, die aber nur als Faustregeln gelten können (ZÜLCH und ESCHBACH, 1965). So zeigt das Pneumogramm des *Traumas* eine deutlich stärkere Erweiterung der Ventrikel, wahrscheinlich durch Schwund der weißen Substanz infolge Ödemschadens, weniger stark ist die Erweiterung der Subarachnoidalräume. Nach *Blutungen,* auch traumatischer Genese, kann es zu einem Hydrocephalus aresorptivus durch Verklebungen an der Konvexität oder durch eine Zisternenblockade kommen. Nach *frühkindlichen Hirnschäden* zeigt das Pneumogramm oft einen inneren und/oder einen äußeren Hydrocephalus. Bei den *Anfallsleiden* ungeklärter Genese sehen wir die fast gleichmäßige Beteiligung innerer und äußerer Liquorräume am Hydrocephalus. *Intoxikationen und Stoffwechselstörungen* schädigen vorwiegend die weiße Substanz durch ein Ödem, entsprechend führen sie zum Bilde des schweren Hydrocephalus internus. Der senile und präsenile *Altersabbau* geht auf Substanzschwund vorwiegend an der Rinde, aber auch am Markweiß zurück. Entsprechend bildet

sich ein grober Hydrocephalus externus, ein etwas geringerer Hydrocephalus internus. Die *multiple Sklerose* und andere *Encephalitiden* und *Encephalomyelitiden* führen zum Hydrocephalus internus und externus. Die Zustände bei und nach *Meningitis* zeigen vorwiegend den Hydrocephalus internus aresorptivus.

Der *Hydrocephalus internus e vacuo* beginnt (ähnlich wie der Hydrocephalus occlususus) im Bereich der Vorderhörner und greift allmählich auf die übrigen Teile der Seitenventrikel über. Am spätesten und geringsten sind gewöhnlich die Temporalhörner betroffen. Bei Erweiterung der Subarachnoidalräume zeigt nicht die *Zahl* der dargestellten Furchen, sondern die *Verbreiterung* dieser Furchen eine Atrophie an, und zwar bevorzugt am Frontallappen und Parietallappen (Abb. 212, 213), während die frontale Basis nur bei Pickscher Atrophie und der Occipitallappen überhaupt nur selten atrophisch sind. Sehr frühzeitig erkennt man eine allgemeine Atrophie an dem Schwund des Hirngewebes um die Fissura Sylvii und besonders um die Insel: Die gute Darstellung der Insel-Zisterne im Luftbild gehört daher zu den recht sicheren Zeichen der beginnenden allgemeinen kortikalen Atrophie. Sie kommt auf der ap-Aufnahme (seltener auch auf der pa-Aufnahme) sehr charakteristisch zur Abbildung.

b) Halbseitige atrophische Prozesse

Ein halbseitiger Hirnschwund kommt besonders häufig bei arteriovenösen Angiomen, nach Gefäßverschlüssen (z.B. der A. carotis) und nach Traumen (auch Geburtstraumen) vor. Die Asymmetrie des Ventrikelsystems steht hier im Vordergrund (Abb. 215, 216, 218). Eine halbseitige Erweiterung aller Teile der Seitenkammern unter besonderer Bevorzugung der Cella media und des Trigonums kennzeichnet diesen Schädigungstyp, oft finden sich auch große äußere Pori im Ausbreitungsgebiet der A. cerebri media („Porencephalie"). Allerdings füllen sich die großen äußeren Zysten nicht in jedem Falle. Man muß sie daher mit einer gezielten Luftfüllung der äußeren Liquorwege wie zur Zisternographie darstellen. Der halbseitige Schaden nach Carotis-Unterbindung und Thrombose erzeugt

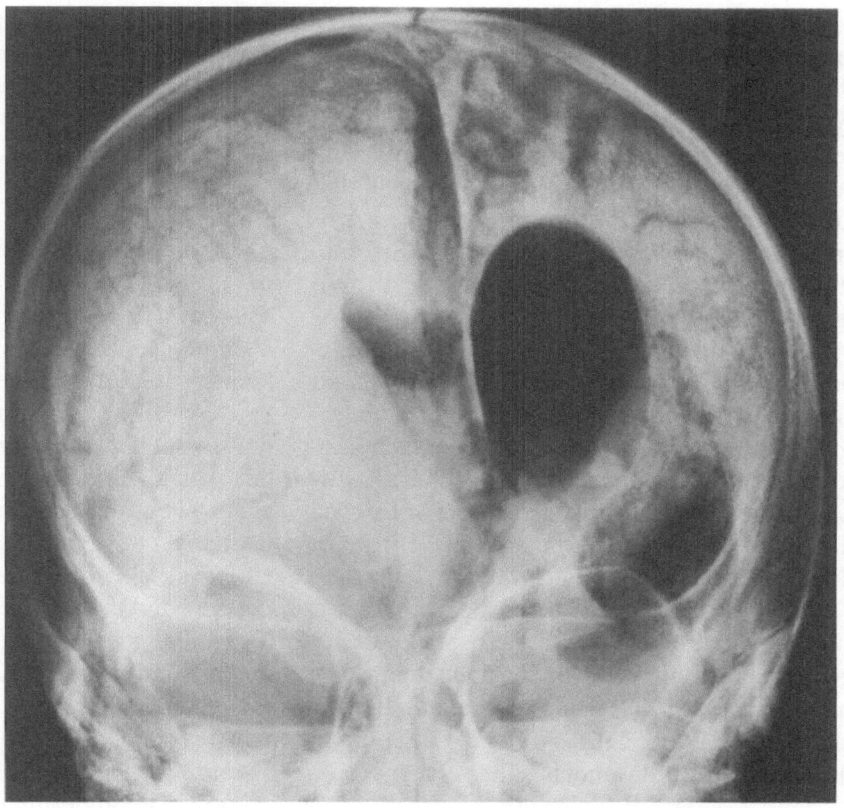

Abb. 215. Luftfüllung eines Ventrikelsystems bei einer halbseitigen Hirnschädigung. Verlagerung des Kammersystems zur Seite der Schädigung. Ausgeprägte einseitige Kammererweiterung und Vermehrung der Oberflächenzeichnung über der gleichen Seite mit Bildung von Hahnenkammwindungen

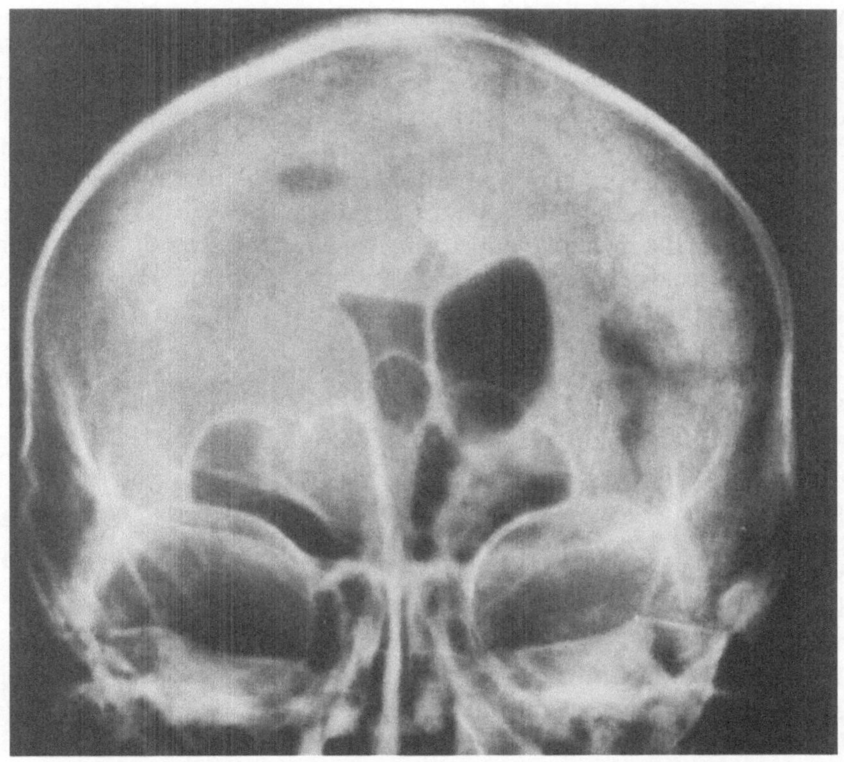

Abb. 216. Typische halbseitige Hirnatrophie mit „Ventrikelwanderung" nach akuter Carotisverlegung (Schußverletzung). Man beachte besonders die Erweiterung der Cisterna fossae Sylvii

gewöhnlich im späteren Alter weniger ausgeprägte Veränderungen als am sehr jugendlichen Hirn. Hier ist die Neigung zur totalen zystischen Umwandlung größer. Auffällig ist gelegentlich die starke Ventrikelwanderung zur kranken Seite (Abb. 215, 216). Auch sind die äußeren Liquorräume um die Fissura Sylvii halbseitig erweitert. Eine mäßige Erweiterung zeigt auch der kontralaterale Seitenventrikel.

Im Schrifttum findet man häufig angegeben, daß die Erweiterung des 3. Ventrikels als ein Anzeichen für eine Schädigung des *Zwischenhirns* gewertet werden könne. Nach anatomischen Untersuchungen entsteht die Erweiterung des 3. Ventrikels aber vorwiegend durch den Schwund benachbarter Hirnteile, die die Ventrikelwand nach lateral ziehen.

Die Verlagerung des gesamten Ventrikelsystems zur erkrankten Seite kann bei halbseitigen Hirnatrophien Luftbilder nachahmen, die *raumfordernde Prozesse* der anderen Seite vortäuschen (s. Abb. 216). Auf die Differentialdiagnose wird unten noch näher eingegangen.

c) Lappenatrophien

Atrophien von einzelnen Hirnlappen finden sich besonders bei der systematischen Atrophie nach PICK. Nach ihrer Lokalisation („Frontallappen-Pick", „Temporallappen-Pick", Kombination beider) trifft man eine hochgradige Ansammlung von Luft über den atrophischen Windungen, diesmal auch der *basalen* Frontallappenteile, die sich sonst an den atrophischen Prozessen kaum oder nur sehr spät beteiligen. Die Ventrikelteile der betroffenen Lappen sind hochgradig erweitert.

Unter den lokalisierten „systematischen" Atrophien sind die Kleinhirnrinden-(Purkinjezell-) bzw. Kleinhirnbrückenfuß-(olivopontocerebellären) Atrophien die häufigsten Vertreter (Abb. 214). Bei den ersten sieht man eine grobe Verbreiterung der bereits normalerweise zwischen den Kleinhirnfolien sichtbaren Sulci, dies im Anfang besonders im Oberwurmbereich. Später findet man diese Atrophie auch im ganzen Wurm und in den Hemisphären. Dann ist auch die Cisterna magna und der 4. Ventrikel erheblich vergrößert. Bei der olivopontocerebellären Atrophie steht neben dem meist weniger stark ausgeprägten Purkin-

jezell-Ausfall die Atrophie des Brückenfußes und der Oliven im Vordergrund. Hier sieht man *zusätzlich* eine erhebliche Erweiterung der Cisternae pontis, pontocerebellares und medullaris.

d) Örtlich umschriebene Atrophien

Ein örtlich umschriebener Untergang von Hirngewebe ist meist die Folge der Verlegung kleinerer Gefäße oder einer örtlich einwirkenden Gewalt (Kontusion, Hirnwunde, wiederholte Ventrikelpunktion im Säuglingsalter). Ist der Ausfall eines kleineren Gefäßes die Ursache, so liegt das atrophische Gebiet meist rindennahe und zeigt sich im Röntgenbild als eine zystische Luftansammlung in der Hirnmasse oder in den Arachnoidalräumen. Der Verschluß größerer Gefäße, z.B. der A. cerebri media, und schwere Kontusion führen meist zu einem erheblichen Schwund der Markmasse, so daß auch örtliche Erweiterungen des Kammersystems entstehen. Die einzelnen Formen der Veränderungen des Luftbildes beim Hirntrauma werden später (s. S. 263) beschrieben. Es ist hier auch auf die eigenartige Tatsache hinzuweisen, daß sich selbst größere rindennahe Defekte, wie z.B. die Folgen eines Zangenschadens bei der Geburt, oft bei der Routine-Encephalographie nicht füllen und dann erst mit der besonderen Technik der Zisternographie abgebildet werden müssen.

Hinzuweisen ist auf das Vorkommen von zystenartigen Erweiterungen der Ventrikel nach Blutungen mit Einbruch in das Kammersystem, z.B. bei arteriovenösen Angiomen oder nach Traumen mit tiefen Einrissen in die weiße Substanz. Das sieht man besonders beim frontobasalen Trauma.

3. Veränderungen nach Schädel-Hirn-Trauma — Begutachtung

Frühbefunde bei Schädel-Hirn-Traumen werden — wenn überhaupt — durch die Angiographie diagnostiziert (s. S. 42, 43). Die chronischen Traumafolgen am Hirn müssen genauer beschrieben werden, da sie oft Grundlage der Begutachtung sind. Obwohl beim Schädel-

Hirn-Trauma die Hirngewebszerstörung theoretisch an jeder Stelle und in jeder Ausdehnung entstehen kann, findet sich jedoch eine gewisse Prädilektion im Sitz und in der Art der entstehenden Zerstörungs- d.h. Schrumpfungs-Prozesse. Die folgende Zusammenstellung zeigt die häufigsten Formen der Veränderungen im Pneumogramm in einem Schema (Abb. 217).

a) *Örtliche Veränderungen an einem Kammerteil* erscheinen am häufigsten in Form einer zelt- oder zipfelförmigen Ausweitung oder Ausziehung der Kammerdecke in Richtung auf einen vernarbten umschriebenen Zerstörungsherd (Abb. 218).

b) Große zystische Ausweitungen der Seitenkammern trifft man besonders bei einem Trauma, das örtlich auf die großen Marklager einwirkt, d.h. am Vorder- oder Temporal- oder Hinterhorn. Im Anfang durchlaufen diese großen Kontusionsherde eine Phase der Raumforderung. Später schrumpfen die erweichten Herde. Gelegentlich brechen sie in das Liquorsystem ein. Als Folge entstehen kugelige, zystische Ausweitungen der Ventrikel. Bei Jugendlichen nehmen diese Zysten oft besonders große Ausmaße an. Nicht selten sind sie auch Folge von Zangenschädigungen bei der Geburt. Es sei an dieser Stelle auch auf die wachsende Fraktur des kindlichen Schädels mit ihren intrakranialen Folgeerscheinungen der Ventrikelerweiterung verwiesen.

c) Die *diffuse Erweiterung eines Kammerabschnittes* findet sich besonders an den Spitzen der Vorder-, Temporal- oder Hinterhörner. Sie entsteht wahrscheinlich durch eine allgemeine diffuse Schädigung eines Lappens infolge von Ödem oder Hypoxämie.

d) Die *diffuse Erweiterung einer ganzen Kammer* zeigt einen allgemeinen Markschwund der ganzen Hemisphäre an. Die äußeren Liquorräume können auf der Herdseite obliterieren, wenn sie nach einer Blutung eine stärkere entzündliche Reaktion gezeigt haben.

e) *Eine allgemeine Erweiterung des Kammersystems* kann auch durch einen „normal pressure hydrocephalus"/aresorptivus bedingt sein. Es ist schwierig zu beweisen, daß Asymmetrien der Seitenkammern im Röntgenbild einen pathologischen Befund darstellen, der wahrscheinlich Traumafolge ist. Auch muß noch einmal an die große Zahl der Fehlermöglichkeiten in der Technik der Untersuchung erinnert werden, die einen solchen Befund „vortäuschen" können (s. S. 218).

Die Zahl der Ursachen außer dem Trauma ist groß. Ferner ist zu beachten, daß die linke Kammer physiologisch etwas weiter sein kann als die rechte. Auch sind verschiedene andersartige Ursachen für eine Kammererweiterung möglich, wie z.B. eine perinatale oder frühkindliche Hirnschädigung.

Zu den „traumatischen" Veränderungen ist auch die Entwicklung von Hirnkammer-Divertikeln nach mehrfacher Ventrikelpunktion aus diagnostischen oder therapeutischen Gründen bei einem kindlichen Hydrocephalus occlusus zu zählen. Diese Befunde stellen gelegentlich Komplikationen im Säuglingsalter dar.

f) Als weitere Traumafolge ist die *Pneumencephalocele („Aerocele")* hervorzuheben. Diese intrakraniale Luftansammlug entsteht, wenn eine Verletzung eine Verbindung zwischen dem Schädelinnenraum und den Nebenhöhlen herbeiführte (s. Abb. 219). Es handelt sich dabei in der Mehrzahl der Fälle um Frakturen im Bereich der Siebbeinzellen, weniger häufig führen die Frakturen der Stirnhöhlen und der Keilbeinhöhle zu diesen Pneumencephalocelen. Dabei kann die Luft extracerebral gelegen sein (epidural, subdural und subarachnoidal) oder intracerebral (extraventrikulär oder intraventrikulär). Kombinierte Formen sind ebenfalls möglich. Zwar steht bei dieser Pneumencephalocele die traumatische Ursache an erster Stelle, eine ähnliche Verbindung zwischen intra- und extrakranialem Raum kann jedoch auch durch einen Tumor im Bereich der vorderen Schädelgrube oder der Sellaregion, ja sogar durch allgemeinen Hirndruck entstehen.

g) *Subdurale Hämatome* führen im Luftbild zu einer Verlagerung des Ventrikelsystems zur Gegenseite. Die Artdiagnose „subdurales Hämatom" stellt sich jedoch erst mit der Angiographie. Ebenfalls können Spät-Abszesse zu einer Verlagerung des Ventrikelsystems führen (Abb. 220).

Indikation zur neuroradiologischen Methodik bei Begutachtung von Schädel-Hirn-Traumen: Das Luftencephalogramm hat einen bedeutenden Wert als Methode zum Nachweis von morphologischen Folgen eines Schädelhirntraumas. Es muß allerdings mit der notwendigen Kritik ausgewertet werden. So ist

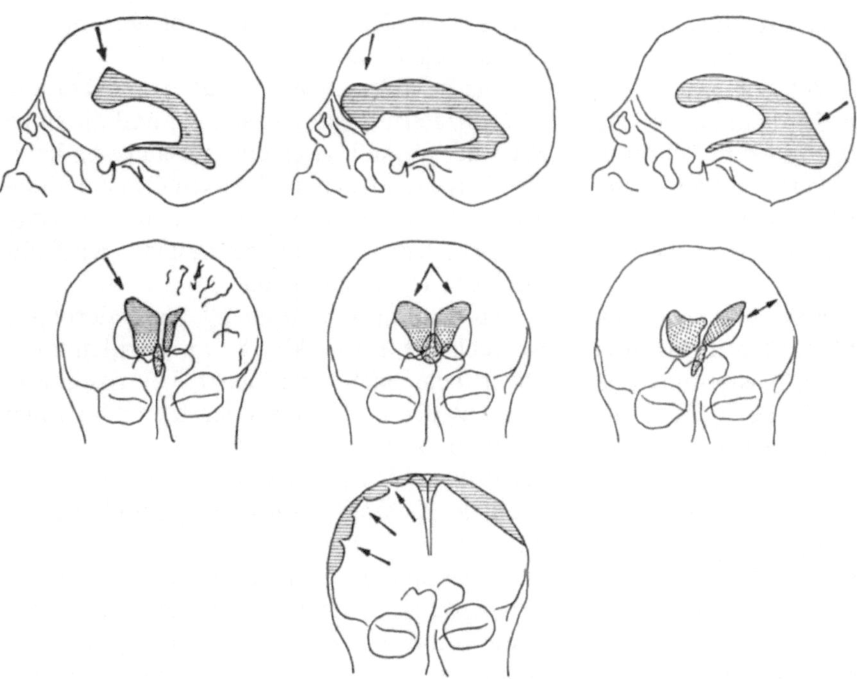

Abb. 217. Das Schema zeigt die häufigsten Typen der Hirnkammerveränderungen nach offenen oder gedeckten Schädeltraumen. Oben links: Zelt- oder zipfelförmige Ausbeulung. Mitte: Zystenbildung im Frontobasal-Gebiet. Rechts: Vergrößerung eines Kammerteils ohne Formveränderung. Mitte links: Halbseitige Kammererweiterung mit Verlötung der Arachnoidalräume. Mitte: Allgemeiner Hydrocephalus. Rechts: Verziehung des ganzen Kammersystems in Richtung auf die Stelle der Gewalteinwirkung. Unten: Zipfelförmige Dura-Hirnverwachsungen bei subduraler Luftfüllung

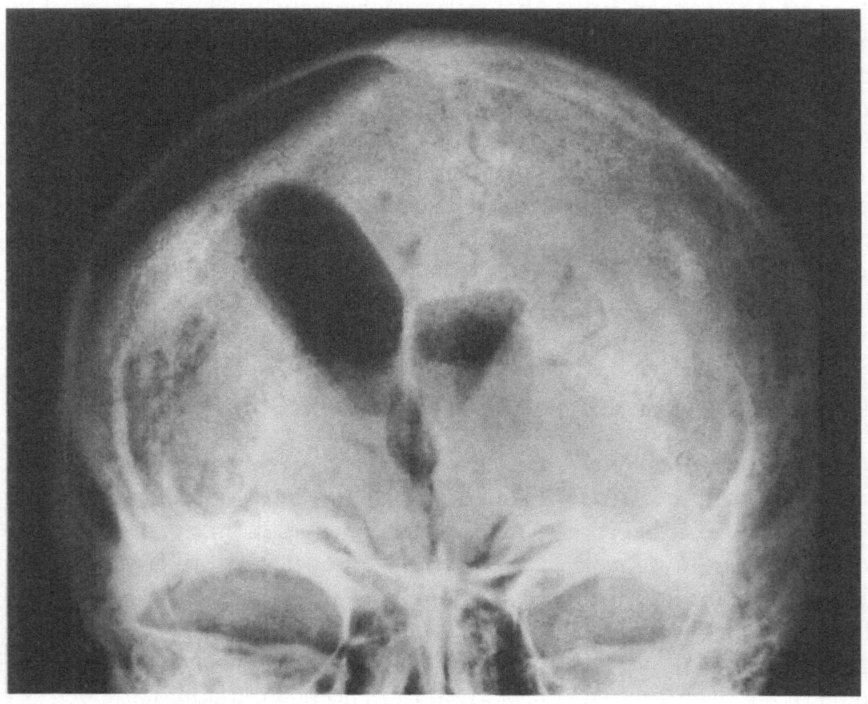

Abb. 218. Posttraumatische Erweiterung einer Hirnkammer mit Verlagerung des gesamten Ventrikelsystems zur geschädigten Seite

264

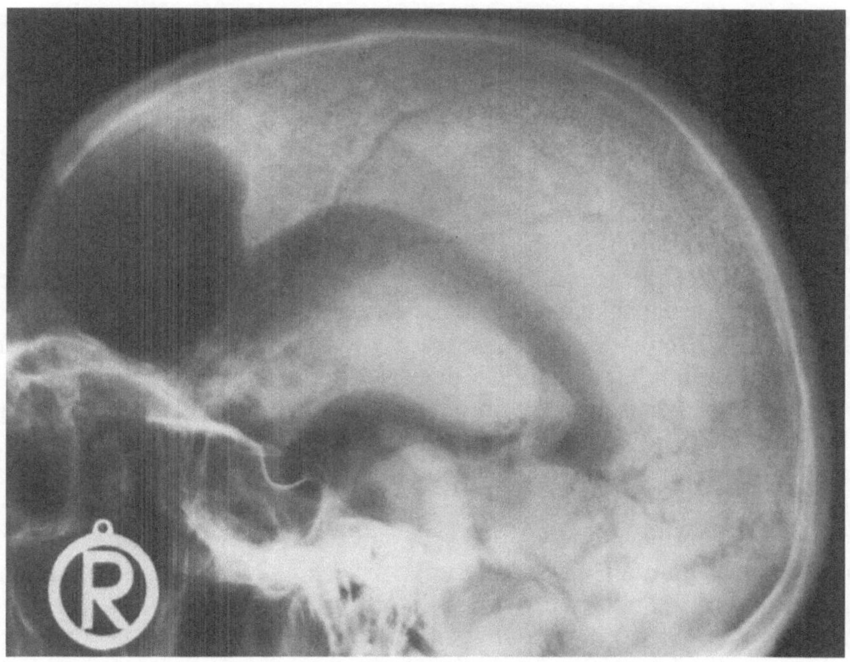

Abb. 219. Befund einer Pneumencephalocele mit Luftfüllung des Kammersystems

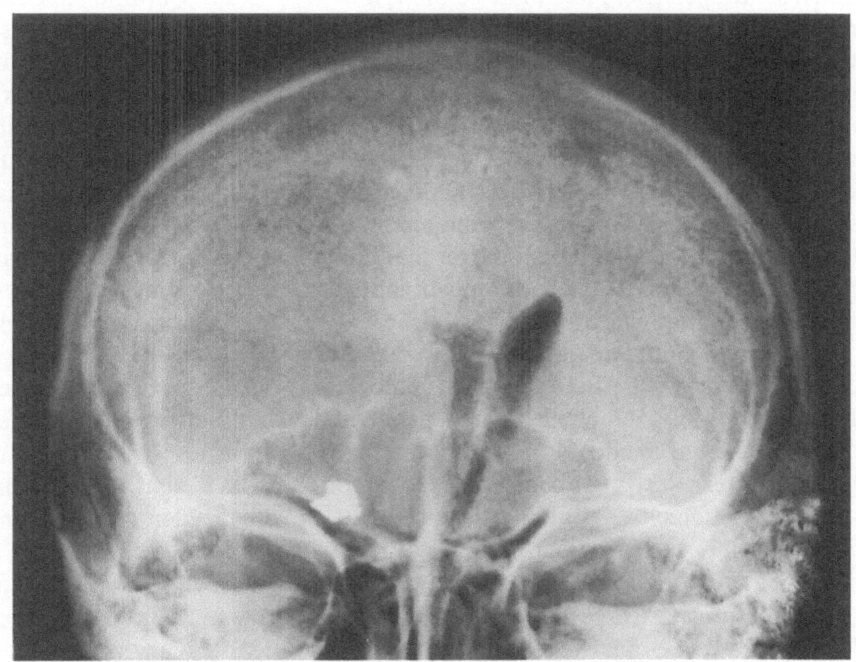

Abb. 220. Verlagerung des Kammersystems bei einem Hirnabszeß, bedingt durch einen intrakranial liegenden Geschoßsplitter

es nicht zulässig, einfach auf eine Veränderung im Röntgenbild hinzuweisen und dann automatisch den Kausalzusammenhang mit einem früheren Trauma als gegeben hinzunehmen. Vielmehr muß erst durch Vorgeschichte und klinischen Befund wahrscheinlich gemacht werden, daß gerade *diese besondere* röntgenologische Veränderung Folge eines bestimmten Traumas ist. Die große Zahl der andersartigen Schädigungsmöglichkeiten wurde bereits aufgezählt (s. S. 260).

Ebensowenig kann man aus dem gleichen Grunde ein klinisches Symptom — etwa Krampfanfälle — schon auf einen im Encephalogramm nachgewiesenen krankhaften Prozeß beziehen, ohne eine besondere Begründung zu geben. Das Röntgenbild sagt nur aus, daß eine bestimmte Hirnveränderung vorliegt, meist aber nichts über die Art der Entstehung und die klinischen Folgen. Obwohl oben eine schematische Übersicht über die häufigsten Typen der Hirntraumafolgen im Luftencephalogramm gegeben wurde, sind nur wenige von ihnen so artspezifisch, daß man sie ohne weiteres als Traumafolge bezeichnen kann. Diese Feststellung beleuchtet die Grenzen der Röntgendiagnostik. Dazu kommt noch, daß nun umgekehrt auch ein negativer Befund noch nicht das Fehlen von Traumafolgen beweist. Diese können sich vielmehr der Kontrastdarstellung entziehen. Auch kann eine eindeutige traumatisch entstandene Hirnschädigung Folge einer nichtentschädigungspflichtigen Krankheit sein (etwa Sturz im Anfall).

Diese einleitenden Sätze zeigen, daß der encephalographische Befund nur als eines der Beweismittel im Gutachten zu gelten hat und daß man die Fragen des Kausalzusammenhanges nur unter Wertung aller klinischen Ergebnisse (Vorgeschichte, klinischer Befund, EEG, Szintigraphie, evtl. Angiographie usw.) beantworten darf.

Die häufigste Frage bei der Begutachtung lautet: Wann ist der Seitenunterschied oder die örtliche Deformierung so groß, daß sie als pathologisch angesehen werden müssen (s. S. 218 ff.)? Diese Entscheidung kann sich auf kein Meßverfahren stützen und ist nur aufgrund persönlicher Erfahrungen zu treffen. In Grenzfällen werden sich daher auch die Gutachten oft unterscheiden. Ähnliches gilt auch für die Feststellung einer „allgemeinen Erweiterung" und ihrer Abgrenzung von den physiologischen Altersveränderungen (s. S. 218 ff.).

4. Mißbildungen

a) Die Septum pellucidum-Zyste

Die häufigste im Luftbild sichtbare Mißbildung ist die Erweiterung des Cavum septi pellucidi, die sog. Septum pellucidum-Zyste, bei Lage im hinteren Teil des Septums auch Cavum Vergae-Zyste genannt. Sie hat keinen pathognomonischen Wert und findet sich in 5% aller Sektionen. Bisher nahm man an, daß die 2 Formen der Septum pellucidum-Zyste, die „offene", d.h. frei mit dem Liquorraum kommunizierende, und die „geschlossene" Form auch pneumographisch sicher unterscheidbar seien. In letzter Zeit haben sich Zweifel ergeben, ob dies möglich ist.

Im Luftbild erscheint die „geschlossene" Septum pellucidum-Zyste (im sagittalen Strahlengang) als eine glattwandige Verbreiterung des normalen Septums bis auf etwa 10 mm. Beide Seitenkammern sind durch diesen Raum des erweiterten Septums gleichmäßig auseinandergeschoben. Ist die Zyste offen (Abb. 221), so erscheint ein Luftdepot zwischen den Vorderhörnern, das von diesen durch schmale Septen getrennt ist. Differentialdiagnostisch läßt sich die geschlossene Septum pellucidum-Zyste vom Balken-Tumor, der in das Septum eingewachsen ist, durch die symmetrische Verbreiterung des *ganzen* Septums, die glatten Konturen und durch das Fehlen von Veränderungen am Balken selbst, d.h. an den glatten Konturen der Ventrikeldächer unterscheiden (s. S. 232 und Abb. 189).

Ebenfalls ist hier das Cavum Vergae hervorzuheben, das sich meist gleichzeitig mit dem Cavum septi pellucidi vorfindet. Nur selten ist es als selbständige Struktur vorhanden. Es liegt hinter dem Cavum septi pellucidi und ist in der seitlichen und in pa-Projektion in Bauchlage des Patienten am besten sichtbar. Haben sich beide Hohlräume mit Luft gefüllt, so stellen sie sich im seitlichen Strahlengang sanduhrförmig dar. Dabei liegt die Enge dieser Sanduhr an der Grenze zwischen dem Cavum septi pellucidi und dem Cavum Vergae. Ein

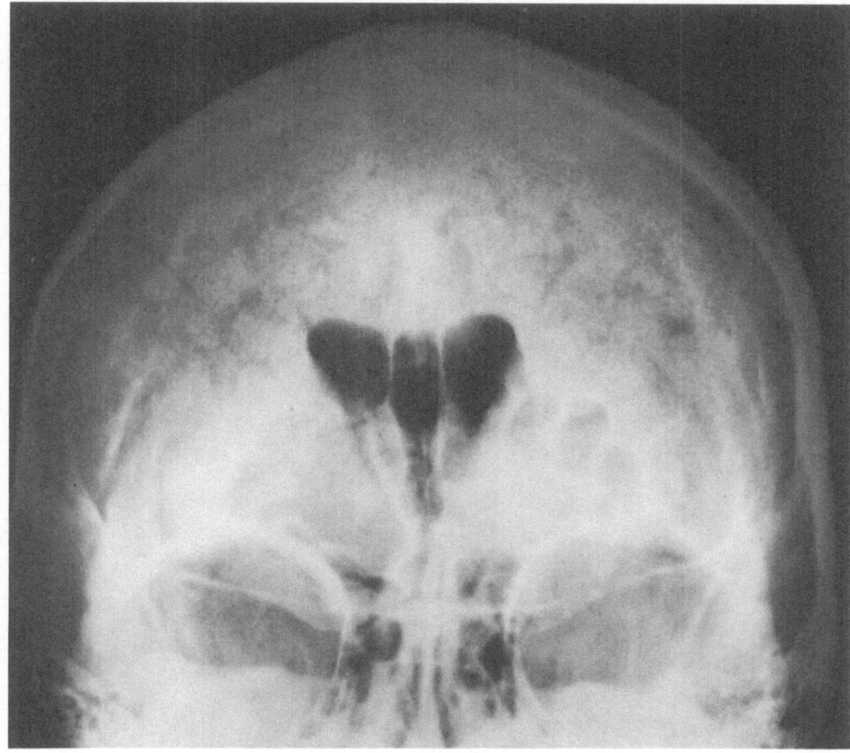

Abb. 221. Offene Septum pellucidum-Zyste zwischen beiden Seitenventrikeln

vergrößertes Cavum Vergae kann den Liquorabfluß über den Aquädukt behindern und zu einer Erweiterung der Seitenventrikel und des 3. Ventrikels führen.

b) Der Balkenmangel

Eine vollständige oder partielle Aplasie des Balkens erzeugt eine artspezifische Veränderung des Ventrikelsystems im Luftbild. Auf dem ap-Bild sind die Vorderhörner auseinandergerückt und „stierhornförmig" nach außen geschwungen. Ihr normaler Kontakt im Septum fehlt. Der 3. Ventrikel liegt höher und wird häufig zwischen den Seitenkammern abgebildet (Abb. 222). Der Balkenmangel ist auch gelegentlich mit anderen Mißbildungen vergesellschaftet, z.B. mit Lipomen. Man trifft ihn aber auch als Zufallsbefund bei Gesunden. Er hat daher keinen sicheren pathognomonischen Wert.

c) Der unpaare Zyklopen-Ventrikel

Zyklopie nennt man einen besonders hohen Grad der als Arhinencephalie bezeichneten Mißbildung. Hier kommt es zu einer mangelhaften Trennung in den vorderen Teilen der Großhirnhemisphären. Die Ursache liegt in einer gestörten Riechhirn-Bildung. Die Vorderhörner und Cellae mediae der Seitenkammern bilden einen unpaaren Hohlraum (Abb. 223). Trigona und Temporalhörner sind gewöhnlich paarig angelegt.

d) Arachnoidalzysten

Arachnoidalzysten können an verschiedenen Stellen der Hirnoberfläche vorkommen. Dabei wird zwischen primären A. und sekundären A. unterschieden. Die angeborenen Zysten gehen in der Regel mit ausgedehnten Schädelasymmetrien durch örtliche Ausbuchtung der Schädelhöhle einher. Sie sind relativ selten und zeigen gewisse Prädilektionsstellen, z.B. im Gebiet der Fissura Sylvii. Oftmals ist ihre diagnostische Klärung auch im Luftencephalogramm sehr schwierig. Besteht eine Verbindung zwischen der Zyste und dem übrigen subarachnoidalen Raum, so findet sich dort eine abnorme Luftansammlung. Die Zyste ist damit genau zu lokalisieren und auch zu identifi-

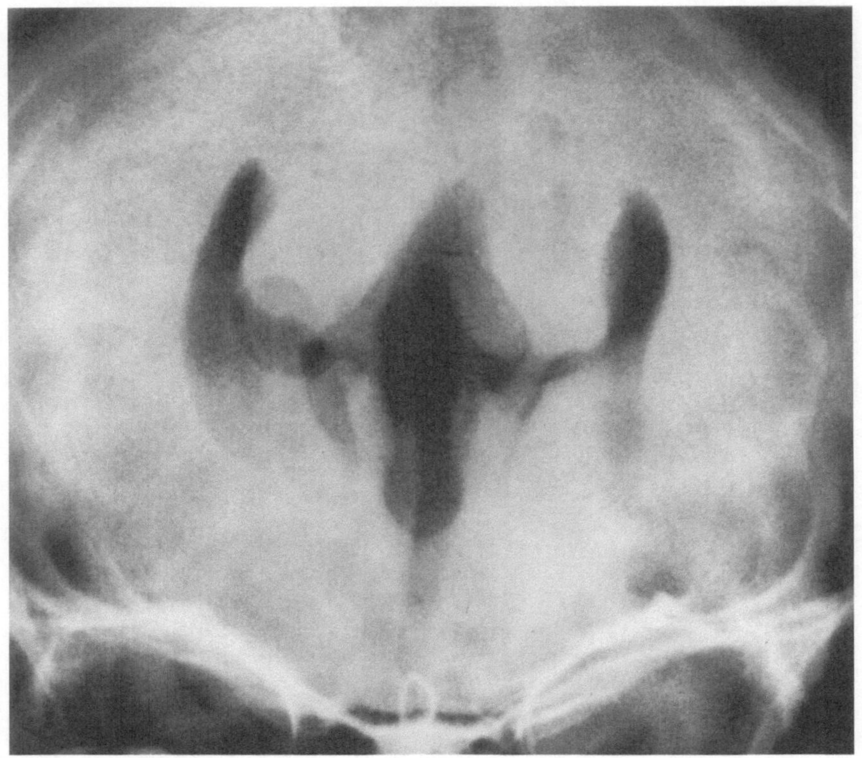

Abb. 222. Typisches Vorderbild der „Stierhorn"-Ventrikel bei Balkenmangel

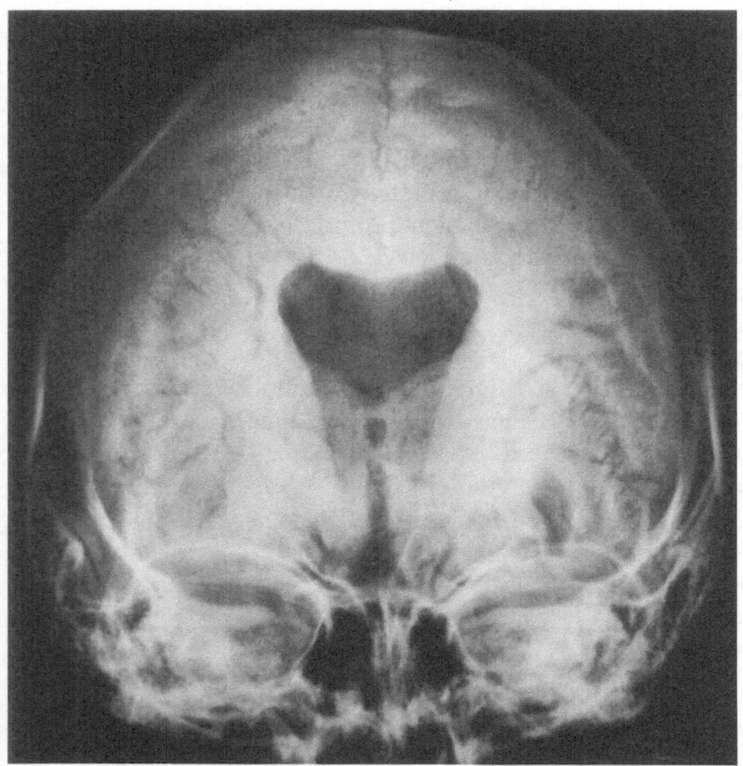

Abb. 223. Typisches Vorderbild eines sog. „ Zyklopen"-Ventrikels

zieren. Bei geschlossenen Arachnoidalzysten besteht lediglich das Bild eines raumfordernden Prozesses. Arachnoidalzysten im Temporalbereich mit Fehlen des Temporallappens zeigen ein verkürztes, nur geringgradig nach hinten und oben verlagertes Temporalhorn. Der pneumencephalographische Befund ist also uncharakteristisch.

Bei der *Porencephalie* handelt es sich um einen umschriebenen, tiefgreifenden Hirnschaden. Sie entwickelt sich durch Resorption einer Hirnnekrose, als deren Ursache eine Thrombose, eine Blutung oder ein Trauma anzunehmen ist. Diese porencephalen Zysten, gewöhnlich in der Hirnrinde gelegen, können mit dem Ventrikelsystem kommunizieren, sie können aber auch oberflächlich liegen, so daß sie keine Verbindung zu den Hirnkammern aufweisen.

Literatur siehe: Azambuja u. Mitarb. (1956a), Decker (1960), Kunze (1974), Liliequist (1959a, b), Lindgren (1954), Ruggiero (1974), Soyka (1969), Taveras und Wood (1976).

X. Die Indikationen und Gegenindikationen zur Angiographie und Pneumencephalographie

Die Kontrastmittelmethoden sind immer indiziert:

1. bei Verdacht auf einen raumfordernden oder schrumpfenden Prozeß;
2. bei Verdacht auf ein Angiom oder Aneurysma, auf eine Stenose oder Verschluß eines größeren Gefäßes mit kollateraler Blutversorgung;
3. bei völlig unklaren Hirnprozessen, um morphologische Veränderungen der Hirnsubstanz zu erkennen, und schließlich
4. bei „Hirntod".

Es wäre falsch, Pneumographie und Angiographie als Konkurrenzmethoden anzusehen, denn die beiden Verfahren bilden verschiedene Bereiche des Gehirns ab. Sie stehen in ihrer Bedeutung nebeneinander, haben aber verschiedene Indikationen.

In manchen Fällen läßt sich die Diagnose eines Prozesses ebenso gut mit der einen wie mit der anderen Methode stellen. Häufiger sind allerdings Krankheitsprozesse, die sich *besser* (oder *nur*) durch die eine, und solche, die sich *besser* (oder *nur*) durch die andere Methode diagnostizieren lassen. Zudem gibt es Fälle, bei denen sich die beiden Methoden bei der Diagnose ergänzen.

Bei einer solchen Lage ist es nicht gleichgültig, welche Methode *zuerst* angewandt wird. Die Frage lautet also nicht nur *„ob"*, sondern auch *„wann"* soll eine Methode bevorzugt werden.

Stets muß als Grundsatz gelten, daß die für den jeweiligen Fall gefahrlosere Methode *als erste* angewandt werden soll. Bei gleichem Gefahrenmoment ist zunächst die Methode vorzuziehen, die den *größeren diagnostischen* Aufschluß gibt bzw. zusätzlich die Anwendung der anderen Methode überflüssig machen könnte.

Absolute Regeln für die Wahl der Methode: Pneumencephalographie? Angiographie? können also nicht in jedem Falle gegeben werden. Sitz, Art, Gefäßreichtum und Entwicklungsstadium (z.B. Hirndruck) des klinisch vermuteten Prozesses werden im Einzelfall die Auswahl der Methode bestimmen.

Das folgende Schema kann als Richtlinie gelten:

I. Bei Verdacht auf raumfordernden Prozeß
   a) vermutlicher Großhirnhemisphärenprozeß: Angiographie;
   b) vermutlicher Ventrikel- oder Hirnstammprozeß: Luftencephalogramm oder Ventrikulographie;
   c) Tumor der hinteren Schädelgrube: Angiographie (linke A. vertebralis) oder besonders bei Kindern Ventrikulo- oder Encephalographie;
   d) cerebraler Prozeß unklarer Lokalisation mit Hirndruckzeichen: Angiographie.
II. Bei Verdacht auf primäre Gefäßerkrankung oder Schrumpfungsprozeß:
   a) Verdacht auf Gefäßmißbildung und Gefäßgeschwulst (Subarachnoidalblutung usw.): Angiographie;
   b) Verdacht auf atrophischen Prozeß durch Verschluß eines größeren Gefäßes: Angiographie, zusätzlich Pneumencephalographie;
   c) Verdacht auf Schrumpfungsprozeß traumatischer oder unklarer Entstehung: Encephalographie.
III. Bei unklarem cerebralem Prozeß ohne Hirndruckzeichen: Encephalographie.
IV. Zur Sicherung des „Hirntodes": Angiographie.

An Gegenindikationen kann man aufzählen:

1. Angiographie:
   a) Vorsicht bei Angiographie von älteren Patienten mit Herz- und Gefäßerkrankungen!
   b) Vorsicht bei der Angiographie von Patienten mit allergischer Konstitution!
2. Pneumencephalographie:
   a) Vorsicht bei intrakranialer Druckerhöhung!
   b) Vorsicht bei Pneumencephalographie von Kindern mit intrakranialen Mißbildungen und großen Hydrocephali!

Es muß betont werden, daß nicht nur eine Stauungspapille als Hirndruckzeichen zu gelten hat. Ebenso entscheidend für die Beurteilung des bestehenden Hirndruckes sind Bewußtseinslage, Wolkenschädel, Nahtsprengung, Drucksella, Kopf- und Nackenschmerzen, transitorische Parästhesien in den Extremitäten, Erbrechen.

Weiter muß hervorgehoben werden, daß die oben angegebenen Richtlinien nur als allgemeine Regeln für die Wahl der ersten diagnostischen Maßnahme anzusehen sind. *Vor ihrer stereotypen Anwendung ist zu warnen.* Jeder Fall sollte individuell behandelt werden. Dazu mögen die folgenden Überlegungen helfen.

I. In allen Fällen, in denen ein *raumfordernder Prozeß* durch die klinische Untersuchung einigermaßen wahrscheinlich gemacht und in einer Großhirnhemisphäre lokalisiert werden kann, sollte die Angiographie den anderen Kontrastmittelmethoden vorgezogen werden, ganz besonders, wenn schon Zeichen eines allgemeinen Hirndruckes bestehen. In diesen Fällen kann die Angiographie gleichzeitig das Vorliegen eines Tumors sichern, seinen Sitz zeigen und allenfalls sogar Hinweise über seinen histologischen Aufbau durch eine einzige Untersuchung in kürzester Zeit geben. Außerdem läuft man durch den diagnostischen Eingriff nicht Gefahr — wie bei der Luftfüllung — eine weitere, unter Umständen katastrophale Hirndrucksteigerung zu provozieren. In den Fällen, in denen es durch die Angiographie nicht gelungen ist, einen für die Operationsanzeige ausreichenden Befund zu gewinnen, hat man dann zumindest Zeit für weitere diagnostische Maßnahmen, ohne daß der verschlechterte Zustand des Patienten zur sofortigen Operation drängt.

Hat aber die Angiographie einen inoperablen Tumor dargestellt, so wird der an sich unvermeidbar schlechte Ausgang der Krankheit wenigstens nicht durch die diagnostische Maßnahme beschleunigt.

Bei Würdigung dieser Tatbestände muß man allerdings doch einräumen, daß manche Tumoren des Großhirns bei der Angiographie diagnostische Schwierigkeiten bereiten können. So läßt der *Balkentumor* oft angiographisch kaum Veränderungen erkennen, während er im Luftbild gut sichtbar ist. Auch bei *Frontallappen-Tumoren* ergibt die Angiographie manchmal nicht die für die Operation gewünschte Genauigkeit der Diagnose. Dies gilt besonders für die gefäßarmen und daher im Angiogramm nicht an ihren Eigengefäßen erkennbaren Tumoren, die in den Balken, das Septum pellucidum oder die Stammganglien einwachsen. Hier kann die zusätzliche Pneumographie notwendig sein, wenn nicht ein eindeutiges Szintigramm vorliegt. Andererseits gibt die Angiographie Auskunft, wie der Tumor zur „Wasserscheide" der A. cerebri media liegt, d.h. ob es sich um einen frontolateralen Tumor handelt, der nach temporal vordrängt, oder um einen vorderen temporolateralen Tumor, der sich nach frontal ausbreitet. So sind die vorderen *Temporallappen-Geschwülste* ausgezeichnet auf dem Angiogramm zu erkennen, während die pneumographische Diagnose unter Umständen einen langwierigen Weg zur exakten Darstellung des Unterhorns oder seines Stumpfes erfordert.

Die *Parietallappen-Geschwülste* wieder sind ausgezeichnet im Luftbild darzustellen, im Gefäßbild oft nur mäßig gut; bei parietooccipitalem Sitz sind sie gelegentlich kaum zu sehen, ebenso wie die *Occipitallappen-Tumoren* selbst, die vorwiegend im Strömungsgebiet der A. vertebralis liegen. Hier sind kleine Blastome ohne Verschiebung der A. cerebri media manchmal mit der Carotisangiographie nicht ausreichend zu erfassen; oft kann dann die *Vertebralisangiographie* zur Diagnose beitragen. Sonst muß zusätzlich die Pneumographie herangezogen werden.

Besonders wertvoll ist die Gefäßdarstellung zur Aufklärung von *sub-* und *epiduralen Hämatomen* (s. S. 114ff., 119, 120). Nur ist erneut zu betonen, daß sie auf dem Seitenbild kaum zu erkennen sind und auch im ap-Bild dann übersehen werden können, wenn sie frontal oder occipital liegen. Man muß dann schräg eingestellte Aufnahmen machen, um die Stelle des Hämatoms tangential zu treffen (s. Abb. 75 b).

Große Bedeutung hat die Angiographie auch in dem Spezialfall des *Großhirnabszesses.* Hier ist durch die Liquordruckschwankungen, mit denen jede Luftfüllung einhergeht, die Gefahr einer Perforation nicht ganz ausgeschlossen. Diese besteht bei der Angiographie natürlich nicht. Beim Hirnabszeß muß allerdings die Gefäßverlagerung nicht immer so ausgeprägt sein wie bei gleichgroßen Tumoren. Das liegt daran, daß Einschmelzungs- und Vernarbungsvorgänge oft bis zu einem gewissen Grad die raumfordernden Eigenschaften des Hirnabszesses kompensieren. Freilich gilt das nur für einen Teil der Fälle, da manche Hirnabszesse gerade durch ein starkes Begleit-Ödem zu besonders ausgeprägten Massenverschiebungen führen. Gelegentlich ist die Abszeßkapsel an einer zarten schalenförmigen Vaskularisation zu erkennen.

Wenn ein hirndrucksteigernder Prozeß im *Großhirn* vermutet wird, aber die *Seitendia-*

gnose noch nicht eindeutig festliegt, sollte man trotzdem eine Angiographie durchführen. Zeigt sich an der Verlagerung der A. cerebri ant., daß die falsche Seite angiographiert wurde, kann man den Eingriff sofort auf der Gegenseite wiederholen.

Schließlich kommt es vor, daß die Angiographie wider Erwarten auf der Vorderansicht keine Verdrängung, aber auf dem Seitenbild das Vorliegen eines Hydrocephalus wiedergibt. Dann handelt es sich wahrscheinlich um einen *Tumor der Mittellinie* zwischen dem 3. Ventrikel und dem Foramen Magendie, und die Luftdarstellung, meist durch Ventrikulographie, kann sofort oder später an die Angiographie angeschlossen werden. Ihre Ergebnisse übertreffen bei allen Tumoren der Seitenventrikel, des Balkens, des 3. Ventrikels, Aquäduktes und 4. Ventrikels bei weitem die der Angiographie. Als Ausnahme von dieser Regel mögen sellanahe Prozesse gelten. Hier vermittelt die Angiographie aufgrund der Verlagerung der A. carotis und ihrer Hauptäste oft wichtige Erkenntnisse. Besonders ist zu bedenken, daß diese Gegend auch eine Prädilektionsstelle für Aneurysmen ist. Von den eben erwähnten medianen und paramedianen Prozessen können die Tumoren im Seitenventrikel und in den Stammganglien diagnostische Schwierigkeiten bereiten. Während sie klinisch gelegentlich einen Hemisphärentumor durch hemiparetische Symptome vortäuschen können, wird angiographisch der Hydrocephalus im Vordergrund stehen.

Zweifellos kann auch bei Tumoren des *Mittelhirnbereiches* und der *hinteren Schädelgrube* die *Vertebralis-Angiographie* die Diagnose fördern (s. S. 105). Das gleiche gilt aber auch für die Zisternendarstellung.

II. Eine absolute Indikation für die Angiographie ist bei allen Patienten gegeben, bei denen klinisch der Verdacht auf irgendeine Form von *Angiom* oder *Aneurysma* besteht (Subarachnoidalblutung!). In diesen Fällen kann durch keine andere Methode eine befriedigende Klärung erzielt werden. Wegen der Möglichkeit multipler Aneurysmen ist es ratsam, auch nach Darstellung *eines* Aneurysmas im Carotisangiogramm die andere Seite und auch das Vertebralisgebiet abzubilden. Dies gilt besonders, wenn die klinische Symptomatologie nicht eindeutig mit der Lokalisation des Aneurysmas übereinstimmt. Ebenso sollte

man bei Angiomen bedenken, daß sie oft von mehreren der großen Zubringerarterien gespeist werden, die dann alle im Angiogramm dargestellt werden müssen.

Bei *Gefäßverengungen* oder *Gefäßverschlüssen* verschiedenster Art wird die Angiographie zunächst wegen der häufig notwendigen Differentialdiagnose gegenüber dem Hirntumor oder dem subduralen Hämatom Anwendung finden. Dabei gelingt es gelegentlich, entweder den Tumor auszuschließen oder den Gefäßverschluß unmittelbar aufzuzeigen. Darüber hinaus hat die „Vier-Gefäße-Angiographie" ihre eigenen Indikationen (s. S. 134ff.). Die Gefäßverschlüsse zeigen die dort beschriebene topische Prädilektion. Allerdings ist der Ausfall kleinerer Gefäße im Angiogramm manchmal nicht oder nur durch „Vergrößerungs-Angiographie" zu diagnostizieren. Kollateralen weisen dann oft indirekt auf den Verschluß und seinen Sitz hin.

Bei Verdacht auf *Schrumpfungsprozesse* traumatischer oder unklarer Genese ist die Pneumencephalographie die Methode der Wahl. Bei der Feststellung einer halbseitigen oder Lappenatrophie oder einer lokalen zystischen Ausweitung des Ventrikels muß man immer daran denken, daß auch ein Angiom die Ursache sein könnte, und man sollte dann eine Angiographie anschließen.

Der Feststellung von Hirnduraverklebungen kann meist nur die Subdurographie dienen, die allerdings kaum mehr angewendet wird.

III. Bei Verdacht auf einen *cerebralen Prozeß unsicherer Lokalisation und Art* ohne klinische Hirndruckzeichen ziehen wir zunächst die Encephalographie vor. Sie ergibt ein umfassenderes Bild des ganzen Schädelinneren und ist bei diesen Fällen das harmlosere Verfahren. Zudem hat sie den Vorzug, sowohl raumfordernde als auch atrophische Veränderungen gut darzustellen. Ergibt das Encephalogramm in den genannten Fällen wohl das Vorliegen eines Tumors und seine Seitendiagnose, aber keine eindeutige Lokalisation, so sollte sekundär das Angiogramm zur Vervollständigung der Lokal- und Artdiagnose herangezogen werden.

IV. Zur *Sicherung des Hirntodes* dient von den neuroradiologischen Methoden allein die Angiographie.

XI. Vergleich der Indikationsstellung zu den konventionellen neuroradiologischen Eingriffen und zur Computer-Tomographie (CT)

Die Richtlinien für die Indikationsstellung zur Anwendung der konventionellen neuroradiologischen Methoden lassen sich heute klar formulieren (s.S. 270).Eine Entwicklung der letzten Jahre könnte allerdings hier einen grundlegenden Wandel schaffen, da die konventionellen Methoden für bestimmte Fragestellungen dann überflüssig sein können, nämlich durch Einführung der Computer-Tomographie. Der Vorzug dieser Methode liegt in der völlig unaggressiven Methodik und in der Erweiterung der Information über den Schädelinnenraum. Diese Feststellung gilt allerdings erst für die Zukunft, denn

1) ist die Technik der Computer-Tomographie noch nicht so vollendet, daß sie in bestimmten Fragen, wie etwa der genauen Darstellung der Arachnoidalräume, Zisternen und Ventrikel, die gleiche präzise Information gibt wie die Pneumencephalographie. Diese Entwicklung ist aber für die nächsten Jahre zu erwarten.

2) Die Kosten der Computer-Tomographie sind noch so hoch, daß viele Jahre vergehen werden, bevor die ausreichende Zahl von CT angeschafft worden ist.

Die Vorzüge der CT liegen darin, daß man die im intrakranialen Raum liegenden Strukturen nach ihrer physikalischen Dichte mit Röntgenstrahlen darstellen kann. Man kann heute schon Lokalisation, Größe und Form der äußeren und inneren Liquorräume, des normalen Hirngewebes, des Tumorgewebes, von Blutungen, und besonders auch von Ödem mitsamt den entstandenen Verschiebungen und Massenverlagerungen abbilden. Daraus erklärt sich, daß viele Indikationen für die Pneumencephalographie, aber auch manche für die Angiographie durch die CT-Technik entfallen. So wird für die erste Erkennung und differentialdiagnostische Klärung eines vermuteten raumfordernden Prozesses nur die CT eingesetzt werden. Ist der raumfordernde Prozeß allerdings gesichert und soll operiert werden, so wird der Neurochirurg selten auf die Abbildung der zu- und abführenden Gefäße durch Angiographie verzichten. Unersetzbar durch die CT ist die Angiographie vorläufig bei der Abbildung der Erkrankungen der Arterien, Venen und Sinus (arteriosklerotische Veränderungen, arteriovenöse Mißbildungen, Aneurysma, Venenthrombose, Sinusthrombose etc.).

Da die Feinheit der CT-Abbildung der einzelnen Ventrikelteile und der äußeren Liquorräume noch nicht der einer guten Pneumencephalographie entspricht, wird in Zukunft auch bei Läsionen des Hippokampus (Temporallappen-Epilepsie) die Pneumographie und bei der Abbildung kleinster Neurinome im Meatus acusticus internus die Pantopaque-Zisternographie eingesetzt werden müssen.

Völlig neue Informationen gibt aber die CT durch die Abbildung der Blutungen verschiedenster Lokalisation sowie Hirnödem-Nekrose und -Zyste. Wie weit die weitere Entwicklung der CT-Technik auch andere Abbildungsmöglichkeiten erlauben wird, läßt sich noch nicht voll übersehen.

Die Einführung dieser idealen Verbreiterung der Information durch die CT und der Übergang zu einer völlig ungefährlichen und wenig belästigenden Methode ist daher dringend erforderlich. Es wird allerdings aus rein ökonomischen Gründen noch lange dauern, bis jede Institution, die heute Neuroradiologie betreibt, mit einem CT ausgerüstet sein wird. Für solche Abteilungen wird sich dann die folgende Tabelle der Untersuchungs-Indikationen ergeben:

Atrophisierende Prozesse:	CT
Hirninfarkte und Blutungen:	CT
Schädel-Hirn-Trauma (akut und chronische Folgen):	CT
Entzündliche Hirnerkrankungen:	CT
Mißbildungen:	CT
Orbita-Prozesse:	CT, evtl. zusätzliche Angiographie
Tumoren:	CT + Angiographie
Anfallsleiden, besonders Temporallappen-Anfälle:	CT + Encephalographie evtl. Angiographie
Gefäß-Prozesse:	Angiographie
Brückenwinkel-Neurinome:	CT + Pantopaque-Zisternographie

Zum Schluß scheint jedoch eine Warnung angebracht: Wer sich heute schon mit den jetzt verfügbaren Apparaturen zu weitgehend auf die CT-Diagnostik einstellt, wird eine erhebliche Einbuße an diagnostischer Aufklärung, die derzeit mit der konventionellen Neuroradiologie möglich ist, in Kauf nehmen müssen.

273

E. Die Subdurographie

Das Gehirn mit seiner Leptomeninx ist von der Dura mater durch den (virtuellen) Subduralraum, einen kapillären Spalt, getrennt. Die Verhältnisse ähneln den Auskleidungen anderer großer Körperhöhlen (Pleura, Peritoneum). Die Wände stehen allerdings an einigen Stellen auch in geweblicher Verbindung (Durchtrittsstellen der großen Arterien, Hirnvenen usw.): Hier sind sie also fest miteinander verbunden, während sie sonst nur durch Kapillarwirkung aneinander haften.

Als Folge von Entzündungen kann es zu örtlichen oder flächenhaften Verklebungen oder Verwachsungen der beiden Blätter kommen. Diese Adhäsionen lassen sich nur bei künstlicher Luftfüllung des Subduralraumes abbilden. Dazu kann die Subdurographie verwandt werden. Die Untersuchungstechnik leitet sich von dem Verfahren von PENFIELD und NORCROSS (1936) ab, die versuchten, therapeutisch durch Luftfüllung des Subduralraumes Verwachsungen zu sprengen.

Diese Untersuchungsmethode wird heute nur noch selten angewandt.

F. Die Myelographie

I. Geschichte

Im Jahre 1919 wurde von DANDY die Luftmyelographie in die Röntgendiagnostik eingeführt (s. S. 183), doch waren ihre Ergebnisse — durch den damaligen Stand der Röntgentechnik bedingt — zunächst unbefriedigend. Man glaubte, die Unzulänglichkeiten der Luftmyelographie mit Hilfe positiver Kontrastmittel beherrschen zu können. SICARD und FORESTIER, die für die Bronchographie das Präparat *Lipiodol* — ein jodiertes Mohnöl — entwickelt hatten, konnten damit 1922 die erste Myelographie durchführen. Nach Injektion des Kontrastmittels in die Cisterna magna in Mengen bis zu 2 ml konnte man sich über die Passage im Spinalkanal Auskunft verschaffen. Kleinere Prozesse, die die Passage nicht vollständig behinderten, blieben allerdings oft unerkannt. Nachteilig wirkte sich auch aus, daß das Lipiodol nicht resorbiert wurde und zu Fremdkörper-Granulomen bzw. zu chronisch-adhäsiven Arachnitiden führen konnte. Das gleiche galt auch für das Präparat *Jodipin,* ein jodiertes Sesamöl.

1944 wurde durch RAMSEY, FRENCH und STRAIN das *Pantopaque,* eine Mischung von isomeren Jodäthylestern, als positives Kontrastmittel für die Myelographie eingeführt. Präparate ähnlicher Zusammensetzung sind das Myodil, das Ethiodan und das Duroliopaque. Die Vorteile dieser Präparate gegenüber den Jodölen beruhen nicht nur auf der geringeren Verseifungstendenz, sondern auch auf der etwa 20mal geringeren Viskosität und der größeren Kohäsivität.

Immerhin hatten die öligen bzw. ölähnlichen Kontrastmittel auch Nachteile. Diese suchte man durch wasserlösliche Präparate auszuschalten. Dies gelang 1931 ARNELL und LINDSTRÖM mit einem 20%igen Natriumsalz der Monojod-Methansulfosäure, das aber nur nach einer lumbalen Anästhesie für die Darstellung des lumbalen Durasackes verwendet werden konnte. Es kam unter den Namen *Abrodil, Methiodal, Kontrast U* und *Sciodan* in den Handel.

In den letzten Jahren wurden diese Mittel durch Präparate verdrängt, die ohne lumbale Anästhesie verwendet werden können. Von diesen Kontrastmitteln wird das *Dimer-X* — eine 60%ige Lösung des Methylglucaminsalzes der Iocarminsäure — am besten vertragen. Es sollte jedoch nur zur Darstellung des lumbalen bzw. lumbosakralen Spinalkanals verwendet werden. Für die myelographische Untersuchung des thorakalen und des zervikalen Spinalkanals eignet es sich dagegen nicht, da es das Rückenmark reizt und zu Muskelzuckungen in den unteren Extremitäten führt.

Inzwischen hatten sich auch andere Autoren, z.T. unabhängig von DANDY, darum bemüht, *Luft* als Kontrastmittel für die Myelographie zu benutzen (BINGEL, 1921, JACOBÄUS, 1921, WIDEROE, 1921). Jedoch gelang es erst LINDGREN 1939, insbesondere durch Heranziehung von Tomogrammen, die Untersuchungsmethode so auszubauen, daß sie eine weite Verbreitung vor allem für die Untersuchung der zervikalen und thorakalen Anteile des Spinalkanals fand. Weitere Modifikationen der Technik wurden in den folgenden Jahren von MURTAGH u.Mitarb. (1955) JIROUT (1956—1966) und DECKER (1957) empfohlen.

1969 wurde auf Anregung von ALMEN in den Laboratorien von Nyegaard und Co. ein neues wasserlösliches Kontrastmittel entwikkelt, das *Amipaque.* Dieses Präparat zeichnet sich durch eine ausgezeichnete Verträglichkeit aus und übertrifft in dieser Hinsicht alle bisher bekannten wasserlöslichen Kontrastmittel. Es bildet eine molekuläre Lösung, ohne durch Dissoziation in Ionen zu zerfallen. Da sein spezifisches Gewicht größer als das des Liquor ist, kann es nach lumbaler Applikation durch eine entsprechende Neigung des Untersuchungstisches nach kranial u.U. bis in den zervikalen Spinalkanal verlagert werden. Über Untersuchungen des zervikalen Spinalkanals mit Amipaque liegen erste Berichte vor. Aus diesen geht hervor, daß das Kontrastmittel während des Abflusses in die kranialen Abschnitte des Spinalkanals an Kontrast erheblich verlieren kann, so daß die Qualität der Bilder für die Beurteilung des thorakalen bzw. des zervikalen Durasackes nicht ausreicht. Für die Darstellung des zervikalen Spinalkanals empfiehlt es sich deshalb, das Kontrastmittel direkt in den zervikalen Liquorraum zu injizieren. Bei Bauchlage des Patienten erfolgt die Punktion von lateral zwischen dem 1. und 2. Halswirbel.

Literatur siehe: GREPE (1974, dort ausführl. Lit.).

II. Technik

1. Die Myelographie mit positiven wasserunlöslichen Kontrastmitteln

Die Untersuchung erfolgt an einem *Durchleuchtungsgerät,* dessen Tischplatte durch einen Motor in Längsrichtung, möglichst aber auch in Querrichtung verschoben und nach beiden Seiten bis zur Vertikalen gekippt werden kann. Eine Bildverstärker-Einrichtung, mit Fernsehtechnik gekoppelt, sollte für die Durchleuchtung im sagittalen Strahlengang zur Verfügung stehen. Neuerdings werden Geräte konstruiert, an denen auch eine Durchleuchtung im horizontalen Strahlengang unter Bildverstärker- und Fernsehtechnik möglich ist. Eine Aufzeichnung des Durchleuchtungsvorganges auf einem Video-Rekorder erweist sich als sehr zweckmäßig.

Das Kontrastmittel wird durch *Lumbalpunktion* in den Subarachnoidalraum injiziert. Die Punktion kann in Seitenlage des Patienten erfolgen, so daß das Kontrastmittel unter Durchleuchtungskontrolle in den Liquorraum injiziert werden kann. Punktion und Injektion des Kontrastmittels können aber auch in Bauchlage oder am sitzenden Patienten vorgenommen werden. Die Kanüle wird nach der Injektion des Kontrastmittels nicht entfernt, da durch sie das Kontrastmittel nach der Untersuchung wieder abpunktiert werden soll. Das Abpunktieren gelingt am besten, wenn die Punktion soweit kaudal wie möglich durchgeführt wird, d.h. in Höhe von L4/5 oder L5/S1. Nur wenn auf den Nativaufnahmen in diesem Bereich eine grobe Osteochondrose sichtbar ist, wird man die Punktion in Höhe von L3/4 vornehmen.

Im allgemeinen reichen 10 ml *Kontrastmittel* für eine vollständige Analyse des Spinalkanals aus. Im Bedarfsfall können aber auch 15—20 ml verwendet werden. Lassen klinischer Befund und die Untersuchung des Liquors einen kompletten Kontrastmittelstop erwarten, wird man mit weniger Kontrastmittel, d.h. mit etwa 2—3 ml auskommen.

Bei raumfordernden Prozessen, die im oberen Bereich des lumbalen Spinalkanals die Liquorpassage vollkommen blockieren, können schon nach Ablassen von wenigen Trop-

fen Liquor heftigste Wurzelschmerzen auftreten. Das gleiche Symptom wiederholt sich, wenn jetzt Kontrastmittel injiziert wird. Man kann aus diesem Umstand schon gewisse diagnostische Informationen gewinnen, wird sich jedoch dann mit ganz geringen Kontrastmittelmengen begnügen müssen, die tropfenweise gegen Liquor ausgetauscht werden.

Nachdem das Kontrastmittel in den Subarachnoidalraum eingebracht worden ist, wird der Patient mit noch liegender Punktionskanüle vorsichtig in *Bauchlage* gebracht. Schulterstützen und eine Fußbank sorgen für eine sichere Lagerung. Haltegriffe geben dem Patienten auch bei extremer Kippung des Untersuchungstisches ein zusätzliches Sicherheitsgefühl. Um ein Abfließen des Kontrastmittels in den intrakranialen Raum zu verhindern, wird das Kinn auf ein Kissen gelegt, so daß der Kopf unter kräftiger Lordosierung der Halswirbelsäule maximal dorsal flektiert ist.

Das Abfließen des Kontrastmittels nach kranial kann durch Protrusionen lumbaler Bandscheiben erschwert bzw. verlangsamt sein, desgleichen durch eine verstärkte Kyphose der Brustwirbelsäule, etwa nach einer Scheuermannschen Krankheit. In diesen Fällen kann eine Steigerung der Kontrastmittelmenge auf etwa 20 ml erforderlich werden, um eine ausreichende Füllung des zervikalen Subarachnoidalraumes zu erreichen. Unter fortlaufender Durchleuchtungskontrolle wird bei zunehmender Neigung des Untersuchungstisches jetzt der Abfluß des Kontrastmittels nach kranial verfolgt, wobei Zielaufnahmen die Kontrastfüllung der einzelnen Abschnitte des Spinalkanals so festhalten, daß später ein lückenloses Bild des gesamten Subarachnoidalraumes rekonstruiert werden kann. Im Bereich des zervikalen und thorakalen Spinalkanals müssen auf dem Durchleuchtungsschirm neben der *Form* der *Passage* auch *Pulsationsphänomene* am Kontrastmittel beobachtet werden.

Vom kontrastmittelgefüllten zervikalen Spinalkanal werden auch *seitliche Aufnahmen* im horizontalen Strahlengang angefertigt. Dafür ist es zweckmäßig, die Arme des Patienten nach kaudal zu ziehen, um eine Überlagerung des unteren zervikalen Spinalkanals durch die Schultern zu vermeiden. Unter zunehmender Aufrichtung des Untersuchungstisches wird danach der Abfluß des Kontrastmittels nach kaudal wieder sorgfältig verfolgt und erneut auf Zielaufnahmen festgehalten.

Schwierig, bisweilen unmöglich ist es, in Bauchlage den Scheitel der Kyphose der Brustwirbelsäule mit einer kontinuierlichen Kontrastmittelsäule zu füllen. Abhilfe kann man mit dem Queckenstedtschen Versuch schaffen: Nach Kontrastfüllung des zervikalen Spinalkanals richtet man den Untersuchungstisch so weit auf, daß sich das untere Ende der Kontrastmittelsäule dem Scheitel der thorakalen Kyphose nähert. Dann werden die Jugularvenen komprimiert. Der jetzt nach kaudal strömende Liquor reißt das Kontrastmittel mit. Unter Durchleuchtungs-Kontrolle, aber auch mit Zielaufnahmen, können so die Passage und die Form der Kontrastmittelsäule im Bereich des höchsten Punktes der thorakalen Kyphose erfaßt werden.

An dieser Stelle sei erwähnt, daß die Myelographie mit wasserunlöslichen Kontrastmitteln auch zum Studium der *Liquordynamik* herangezogen werden kann, und zwar ganz besonders im Bereich des lumbalen Spinalkanals. Man läßt dazu pressen oder husten. Diese Studien ergeben ferner, daß Form und Weite des lumbalen Durasackes bzw. des lumbalen Extraduralraumes sehr variabel sind.

Der Extraduralraum wird von Fettgewebe und einem in seiner Ausdehnung individuell erheblich variierenden Venenplexus gebildet. Diese Venen kommunizieren mit dem paravertebralen Venenplexus und besitzen keine Klappen. Unter Pressen, aber auch beim Husten und Niesen strömt Blut aus den paravertebralen Venen in den extraduralen Venenplexus, so daß unter zunehmender Erweiterung des Extraduralraumes der Durasack komprimiert wird. Diese Kompression kann durch Füllung des epiduralen Venenplexus ein derartiges Ausmaß annehmen, daß fast der gesamte Liquor bzw. das Kontrastmittel aus dem unteren Bereich des Durasackes nach kranial gepreßt wird (Abb. 224a u. b). Im Durasack liegen dann praktisch nur noch die Wurzeln der Cauda equina.

Hat die Untersuchung in Bauchlage bereits zu einem eindeutigen positiven Ergebnis geführt, wird das Kontrastmittel durch die noch liegende Punktionskanüle *abpunktiert*. Dabei erweist sich die seitliche Durchleuchtung im horizontalen Strahlengang als sehr vorteilhaft, da sie ein exaktes Eintauchen der Kanülen-spitze in das am Boden des Spinalkanals liegende Kontrastmittel erlaubt. Bleiben einzelne Kontrastmitteltropfen auch beim Stehen des Patienten im zervikalen oder thorakalen Spinalkanal hängen, gelingt es oft, diese durch Hustenstöße aus ihrer Fixierung zu lösen, wobei sie dann nach kaudal abfließen und entfernt werden können.

Ist eine Untersuchung auch in *Rückenlage* angezeigt, so muß die Punktionskanüle entfernt und der Patient auf den Rücken gelegt werden. Auch in dieser Position wird die Kontrastmittelsäule unter entsprechender Neigung des Untersuchungstisches soweit wie möglich nach kranial verlagert. Um ein Einfließen in das Schädelinnere zu verhindern, wird der Kopf des Patienten auf ein Keilkissen gelegt und damit angehoben (s. oben).

Entfernt man die Punktionskanüle, so kann aus dem Punktionsloch der Dura Kontrastmittel in den Extraduralraum austreten, so wie es der Liquor auch tut. Dann entsteht ein ähnliches Bild wie bei der extraduralen Injektion eines geringen Teiles des Kontrastmittels. Um diese „Stichlochdrainage" zu verhindern, soll die Punktionskanüle so dünn wie möglich sein.

Will man bei einem *kompletten Kontrastmittelstop* die obere Begrenzung des entsprechenden Hindernisses abbilden, muß die lumbale Myelographie mit einer zisternalen kombiniert bzw. durch eine solche ergänzt werden. Dies ist besonders dann angezeigt, wenn man durch den klinischen Befund die obere Grenze des Prozesses nicht genau lokalisieren kann oder wenn die klinische Höhe des Querschnittes weit oberhalb der myelographisch festgestellten Blockade liegt. Für die zisternale Myelographie reichen in diesen Fällen 1—2 ml des Kontrastmittels aus.

2. Die Myelographie mit positiven wasserlöslichen Kontrastmitteln

Von den wasserlöslichen Kontrastmitteln werden heute die Präparate Dimer-X oder Amipaque verwendet. Das Dimer-X dient nur zur myelographischen Exploration des *lumbalen Spinalkanals*. Da nur der lumbale Durasack mit seinem Inhalt, d.h. den Wurzeln der

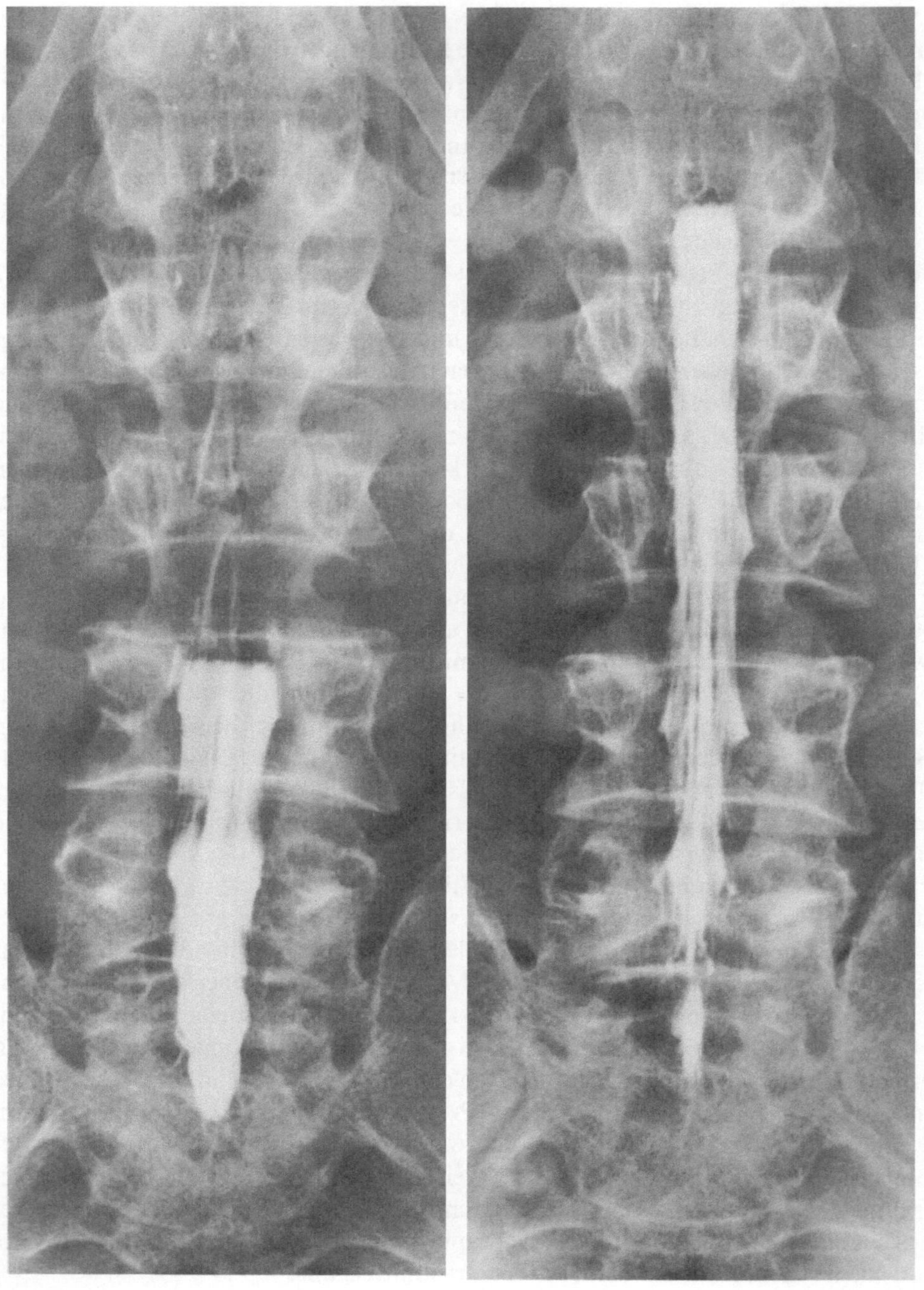

Abb. 224. a) Kontrastfüllung des lumbosakralen Durasackes mit 6 ml Kontrastmittel. Aufnahme im Stand. b) Durch Pressen wird der Durasack komprimiert, das Kontrastmittel steigt auf

Cauda dargestellt wird, empfehlen manche Autoren, die Untersuchung als „Radikulographie" zu bezeichnen. Die häufigste Indikation zur Dimer-X-Myelographie bildet der lumbale Diskusprolaps. Bei der Beschreibung der Untersuchungstechnik werden wir uns daher an den Untersuchungsgang des Bandscheibenvorfalles halten. Für die Darstellung von Tumoren im Kaudabereich sind die Schrägaufnahmen überflüssig.

Die Untersuchung erfolgt auf einem *kippbaren Untersuchungstisch,* an dem eine Röhre für Aufnahmen im *horizontalen Strahlengang* unter Verwendung einer Rasterkassette zur Verfügung steht. Als Prämedikation erhält der Patient 10 mg Valium intramuskulär. Die Lumbalpunktion kann im Sitzen oder in Seitenlage des Patienten durchgeführt werden. Erfolgt die Punktion im Sitzen, wird der Patient mit liegender Kanüle vorsichtig auf die erkrankte Seite gelegt. Wird die Punktion in Seitenlage durchgeführt, liegt der Patient von vornherein auf der Seite, auf der die klinische Symptomatologie besteht oder mindestens vorherrscht. Der Ort der *Lumbalpunktion* richtet sich nach der klinischen Symptomatologie. In der Regel wird man zwischen dem 3. und 4. Lendenwirbel punktieren, da der lumbale Bandscheibenprolaps am häufigsten zwischen L4/L5 sowie L5/S1 auftritt. Besteht der klinische Verdacht auf einen Prolaps der 3. lumbalen Bandscheibe, wird man die Punktion höher vornehmen.

Eine lumbale Anästhesie ist bei Anwendung von Dimer-X im allgemeinen nicht erforderlich. Hat aber der Patient beim akuten lumbalen Bandscheibenvorfall so heftige Schmerzen, daß er nicht die Seitenlage einnehmen kann, erhält er nach der im Sitzen durchgeführten Lumbalpunktion intrathekal etwa $^1/_{10}$ der für eine lumbale Anästhesie erforderlichen Dosis eines entsprechenden Anästhetikums. Wir injizieren 0,2 bis 0,3 ml des Präparates Xylocain „Schwer" 5%ig. Diese relativ geringe Menge des Anästhetikums reicht aus, um den Patienten für die Zeit der Untersuchung schmerzfrei zu halten, ohne daß seine Motorik nennenswert gestört ist. Unter diesen Bedingungen kann er die für die Untersuchung erforderlichen Lagen weitgehend selbst einnehmen. Nachdem der Untersuchungstisch für eine leichte Kopfhochlage um etwa 15 bis 20° gekippt worden ist, wird zunächst für diagnostische

Zwecke Liquor abgenommen. In eine 10 ml Injektionsspritze werden dann 5 ml Dimer-X aufgezogen und mit etwa 4—5 ml Liquor, Aqua bidestillata oder physiologischer Kochsalzlösung verdünnt. Das so verdünnte Kontrastmittel wird in den Subarachnoidalraum injiziert, wobei die Injektionszeit etwa 10—20 sec betragen soll. Bei zu langsamer Injektion kommt es zu einer Unterschichtung des Kontrastmittels, so daß die Kontrastmittelsäule nur den unteren Bereich des Durasackes ausfüllt, ganz besonders wenn dieser sehr weit ist. Bei zu schneller Injektion ist die Durchmischung mit dem Liquor so stark, daß die Kontrastmittelsäule bis in den obersten Bereich des lumbalen Spinalkanals reicht, wobei ihre Kontrastdichte verhältnismäßig gering ist.

Die Injektion des Kontrastmittels kann unter Durchleuchtungskontrolle vorgenommen werden, wobei die Injektionsgeschwindigkeit der Weite des Durasackes angepaßt werden kann. Man kann aber auch bei noch liegender Kanüle die erste Röntgenaufnahme im sagittalen Strahlengang anfertigen und sich darüber informieren, ob die Kontrastmittelsäule eine ausreichende Höhe erreicht hat. Ist dies bei einem sehr weiten Durasack nicht der Fall, kann eine weitere Portion von etwa 2—3 ml Dimer-X unter der üblichen Verdünnung zusätzlich injiziert werden.

Die erste *Röntgenaufnahme* erfolgt in sagittaler ap-Projektion mit horizontalem Strahlengang, wobei der Patient auf der kranken Seite liegt. Auf ein sorgfältiges Einblenden der Aufnahme muß geachtet werden. Bei der zweiten Aufnahme wird eine schräge Projektion dadurch erreicht, daß der Patient — wieder bei horizontalem Strahlengang — um etwa 15 bis 20° bauchwärts gedreht wird. Bei der dritten Aufnahme wird die Drehung des Patienten auf etwa 30 bis 35° verstärkt. Die vierte Aufnahme wird in Bauchlage angefertigt (Abb. 225a—c). Bei doppelseitiger Symptomatik müssen beide Seiten nacheinander untersucht werden.

Diese Aufnahmetechnik hat gegenüber anderen Methoden (z.B. Zielaufnahmen unter Durchleuchtungskontrolle) den Vorteil, daß die Wurzeltaschen übersichtlich und kontrastreich dargestellt werden. Auch der Verlauf der Nervenwurzeln ist in der Regel sehr gut zu verfolgen.

Ist die Kontrastmittelsäule zu kurz geraten, kann man durch Verringerung des Nei-

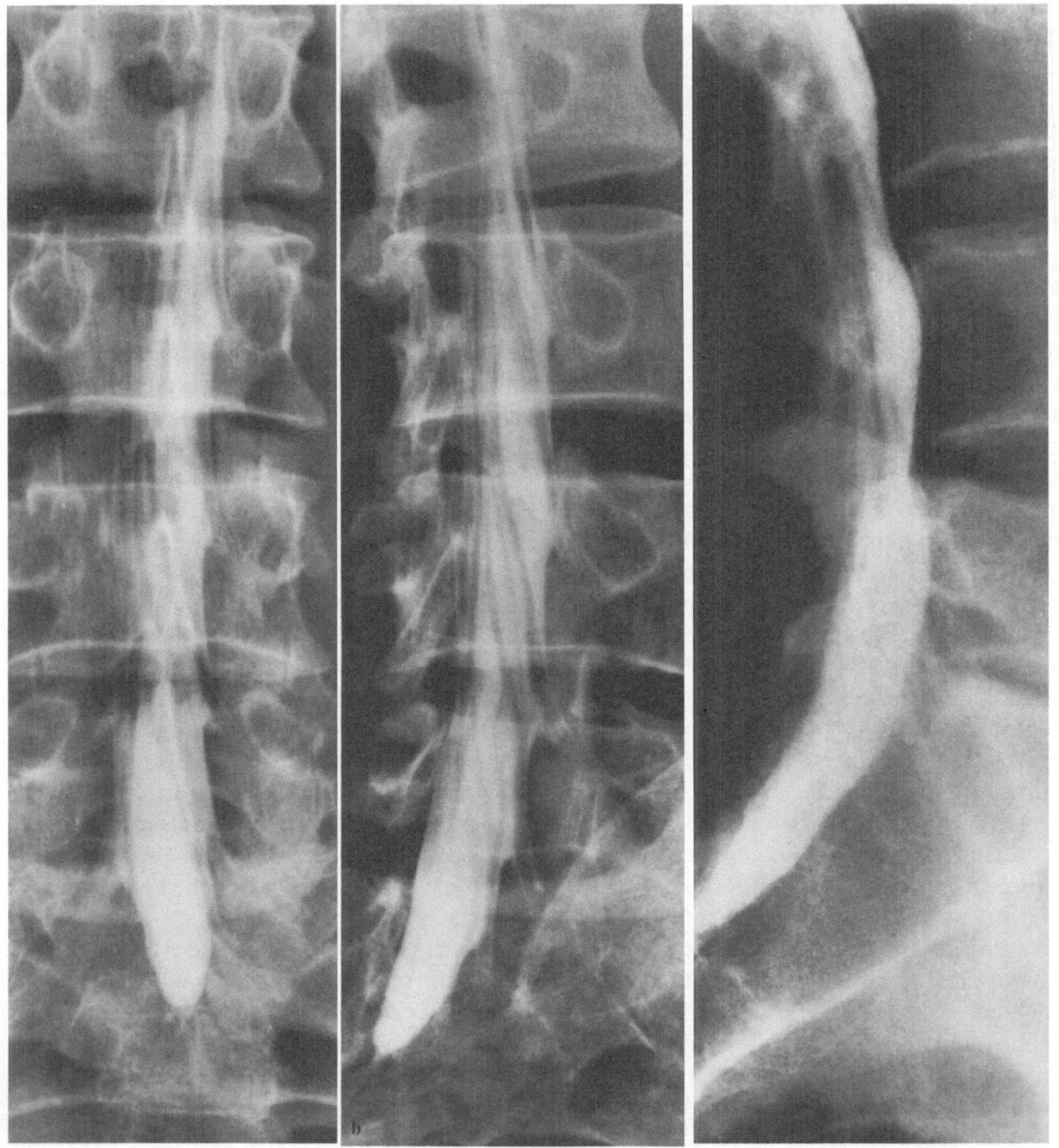

Abb. 225a—c. Normales Dimer-X-Myelogramm. a) Sagittale Aufnahme in Seitenlage. b) Schrägaufnahme. c) Aufnahme in Bauchlage bei horizontalem Strahlengang

gungswinkels des Untersuchungstisches und durch Kompression des Abdomens das Kontrastmittel bis zur gewünschten Höhe bringen und die üblichen Aufnahmen anfertigen.

Dimer-X wird wesentlich langsamer resorbiert als Abrodil, so daß für die Untersuchung ausreichend Zeit zur Verfügung steht. *Nach Abschluß der Untersuchung* muß verhindert werden, daß das Kontrastmittel in den thorakalen Spinalkanal aufsteigt. Aus diesem Grund soll der Patient für etwa 6—8 Std mit angehobenem Oberkörper *schräg gelagert*

werden. Die Schräglagerung soll einen Winkel von 15° nicht überschreiten, um postpunktionellen Kopfschmerzen durch Liquorverlust vorzubeugen. Nach 6—8 Std wird der Patient nach und nach in die Horizontale gebracht und soll mindestens für 24 Std Bettruhe einhalten. Um den postpunktionellen Liquorverlust so gering wie möglich zu halten, soll das Kaliber der Punktionskanüle möglichst klein sein. Der Patient soll möglichst nicht husten oder pressen.

3. Die Myelographie mit negativen Kontrastmitteln

Für die Myelographie mit negativem Kontrastmittel wird gewöhnlich *Luft* verwendet. 3 Varianten der Füllungstechnik sind empfohlen worden:

Technik nach LINDGREN *(1939):* Die von LINDGREN eingeführte Technik erlaubt die Darstellung des Rückenmarks in seiner gesamten Ausdehnung. Es lassen sich blastomatöse und degenerative Veränderungen erkennen, da auch der Durchmesser des Rückenmarks beurteilt werden kann.

Die Füllung der Liquorräume kann nach Suboccipital- oder Lumbalpunktion erfolgen. Nach *Suboccipitalpunktion* des Patienten in horizontaler Seitenlage (Technik s. S. 186) wird das Kopfende des Röntgentisches um etwa 15° gesenkt, damit die Luft bei der Untersuchung nicht in die intrakranialen Liquorräume einströmt. Der Liquor-Luft-Austausch erfolgt in Portionen von 10 ml. Gegen Ende dieses Austausches kommt aus der Nadel Liquor mit Luft vermischt zurück. Schmerzen hinter dem Ohr oder der Schläfe zeigen an, daß doch Luft in die intrakranialen Subarachnoidalräume einzudringen beginnt. Es werden dann nochmals etwa 20 ml Luft injiziert, so daß im Spinalkanal ein leichter Überdruck herrscht. Dieser Überdruck ist notwendig, damit der gesamte Subarachnoidalraum sicher entfaltet ist. Nur so gelingt es, auch einen im Extraduralraum gelegenen raumfordernden Prozeß darzustellen. Beim Erwachsenen sind durchschnittlich 100 ml Luft erforderlich, um den gesamten Spinalkanal einschließlich der Zervikalregion abzubilden.

Es gelingt auch nach *Lumbalpunktion* den Spinalkanal vollständig mit Luft zu füllen. Der Patient liegt waagerecht in Seitenlage auf dem Untersuchungstisch. Der Kopf wird über die Schulter nach unten abgewinkelt (d.h. der Kopf liegt dem Tisch auf), so daß wieder erreicht wird, daß die Luft nicht in die intrakranialen Liquorräume vordringt. Nach Lumbalpunktion erfolgt der Liquor-Luft-Austausch wieder bis zu dem Augenblick, wo Luft in gleicher Weise zurückzuströmen beginnt, wie bei der suboccipitalen Technik, die oben beschrieben wurde. Auch bei dieser Methode muß ein leichter Überdruck angewandt wer-

den. Anschließend kann der Thorakal- und Lumbalabschnitt röntgenologisch untersucht werden. Hebt man den Kopf des Patienten bis zur Waagerechten, so strömt die Luft in den Zervikalbereich, so daß auch das Halsmark abgebildet wird.

Eine Modifizierung dieser Technik stellt die doppelte Punktion des Liquorraumes wie bei der Methode des „doppelten Queckenstedtschen Versuchs" dar. Der Patient liegt also auf der Seite in Kopftieflage, es wird sowohl lumbal als auch suboccipital punktiert. Nach einer lumbalen Luftinjektion tritt der Liquor aus der Suboccipital-Nadel aus. Der Liquor-Luft-Austausch wird durchgeführt, bis kein Liquor mehr aus der Suboccipital-Nadel abtropft. Die Suboccipital-Nadel wird dann geschlossen und lumbal mit Überdruck nochmals Luft injiziert, so daß der Subarachnoidalraum entfaltet wird. Mit dieser Methode läßt sich auch bei einem kompletten Stopp durch lumbale und suboccipitale Luftinjektionen die kraniale und kaudale Begrenzung eines Tumors feststellen.

Technik nach MURTAGH *u. Mitarb. (1955).* Diese Autoren gingen von der Vorstellung aus, daß sich intraspinal injizierte Luft wie die Luftblase in einer Wasserwaage verhält, d.h. sich an dem jeweils höchstgelegenen Abschnitt einstellt. Durch wechselnde Lagerung des Patienten können daher mit einer Luftblase von etwa 40 bis 50 ml nacheinander die verschiedenen Regionen des Spinalkanals dargestellt werden.

Technik nach JIROUT *(1958).* Für die Abbildung des Halsmarks hat JIROUT eine besonders vorteilhafte Methode angegeben. Der Patient sitzt mit maximal anteflektiertem Kopf vor dem Röntgengerät, so daß der Zervikalkanal der höchste Abschnitt des Liquorraumes ist. Nach einer Lumbalpunktion werden 20 bis 40 ml Luft gegen Liquor ausgetauscht. Seitliche Aufnahmen der Halswirbelsäule in dieser Haltung zeigen den dorsalen Abschnitt des zervikalen Subarachnoidalraumes, den occipito-zervikalen Übergang, die Cisterna magna und den 4. Ventrikel. Bei einem ausreichenden Liquor-Luft-Austausch stellt sich auch die ventrale Begrenzung des Rückenmarks dar. Läßt sich diese ventrale Begrenzung in der beschriebenen Haltung jedoch nicht erkennen, so muß der Patient anschließend in Rückenlage auf einem Tisch untersucht werden. Dabei muß der Kopf tiefer gelagert werden als der Hals. Diese Methode dient besonders dazu, ventral gelegene Bandscheiben-Hernien nachzuweisen und die Beweglichkeit des Rückenmarks unter verschiedenen Bedingungen zu beurteilen.

Der Informationswert der Kontrastuntersuchung des Spinalkanals mit Luft ist abhängig von der röntgenologischen Aufnahmetechnik und besonders von der Erfahrung des auswertenden Arztes. Es macht anfangs Schwierigkeiten, den relativ schwachen Kontrast der intraspinalen Luftsäule röntgentechnisch gut darzustellen und die Bilder richtig zu deuten.

Die *Röntgenuntersuchung* bei der Luftmyelographie sollte immer als Tomographie vorgenommen werden. Eine optimale Belichtung ist notwendig. Dabei muß eine hohe kV-Zahl und eine niedrige mA-Zahl gewählt werden. Die Röntgenaufnahmen erfolgen, nachdem am Patienten die erforderlichen Schichttiefen ausgemessen sind. In *Seitenlage* legt man eine Schicht in Höhe der Dornfortsätze, 2 andere Schichten in einem Abstand von 0,5 cm darüber und darunter. Sind die Aufnahmen zufriedenstellend, so wird der Kranke auf den Rücken gelegt und es werden Schichtaufnahmen im *sagittalen* Strahlengang angefertigt. Auch hier muß die Schichttiefe des Spinalkanals ausgemessen werden, sie ist je nach Dicke des Patienten verschieden. Bei den Sagittal-Aufnahmen des Halsmark- und oberen Thorakal-Abschnitts wird die Luft von der luftgefüllten Trachea überlagert. In diesem Abschnitt sind daher nur Seitenbilder und Schrägaufnahmen brauchbar. Schrägaufnahmen sind auch für die Diagnose eines Bandscheibenprolapses im lumbalen Abschnitt erforderlich.

Die Luftmyelographie kann *bei Kindern* jeden Lebensalters durchgeführt werden, jedoch sollte hier der Luft-Liquor-Austausch stets von lumbal her erfolgen. Kinder müssen aber ausreichend sediert werden; besser ist es, eine Intubationsnarkose anzuwenden.

Literatur siehe: JIROUT (1969).

III. Komplikationen und Fehlerquellen

Die Komplikationen bei der Myelographie können schon bei der Lumbalpunktion bzw. bei der Suboccipitalpunktion beginnen. Die Fehlinjektion von *wasserunlöslichem Kontrastmittel* in den Extraduralraum oder in den Subduralraum kann vermieden werden, wenn das Kontrastmittel unter Durchleuchtungskontrolle injiziert wird. Bei Injektion in den *Extraduralraum* bildet das Kontrastmittel unregelmäßige Depots, die keinerlei Pulsationsphänomene aufweisen und die auch nicht in Form von größeren Tropfen bei Schrägstellung des Untersuchungstisches nach kranial oder nach kaudal abfließen. In den lumbalen Extraduralraum injiziertes Kontrastmittel breitet sich zunächst nach kranial und nach kaudal aus, um dann in den nächsten Stunden bis Tagen vorwiegend entlang der Nerven in den paravertebralen Raum auszutreten. Hier bilden sich dann schmale streifenförmige Kontrastschatten, die z.T. bis ins kleine Becken reichen. Dieses im paravertebralen Raum liegende Kontrastmittel wird nach und nach resorbiert bzw. abtransportiert, so daß es nach einigen Monaten vollkommen verschwindet. *Subdural* injiziertes Kontrastmittel breitet sich in Form eines dünnwandigen Zylinders aus, von dem im sagittalen Strahlengang nur die beiden tangential getroffenen lateralen Wände als schmale Streifen zur Darstellung kommen, die von den Bogenwurzeln nur wenige Millimeter entfernt sind. Diese Streifen zeigen in Höhe der Wurzeltaschen kleine Ausziehungen nach lateral. Subdural und extradural injiziertes Kontrastmittel läßt sich in nennenswerten Mengen nicht wieder abpunktieren.

Punktionsschwierigkeiten können sich ergeben, wenn man in Höhe einer größeren medialen Bandscheibenprotrusion punktiert. Da in diesen Fällen die Kanülenspitze zwischen den dicht zusammengedrängten Nervenwurzeln liegt, können einmal schmerzhafte Sensationen auftreten, zum anderen tropft Liquor nur sehr träge oder überhaupt nicht ab. Vermutet man eine derartige Lage der Punktionskanüle, darf das Kontrastmittel nur unter Durchleuchtungskontrolle injiziert werden. Unter derartigen Bedingungen ist es in den meisten Fällen auch nicht möglich, das Kontrastmittel wieder abzupunktieren. Es empfiehlt sich, unter Durchleuchtungskontrolle die für das Abpunktieren zweckmäßigste Stelle zu bestimmen und dort eine zweite Punktion gezielt auf die Mitte der Kontrastmittelsäule durchzuführen.

Die Befürchtung, daß die Ester (Pantopaque, Duroliopaque u.a.) zu Arachnitiden führen, ist durch große Kontrolluntersuchungen widerlegt worden.

Auch bei der Myelographie mit *wasserlöslichen Kontrastmitteln* ist es besonders wichtig, daß man mit einer einzigen Punktion auskommt, daß also der lumbale Subarachnoidalraum gleich beim ersten Ansatz korrekt erreicht wird. Nach wiederholten Punktionsversuchen kann es zu einem Liquorkissen kommen, wodurch eine extradurale Raumforderung, in erster Linie ein Bandscheibenprolaps, vorgetäuscht werden könnte, und gerade um diese Frage geht es vor allem bei dieser Form der Myelographie.

Man achte sorgfältig darauf, daß der Patient die oben beschriebene Schräglagerung einhält, um ein Aufsteigen des Kontrastmittels in den thorakalen Spinalkanal zu vermeiden. Der Patient soll kräftiges Husten und Niesen unterdrücken, denn auch dadurch kommt es zu einem Hochtreiben des Kontrastmittels mit den entsprechenden Folgen.

Überempfindlichkeitsreaktionen sind vereinzelt festgestellt worden. Man soll — ähnlich wie bei anderen Untersuchungen mit wasserlöslichen Kontrastmitteln — vorsorglich schockbekämpfende Mittel greifbar haben. Bei Kreislaufstörungen im Sinne eines Kollapses wird man blutdrucksteigernde Mittel anwenden.

Das gleiche gilt für die *Luftmyelographie,* bei der im übrigen Zwischenfälle im allgemeinen nicht zu erwarten sind, wenn die Indikation und Kontraindikation zur Lumbal- bzw. Suboccipital-Punktion befolgt wird. Als Sofortreaktion sind vorübergehende Wurzelschmerzen im Bereich des geschädigten Segments (sowohl bei einem Bandscheibenprolaps als auch bei einem Tumor) bekannt. Ist eine epidurale Luftfüllung erfolgt, so kann dadurch, ähnlich wie durch ein subdurales Liquorkissen, entweder eine Geschwulst vorgetäuscht werden, oder es besteht keine diagnostisch ausreichende Luftansammlung im Liquorraum. Findet sich im Bereich der Einstichstelle auf dem Röntgenbild eine Eindellung von hinten in den Wirbelkanal, die auch noch nach Entfernung der Nadel erkennbar ist, so muß an eine iatrogene epidurale Blutung gedacht werden, was aber äußerst selten ist.

Liegt das Rückenmark dem Spinalkanal eng an, so kann der Befund einer Arachnitis vorgetäuscht werden. Dann sind in einer anderen Position nochmals Röntgenaufnahmen anzufertigen, bei denen sich fast regelmäßig die Lage des Rückenmarks ändert.

Diagnostische Schwierigkeiten sind bei Patienten mit einer ausgeprägten Skoliose zu erwarten. Hier gelingt es nicht immer, den Spinalkanal in ausreichender Länge im Tomogramm zu erfassen.

IV. Indikationen

Die verschiedenen Formen der Myelographie haben mit Rücksicht auf Lokalisation und Art des zu untersuchenden pathologischen Prozesses ihr bestimmtes Anwendungsgebiet. Gelegentlich können sie allerdings miteinander konkurrieren oder sich gegenseitig ergänzen.

Allgemein kann man vorausschicken, daß Myelogramme mit positiven Kontrastmitteln einen stärkeren Kontrast zeigen und daher leichter beurteilbar sind als die Luftmyelogramme. Bei diesen müssen in der Regel Tomogramme angefertigt werden, was den durch die Luftfüllung ohnehin schon langwierigeren und für den Patienten belastenderen Untersuchungsgang weiter verlängert. Andererseits hat die Tatsache, daß Luft weniger schattendicht als das Rückenmark ist, auch einen Vorteil. Der spinale Liquorraum zeigt sich als strahlendurchlässiges Band, in dem das Rückenmark als weichteildichter Strang abgegrenzt werden kann. Es ist also nur durch die Luftmyelographie eine echte Darstellung des Rückenmarks und damit ein tatsächliches „Myelogramm" möglich. Bei der Anwendung von positiven Kontrastmitteln wird das Rückenmark selbst durch das erheblich schattendichtere Kontrastmittel überlagert, so daß seine Begrenzung nicht in allen Abschnitten sicher erkannt werden kann.

Natürlich hat die Luftmyelographie auch den Vorteil, daß keine Kontrastmittelreaktion und kein Zurückbleiben von Kontrastmittel zu befürchten ist, was bei wasserunlöslichen Präparaten auch bei sorgfältigem Abpunktieren nicht sicher ausgeschlossen werden kann.

Vor allem gilt dies für Untersuchungen der kraniozervikalen Übergangsregion und das Eindringen von Kontrastmittel in basale Zisternen sowie für Meningozelen. Besonders empfiehlt sich die Luftmyelographie für die Untersuchung von Kindern.

Das Zurückbleiben von Kontrastmittelresten ist — bei der heutigen Entwicklung — keine ernste Gefahr, wohl aber können spätere Kontrolluntersuchungen durch Rückstände behindert werden.

Im einzelnen sind für die Myelographie der *Hals- und Brustwirbelsäule* Amipaque, Luft oder wasserunlösliche positive Kontrastmittel am Platz. Die Bevorzugung des einen oder anderen Verfahrens ist nicht einheitlich.

Für die Darstellung der Spinalwurzeln, vor allem beim lateralen zervikalen Bandscheibenprolaps und bei traumatischen Wurzelausrissen, ist nur die Myelographie mit positivem Kontrastmittel geeignet. Demgegenüber ist bei gezielter Untersuchung des hinteren zervikalen Liquorraumes und der zervikalen Übergangsregion Luft vorzuziehen, da bei der sonst notwendigen Untersuchung in Rückenlage mit positivem Kontrastmittel dessen Übertritt in das Schädelinnere kaum zu verhindern ist. Für den medialen Bandscheibenprolaps eignet sich aber auch die Myelographie mit negativem Kontrastmittel.

Für den *lumbalen Abschnitt der Wirbelsäule* liefern die wasserlöslichen positiven Kontrastmittel die meiste Information. Sie geben ein so detailliertes Bild des Durasackes und der Kaudawurzeln wie keine der beiden anderen Methoden. Nur bei Kindern oder großen Meningozelen wird man die Luftmyelographie vorziehen.

V. Das normale Myelogramm

Die anatomischen Verhältnisse des knöchernen Spinalkanals, des Durasackes und seines Inhaltes, aber auch die Form des Extraduralraumes wirken sich maßgebend auf die Form der Kontrastmittelsäule aus. Deshalb muß man zweckmäßigerweise die myelographischen Verhältnisse im Bereich des zervikalen, des thorakalen und des lumbalen Spinalkanals gesondert besprechen.

Eine präzise myelographische Analyse des *zervikalen Subarachnoidalraumes* gelingt nur dann, wenn er in seiner gesamten Länge durch eine kontinuierliche Kontrastmittelsäule dargestellt wird. Dies ist durch Luft oder wasserunlösliches positives Kontrastmittel zu errei-

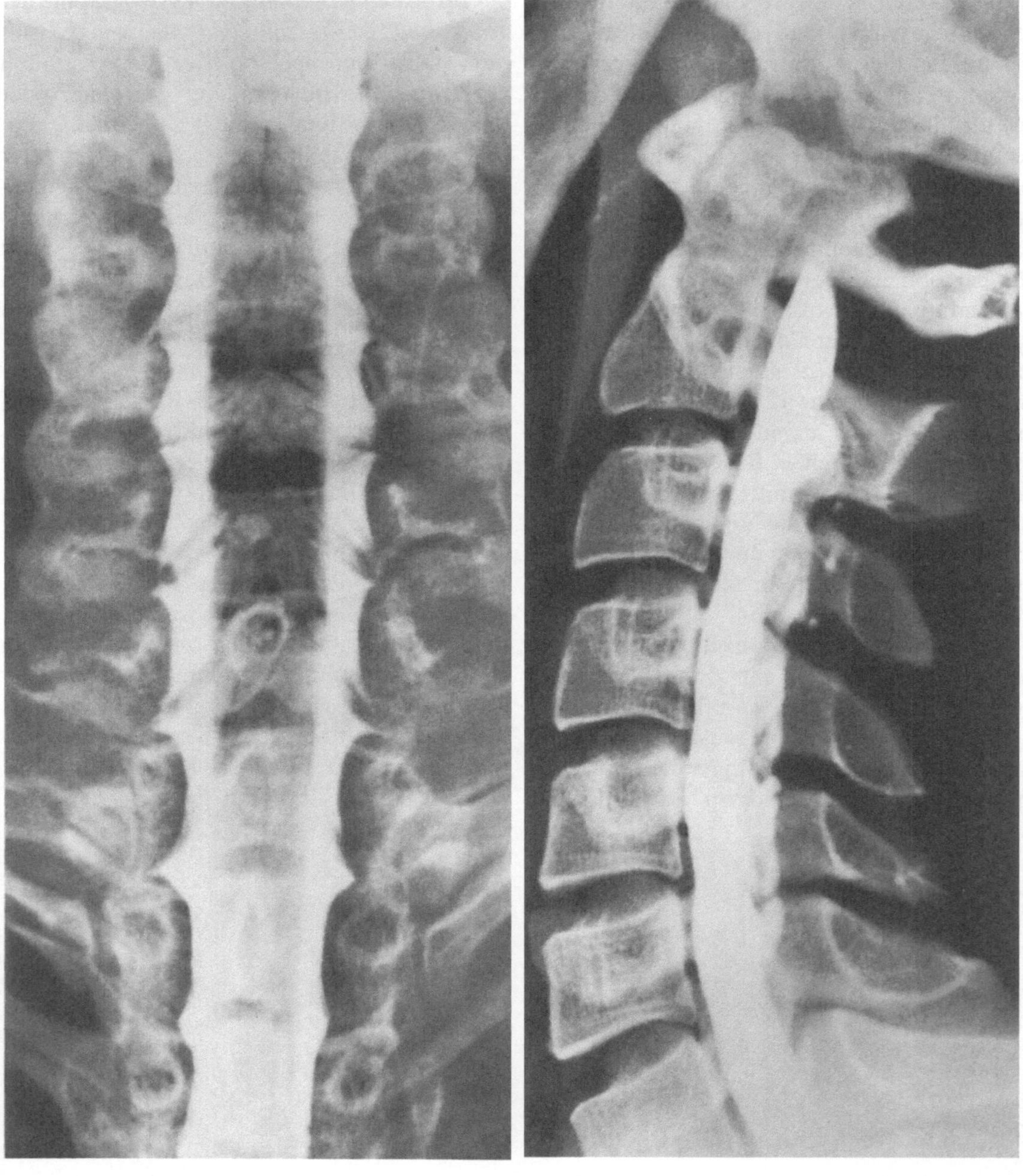

Abb. 226a u. b. Normales zervikales Myelogramm mit positivem wasserunlöslichem Kontrastmittel a) Sagittale Aufnahme: Ein zentrales Aufhellungsband in der Kontrastmittelsäule entspricht dem Rückenmark. Schmale streifenförmige Aussparungen in den Wurzeltaschen sind durch die zervikalen Wurzeln bedingt. b) Seitenbild: Kleine Aussparungen im dorsalen Anteil der Kontrastmittelsäule sind durch die hinteren Nervenwurzeln bedingt

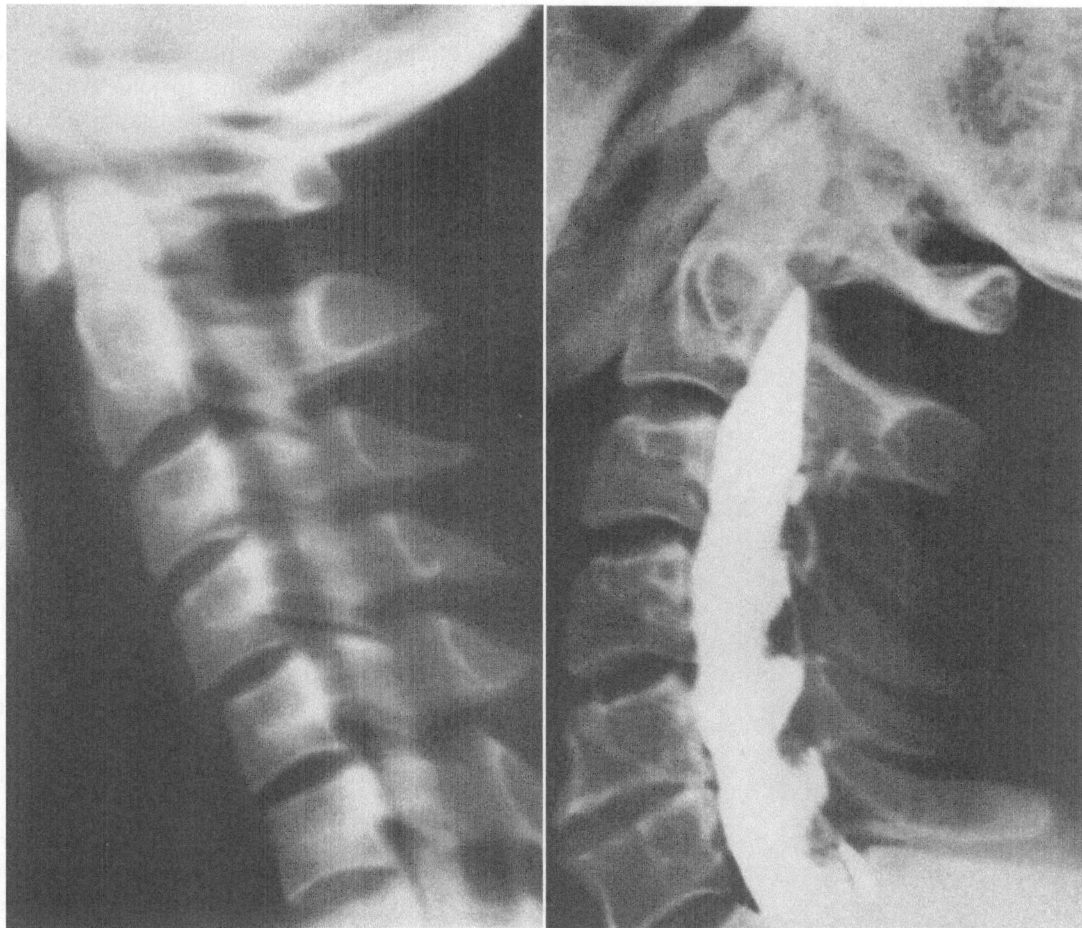

Abb. 227. Normales Luftmyelogramm der Zervikalregion

Abb. 228. Seitliche Aufnahme eines normalen zervikalen Myelogramms mit pos. wasserunlöslichem Kontrastmittel. Segmental angeordnete Eindellungen von dorsal sind durch das gefaltete Ligamentum flavum bedingt

chen. Es genügen unter günstigen Bedingungen 10 ml. Die Kontrastmittelmenge muß aber gesteigert werden, wenn lumbale Bandscheibenprotrusionen oder eine verstärkte Kyphose der Brustwirbelsäule den Abfluß des Kontrastmittels nach kranial behindern.

Im sagittalen Strahlengang erscheint dann in der Kontrastmittelsäule des zervikalen Spinalkanals eine bandförmige Aufhellung bzw. bei Luftanwendung eine entsprechende Verdichtung, die dem Halsmark entspricht. Bei ausreichender Füllung des Subarachnoidalraumes stellen sich im Myelogramm mit positivem Kontrastmittel auch die zervikalen Wurzeltaschen als kurze, leicht nach kaudal gerichtete zipfelige Ausziehungen der Kontrastmittelsäule dar. Sie werden von einer oder zwei bandförmigen Aufhellungen durchsetzt, die den Nervenwurzeln entsprechen (Abb. 226a u. b).

Auf *seitlichen Aufnahmen* im horizontalen Strahlengang (sitzender Patient, anteflektierter Kopf) erkennt man im Luftmyelogramm den dorsalen Subarachnoidalraum der Zervikalgegend einschließlich der Cisterna magna. Bei weiterem Liquor-Luft-Austausch stellt sich gelegentlich auch der ventrale Subarachnoidalraum dar (Abb. 227).

Man kann auch den vorderen Extraduralraum bestimmen, wenn man ein positives Kontrastmittel anwendet (Bauchlage des Patienten, Seitenaufnahme im horizontalen Strahlengang). Er ist etwa 1 mm weit, lediglich in Höhe des Epistropheus kann er eine Weite von etwa 2–3 mm erreichen (Abb. 226b). Wie wir noch unten genauer zeigen werden, ist die Bestimmung dieses extraduralen Vertebralraumes für die Diagnostik wichtig. Bei maximaler

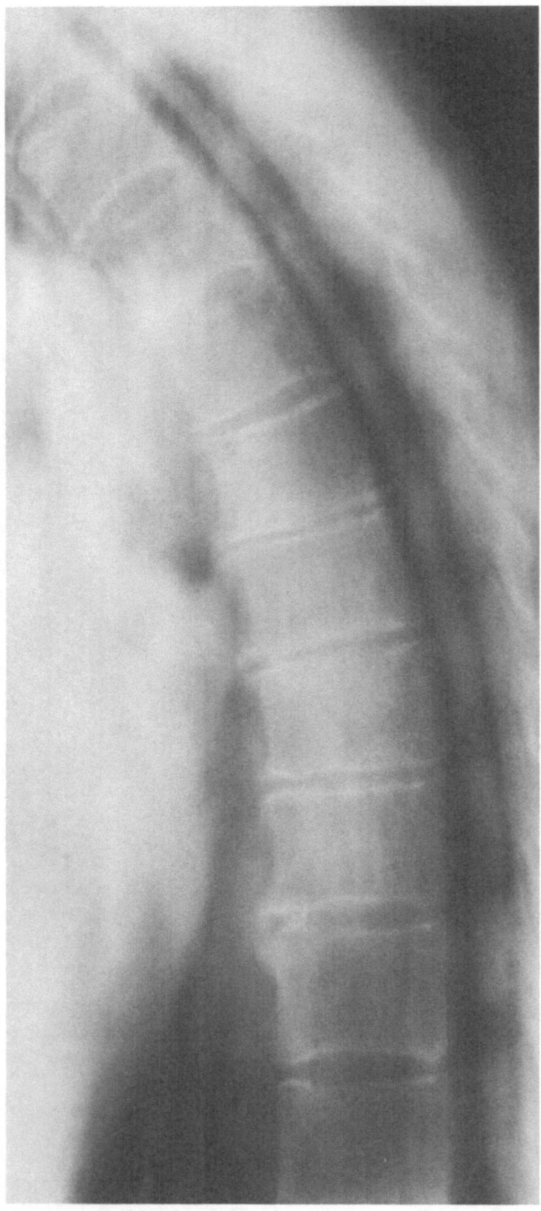

Abb. 229. Normales thorakales Luftmyelogramm. Im Tomogramm übersichtliche Darstellung des Rückenmarks

Rückwärtsneigung des Kopfes, d.h. bei kräftiger Lordosierung der Halswirbelsäule, zeigen sich bei ausgiebiger Füllung mit wasserunlöslichem positivem Kontrastmittel an der dorsalen Kontur der Kontrastmittelsäule Eindellungen, die durch das gefaltete Ligamentum flavum bedingt sind (Abb. 228). Diese Eindellungen verstreichen, wenn die Hyperlordosierung der Halswirbelsäule aufgehoben wird. Zervikale Bandscheibenprotrusionen und ein kräftig gefaltetes Ligamentum flavum komprimieren das Rückenmark gleichzeitig von vorn und von hinten, ganz besonders bei angebore-

ner Enge des zervikalen Spinalkanals. Dieser gleichzeitige Kompressionseffekt auf das Rückenmark erinnert an die Wirkung einer Kneifzange, so daß man hier auch von einem Kneifzangen-Mechanismus spricht. Auf ihn soll bei Besprechung der myelographischen Befunde der zervikalen Osteochondrose noch näher eingegangen werden.

Im Bereich des *thorakalen Spinalkanals* läßt sich bei ausreichender Luftfüllung das Rückenmark in ganzer Länge gut darstellen (Abb. 229). Bei Anwendung positiven Kontrastmittels gelingt dies nur im oberen thorakalen Abschnitt. Das übrige Brustmark und das Lendenmark bilden sich dabei hingegen weniger deutlich ab. Die thorakalen Wurzeltaschen sind sehr kurz. Die Weite des vorderen und des hinteren Extraduralraumes, d.h. des Abstandes des Kontrastmittelbandes von der dorsalen Fläche der Wirbelkörper, ist im Bereich des thorakalen Spinalkanals weitgehend konstant und mißt etwa 1 mm.

Im *lumbalen Spinalkanal* ist die Weite des Durasackes individuell sehr unterschiedlich. Dies ist nicht nur durch eine ebenfalls individuell verschiedene Weite des Spinalkanals bedingt, sondern auch durch die Dicke des Extraduralraumes, die selbst in erster Linie vom Füllungszustand der epiduralen Venenplexus abhängt (s. S. 279). Kaudal vom letzten Lendenwirbel verjüngt sich der Durasack, um etwa in Höhe des 2. Sakralwirbels spitz zulaufend zu enden. Die Wurzeln der Kauda verlaufen auf beiden Seiten schräg nach lateral unten, sie werden in Höhe ihres Austritts aus dem Durasack auf kurzer Strecke von den Wurzeltaschen begleitet, um dann dicht unterhalb der jeweiligen Bogenwurzel den Spinalkanal zu verlassen. Die Darstellung der lumbalen und sakralen Wurzeltaschen gelingt mit wasserlöslichen Kontrastmitteln wesentlich genauer als mit den visköseren ölähnlichen Kontrastmitteln. Im Luftmyelogramm sind sie kaum erkennbar.

Man muß bedenken, daß sich die Weite des *lumbalen Extraduralraumes* nicht nur beim Pressen, Husten und Niesen vergrößern kann, sondern auch beim Neigen der Lendenwirbelsäule nach vorn und hinten, also bei Bewegungen, die mit einer gewissen Betätigung der Bauchpresse, d.h. mit einer Steigerung des intraabdominellen Druckes verbunden sind. Im Zuge dieser Drucksteigerung kommt es zu einer stärkeren Füllung des extraduralen Venengeflechtes, so daß sich der Extraduralraum entsprechend verbreitert.

290

VI. Das pathologische Myelogramm

Analog zum Kontrastbild anderer schlauchförmiger Formationen im Körper können auch im Myelogramm an der Kontrastmittelsäule im wesentlichen zwei Veränderungen auftreten:
1. Eine Einengung und
2. eine umschriebene oder eine diffuse Verbreiterung.

Bei der Analyse eines Myelogramms muß man sich vergegenwärtigen, daß das vom Durasack eingeschlossene Kontrastmittel einen Zylinder bildet, der selbst wieder das Rückenmark bzw. die Wurzeln der Kauda umgibt. Eine Einengung des Kontrastmittelzylinders kann bedingt sein: 1. durch raumfordernde Prozesse und 2. durch meningeale Adhäsionen. Die raumfordernden Prozesse können a) intramedullär, b) extramedullär intradural (juxtamedullär) und c) extradural liegen.

Eine Verbreiterung der Kontrastmittelsäule kann Ausdruck a) einer angeborenen und b) einer erworbenen Erweiterung bzw. Ausbuchtung des Durasackes sein. Eine angeborene Erweiterung des Durasackes wird bei den verschiedenen Formen der Meningozele gefunden. Die erworbenen Erweiterungen bzw. Ausbuchtungen des Durasackes haben im wesentlichen eine traumatische Genese, nur ganz selten kommen sie auch postoperativ vor.

1. Intramedulläre raumfordernde Prozesse

Jeder intramedulläre raumfordernde Prozeß, ganz gleich welcher Genese (s. S. 40), führt zu einer Auftreibung des Rückenmarks. Dies hat zur Folge, daß sich das positive oder negative Kontrastband im sagittalen Strahlengang zu beiden Seiten des Rückenmarks allmählich verschmälert und bei weiterem Wachstum des Prozesses an die Bogenwurzeln herangedrückt wird (Abb. 230). Die gleichen Veränderungen treten im ventralen und dorsalen Bereich des Kontrastmittel-Zylinders auf, sie lassen sich auf seitlichen Aufnahmen mit horizontalem Strahlengang erfassen. Schreitet der Prozeß weiter fort, kommt es schließlich zu einem

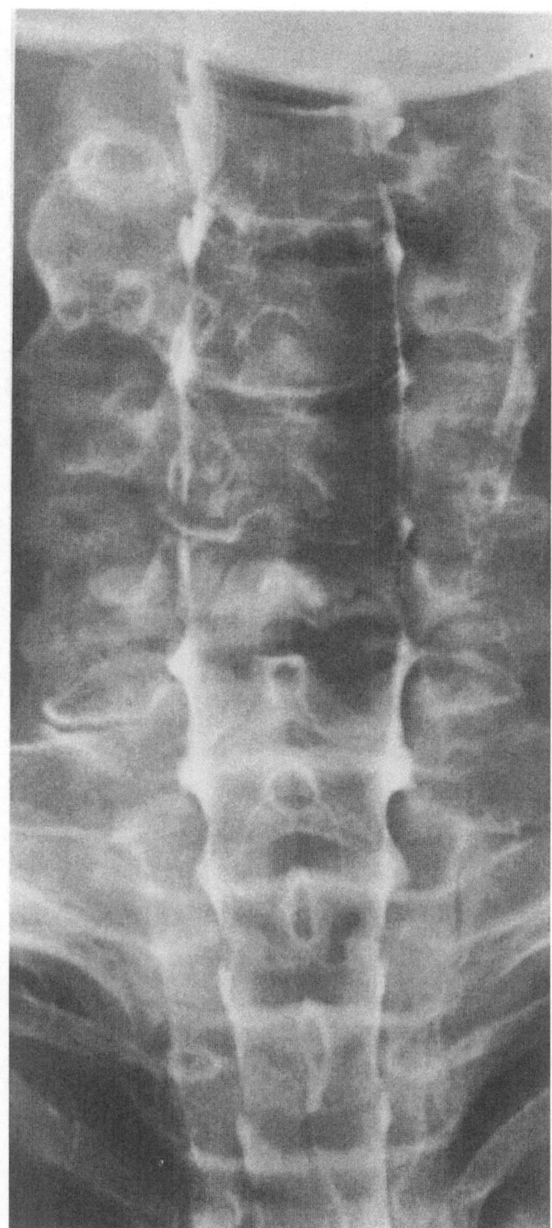

Abb. 230. Intramedullärer Tumor: Das zervikale und das obere thorakale Rückenmark sind aufgetrieben. Der verschmälerte Kontrastmittel-Zylinder ist an die Bogenwurzeln der Wirbel herangedrückt

kompletten Kontrastmittelstop. Von den intramedullären Geschwülsten haben die Ependymome, die pilozytischen Astrozytome (Spongioblastome) und die Angioblastome die größte Länge. Sie können sich über zehn oder noch mehr Segmente erstrecken, wobei sie häufig langgestreckte Zysten bilden. Für die Bestimmung des oberen Tumorendes ist u.U. noch eine suboccipitale Myelographie erforderlich. Wichtig ist es, auch seitliche Bilder des pathologischen Bereiches mit horizontalem Strahlengang anzufertigen. Im sagittalen Strahlengang kann nämlich eine Auftreibung des Rückenmarks durch einen ventral oder dorsal vom Rückenmark liegenden extramedullären raumfordernden Prozeß vorgetäuscht werden, der das Rückenmark so komprimiert, daß sein Querdurchmesser verbreitert erscheint. Dem Bild eines intramedullären Tumors kann auch das einer Myelitis, Erweichung oder einer granulomatösen Erkrankung des Rückenmarks gleichen.

2. Intradurale extramedulläre raumfordernde Prozesse

Das Rückenmark wird durch den extramedullären raumfordernden Prozeß zur Gegenseite abgedrängt. Dadurch wird kaudal und kranial vom Prozeß der Subarachnoidalraum, d.h. die Kontrastmittelsäule, verbreitert. In den verbreiterten Schatten des Kontrastmittels taucht die Kuppe des raumfordernden Prozesses ein, wodurch eine konkave Kontur entsteht. Das vom Prozeß verdrängte Rückenmark stellt

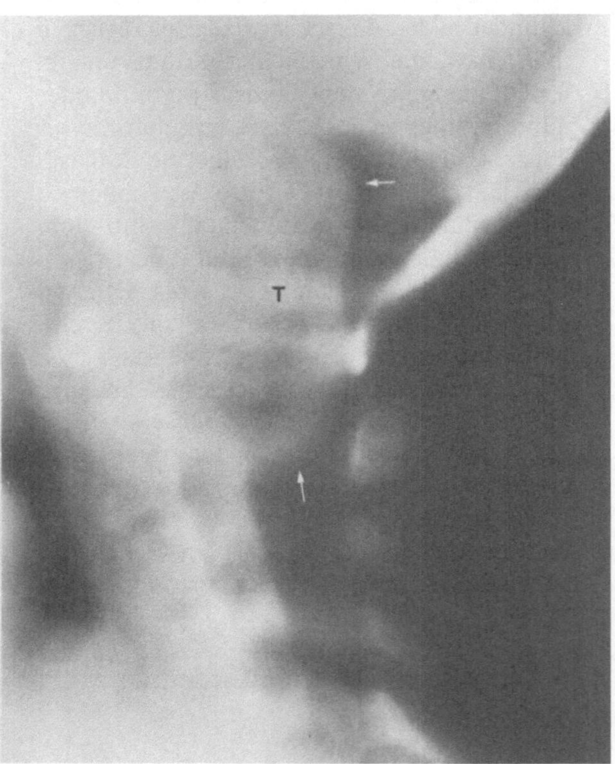

Abb. 232. Luftmyelogramm eines Lipoms des kraniospinalen Übergangs

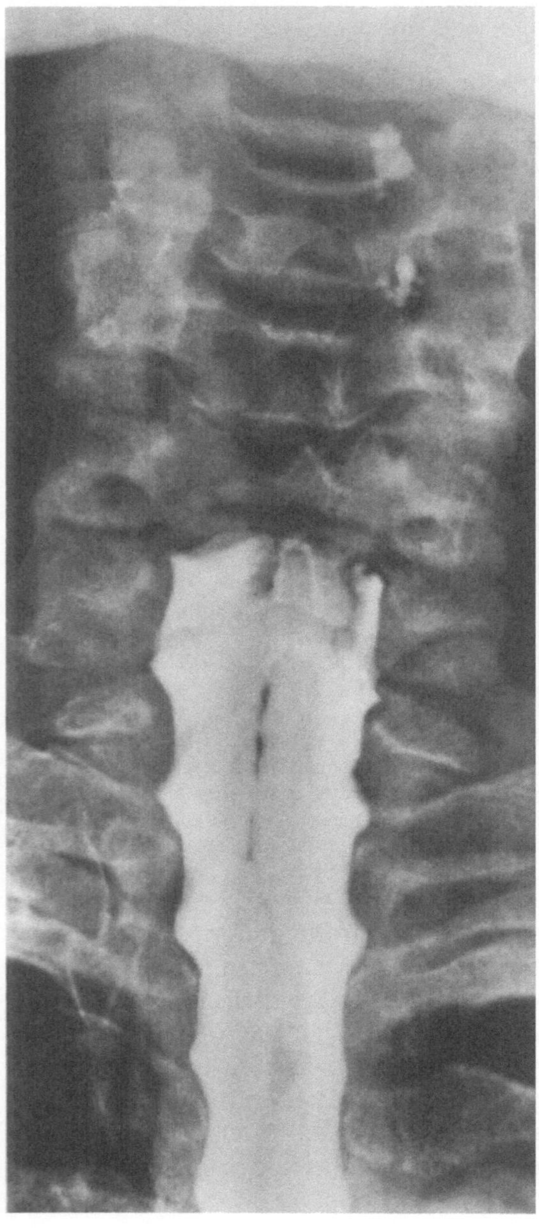

◁

Abb. 231. Extramedullärer intraduraler Tumor mit komplettem Kontrastmittelstop. Das zervikale Mark ist nach links verlagert. Das Kontrastband ist rechts verbreitert und wird hier von drei Nervenwurzeln durchzogen. Seine bogenförmige kraniale Kontur entspricht dem unteren Tumorpol

sich als Aufhellungsband im Kontrastschatten dar (Abb. 231). Die Meningeome und die Neurinome sind die weitaus häufigsten „juxtamedullären" Geschwülste. Wesentlich seltener sind Epidermoide, Dermoide, Teratome, Lipome und Zysten (Abb. 232). Die Meningeome sind meist höckrig begrenzt. Die Neurinome zeichnen sich in der Regel durch glatte Konturen aus (Abb. 233). Ist der Tumor sehr groß, so kommt es zu einem kompletten Stop.

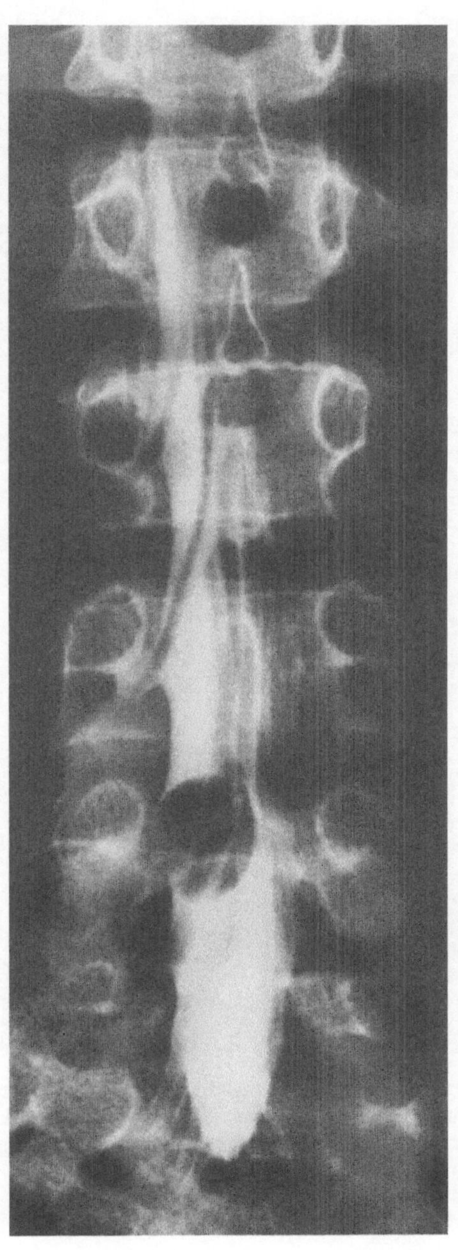

Abb. 233. Kirschgroße Aussparung im Dimer-X-Myelogramm (Neurinom ausgehend von der 5. rechten lumbalen Wurzel)

Es ist jedoch zu beachten, daß ein totaler Block beim Queckenstedtschen Versuch nicht immer einer vollständigen Sperre bei der Myelographie entspricht. Ein Teil des injizierten positiven Kontrastmittels oder der Luft kann — wenn z.T. auch später — das Passagehindernis überwinden. Ist ein totaler Stop vorhanden, so kann die obere Begrenzung des blokkierenden Prozesses wie bei intramedullären Tumoren nur durch Füllung von suboccipital nachgewiesen werden.

3. Extradurale raumfordernde Prozesse

Der extradurale raumfordernde Prozeß verdrängt den Durasack gegen die Mitte des Spinalkanals, so daß der Extraduralraum verbreitert erscheint. Das bedeutet, daß der Durasack bei seitlicher Lage des Prozesses von den Bogenwurzeln, bei ventraler Lage vom Wirbelkörper bzw. vom Zwischenwirbelraum und bei dorsaler Lage von den hinteren Bogenabschnitten abgedrängt wird. Die abgedrängte Dura nähert sich sowohl in kranialer als auch in kaudaler Richtung erst allmählich wieder der Wand des Spinalkanals (Abb. 234).

Extradurale Neurinome können die Wirbelkörper oder die Wirbelbögen usurieren. Usuren der Bogenwurzeln führen zu einer Erweiterung des entsprechenden Zwischenwirbelloches (Sanduhrgeschwülste). Durch eine genaue Analyse der Knochenstruktur können die Knochenhämangiome, die Chondrome und die Riesenzelltumoren erfaßt werden.

Die Teratome können als solche nur dann erkannt werden, wenn sie Knochenelemente enthalten. Das Plasmozytom und das destruierend wachsende Chordom, die im Myelogramm als extraduraler raumfordernder Prozeß in Erscheinung treten können, bieten nativdiagnostisch das Bild eines destruierenden Prozesses vom Typ eines malignen Tumors. Das gleiche gilt für die Metastasen der Wirbelsäule, deren Diagnose auch bei unbekanntem Primärtumor möglich ist, wenn multiple Destruktionsherde bestehen. Relativ häufig sind epidurale maligne „Lymphome" (destruierende Retothelsarkome).

Eine besondere Form des extraduralen raumbeschränkenden Prozesses bildet das epidurale Empyem. Der Durasack ist in größerer

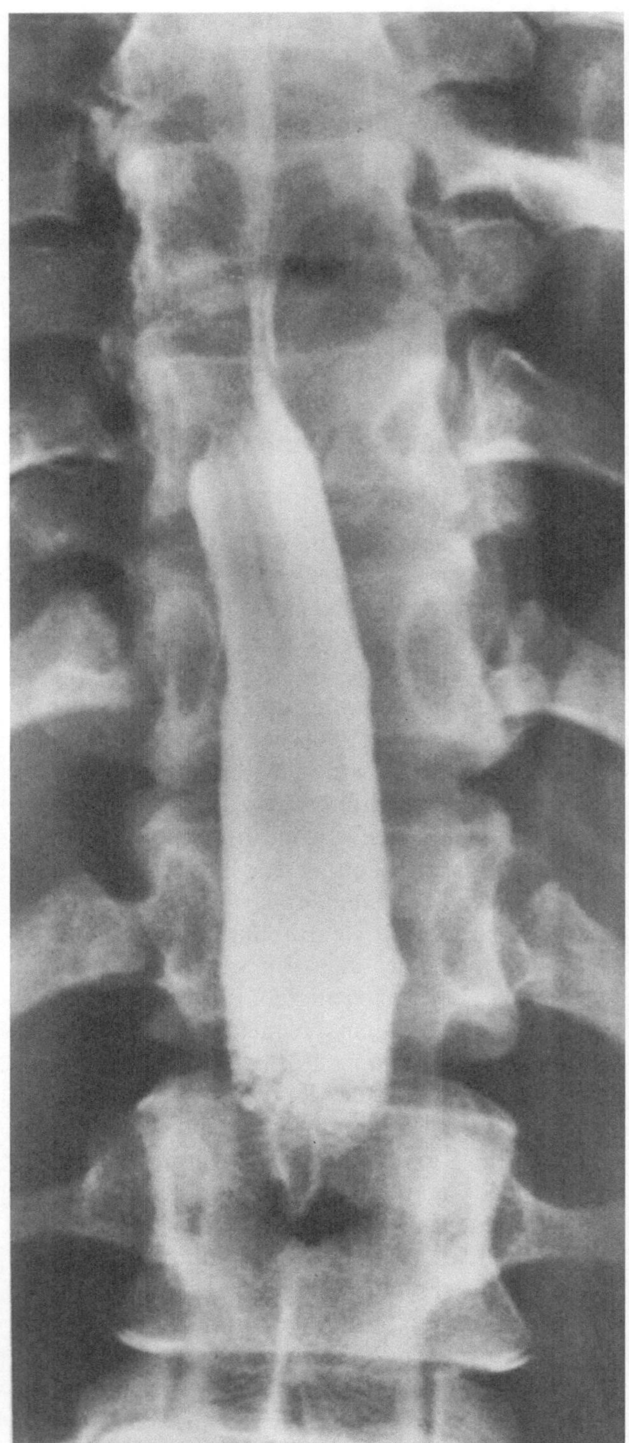

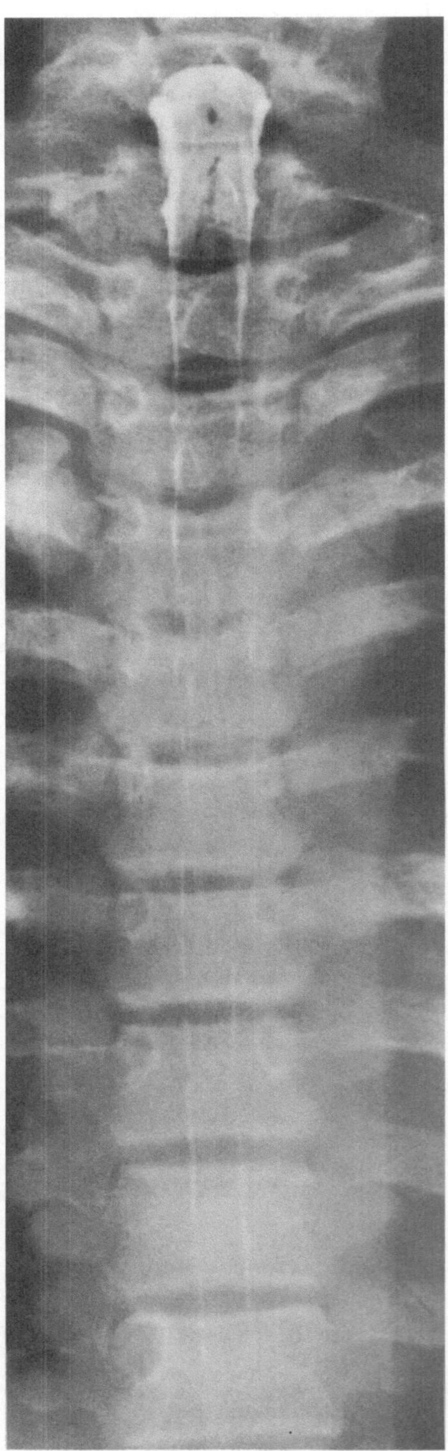

Abb. 234. Extraduraler Tumor: Der Durasack ist von den linken Bogenwurzeln des 10. u. 11. Brustwirbels abgedrängt (primäres extradurales Melanom)

Abb. 235. Abdrängung der Kontrastmittelsäule im Bereich des thorakalen Spinalkanals von den Bogenwurzeln bds. durch ein extradurales Infiltrat bei myeloischer Leukämie

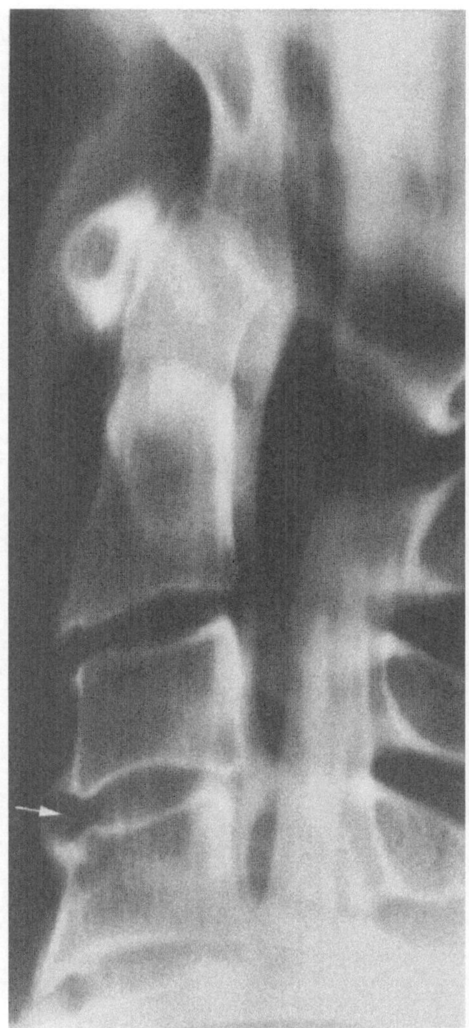

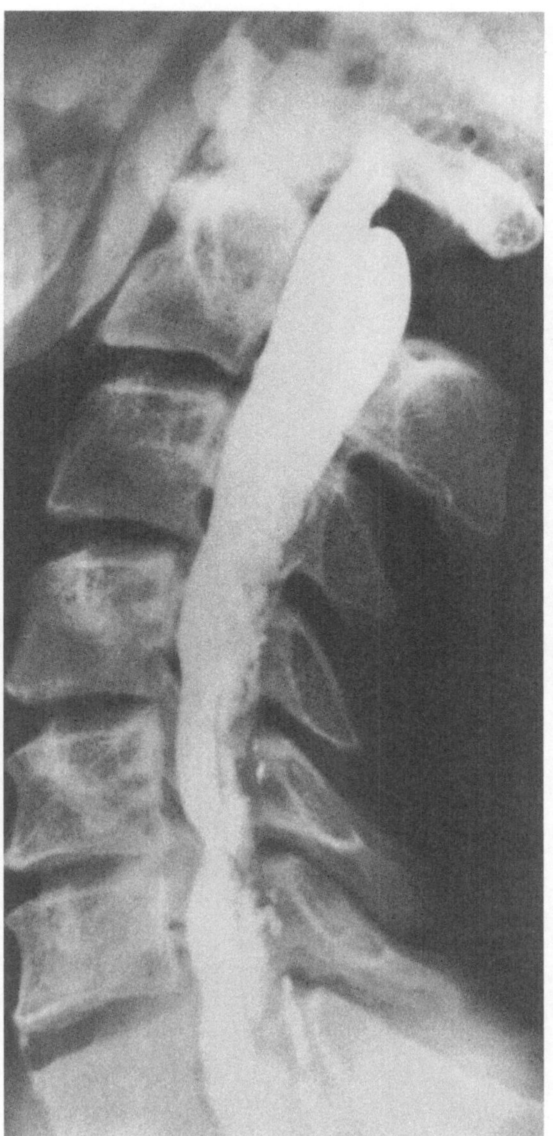

Abb. 236. Medianer Prolaps der Bandscheibe zwischen dem 3. u. 4. Halswirbel im Luftmyelogramm (Tomogramm). Die Luftsäule ist auf kurzer Strecke unterbrochen

Abb. 237. Mediale Vorwölbung der Bandscheibe zwischen dem 5. u. 6. Halswirbel mit angedeutetem Kneifzangenphänomen

Ausdehnung von den Bogenwurzeln abgedrängt, so daß das Kontrastmittel zu beiden Seiten des Rückenmarks nur eine ganz schmale Straße bildet. Meist kommt es durch Übergreifen der Entzündung auf die Meningen nach kürzerer oder längerer Strecke zu einem kompletten Kontrastmittelstop.

Ein ähnliches Bild ergeben Infiltrate des Extraduralraumes bei der myeloischen Leukämie (Abb. 235).

Eine weitere besondere Form des extraduralen raumfordernden Prozesses, der anhand der Myelographie differentialdiagnostisch erfaßbar ist, sind Prolapse und Protrusionen der Bandscheiben.

Der *mediale zervikale Bandscheibenprolaps* sowie die mediale Bandscheibenprotrusion und die in der Regel mit ihr einhergehende Aufwulstung des hinteren Randes der entsprechenden Wirbelkörperabschlußplatten sind im Seitenbild sowohl des positiven wie des negativen Myelogramms als flache Eindellungen der Kontrastmittelsäule von vorne erkennbar. Besonders bei der Luftmyelographie wird durch

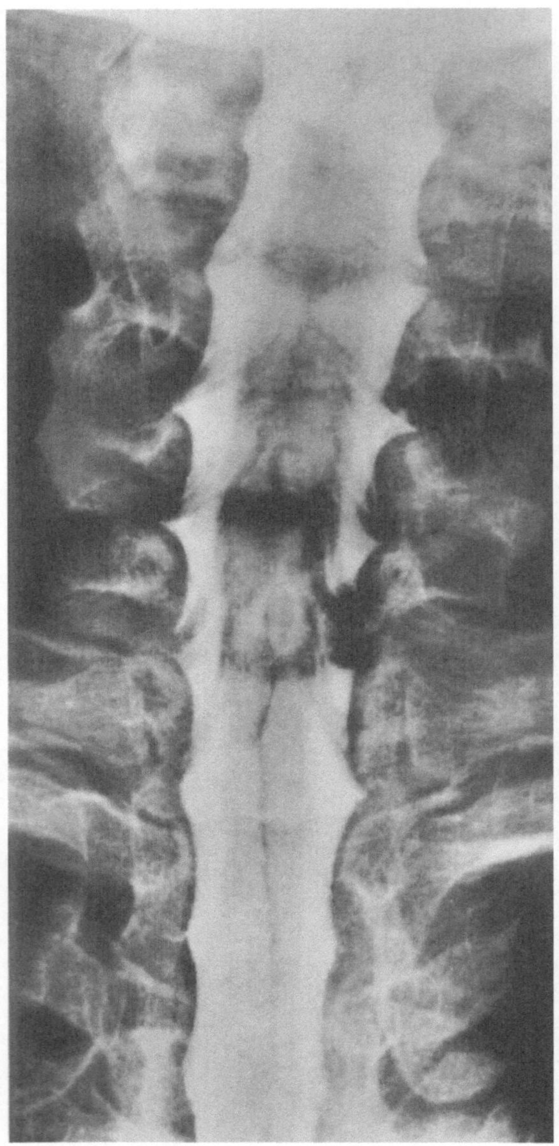

Abb. 238. Lateraler Prolaps der Bandscheibe zwischen dem 7. Halswirbel und dem 1. Brustwirbel links

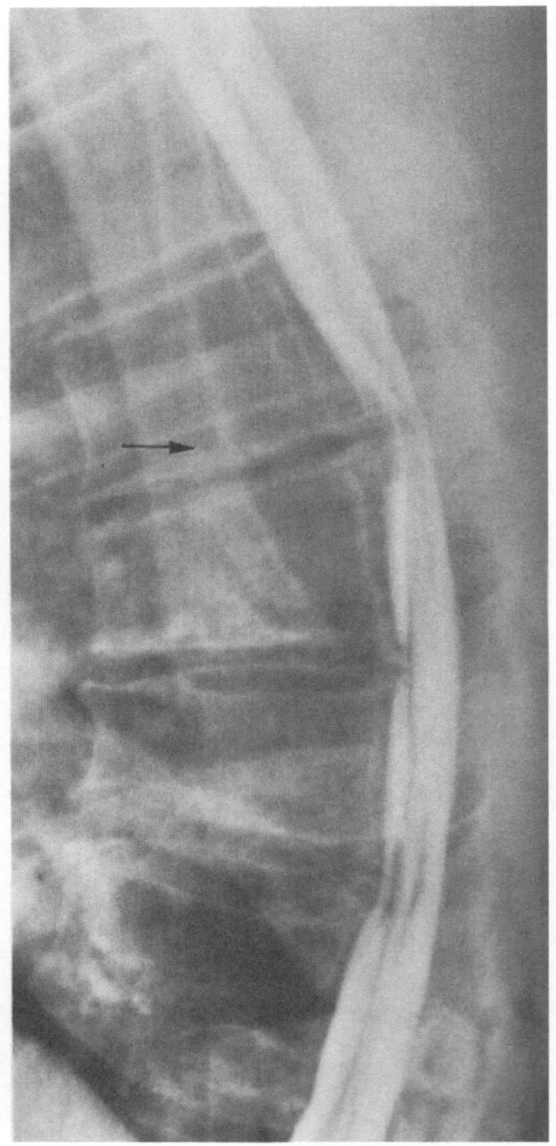

Abb. 239. Eindellung der Kontrastmittelsäule durch einen medianen Prolaps der 8. BW-Bandscheibe

die komplette Darstellung des Liquorraums die Größe des Prolapses exakt wiedergegeben (Abb. 236). Bei Anwendung positiven Kontrastmittels können sich diese pathologischen Veränderungen aber auch im sagittalen Strahlengang als querverlaufende bandförmige Aufhellung bzw. als Unterbrechung der Kontrastmittelsäule manifestieren. Der schon beschriebene Kneifzangenmechanismus (s. S. 290) kann bei engem Kanal sogar zu einem kompletten Stop führen. Er kann sich lösen, wenn die Hyperlordosierung der Halswirbelsäule bzw. die Reklination des Kopfes reduziert

oder ganz aufgehoben wird (Abb. 237). Diese Veränderungen sind regelmäßig auftretende myelographische Befunde bei der vertebragenen *zervikalen Myelopathie.*

Der *laterale zervikale Bandscheibenprolaps* bzw. die *laterale Protrusion* führt zu einer nur im positiven Myelogramm erkennbaren Deformierung der entsprechenden zervikalen Wurzeltasche. Kleinere Protrusionen verkürzen und verbreitern die Wurzeltasche, größere Prolapse rufen mehr oder minder ausgedehnte Aussparungen hervor, in die die Wurzeltasche einbezogen ist (Abb. 238).

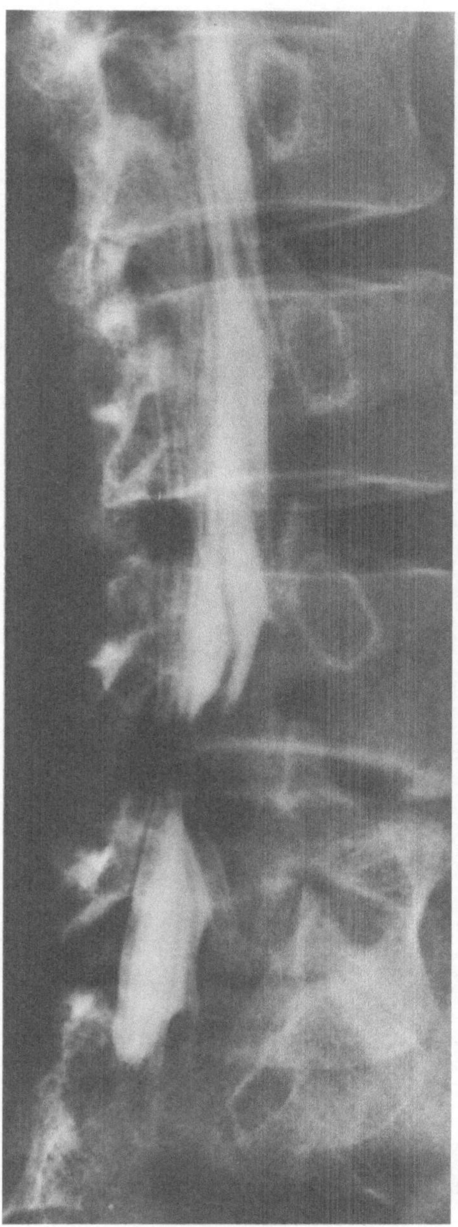

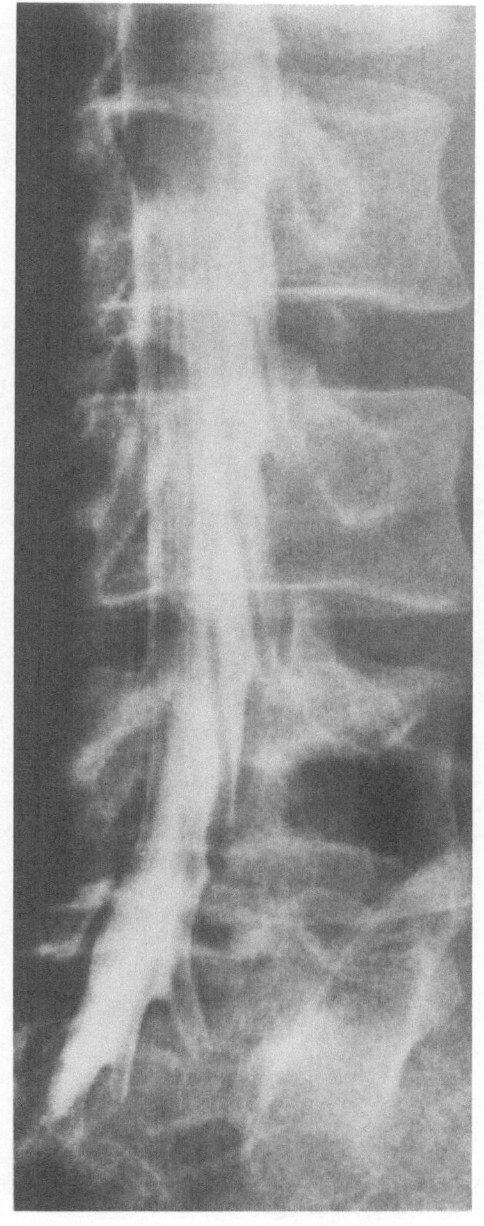

Abb. 240. Daumenkuppengroße Eindellung der Kontrastmittelsäule durch einen lateralen Prolaps der 4. lumbalen
Bandscheibe

Abb. 241. Verkürzung der 5. lumbalen Wurzeltasche
durch lateralen Prolaps der 4. lumbalen Bandscheibe

Der *Bandscheibenprolaps* im Bereich des
thorakalen Spinalkanals ist selten. Er betrifft
in der Mehrzahl der Fälle das mittlere Drittel
der Brustwirbelsäule, d.h. die Gegend des
Scheitelpunktes der thorakalen Kyphose. Bei
der Untersuchung mit positivem Kontrastmittel in Bauchlage stagniert dieses in Höhe des
Prolapses, um dann im Schwall nach kranial
abzufließen, wenn die Neigung des Untersuchungstisches verstärkt wird. Das gleiche Phänomen wiederholt sich in umgekehrter Richtung bei Aufrichten des Untersuchungstisches.
Will man die Eindellung in einer zusammen-
hängenden Kontrastmittelsäule darstellen,
empfiehlt es sich, die Untersuchung in Rükkenlage mit einer ausreichenden Kontrastmittelmenge vorzunehmen, wie es Abb. 239 zeigt.
Das Kontrastmittel füllt in dieser Position den
gesamten Querschnitt des Durasackes in Höhe
des Prolapses aus, so daß dieser als extradurale

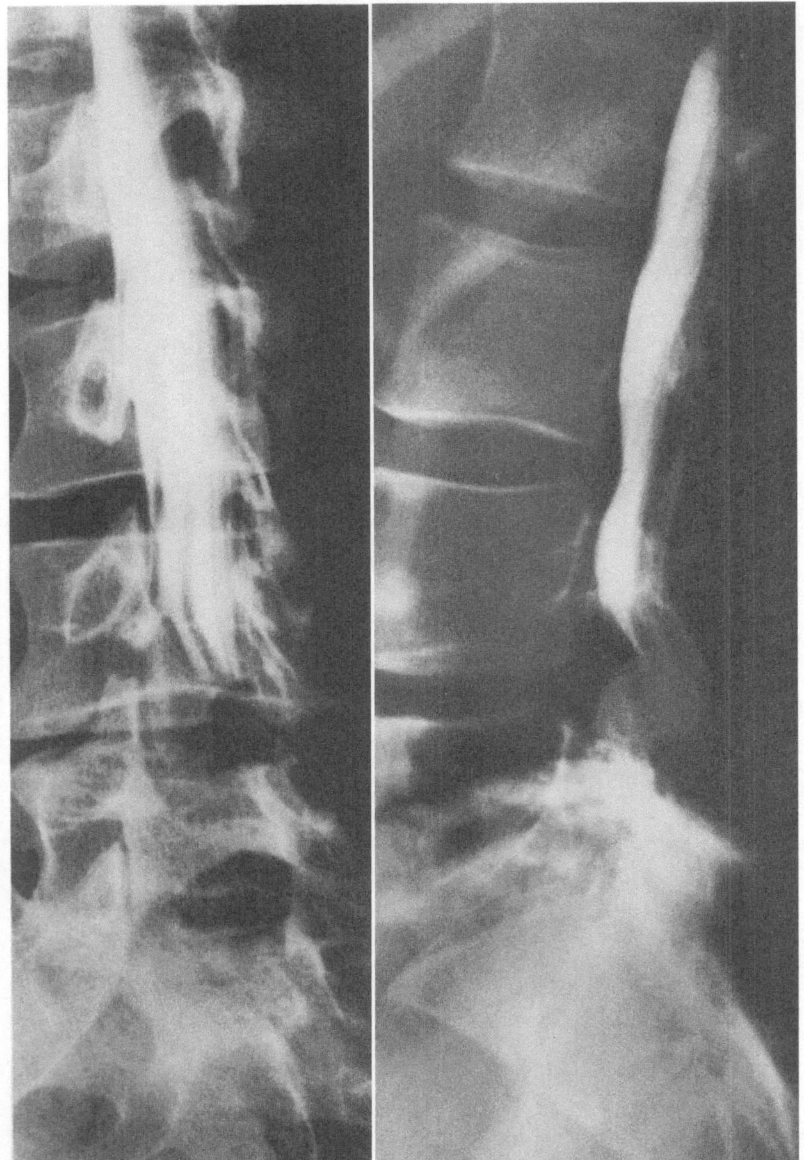

Abb. 242a u. b. Kompletter Kontrastmittelstop durch großen medianen Prolaps. a) Schrägaufnahme. b) seitliche Aufnahme in Bauchlage

Raumforderung durch die Impression der Kontrastmittelsäule deutlich sichtbar wird. Das gleiche erreicht man mit einer Luftmyelographie.

Der Nachweis des *lumbalen Bandscheibenprolapses* ist die häufigste Aufgabe der Myelographie mit wasserlöslichem positivem Kontrastmittel. Der laterale Prolaps kommt am deutlichsten auf den Schrägaufnahmen zur Darstellung. Er kann sich als eine bis fingerkuppengroße Eindellung der Kontrastmittelsäule manifestieren (Abb. 240). Die entsprechende Wurzeltasche erscheint amputiert. Ist

der Prolaps weit lateral gelegen, kann eine Verkürzung und Verbreiterung der Wurzeltasche das einzige myelographische Zeichen eines Prolapses sein (Abb. 241). Der mediale Prolaps drückt die Kontrastmittelsäule von vorn ein.

Bei einem ausgedehnten Prolaps kann die Kontrastmittelsäule in Höhe der prolabierten Bandscheibe einen totalen Stop aufweisen. Das untere Ende der Kontrastmittelsäule ist im Sinne eines extraduralen raumfordernden Prozesses unscharf begrenzt (Abb. 242). Im seitlichen Strahlengang ist das unterste Ende der Kontrastmittelsäule nach dorsal abgedrängt.

Schwierig kann die Deutung des myelographischen Bildes nach Diskusoperationen sein, wobei die Unterscheidung zwischen einem Rezidiv und postoperativen adhäsiven Veränderungen nicht immer möglich ist. Nur wenn die Kontrastmittelsäule unter vollkommenem Verstreichen der Wurzeltaschen unregelmäßig begrenzt und ungleichmäßig verschmälert ist, wird man auf postoperative narbige Veränderungen schließen dürfen. Eine ringförmige Einschnürung der Kontrastmittelsäule nach einer vorausgegangenen Bandscheibenoperation spricht ebenfalls für einen narbigen Prozeß.

4. Das spinale Angiom

Das Angiom des Rückenmarks ist, wie das Angiom des Gehirns, eine Fehlbildung, bei der die Ausbildung des normalen Kapillarnetzes zwischen den Arterien und den Venen unterblieben ist. Die hypertrophischen zuführenden Arterien und die ebenfalls erweiterten Venen können sich über mehrere Segmente erstrekken. Sie liegen zum größten Teil an der Oberfläche des Rückenmarks und markieren sich bei der positiven Myelographie als bandförmige, mehr oder weniger geschlängelte Aufhellungen in der Kontrastmittelsäule (Abb. 243), während sie im Luftmyelogramm kaum nachweisbar sind. Nicht selten fällt schon während der Durchleuchtung, bei der die bandförmigen Aufhellungen nicht immer differenziert werden können, auf, daß der Fluß des positiven Kontrastmittels im Vergleich zur Neigung des Untersuchungstisches sehr langsam ist. Die durch die erweiterten Gefäße bedingten Aufhellungen in der Kontrastmittelsäule können mitunter die geschlängelte Form vermissen lassen und sich als dicht hintereinander liegende, wie aufgereiht imponierende, bis linsengroße Formationen manifestieren. Der intramedulläre Anteil des Angioms kann das Rückenmark im Sinne eines intramedullären raumfordernden Prozesses auftreiben und zu einer entsprechenden myelographischen Symptomatik führen. Die angiographische Diagnostik des spinalen Angioms ist auf Seite 305 ff. beschrieben.

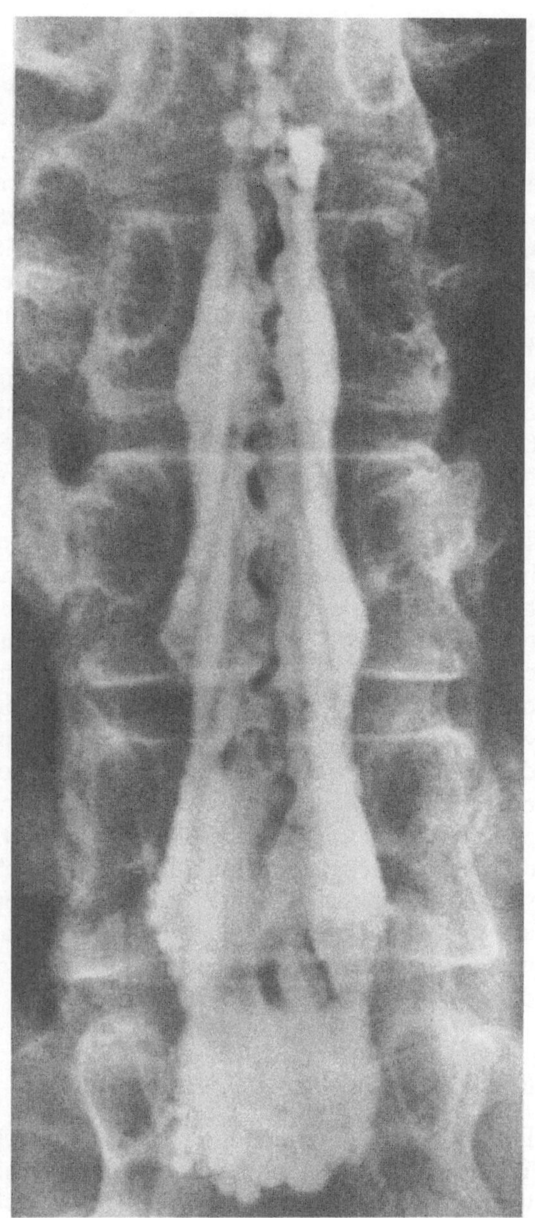

Abb. 243. Spinales Angiom: Geschlängelte bandförmige Aussparung im Kontrastmittel

5. Meningeale Verwachsungen

Meningeale Verwachsungen können sich myelographisch in zwei verschiedenen Formen manifestieren. Der Subarachnoidalraum kann als Folge entzündlicher narbiger Reaktionen veröden, so daß sich im Myelogramm ein kompletter Kontrastmittelstop ergibt. Die Konturen der Kontrastmittelsäule sind im Bereich des Stops unregelmäßig begrenzt. Das Bild ist im positiven Myelogramm so charakteristisch, daß es von einem raumfordernden Prozeß unterschieden werden kann (Abb. 244). Die Verwachsungen und Verklebungen der Meningen können aber auch umschrieben sein, so daß sich meningeale Taschen ausbilden, in denen das Kontrastmittel in mehr oder minder großen Depots hängenbleibt. Mitunter gelingt es erst nach wiederholtem Neigen und Aufrichten des Untersuchungstisches, ggf. in Seitenlage des Patienten, die kontrastgefüllten meningealen Taschen wieder zu entleeren. Durch Hustenstöße kann die Entleerung unterstützt werden. Nach Meningitiden kann der gesamte lumbale Subarachnoidalraum so veröden, daß eine Liquorentnahme durch Lumbalpunktion unmöglich wird. Weniger ausgeprägte Prozesse können am Bild des unbeweglichen, fest der Durawand anliegenden Rückenmarks erkannt werden.

6. Posttraumatische Veränderungen

Die Beeinträchtigung des Durasackes nach Traumen der Wirbelsäule kann einmal durch verlagerte Fragmente und zum anderen durch meningeale Adhäsionen zustande kommen, die selbst meist Folge einer Blutung sind. In den späteren Stadien sind bei Kompression des Durasackes durch verlagerte Fragmente regelmäßig zusätzlich Verwachsungen vorzufinden, wie dies auch Operationsbefunde bestätigen. Traumatische Bandscheibenprolapse kommen meist im Bereich der Lendenwirbelsäule vor. In allen Fällen, die wir untersucht haben, waren auch Fragmente aus der hinteren Kante einer der angrenzenden Wirbelkörperabschlußplatten herausgebrochen und in den Spinalkanal verlagert oder mindestens in ihn vorgekantet. Seltener sind traumatische Bandscheibenprolapse im Bereich der Halswirbelsäule.

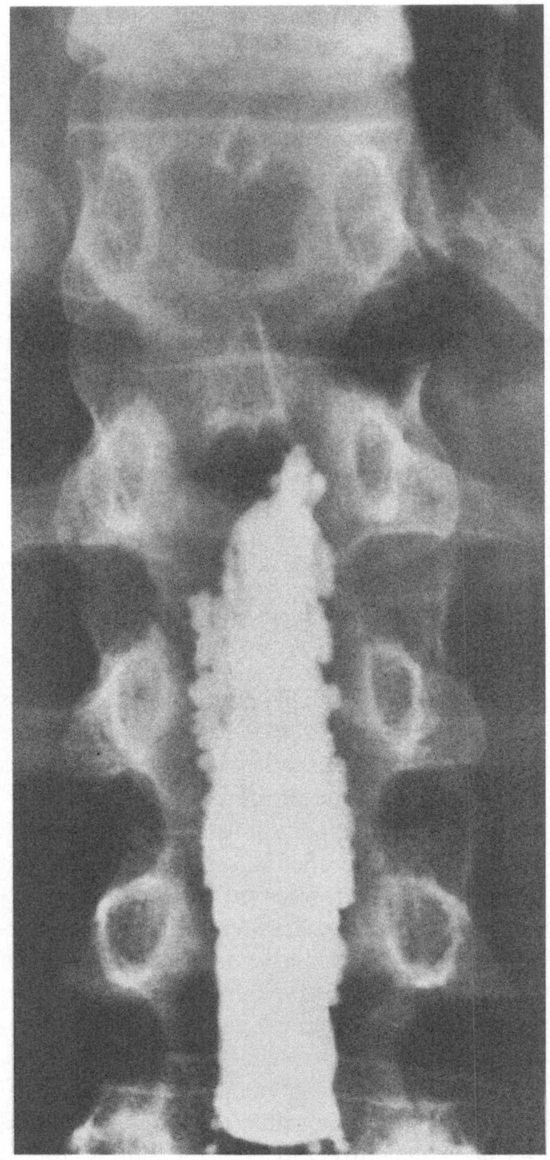

Abb. 244. Unregelmäßige Begrenzung der Kontrastmittelsäule vor komplettem Stop (meningeale Verwachsungen)

Eine häufige Traumafolge, die myelographisch abgeklärt werden kann, ist der *Ausriß zervikaler,* gelegentlich auch *oberer thorakaler Nervenwurzeln.* Ausrisse lumbosakraler Wurzeln sind höchst selten. In Abhängigkeit von der Anzahl der ausgerissenen Wurzeln tritt das für diese Untersuchung allein geeignete positive Kontrastmittel durch einen oder durch mehrere Defekte des Durasackes in Höhe der Zwischenwirbellöcher aus dem Spinalkanal aus und ergießt sich in einen mehr oder weniger großen paravertebral gelegenen Hohlraum. Dieser füllt sich bei der Myelographie nach

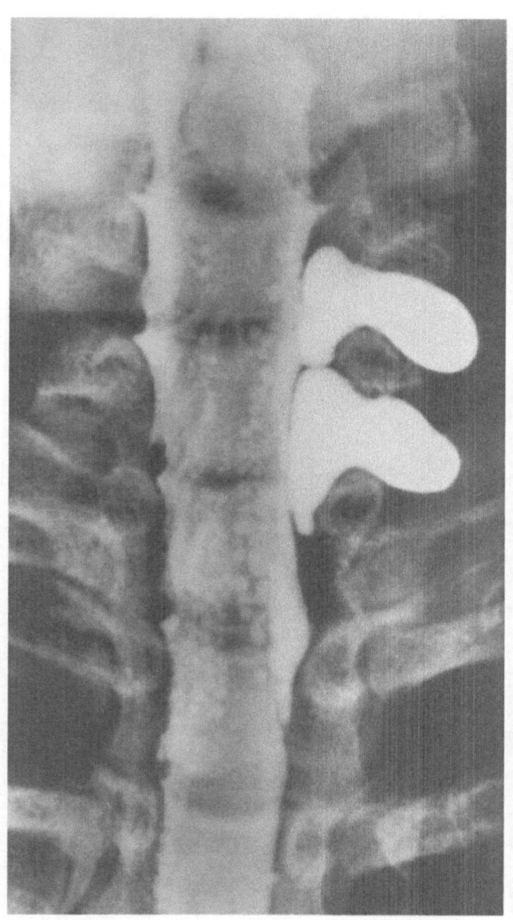

Abb. 245. Ausriß der 7. u. 8. linken zervikalen Wurzel mit Darstellung fingerförmiger kontrastmittelgefüllter Taschen. Deformierung der 1. u. 2. linken thorakalen Wurzeltasche, ebenfalls als Zeichen eines Wurzelausrisses

7. Rückenmarksatrophien

Eine umschriebene oder ausgedehnte Rückenmarksatrophie ist nicht mit öligen Kontrastmitteln, sondern nur durch die Luftmyelographie zu diagnostizieren. Für eine Syringomyelie kann es charakteristisch sein, daß auf dem Myelogramm Auftreibungen und Verschmälerungen des Rückenmarks gleichzeitig sichtbar sind. Die Auftreibungen liegen hauptsächlich im Zervikalbereich, während sich Atrophien bevorzugt im Thorakalabschnitt feststellen lassen. Finden sich beide Veränderungen zusammen, so liegen die Verdickungen stets oberhalb der Atrophien. Ist lediglich eine Rückenmarkverdickung nachweisbar, so kann die Differentialdiagnose zwischen Syringomyelie und intramedullärem Tumor röntgenologisch nicht gestellt werden. Kommuniziert aber die der Verdickung entsprechende Zyste über den Zentralkanal des Rückenmarks mit dem 4. Ventrikel, kann man in Kopf-Tieflage den Inhalt der Zyste entleeren. Nach diesem Vorgang erscheinen dann die vorher aufgetriebenen Anteile des Rückenmarks verschmälert, d.h. atrophisch.

und nach mit Kontrastmittel (Abb. 245). Das aus dem Durasack ausgetretene Kontrastmittel kann mitunter verhältnismäßig weit nach lateral reichen und sich bis in die Plexusscheiden erstrecken. In diesen Fällen läßt sich der weit nach lateral abgeflossene Teil des Kontrastmittels nicht wieder in den Durasack zurückverlagern. In den meisten Fällen gelingt es aber, besonders wenn man den Patienten auf die entgegengesetzte Seite lagert, das Kontrastmittel in den Subarachnoidalraum zurückzubefördern.

Zystisch erweiterte zervikale Wurzeltaschen dürfen nicht als Wurzelausriß gedeutet werden, sie kommen als anatomische Variante gar nicht so selten vor.

8. Spinale Fehlbildungen

Die häufigste Fehlbildung ist die *Meningozele,* die in drei verschiedenen Formen vorkommen kann: Als laterale, als vordere und als hintere Meningozele. Die laterale und die vordere Meningozele treten gelegentlich bei der Neurofibromatosis Recklinghausen auf. Bei der lateralen ist der Durasack durch ein Zwischenwirbelloch ausgetreten (Abb. 246). Die vordere Meningozele ist am häufigsten im Bereich des Sakralkanals lokalisiert. Sie kann mit einer lateralen kombiniert sein. Das Kontrastmittel kann sich im Meningozelensack, der auch gekammert sein kann, derart fest ansammeln, daß es aus ihm nicht wieder zurückverlagert und deshalb auch nicht abpunktiert werden kann. Beim Verdacht auf derartige Veränderungen ist es daher vorteilhafter, von vornherein eine Myelographie mit wasserlöslichen Kontrastmitteln oder eine Luftmyelographie vorzunehmen.

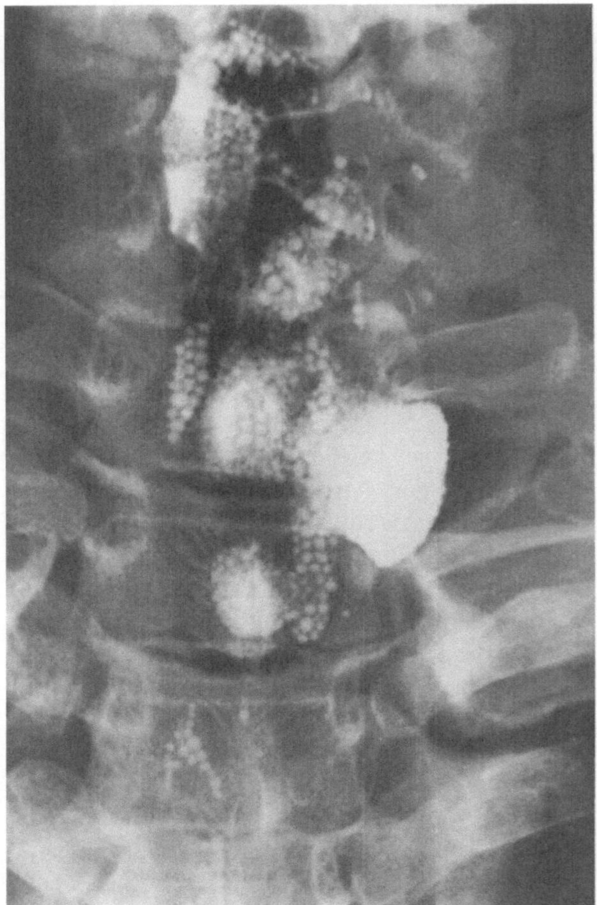

Abb. 246. Laterale Meningozele links in Höhe von BW$^1/_2$

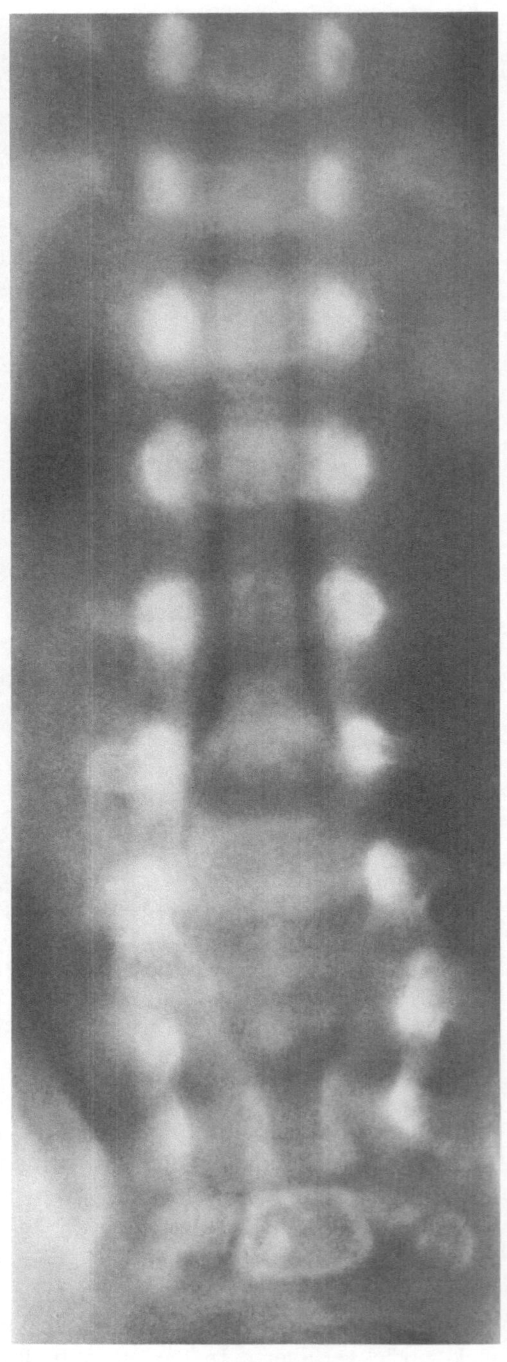

Abb. 247. Das Rückenmark reicht bis in den Sakralkanal und ist hier durch ein Fibrolipom erheblich aufgetrieben

Ein eigenartiges myelographisches Bild ergeben Fehlbildungen, bei denen das *Filum terminale* sehr kurz ist, so daß das untere Ende des Rückenmarks bis in den unteren lumbalen oder sogar bis in den sakralen Spinalkanal reicht. Aus der Kontrastmittelsäule des lumbalen Spinalkanals hebt sich dann anstelle der Kaudawurzeln ein dem Rückenmark entsprechendes Aufhellungsband ab. Bei der Myelographie mit positivem Kontrastmittel sieht man die Nervenwurzeln horizontal vom Rückenmark zum entsprechenden Zwischenwirbelloch verlaufen, weil das lumbale Mark seine dem fötalen Stadium entsprechende Lage im lumbalen Spinalkanal beibehalten hat.

Gelegentlich kommt als Fehlbildung eine diffuse Erweiterung des Duraendsackes oder der einzelnen kaudalen Wurzeltaschen vor (Abb. 247).

Die *Diastematomyelie* ist eine Mißbildung, bei der das Rückenmark durch eine knöcherne, knorpelige oder bindegewebige Scheidewand in zwei Stränge geteilt ist. Sie ist am besten mit der Luftmyelographie darzustellen (Abb. 248a u. b).

Literatur siehe: SHAPIRO (1975), JIROUT (1969), LINDGREN (1939).

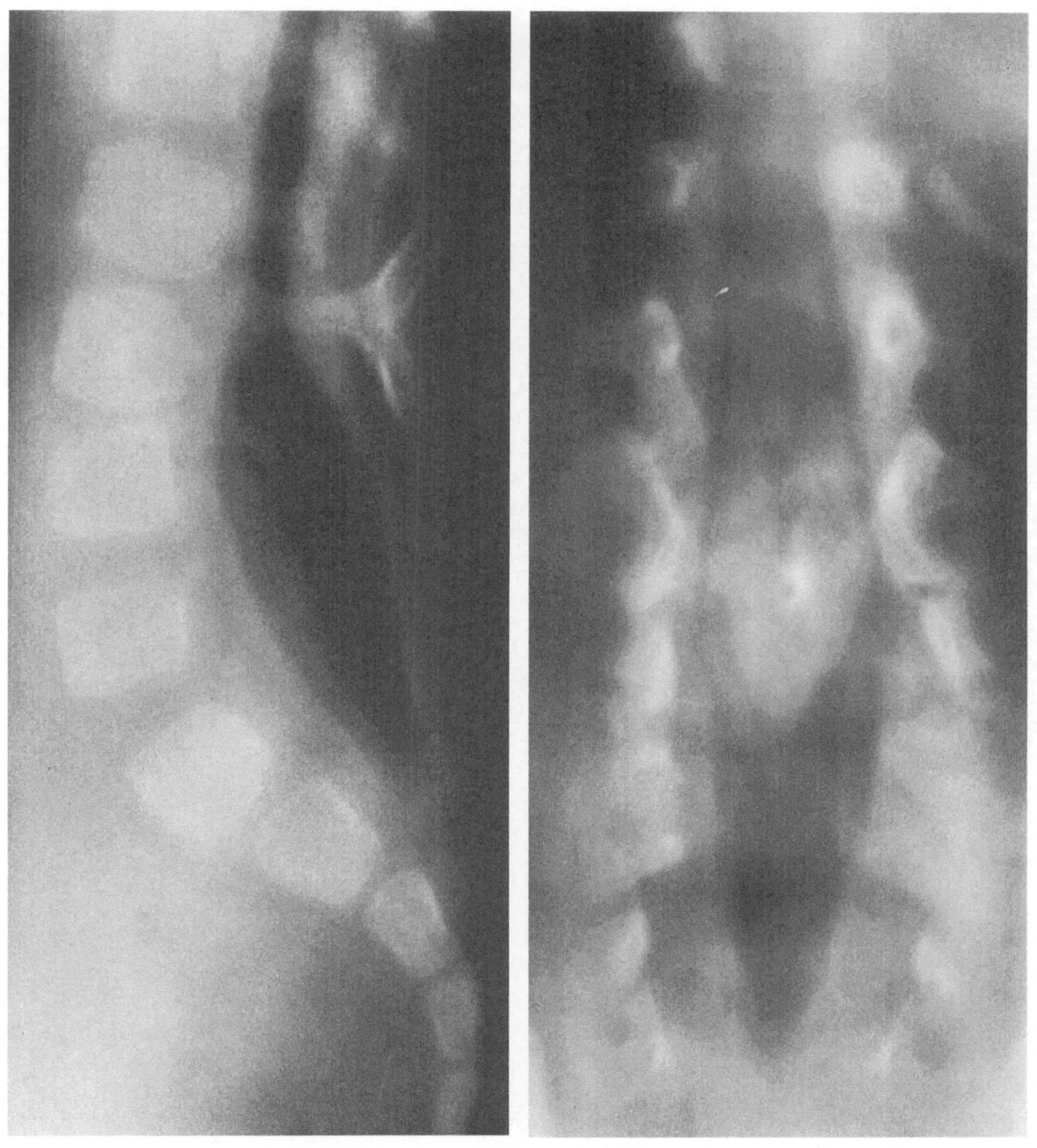

Abb. 248. Diastematomyelie: Zweiteilung und Fixierung des Rückenmarks durch einen Knochensporn

G. Die spinale Angiographie

Mit der spinalen Angiographie wird eine Abbildung der Rückenmarksgefäße und damit auch eine röntgenologische Darstellung der Gefäßveränderungen (angiomatösen Mißbildungen!) in diesem Bereich möglich. Diese Untersuchung konnte lange Zeit wegen der schlechten Erreichbarkeit und des geringen Kalibers der zuführenden segmentalen Arterien nicht durchgeführt werden. Auch waren bestimmte röntgenologische Voraussetzungen in der Technik notwendig, da die spinalen Gefäße durch die Wirbelsäule und große Weichteilmassen verdeckt werden.

I. Geschichte

Arteriographisch wurde das erste arteriovenöse Angiom des Rückenmarks durch HENSON und CROFT (1956) beschrieben, denen allerdings diese technische Darstellung bereits im Jahre 1953 gelungen war. In den folgenden Jahren haben HÖÖK und LINDVALL (1958) und MORRIS (1960) zervikale Angiome durch Vertebralisangiographie dargestellt, RAND und RAND (1960) zeigten die Abbildung eines dorsolumbalen Angioms mittels Aortographie. Von DJINDJIAN u. Mitarb. (1969–1970) und DI CHIRO u. Mitarb. (1967) wurde die Methode so entwickelt, daß heute bei einem Verdacht auf ein Rückenmarks-Angiom eine „selektive" Angiographie als optimale Untersuchungsmethode anzusehen ist.

II. Normale und pathologische Anatomie der Rückenmarksgefäße

Will man die Bilder bei der selektiven Angiographie des Spinalkanals richtig deuten, so muß man zunächst die arterielle und venöse Gefäßversorgung des Rückenmarks kennen. Ursprünglich sind die arteriellen Zuflüsse symmetrisch in metamerer Anordnung angelegt. Später werden, wie die Untersuchungen von ADAMKIEWICZ (1881/82) und KADYI (1889) gezeigt haben, viele dieser segmentalen Zuflüsse in ihrer Stärke sehr reduziert. Es bleiben 22, von denen 5–8 Zuflüsse stärker sind. Unter diesen heben sich 2 besonders heraus: der Zufluß zur *zervikalen* Anschwellung, etwa in Höhe von C 5/C 6 und der größte segmentale Zufluß überhaupt, die sog. A. radicularis ant. magna (ADAMKIEWICZ). Sie wird in $^5/_6$ der Fälle in D 9–11 bzw. auch im oberen Lumbalbereich angetroffen. Dazwischen liegen einzelne sehr dünnkalibrige Zuflüsse. Schließlich ist auf einen letzten Zufluß hinzuweisen, der häufig bei L 5/S 1 den Spinalkanal betritt und dann nach aufwärts zieht und das Conusgebiet versorgt.

Diese durchschnittliche arterielle Versorgung des Rückenmarks findet sich etwa bei 90% aller Menschen. In den restlichen 10% besteht statt einer „maximalen" eine „minimale" Versorgung (ZÜLCH, 1962, 1967). Dort sind die Arterien, die das Blut zu den Aa. spinales ant. et post. führen, auf zwei bis drei große Zuflüsse reduziert, während die übrigen sonst vorhandenen kleineren Arterien allenfalls Wurzeln und Randzonen des Rückenmarks versorgen.

Dabei stammen die Zuflüsse im Zervikal-Gebiet aus der A. vertebralis beidseits und versorgen etwa das Gebiet bis D4. Die Zuflüsse im Thorakal- und Lumbal-Gebiet stammen aus Segmentalarterien der Aorta.

Fällt infolge eines pathologischen Prozesses, aber auch bei bestimmten hämodynamischen Situationen, eine ausreichende Durchblutung bei Bestehen einer „Minimalversorgung" aus oder wird sie gefährdet, so kommt es zu den bekannten ischämischen Durchblutungsstörungen in den „Wasserscheiden"-Zonen, d.h. in D4/5 und im Segment L1 (ZÜLCH, 1967; ZÜLCH u. KURTH-SCHUMACHER, 1970). Dieser Vorgang steht in Parallele zu einem unzureichend geschlossenen Circulus Willisi.

Eine dritte kritische Zone ist das Segment C4, hier finden sich Störungen aber nur bei Wirbelsäulen-Frakturen, und diese werden meist nicht lange genug überlebt, um eine solche Störung noch klinisch erkennen zu lassen.

Für das Erscheinungsbild der A. spinalis ant., die man meist als einzige röntgenologisch erfassen kann, ist der Terminus einer „Arterienkette" wichtig; es handelt sich also nicht um ein durchlaufendes Gefäß. Diese Arterie entsteht vielmehr daraus, daß sich die zuführenden Gefäße, wie etwa die A. radicularis magna thoracica, in einen aufwärts- und einen abwärtsführenden Ast spalten, die die „Arterienkette" bilden.

So teilt sich die A. radicularis ant. magna (ADAMKIEWICZ) in einen dünnen oralwärts und einen dicken kaudalwärts führenden Ast (Abb. 249). Die von der A. spinalis ant. und den beiden Aa. post. ausgehenden Gefäße bilden ein segmentales Netz, von dem die Radiär-

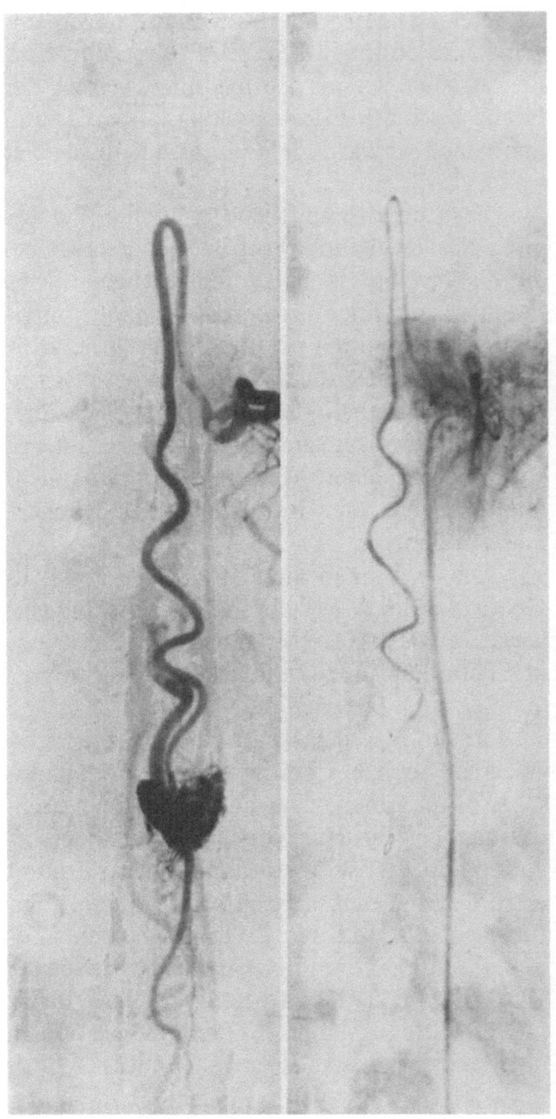

Abb. 249. Retro-medulläre Gefäßmißbildung vor und nach Embolisation (Freundl. von Prof. Dr. DJINDJIAN, Paris, überlassen)

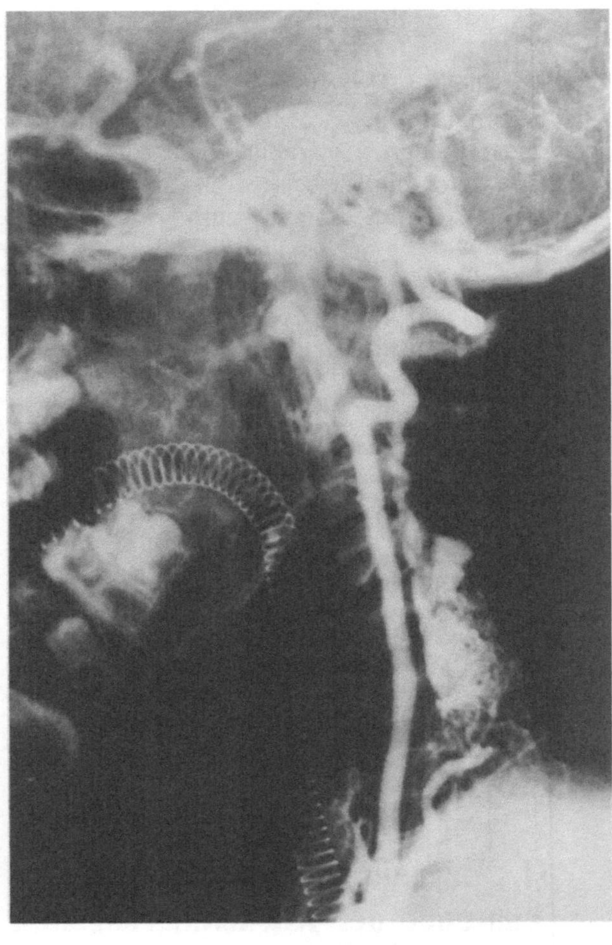

Abb. 250. Darstellung eines Halsmark-Angioms mittels Brachialis-Arteriographie

arterien zur Blutversorgung in das betreffende Segment senkrecht einstrahlen.

Die Lehre von den kritischen Zonen der „Wasserscheiden" ist wichtig wegen der dort häufig vorkommenden Querschnittsstörungen, die „hämodynamisch", d.h. ohne dort gelegenen pathologischen Prozeß verursacht werden. Auch angiographische Komplikationen treten in diesen Segmenten am ehesten auf.

Die *Angiome des Rückenmarks* stellen angeborene Gefäßmißbildungen dar, bei denen eine pathologische Verbindung zwischen Arterien und Venen mit einer dazwischen geschalteten vaskulären Netzbildung besteht.

Klinisch machen die Mißbildungen sich durch Blutungen und — oft intermittierende — ischämische Ernährungsstörungen des Rückenmarks bemerkbar. Während eine Kombination von Anomalien an der knöchernen Wirbelsäule mit kutanen Angiomen vermutlich außerordentlich selten ist, ist dies bei Rückenmarks-Angiomen gelegentlich der Fall. So ist die Feststellung eines Hautangioms für die Diagnostik einer Erkrankung im Bereich des Spinalkanals besonders wichtig. Es kommen bei solchen Patienten aber auch andere vaskuläre Fehlbildungen vor, wie Aneurysmen, arteriovenöse Mißbildungen im Bereich der Lunge, der Leber und der Nieren.

Aufgrund der anatomischen Studien und der Bilder bei den modernen Methoden der Angiographie kann man *3 große Typen der angiomatösen Mißbildungen des Rückenmarks* unterscheiden: a) Eine relativ lokalisierte, glomusartige Plexusformation von Gefäßen mit langsamem Durchfluß (Abb. 250), b) eine lang ausgezogene, über viele Segmente reichende Mißbildung mit einem oder mehreren Zuflüssen und langsamem Durchfluß; die Gefäße sind hier sehr stark gewunden; c) schließlich findet man — gehäuft bei Kindern — längliche, arteriovenöse Angiome mit multiplen Zuflüssen und raschem Durchfluß. Sie ähneln am meisten den arteriovenösen Angiomen des Gehirns.

Die *Häufigkeit* der Angiome im Rückenmark in den verschiedenen Höhen soll etwa 10% im zervikalen Abschnitt, 30% im thorakalen Abschnitt und 60% im dorsolumbalen Abschnitt betragen. Man erhält daraus Hinweise zur selektiven Untersuchung der einzelnen Abschnitte.

III. Untersuchungstechnik

Man beginnt die Untersuchung nach der Seldinger-Technik oft mit einer Übersichtsdarstellung der Aorta. 60 ml Kontrastmittel werden im Überdruckverfahren injiziert, jedoch möglichst nicht unterhalb von L1, um renale oder mesenteriale Komplikationen auszuschließen. Weiß man die Höhe des Angioms, dann soll die Katheterspitze oberhalb desselben in der Aorta liegen. So erhält man in vielen Fällen schon eine, wenn auch schwache, Darstellung der arteriovenösen Mißbildung.

Das *Zerviko-Thorakalgebiet* kann durch eine Injektion von etwa 25 ml Kontrastmittel nach perkutaner Brachialispunktion oder mittels des Subclavia-Katheters ausreichend abgebildet werden. Die das Halsmark versorgenden spinalen Gefäße gehen von der A. vertebralis, dem Truncus thyreocervicalis und dem Truncus costocervicalis aus. Für das mittlere *Thorakalmark* sind die Chancen einer guten Kontrast-Darstellung der entsprechenden Gefäße nur gering, es liegen auch im Schrifttum wenig Erfahrungen vor, da die Autoren diese Zonen vielfach wegen der „kritischen Gefährdung der Wasserscheide" in D4 meiden. Im *Thorako-Lumbalgebiet* werden multiple interkostale und lumbale Arterien von der Aorta aus mit Kontrastmittel gefüllt, aber erst durch eine selektive Gefäßuntersuchung ausreichend dargestellt.

Die genaue Untersuchung gelingt nur über die *selektive Angiographie* der zuführenden Blutgefäße. Dazu wird ein Katheter mit einer am Ende scharf umgebogenen Spitze benutzt, die in das Ostium der Interkostal- bzw. Lumbal-Arterien eingeführt wird. Hier genügen für die Angiographie 4—6 ml Kontrastmittel, der Injektionsdruck bleibt gering.

Im folgenden sollen noch Einzelheiten der Technik wiedergegeben werden:

1. Zervikaler Anteil der Aa. spinales

In die A. subclavia wird ein Katheter eingeführt und möglichst in die Nähe der A. vertebralis vorgeschoben. Mit einer automatischen Druckspritze werden retrograd 20—25 ml Kontrastmittel, und zwar etwa 15 ml pro Sekunde injiziert. Nachdem beide Aa. subclaviae auf diese Weise untersucht sind, stellt man fest, ob sich die A. spinalis ant. auf dem Röntgenbild dargestellt hat. Ist dies nicht gelungen, so werden 6—7 ml Kontrastmittel mit der Hand selektiv in die A. vertebralis injiziert.

2. Thorako-lumbaler Abschnitt der Aa. spinales

Das thorako-lumbale Segment der A. spinalis ant. wird bei Kindern oft schon bei der Aortographie sichtbar. Sonst muß man — besonders bei Erwachsenen — mit Hilfe der Seldinger-Technik von der A. femoralis aus das Kontrastmittel selektiv in die A. radicularis ant. magna zu injizieren versuchen. Dazu wird ein entsprechender Katheter über einen gewundenen federnden Mandrin unter Bildsichtkontrolle bis in den Aortenbogen vorgeführt. Dann wird der Mandrin zurückgezogen, wonach sich sehr schnell wieder das hakenförmige Endstück ausbildet. Anschließend ist die Katheterspitze nach vorne zu richten und der Katheter ganz langsam bis in den Brustbereich zurückzuziehen. In der Brustregion angekommen, wird die Katheterspitze nach rückwärts gedreht. Danach kann der Katheter mit einer Aufwärts-Abwärts-Bewegung leicht in eine der Interkostalarterien eingeführt werden. Dies sind meist die linke 8., 9. und 10. Dorsalarterie, die dann selektiv katheterisiert werden. Anschließend werden 5—6 ml Kontrastmittel manuell injiziert.

Die Höhenfixierung kann man sich erleichtern, indem man vor den Röntgenaufnahmen entsprechende Bleizahlen paravertebral an den Wirbelhöhen anbringt.

Gelingt es nicht, die A. radicularis ant. magna von diesen Prädilektionsarterien aus zu füllen, so muß man den selektiven Versuch für die Segmente D11/12, L1 und L2 auf der linken Seite machen, evtl. gefolgt von den Arterien D 8 bis L 2 der rechten Seite. Dabei werden insgesamt nicht mehr als 250 ml Kontrastmittel injiziert.

Die Injektion des Kontrastmittels in eine Interkostal- oder Lumbalarterie verursacht gewöhnlich einen leichten brennenden Schmerz in dem entsprechenden Dermatom.

Schwierigkeiten gibt es gelegentlich bei älteren Patienten, bei denen durch die Ektasie der Aorta die Einmündung in die Interkostal- und Lumbalarterien atypisch gelegen sein kann. Auch ist es oft nicht leicht, die 1. und 2. Lumbalarterie selektiv darzustellen, da die Katheterspitze durch den Einstrom des Blutes in die A. renalis von der Einmündung der erwähnten beiden Arterien abgelenkt wird.

3. Vergleich der Reichweite der übrigen Untersuchungsmethoden mit der spinalen Angiographie

Außer durch den neurologischen Befund kann man auch aus dem Nativbild Hinweise auf das Bestehen einer Mißbildung erhalten, wie durch die Erweiterung des Spinalkanals oder eine lokale Arrosion, seltener auch einmal durch eine Kalkeinlagerung. Doch sind diese Mittel der Aufklärung meist unzureichend.

Die positive *Myelographie* zeigt die erweiterten, oft gestauten intraspinalen Gefäße im Negativ als korkenzieherähnliche Aussparungen der Kontrastmittelsäule (s. S. 299 ff.). Es können aber sehr massive Gefäßmißbildungen auch einen kompletten Stopp bei der Myelographie hervorrufen. Hier gelingt durch das Myelogramm die sichere Artdiagnose des intraspinalen raumfordernden Prozesses zwar nicht, doch erhebt sich meist der Verdacht auf ein Angiom.

Mit der *Ossovenographie* ist der Nachweis eines Angioms nur dann möglich, wenn eine Verbindung zwischen dem ossären und medullären Anteil der Gefäßmißbildung besteht. Eine solche Verbindung ist aber selten.

Mit der *Vertebralis-Angiographie* können manchmal Angiome im Bereich des *zervikalen* Spinalkanals diagnostiziert werden.

Schließlich steht weiter die *retrograde Aortographie* zur Verfügung, mit der sich oft die zuführenden Gefäße der Angiome erkennen lassen. Normale Übersichts-Angiogramme verdecken aber meist kleinere Gefäßmißbildungen, da sich die zuführenden Blutgefäße nicht ausreichend mit Kontrastmittel füllen.

Gelegentlich kann auch die *lumbale Venographie* mit bilateraler selektiver Injektion der Lumbalvenen einzelne Teile eines Angioms mit Kontrastmittel füllen.

Als sicherste angiographische Methode bleibt die „selektive" (Katheter-)Angiographie der Aa. spinalis ant. und post. Gelegentlich kann damit auch eine „Thrombose" der A. spinalis ant. nachgewiesen und so die klinische Diagnose unterstützt werden.

IV. Komplikationen

Seit der ersten Beschreibung von ANTONI und LINDGREN (1949) sind immer wieder schwere Zwischenfälle bei dem Versuch der Angiographie des Rückenmarks berichtet worden (s. KILLEN und FOSTER, 1966). Tetra- und Paraplegien wurden beschrieben, wobei die Erklärung in einem neurotoxischen Effekt des Kontrastmittels gesehen wurde. Es scheint aber auch, als ob wichtige segmentale Äste zu den Spinalarterien durch intramurale Kontrastmittel-Injektionen gelegentlich direkt blockiert werden können. Wichtig ist auch, eine ganz engkalibrige A. vertebralis nicht selektiv zu katheterisieren bzw. hier den Injektionsdruck schwach (mit der Hand und nicht durch einen automatischen Injektor) zu halten.

Auch wird davor gewarnt, über die Aa. bronchiales bzw. über die A. radicularis ant. magna (ADAMKIEWICZ) über längere Zeit Kontrastmittel fließen zu lassen.

Treten nach Injektion eines Kontrastmittels in die Aorta oder selektiv in eine der zuführenden Arterien Muskelspasmen auf, so soll die Untersuchung abgebrochen werden. Diese Spasmen finden sich nur selten, wenn selektiv in die zuführenden Interkostal- oder Lumbalarterien injiziert wird. Vielmehr wird das Kontrastmittel vorwiegend vom Angiom aufgenommen und nur wenig an das Rückenmark selbst abgegeben.

Schließlich besteht die Gefahr, durch die Seldinger-Technik bei einem geschwürigen Aufbruch eines arteriosklerotischen Beetes der Bauchaorta einen Embolus zu mobilisieren.

Bei Anwendung einer exakten Untersuchungstechnik ist die Zahl der auftretenden Komplikationen so gering, daß allein darin *keine Kontraindikation für die selektive Untersuchung der spinalen Arterien* gesehen werden kann.

Literatur siehe: DJINDJIAN u. Mitarb. (1970).

H. Die Diskographie

Die Diskographie gibt eine direkte Information über die Form des Diskus und über den Zwischenwirbelraum. Gleichzeitig ist auch über die Art der pathologischen Diskus-Veränderung eine Aussage möglich.

Die Diskographie wird an verschiedenen Kliniken verschieden häufig angewandt. Lumbal wird sie kaum noch durchgeführt. Im Zervikalbereich dient sie zur diagnostischen Klärung von Schmerzsyndromen, Wurzel-Syndromen und Rückenmark-Syndromen, ferner insbesondere zur Indikationsstellung von fusionierenden Operationen.

I. Geschichte

Bereits 1931 berichtete SCHMORL über Injektionen von Wismutbrei in den Nucleus bei Leichen. Er konnte seine Befunde mit Röntgenbildern belegen. Dann demonstrierte LINDGREN 1941 den Fall eines normalen Diskus, in den Perabrodil injiziert wurde. Die Untersuchungsmethode wurde von LINDBLOM (1941, 1944, 1948), ERLACHER (1950), WITT (1950), CLOWARD und BUZAID (1952) weiter ausgebaut. Es handelte sich dabei um Abbildungen der *lumbalen* Disci.

II. Technik der zervikalen Diskographie

Aus Sicherheitsgründen sollte mit einer Doppelkanüle gearbeitet werden (CLOWARD), deren äußerer kürzerer Teil nur bis zum Annulus reicht (5,5 cm). Die innere Nadel ist in ihrer Länge so bemessen (6,5 cm), daß eine Überschreitung der hinteren Wirbelbegrenzung und damit eine Verletzung des Halsmarks unmöglich wird.

Zur Vorbereitung der Untersuchung ist eine Sedierung des Patienten erforderlich, da die Diskographie schmerzhaft ist. Der Kranke liegt in Rückenlage auf dem Röntgentisch, dabei wird die Halswirbelsäule lordosiert. Das zu untersuchende Zervikal-Segment wird mit Zeige- und Mittelfinger palpiert. Der Schildknorpel, die Trachea und der an ihnen fixierte Ösophagus müssen aus der Mittellinie verschoben werden. Nach der Punktion und nach Kontakt der Nadel mit der Wirbelsäule ist eine Röntgenkontrolle in 2 Ebenen notwendig.

Dann werden zur Anästhesie ungefähr 5 ml Novocain in das Periost, in das Ligamentum longitudinale anterius, in die prävertebrale Fascie und in den vorderen Annulus injiziert. Erst wenn die Kontrollaufnahmen eine korrekte Nadellage zeigen, wird die zweite Nadel durch die erste Nadel in den Nucleus geschoben. Die Nadelspitze liegt jetzt im Zwischenwirbelraum, so daß die Injektion des Kontrastmittels (Urografin 60 oder Conray 60) erfolgen kann. Während der Injektion beobachtet man unter Durchleuchtungskontrolle im seitlichen Strahlengang den Kontrastmittelaustritt aus der Nadelspitze. So hat man bereits einen orientierenden Eindruck von der Bandscheibe. Anschließend wird die Nadel entfernt, Röntgenaufnahmen in 2 Ebenen werden angefertigt.

Eine gleichzeitige Punktion mehrerer Disci mit Kontrast-Injektion in einer Sitzung ist nicht zu empfehlen.

Der Patient soll bei der Kontrastmittel-Injektion genau angeben, ob durch die Injektion die gleichen Schmerz-Symptome hervorgerufen werden wie sie sonst als Krankheitssymptom bestehen.

III. Das normale Diskogramm

Die Diskographie eines Erwachsenen zeigt selten vollständig gesunde Bandscheiben. Aber auch die Bilder eines „normalen" Nucleus im Diskogramm können unterschiedlich sein. Ebenfalls ist die Größe des Nucleus unterschiedlich, ein kleiner Nucleus mißt durchschnittlich 1 cm, große Nuclei weisen einen Durchmesser bis zu 2,5 cm (lumbal) auf (Abb. 251a).

IV. Das pathologische Diskogramm

Die Interpretation der Diskogramme ist nicht schwer. Bei einem Diskus-Prolaps in den Spinalkanal dringt das Kontrastmittel in den vorgedrungenen Prolaps unter das Längsband

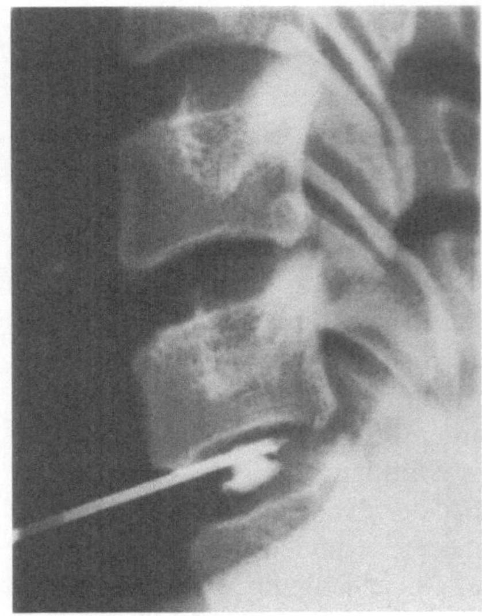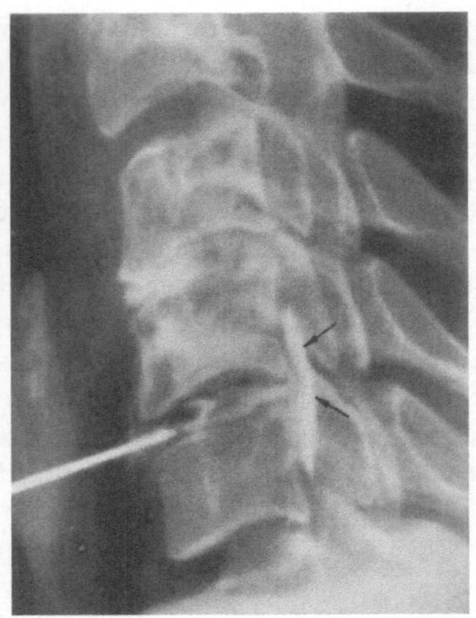

a

b

Abb. 251. a) Normales Diskogramm. b) Pathologisches Diskogramm. Bandscheibenprotrusionen zwischen 4. und 5. und zwischen 5. und 6. Halswirbel. An der unteren Protrusion Kontrastmittelaustritt unter das hintere Längsband (Aufnahmen von Prof. Friedmann, Köln)

und zeigt nicht nur die Lage, sondern auch die Größenausdehnung des Prolapses (Abb. 251b). Bei einem innerlich völlig degenerierten Diskus füllt das Kontrastmittel den ganzen Raum innerhalb des Annulus fibrosus aus, es ist im Diskogramm in beiden Ebenen bis zur Peripherie sichtbar.

Es ist wichtig zu wissen, daß eine Kontrastmittel-Injektion in einen degenerierten Diskus ohne deutliche Kompression der Nervenwurzel bereits einen *Schmerz* hervorrufen kann. Durch die momentane Druckerhöhung bei der Kontrastmittel-Injektion und durch die damit verbundene Volumen-Vermehrung kann ein stärker ausstrahlender Schmerz in das entsprechende Wurzelgebiet auftreten. Es werden Schmerzzonen nach Art der Headschen Zone angegeben.

Die Untersuchung gibt eine direkte Information über die Form des Diskus und über den Zwischenwirbelraum. Über die Art der pathologischen Veränderungen ist ebenfalls eine Aussage möglich. Aus dem Auftreten und der Lokalisation des Schmerzes können klinische Informationen gewonnen werden. Da eine Punktion des Liquorraumes nicht notwendig ist, entfallen die Liquor-Zirkulationsstörungen. Die Untersuchung dauert nur kurze Zeit, sie kann ambulant erfolgen, auch ist die Strahlenbelastung niedrig. Das Kontrastmittel wird schnell resorbiert, eine Entfernung ist nicht erforderlich. Allerdings erlaubt die Diskographie nur indirekte Rückschlüsse auf eine Beeinträchtigung des Rückenmarks und der Wurzeln.

V. Komplikationen

Als Komplikationen bei der Diskographie können entzündliche Veränderungen im Bereich des Diskus und der benachbarten Knochenstrukturen auftreten. Vorübergehende Heiserkeit und geringe Schluckstörungen sind beschrieben worden, Dauerstörungen traten jedoch nicht auf. Als eine ernste Komplikation ist die Perforation des Ösophagus durch die Injektionskanüle zu betrachten (Infektionsgefahr!) Daher ist unbedingt darauf zu achten, daß der Patient während der Punktion weder spricht noch schluckt.

Literatur siehe: CLOWARD (1958), LINDBLOM (1944, 1948).

I. Die Ossovenographie

I. Geschichte

HENNING (1940) und EHRHARDT und KNEIP (1943) waren die ersten, die Kontrastmittel in verschiedene Knochen injizierten. Im Jahre 1952 stellten FISCHGOLD u.Mitarb. dann fest, daß die Injektion von Kontrastmittel in den Processus spinosus beim Menschen den venösen Plexus der Wirbel sichtbar macht. In der Folgezeit wurde diese Untersuchungsmethode verbessert. Es wurde eine Kontrastdarstellung der vertebralen Plexus im Bereich der gesamten Wirbelsäule möglich.

II. Anatomie

Das klappenlose Venensystem der Wirbelsäule besteht aus den inneren (epiduralen) und den äußeren (extravertebralen) Venenplexus. Diese Venensysteme sind durch Anastomosen miteinander verbunden. Bei den *Plexus venosi vertebrales interni* handelt es sich um zwei Paar gut ausgebildete, vorn und hinten verlaufende Blutleiter, die miteinander durch eine Serie von venösen Ringen verbunden sind. Die *Plexus venosi externi* gliedern sich ebenfalls in zwei Anteile. Der anteriore Plexus liegt vor den Wirbelkörpern, er besteht aus vielen feinen Einzelvenen. Der posteriore Plexus umrundet die Processus spinosi. Beide kommunizieren mit dem internen venösen Plexus sowie über Emissarien mit den Venen des Schädelinneren, mit Venen der Knochensubstanz und mit Interkostalvenen.

III. Technik

Für die Durchführung der Ossovenographie liegt der Patient in Bauchlage auf einem Röntgentisch. Ein Gummiballon soll eine Kompression der V. cava inf. erzeugen. Der *Dornfortsatz* des betreffenden Wirbels — der entsprechend dem klinischen Befund bestimmt wurde — wird mit einer Sternalpunktionsnadel unter drehender Bewegung punktiert. Bei exakter Nadellage im Dornfortsatz genügt ein geringer Injektionsdruck, um das Kontrastmittel (20 ml eines 60%igen Röntgenkontrastmittels) rasch mit der Hand oder über eine Hochdruckspritze zu injizieren. Gegen Ende dieser Injektion sind Röntgenaufnahmen in 2 Ebenen anzufertigen. Während der Kontrastmittel-Injektion sollte der Patient die Luft anhalten und pressen (Valsalvascher Versuch). Es entsteht dadurch eine Erhöhung des venösen Drucks und eine gute Kontrastmittelfüllung der Venen.

Da die Differenzierung der einzelnen Venen erhebliche Schwierigkeiten bereiten kann, hat sich die Anfertigung von Simultan-Tomogrammen bewährt (s. Angiotomographie S. 59).

Zur Darstellung der epiduralen Venen im mittleren und oberen Halswirbelsäulen-Bereich wird eine *ventrale* Punktion eines Halswirbelkörpers angewandt. Der Patient befindet sich während der Untersuchung in Rückenlage, der Kopf ist retroflektiert. Eine Carotis-Punktionsnadel wird auf den 5. oder 6. Halswirbelkörper vorgeschoben und dann mit einem kleinen Hammer in den Wirbelkörper eingeschlagen. Eine Durchleuchtungskontrolle ist erforderlich.

IV. Befunde

Ein *Bandscheibenprolaps* zeigt sich im Ossovenogramm durch eine Verlagerung bzw. Unterbrechung des epiduralen Venenplexus. Liegt ein Massenprolaps vor, so kann eine beidseitige Unterbrechung der epiduralen Venen bestehen. Bei lateral gelegenen Bandscheibenvorfällen ist eine nur teilweise Blockierung des Plexus venosus internus anterior nachweisbar.

Maligne Prozesse der Wirbelsäule mit Einbruch in die umgebenden Weichteile oder in den Epiduralraum sind durch Unterbrechungen des paravertebralen Venensystems erkennbar. Dabei zeigt es sich häufig, daß das infiltrative Wachstum der Geschwulst ausgedehnter ist, als man aufgrund der Befunde der Nativ-Diagnostik und der Myelographie annehmen könnte.

Tumoren im Extra- und Intraduralraum führen zu gleichartigen Veränderungen an den epiduralen Venen. Besteht ein extravertebraler Kollateralkreislauf, so kann sogar die kaudale oder kraniale Begrenzung des Tumors sichtbar werden. Das *Sanduhrneurinom* führt zu einer Verlagerung der epiduralen und paravertebralen Venen und zeigt so den raumfordernden Prozeß als ein Negativ. *Intradurale Erkrankungen,* die nicht mit einer Kompression des Epiduralraumes einhergehen, führen erwartungsgemäß auch nicht zu Veränderungen des Venensystems.

Während bei den *Wirbelkörper-Angiomen* eine direkte Darstellung der Angiom-Gefäße durch die Ossovenographie nicht gelingt, sind die epiduralen und kombinierten spinalen Angiome mit Befall der Weichteile und des Epiduralraumes gut darstellbar. Rein *intradural* gelegene Angiome sind jedoch nur selten erkennbar.

V. Komplikationen und Kontraindikationen

Paraossäre Kontrastmitteldepots, die bei der Untersuchung auftreten, sind harmlos und werden schnell resorbiert. Bleibende Komplikationen sind nicht zu erwarten.

Als Kontraindikationen sind generalisierte Bluterkrankungen sowie entzündliche Prozesse in der Nachbarschaft der Punktionsstelle anzusehen.

Literatur siehe: CLEMENS (1961), SCHOBINGER (1960), VOGELSANG (1969).

Literaturverzeichnis

AARON, C., DOYON, D., FISCHGOLD, D.H., METZGER, J., RICHARD, J.: Artériographie de la carotide externe — étude anatomoradiologique et clinique. Paris: Masson & Cie. 1970.

ADAMKIEWICZ, A.: Die Blutgefäße des menschlichen Rükkenmarks. I. Teil: Die Gefäße der Rückenmarkssubstanz. S.-B. Akad. Wiss. Wien, math.-nat. Kl., Abt. III **84**, 469—502 (1881).

ADAMKIEWICZ, A.: Die Blutgefäße des menschlichen Rükkenmarks. II. Teil: Die Gefäße der Rückenmarksoberfläche. S.-B. Akad. Wiss. Wien, math.-nat. Kl., Abt. III **85**, 101—130 (1882).

AHLGREN, P.: Lumbale Myelographie mit Conray Meglumin 282. Fortschr. Röntgenstr. **111**, 270—276 (1969).

AHLGREN, P.: Dimer-X. A new contrast medium for lumbar myelography without spinal anaesthesia. Acta radiol. Diagn. **13**, 753—761 (1972).

ALAJOUANINE, TH., CASTAIGNE, P., LHERMITTE, F., CAMBIER, J., GAUTIER, J.-C.: Les obstructions bilatérales de la carotide interne. Sem. Hôp. Paris **35**, 1149—1161 (1961).

AMPLATZ, K., HARNER, R.: A new subclavian artery catheterization technic. Radiology **78**, 963—966 (1962).

ANDERSEN, P.E.: Angiographic localization of small intracerebral hematomas. Acta radiol. (Stockh.) **1**, 173—181 (1963).

ANTONI, N., LINDGREN, E.: Steno's experiment in man as complication in lumbar aortography. Acta chir. scand. **98**, 230 (1949).

ARNELL, S., LIDSTRÖM, F.: Myelography with Skiodan (Abrodil). Acta radiol. (Stockh.) **12**, 287—288 (1931).

AYER, J.F.: siehe ESKUCHEN, K., 1930.

AZAMBUJA, N., ARANA-INIGUEZ, R., SANDE, M.T., GARCIA-GÜELFI, A.: Central ventriculography. Acta neurol. lat.-amer. **2**, 58 (1956a).

AZAMBUJA, N., LINDGREN, E., SJÖGREN, S.E.: Tentorial herniations. I. Anatomy. Acta radiol. (Stockh.) **46**, 215—223 (1956b).

AZAMBUJA, N., LINDGREN, E., SJÖGREN, S.E.: Tentorial herniations. II. Pneumography. Acta radiol. (Stockh.) **46**, 224—235 (1956c).

AZAMBUJA, N., LINDGREN, E., SJÖGREN, S.E.: Tentorial herniations. III. Angiography. Acta radiol. (Stockh.) **46**, 236—241 (1956d).

BAILEY, P.: Die Hirngeschwülste. Stuttgart: Ferdinand Enke 1951.

BAILEY, P., CUSHING, H.: A classification of the tumors of the glioma group on a histogenetic basis with a correlated study of prognosis. Philadelphia: J.B. Lippincott Co. 1926.

BAILEY, P., CUSHING, H.: Die Gewebsverschiedenheit der Gliome und ihre Bedeutung für die Prognose. Jena: G. Fischer 1930.

BALADO, M.: La radiografia del tercer ventriculo. Bol. Inst. Clin. quir. (B. Aires) **2**, 603 (1926).

BARBIERI, P.L., VERDECCHIA, C.G.: Vertebral arteriography by percutaneous puncture of the subclavian artery. Acta radiol. (Stockh.) **48**, 444 (1957).

BAUER, R.B., SHEEHAN, S., WECHSLER, H., MEYER, J.S.: Arteriographic study of sites, incidences and treatment of arteriosclerotic cerebrovascular lesions. Neurology (Minneap.) **12**, 689—711 (1962).

BAUMGARTNER, J., BRAUN, J.P., CARON, J., CÉCILLE, J., FISCHGOLD, H., GONSETTE, R., HIRSCH, J.F., LEGRÉ, J., METZGER, J.: Radiculographie au Dimer-X. Premiers résultats après 630 examens. J. Radiol. Électrol. **51**, 557—559 (1970).

BAUMGARTNER, J., WORINGER, E., BRAUN, J.P., ABADA, M.: Phlébogramme cérébral profond de face et ses variations en cas de processus expansifs de l'espace intra-cranien sus-tentoriel. Acta radiol. (Stockh.) **1**, 182—205 (1963).

BECKER, H., RADTKE, F.: Eine Methode zur willkürlich steuerbaren Luftfüllung der Ventrikel bzw. peripheren Liquorräume. Nervenarzt **20**, 442 (1949).

BELLONI, G.: Pneumographische Passageprüfung der Arachnoidalräume. Zbl. Neurochir. **6**, 43—48 (1941).

BERGLEITER, R., FEKAS, L.: Das Cavum septi pellucidi und Cavum vergae in Klinik und Röntgenbild. Fortschr. Neurol. Psychiat. **32**, 361—399 (1964).

BERNASCONI, V., CASSINARI, V.: Un segno carotidografico tipico di meningioma del tentorio. Chirurgia (Milano) **11**, 586—588 (1956).

BERNASCONI, V., CASSINARI, V.: Caratteristiche angiografiche dei meningiomi del tentorio. Radiol. med. (Torino) **43**, 1015—1026 (1957).

BERNSTEIN, E.F., GREENSPAN, R.H., LØKEN, M.K.: Intravenous abdominal aortography. Surgery **44**, 529 (1958).

BIER, A.: Die Entstehung des Collateralkreislaufs. Teil I: Der arterielle Collateralkreislauf. Arch. path. Anat. (Berl.) **147**, 256 (1897); **153**, 306 (1898).

BIERMANN, H.R., MILLER, E.R., DYROW, R.L., DOD, K.S., KELLY, K.H., BLACK, D.H.: Intra-arterial catheterization of viscera in man. Amer. J. Roentgenol. **66**, 555 (1951).

BINGEL, A.: Intralumbale Lufteinblasung zur Höhendiagnose intraduraler extramedullärer Prozesse und zur Differentialdiagnose gegenüber intramedullären Prozessen. Dtsch. Z. Nervenheilk. **72**, 359—370 (1921).

BINGEL, A.: Encephalographie, eine Methode zur röntgenographischen Darstellung des Gehirns. Fortschr. Röntgenstr. **28**, 205 (1921/22).

BIRKMAYER, A.: Die Messung der zerebralen Durchblutungszeit mit Radioisotopen. Zbl. ges. Neurol. Psychiat. **158**, 247 (1960).

BOGATYREV, Y.V.: Zur Technik der cerebralen Angiographie über die A. temporalis [Russ.]. Vop. Nejrokhir. **25**, 40—42 (1961); zit. nach Zbl. ges. Neurol. Psychiat. **169**, 35 (1963).

BOULAY, G. DU: Distribution of spasms in the intracranial arteries after subarachnoid hemorrhage. Acta radiol. (Stockh.) **1**, 257—266 (1963).

BRADAC, G.B., SIMON, R.S., HOLTZ, U.: Zur Auswertung der venösen Phase des Vertebralisangiogramms. Fortschr. Röntgenstr. **117**, 630—637 (1972).

BRAUN, J.P., WACKENHEIM, A.: Phlebographie mesencéphalique dans les tumeurs due tronc cérébral. Acta radiol. (Stockh.) **13**, 45—53 (1972).

BREGÉAT, P., DAVID, M., FISCHGOLD, H., TALAIRACH, J.: Opacification des vaisseaux orbitaires et de la choroide par l'angiographie carotidienne. Rev. neurol. **87**, 549—551 (1952).

BRISMAR, J.: Orbital phlebography. Akademisk Avhandling, Universität Lund, 1974.

BROCK, M., SCHÜRMANN, K., HADJIDIMOS, A.: Cerebral blood flow and cerebral death. Acta neurochir. (Wien) **20**, 195—209 (1969).

BUCHTALA, V., GERLACH, J.: Mandrinkanülen zur Arteriographie. Zbl. Neurochir. **14**, 118—120 (1954).

BÜCHELER, E., KÄUFER, C., DÜX, A.: Cerebrale Angiographie zur Bestimmung des Hirntodes. Fortschr. Röntgenstr. **113**, 278—296 (1970).

BULL, J.W.D.: Contribution of radiology to the study of intracranial aneurysms. Brit. med. J. **1962 II**, 1701—1708 (a).

BULL, J.W.D.: The significance of displacement of the internal carotid artery. Brit. J. Radiol. **35**, 801—814 (1962 b).

BULL, J.W.D.: Myelography. Neuroradiology **2**, 1—2 (1971).

BULL, J.W.D.: Technique of oil myelography. Brit. med. J. **1973 I**, 280—282.

CASTELLANOS, A., PEREIRAS, R.: Countercurrent aortography. Rev. cuba. Cardiol. **2**, 187 (1939).

CHIARI, H.: Über Veränderungen des Kleinhirns infolge von Hydrocephalie des Großhirns. Dtsch. med. Wschr. **42**, 1172—1174 (1891).

CLAR, H.E., BOCK, W.J., GROTE, W., LÖHR, E.: Atlas der Encephalotomographie. Stuttgart: Thieme-Verlag 1976.

CLEMENS, H.J.: Die Venensysteme der menschlichen Wirbelsäule (Morphologie und funktionelle Bedeutung). Berlin: Walter de Gruyter 1961.

CLOWARD, R.B.: Cervical diskography. Technique, indications and use in diagnosis of ruptured cervical disks. Amer. J. Roentgenol. **79**, 563 (1958).

CLOWARD, R.B., BUZAID, L.L.: Discography. Amer. J. Roentgenol. **68**, 552 (1952).

COLLINS, W., SLADE, H., LOCKHART, W.: Brachial vertebral angiography in adults. J. Neurosurg. **14**, 466—468 (1957).

COURVILLE, C.B.: Intracranial tumors. Notes upon a series of three thousand verified cases with some current observations pertaining to their mortality. Bull. Los Angeles neurol. Soc. **32**, Suppl. 2/II (1967).

CRONQVIST, S.: The postoperative myelogramm. Acta radiol. (Stockh.) **52**, 45—51 (1959).

CURTIS, J.B.: Rapid serial angiography: preliminary report. J. Neurol. Neurosurg. Psychiat. **12**, 167—182 (1949).

DANDY, W.E.: Ventriculography following the injection of air into the cerebral ventricles. Ann. Surg. **68**, 5 (1918).

DANDY, W.E.: Roentgenography of the brain after the injection of air into the spinal canal. Ann. Surg. **70**, 397—403 (1919).

DANDY, W.E.: Carotid-cavernous aneurysms (pulsating exophthalmos). Zbl. Neurochir. **2**, 77—133, 165—206 (1937).

DAVIDOFF, L.M., DYKE, C.G.: The normal encephalogram. Philadelphia: Lea & Febiger 1946.

DAVIDOFF, L.M., EPSTEIN, B.S.: The abnormal pneumoencephalogram. Philadelphia: Lea & Febiger 1950.

DECKER, K.: Technik und diagnostische Möglichkeiten der percutanen Vertebralis-Angiographie. Acta neurochir. (Wien) **2**, 74—80 (1951a).

DECKER, K.: Percutane Vertebralis-Angiographie. Nervenarzt **22**, 32 (1951 b).

DECKER, K.: The displacement of the posterior cerebral artery in vertebral angiograms. Acta radiol. (Stockh.) **40**, 91—95 (1953).

DECKER, K.: Die A. ophthalmica im Karotisangiogramm. Fortschr. Röntgenstr. **82**, 667—673 (1955).

DECKER, K.: Encephalographie am Bildwandler. Fortschr. Röntgenstr. **87**, 707—714 (1957).

DECKER, K.: Der Schlaganfall als neuroradiologisches Problem. Dtsch. med. Wschr. **83**, 205 (1958).

DECKER, K.: Klinische Neuroradiologie. Stuttgart: Georg Thieme 1960.

DECKER, K., BACKMUND, H.: Pädiatrische Neuroradiologie. Stuttgart: Georg Thieme 1970.

DEJEAN, CH., BOUDET, CH.: Du diagnostic des varices de l'orbite et de leurs complications par la phlébographie. Bull. Soc. franç. Ophthal. **64**, 374 (1951).

DENNY-BROWN, D.: The treatment of recurrent cerebrovascular symptoms and the question of „vasospasm". Med. Clin. N. Amer. **35**, 1457—1474 (1951).

DENNY-BROWN, D.: Basilar artery syndromes. Bull. New. Engl. med. Cent. **15**, 53—60 (1953).

DI CHIRO, G.: Ophthalmic arteriography. Radiology **77**, 948—957 (1961).

DI CHIRO, G.: Angiographic patterns of cerebral convexity veins and superficial dural sinuses. Amer. J. Roentgenol. **87**, 308—321 (1962).

DI CHIRO, G.: An atlas of detailed normal pneumoencephalographic anatomy. 2nd Edition. Springfield/Ill.: Charles C Thomas Publ., 1967.

DI CHIRO, G.: An atlas of pathologic pneumoencephalographic anatomy. Springfield/Ill.: Charles C Thomas Publ. 1971.

DI CHIRO, G., DOPPMAN, J., OMMAYA, A.K.: Selective arteriography of arterio-venous aneurysms of spinal cord. Radiology **88**, 1065—1077 (1967).

DILENGE, D.: L'angiographie de l'arère carotide interne, p. 1—230. Masson & Cie. 1962.

DILENGE, D., FISCHGOLD, H., DAVID, M.: L'angiographie par soustraction de l'artère ophthalmique et de ses branches. Paris: Masson & Cie. 1965.

DJINDJIAN, R., HOUDART, R., HURTH, M.: Les angiomes de la mœlle. Paris: Sandoz Editions 1969.

DJINDJIAN, R., HURTH, M., HOUDART, R.: L'angiographie de la meolle épinière. Paris: Masson & Cie. 1970.

DOPPMAN, J.L., DI CHIRO, G., OMMAYA, A.K.: Selective arteriography of the spinal cord. St. Louis/Miss.: Warren H. Green 1969.

DYES, O.: Leitsätze zur Aufnahme und Deutung von Hirnkammerluftbildern. Dtsch. Z. Nervenheilk. **134**, 251—266 (1934a).

DYES, O.: Das Röntgenbild der 3. und 4. Hirnkammer. Fortschr. Röntgenstr. **50**, 230 (1934b).

DYES, O.: Die Hirnkammerformen bei Hirntumoren. Fortschr. Röntgenstr. **52**, 79 (1937).

DYES, O.: Röntgenuntersuchungen des Bandscheibenprolapses. Med. Klin. **1948**, 24—25.

ECKER, A.D.: Upward transtentorial herniation of brain stem and cerebellum due to tumor of the posterior fossa. J. Neurosurg. **5**, 51—61 (1948).

EHRHARDT, W., KNEIP, P.: Die „offene Tür" vom Knochenmark zum Kreislauf. Geburtsh. und Frauenheilk. **5**, 29 (1943).

ELSBERG, C.A.: The blood supply of the gliomas. Bull. neurol. Inst. N.Y. **2**, 210 (1932).

ERLACHER, P.R.: Direkte Kontrastdarstellung des Nucleus pulposus, zugleich ein Beitrag zur Pathologie der Bandscheibe. Z. Orthop. **80**, 40 (1950).

ESKUCHEN, K.: Liquoruntersuchung — Lumbalpunktion — Zisternenpunktion — Encephalographie — Ventrikulographie — Myelographie. Neue deutsch. Klin. **6**, 213—271. Wien und Berlin: Urban & Schwarzenberg 1930.

ESPAGNO, J.: La circulation cérébrale du morphologique au fonctionnel normal ou pathologique. Neuro-chirurgie **15**, Suppl. 2. Paris: Masson & Cie. 1969.

FARINAS, P.: A new technique for the arteriographic examination of the abdominal aorta and its branches. Amer. J. Roentgenol. **46**, 641 (1941).

FIELDS, W.S.: Selection of stroke patients for vascular surgery. Z. Neurol. **201**, 95—97 (1972).

FIELDS, W.S., BRUETMAN, M.E., WEIBEL, J.: Collateral circulation of the brain. Monogr. Surg. Sci., Vol. 2, pp. 183—259. Baltimore: Williams & Wilkins Comp. 1965.

FINKEMEYER, H.: Verletzungen der A. carotis interna in ihrem intrakraniellen extraduralen Abschnitt. Zbl. Neurochir. **15**, 65—73 (1955).

FISCHER, E.: Lageabweichungen der vorderen Hirnarterie im Gefäßbild. Zbl. Neurochir. **3**, 300—313 (1938).

FISCHER, E.: Die arteriographische Diagnostik der Stirnhirn- und oralen Stammgangliengeschwülste. Zbl. Neurochir. **4**, 72—98 (1939).

FISCHER, E.: Erscheinungsformen und diagnostische Bedeutung der Cysternenverquellung im Hirngefäßbild. Langenbecks Arch. klin. Chir. **200**, 213—226 (1940).

FISCHER-BRÜGGE, E.: Der persistierende Hirnprolaps nach Schußverletzungen. Zbl. Neurochir. **9**, 18—45 (1949).

FISCHER-BRÜGGE, E.: Lokalisation von raumbeengenden Prozessen durch Angiographie. Dtsch. Z. Nervenheilk. **162**, 23—49 (1950).

FISCHGOLD, H., ADAM, H., ECOIFFIER, J., PIQUET, J.: Opacification des plexus rachidiens et des veines azygos par voie osseuse. J. Radiol. Électrol. **33**, 37 (1952).

FISCHGOLD, H., CLEMENT, J., TALAIRACH, J., ECOIFFIER, J.: Opacifications des systèmes veineux rachidiens et craniens par voie osseuse. Presse méd. **60**, 599 (1952).

FISCHGOLD, H., DAVID, M., TALAIRACH, J., BERGEAT, P.: Direct opacifying injections into venous system of the head. Acta radiol. (Stockh.) **40**, 128—139 (1953).

FISHER, C.M.: Occlusion of the carotid arteries. Further experiences. Arch. Neurol. Psychiat. (Chic.) **72**, 187—204 (1954).

FLÜGEL, F.: Die Encephalographie als neurologische Untersuchungsmethode. Ergebn. inn. Med. Kinderheilk. **44**, 327—433 (1932).

FOERSTER, O.: Encephalographische Erfahrungen. Z. ges. Neurol. Psychiat. **94**, 512—584 (1925).

FOIX, C., LEVY, M.: Les ramolissements sylviens (syndromes des lésions en foyer du territoire de l'artère sylvienne et de ses branches). Rev. neurol. **34**, Tome II, 1—51 (1927).

FRENCKNER, P.: Some experiments with venosinusography: A contribution of the diagnosis of otogenous sinus thrombosis. Acta oto-laryng. (Stockh.) **20**, 477—485 (1934).

FRIEDMANN, G., FROWEIN, R.A., WIECK, H.H., PILKA, N.: Röntgenologische Bestimmung der zerebralen Zirkulationszeit bei intrakranieller Drucksteigerung. Fortschr. Röntgenstr. **100**, 483—489 (1964).

GÄNSHIRT, H.: Messung der Hirndurchblutung mit der Methode Kety-Schmidt bei Schädelinnendrucksteigerung. Acta neurochir. (Wien), Suppl. VII, 451—458 (1961).

GÄNSHIRT, H.: Der Hirnkreislauf. Stuttgart: Georg Thieme 1972.

GEJROT, T., LAUREN, T.: Retrograde venography of the internal jugular veins and transverse sinuses. Acta oto-laryng. (Stockh.) **57**, 556 (1964a).

GEJROT, T., LAUREN, T.: Retrograde jugularography in diagnosis of glomus tumors in the jugular region. Acta oto-laryng. (Stockh.) **58**, 191 (1964b).

GEJROT, T., LINDBLOM, A.: Venography of the internal jugular vein and the transverse sinuses. Acta oto-laryng. (Stockh.) **52**, Suppl. 158, 180—186 (1960).

GONSETTE, R.E.: Metrizamide as contrast medium for myelography and ventriculography. Acta radiol. (Stockh.), Suppl. **335**, 346—358 (1973).

GONSETTE, R.E., ANDRÉ-BALISAUX, G.: Étude experimentale et clinique de quelques produits de contraste hydrosolubles en vue de leur utilisation pour la radiculographie, la myelographie et la ventriculographie. J. Radiol.-Electrol. **51**, 19—28 (1970).

GOULD, P., PEYTON, W., FRENCH, A.: Vertebral angiography by retrograde injection of the brachial artery. J. Neurosurg. **12**, 369—374 (1955).

GREITZ, T.: A radiologic study of the brain circulation by rapid serial angiography of the carotid artery. Acta radiol. (Stockh.), Suppl. **140**, (1956).

GREITZ, T., LILIEQUIST, B., MÜLLER, R.: Cervical-vertebral phlebography. Acta radiol. (Stockh.) **57**, 353 (1962).

GREITZ, T., SJÖRGEN, S.E.: The posterior inferior cerebellar artery. Acta radiol. (Stockh.) **1**, 284—297 (1963).

GREPE, A.: Examination of intracranial basal cisterns with water-soluble contrast medium. Stockholm: Akademisk Avhandling 1974.

HACKENSELLNER, H.A., PAPE, R.: Über Meningokelen bei Neurofibromatosis Recklinghausen. Fortschr. Röntgenstr. **81**, 66—71 (1954).

HÄUSSLER, G.: Über stereoskopische Arteriogramme der Carotis interna. Zbl. Neurochir. **3**, 313—316 (1938).

HAMMER, B., SCHERER, H.: Choice of contrast medium in lumbosacral myelography. Neuroradiology **4**, 114—117 (1972).

HASSE, H.M., ALEXANDER, K.: Neue Technik zur Angiographie der A. vertebralis. Z. Kreisl.-Forsch. **51**, 980—986 (1962).

HASSLER, O., SALTZMAN, G.F.: Angiographic and histologic changes in infundibular widening of the posterior communicating artery. Acta radiol. (Stockh.) **1**, 321—327 (1963).

HAUGE, T.: Catheter vertebral angiography. Acta radiol. (Stockh.), Suppl. **109**, 1—219 (1954).

HEISKANEN, O.: Cerebral circulatory arrest caused by acute increase of intracranial pressure: A clinical and roentgenological study of 25 cases. Acta neurol. scand. **40**, Suppl. 7, 1—57 (1964).

HENNING, N.: Die intrasternale Injektion und Infusion als Ersatz für die intravenösen Methoden. Dtsch. med. Wschr. **66**, 737 (1940).

HENSCHEN, F.: Tumoren der ZNS und seiner Hüllen. In: Handbuch der spez. path. Anatomie u. Histologie,

Bd. XIII/3, S. 413—1040. Berlin-Göttingen-Heidelberg: Springer 1955.

HENSON, R.A., CROFT, P.B.: Spontaneous spinal subarachnoid hemorrhage. Quart. J. Med. 25, 53 (1956).

HEUBNER, O.: Zur Topographie der Ernährungsgebiete der einzelnen Hirnarterien. Zbl. med. Wiss. 10, 817—821 (1872).

HEUBNER, O.: Die luetische Erkrankung der Hirnarterien. Leipzig: F.C.W. Vogel 1874.

HINDMARSH, T.: Methiodal sodium and metrizamide in lumbar myelography. Acta radiol. (Stockh.), Suppl. 335, 359—365 (1973).

HÖÖK, O., LINDVALL, H.: Arteriovenous aneurysms of the spinal cord. J. Neurosurg. 15, 84 (1958).

HOLM, O.: Cinematography in cerebral angiography. Acta radiol. (Stockh.) 25, 163 (1944).

HUANG, Y.P., WOLF, B.S.: Diagnostic importance of the precentral cerebellar vein in angiography. VII. Symposium Neuroradiologicum, New York, p. 34, 1964.

HUANG, Y.P., WOLF, B.S.: The veins of the posterior fossa: Superior or galenic group. Amer. J. Roentgenol. 95, 808—821 (1965).

HUANG, Y.P., WOLF, B.S.: Precentral cerebellar vein in angiography. Acta radiol. 5, 250—262 (1966).

HUANG, Y.P., WOLF, B.S.: Differential diagnosis of fourth ventricle tumors from brain stem tumors in angiography. Neuroradiology 1, 4—19 (1970).

HUBER, G.: Pneumencephalographische und psychopathologische Bilder bei endogenen Psychosen. Berlin-Göttingen-Heidelberg: Springer 1957.

INGVAR, D.H., LASSEN, N.A.: Regional blood flow of the cerebral cortex determined by Krypton^{85}. Acta physiol. scand. 54, 325—338 (1962).

JACOBÄUS, H.C.: On insufflation of air into the spinal canal for diagnostic purposes in cases of tumors in the spinal canal. Acta med. scand. 55, 555—564 (1921).

JENSEN, J.T.: Epidural placement of Pantopaque after myelography. Neuroradiology 5, 197—201 (1973).

JIROUT, J.: Changes in the size of the subarachnoid space after the insufflation of air. Acta radiol. (Stockh.) 46, 81—85 (1956).

JIROUT, J.: Pneumographic investigation of the cervical spine. Acta radiol. (Stockh.) 50, 221—225 (1958).

JIROUT, J.: Neuroradiologie. Berlin: VEB Verlag Volk und Gesundheit 1966.

JIROUT, J.: Pneumomyelography. Springfield/Ill.: Charles C Thomas Publ. 1969.

KADYI, H.: Über die Blutgefäße des menschlichen Rückenmarks. Monographie d. Math. Naturwiss. Classe der Akad. d. Wiss. in Krakau 1, 1—144. Lemberg: Verlag Gubrynowicz u. Schmidt 1889.

KAPLAN, A., FORD, D.H.: The brain vascular system. Amsterdam-London-New York: Elsevier Publ. Comp. 1966.

KAZNER, E., KUBICKI, ST., KUNZE, ST., SCHIEFER, W., WENDE, S.: Die Bedeutung der klinischen Zusatzuntersuchungen für die Differentialdiagnose zerebrale Massenblutung-Hirninfarkt. Fortschr. Neurol. Psychiat. 37, 225—250 (1969).

KAZNER, E., SCHIEFER, W.: Die Echoencephalographie bei raumfordernden Prozessen der hinteren Schädelgrube. Acta neurochir. (Wien) 14, 177—196 (1966).

KERNOHAN, J.W., SAYRE, G.P.: Tumors of the central nervous system. Washington: Armed Forces Institute of Pathology 1952.

KEY, A., RETZIUS, G.: Studien in der Anatomie des Nervensystems und des Bindegewebes. Stockholm: Norstedt u. Söner 1875.

KILLEN, D.A., FOSTER, J.H.: Spinal cord injury as a complication of contrast angiography. Surgery 59, 969 (1966).

KLEFENBERG, G., SALTZMAN, G.: Gasmyelographic studies in syringomyelia. Acta radiol. (Stockh.) 52, 129—138 (1959).

KRAYENBÜHL, H.: The diagnostic value of orbital angiography. Brit. J. Ophthal. 42, 180—190 (1958).

KRAYENBÜHL, H.: The value of orbital angiography for diagnosis of unilateral exophthalmos. J. Neurosurg. 19, 289—301 (1962).

KRAYENBÜHL, H., RICHTER, Hs.R.: Die cerebrale Angiographie. Stuttgart: Georg Thieme 1952.

KRAYENBÜHL, H., YASARGIL, M.G.: Die vaskulären Erkrankungen im Gebiet der A. vertebralis und A. basilaris, S. 1—170. Stuttgart: Georg Thieme 1957.

KRAYENBÜHL, H., YASARGIL, M.G.: Das Kleinhirnangiom. Schweiz. med. Wschr. 88, 99—104 (1958).

KRAYENBÜHL, H., YASARGIL, M.G.: Die zerebrale Angiographie. Stuttgart: Georg Thieme 1965.

KRAYENBÜHL, H., YASARGIL, M.G.: Klinik der Gefäßmißbildungen und Gefäßfisteln. In: Der Hirnkreislauf von H. Gänshirt, S. 465—511. Stuttgart: Georg Thieme 1972.

KUBIK, CH.S., ADAMS, R.D.: Occlusion of the basilar artery — A clinical and pathological study. Brain 69, 73—121 (1946).

KUNZE, ST.: Die zentrale Ventrikulographie mit wasserlöslichen, resorbierbaren Kontrastmitteln. Berlin-Heidelberg-New York: Springer 1974.

LANG, E.K.: A survey of the complications of percutaneous retrograde arteriography. Radiology 81, 257 (1963).

LASJAUNIAS, P., MICHOTEY, P., VIGNAUD, J., CLAY, C.: II. Radio-anatomie de la vascularisation artérielle de l'orbite, à l'exception du tronc de l'artère ophthalmique. Ann. Radiol. 18, 181—194 (1975).

LAZORTHES, G., GOUAZÉ, A.: Les voies anastomotiques de suppléance (ou systèmes de sécurité) de la vascularisation artérielle de l'axe cérébro-médullaire. Extrait du „Bulletin de l'association des anatomistes" 53. Réunion (Tours, 7—11 avril 1968). Nancy: Georg Thomas 1968.

LECHTAPE-GRÜTER, H., ZÜLCH, K.J.: Gibt es einen Spasmus der Hirngefäße? Radiologe 11, 429—435 (1971).

LEMKE, R.: Atlas der Pneumoencephalographie bei Hirntumoren. Berlin: VEB Verlag Volk und Gesundheit 1959.

LIE, T.A.: Congenital anomalies of carotid arteries (angiographic study and review of the literature). Academisch Proefschrift. Amsterdam: Excerpta Medica Foundation, 1968.

LILIEQUIST, B.: The subarachnoid cisterns. Acta radiol. (Stockh.), Suppl. 185, (1959a).

LILIEQUIST, B.: Pontine angle tumors. Acta radiol. (Stockh.), Suppl. 186, (1959b).

LINDBLOM, K.: Eine anatomische Studie über lumbale Zwischenwirbelscheibenprotrusionen und Zwischenwirbelscheibenbrüchen in die Foramina intervertebralia hinein. Acta radiol. (Stockh.) 22, 711 (1941).

LINDBLOM, K.: Protrusion of discs and nerve compression in lumbar region. Acta radiol. (Stockh.) 25, 195 (1944).

LINDBLOM, K.: Diagnostik puncture of intervertebral discs in sciatica. Acta orthop. scand. 17, 231 (1948).

LINDGREN, E.: Myelographie mit Luft. Nervenarzt 12, 57—62 (1939).

LINDGREN, E.: Paper read before the Swedish Radiologic Society (not printed, 1941).

LINDGREN, E.: A pneumographic study of the temporal horn. Acta radiol. (Stockh.), Suppl. 69 (1948).

LINDGREN, E.: Some aspects in the technique of encephalography. Acta radiol. (Stockh.) 31, 161 (1949).

LINDGREN, E.: Percutaneous angiography of the vertebral artery. Acta radiol. (Stockh.) 33, 389—490 (1950).

LINDGREN, E.: Encephalographic examination of tumours in the posterior fossa. II. Internat. Symposium Neuroradiol. 1949 in Rotterdam. Acta radiol. (Stockh) 34, 331—338 (1950).

LINDGREN, E.: Encephalography in cerebral atrophy. Acta radiol. (Stockh.) 35, 277 (1951).

LINDGREN, E.: Röntgenologie einschließlich Kontrastmethoden. In: Handbuch d. Neurochirurgie, Bd. II. Berlin-Göttingen-Heidelberg: Springer 1954.

LINDGREN, E.: Another method of vertebral angiography. Acta radiol. (Stockh.) 46, 257—261 (1956).

LINDGREN, E.: Radiologic examination of the brain and spinal cord. Acta radiol. (Stockh.), Suppl. 151 (1957).

LOEB, E., FAVALE, F.: Contralateral EEG abnormalities in intracranial arteriovenous aneurysms. Arch. Neurol. (Chic.) 7, 121—128 (1962).

LOEB, E., MEYER, J.S.: Strokes due to vertebrobasilar disease. Infarction, vascular insufficiency and hemorrhage of the brain stem and cerebellum. Springfield/Ill.: Charles C Thomas Publ. 1965.

LÖFGREN, O.F.: Vertebral angiography in the diagnosis of tumors in the pineal region. Acta radiol. (Stockh.) 50, 108—124 (1958).

LÖFSTEDT, S.: Intracranial arterial aneurysms; preliminary report. Acta radiol. (Stockh.) 34, 339—349 (1950).

LÖHR, W.: Hirngefäßverletzungen in arteriographischer Darstellung. Langenbecks Arch. klin. Chir. 186, 298 (1936).

LOMAN, J., MYERSON, A.: Visualization of cerebral vessels by direct intracarotid injection of thoriumdioxide. Amer. J. Roentgenol. 35, 188—193 (1936).

LOMBARDI, G.: Studio radiologico delle cisterne cerebrali in condizioni normali. Radiol. med. (Torino) 35, 395—409 (1949a).

LOMBARDI, G.: Studio radiologico delle cisterne cerebrali in conditioni patologici. Radiol. med. (Torino) 35, 763—790 (1949b).

LOMBARDI, G.: Studio radiologico degli angiomi cerebrali. Radiol. med. (Torino) 37, 1 (1951).

LOMBARDI, G.: Spinal cord diseases. Baltimore: The Williams & Wilkins Comp. 1964.

LOMBARDI, G.: Radiology in neuro-opthalmology; orbit and contrast media. Baltimore: The Williams & Wilkins Comp. 1967.

LOMBARDI, G.: Venography of the orbit: pathology. Brit. J. Radiol. 42, 184 (1969).

LOMBARDI, G.: Ophthalmic artery anomalies. Ophthalmologica (Basel) 157, 321—327 (1969).

LOMBARDI, G., PASSERINI, A.: Venography of the orbit: technique and anatomy. Brit. J. Radiol. 41, 282 (1968).

LOMBARDI, G., PASSERINI, A., MIGLIAVACCA, F.: Intracavernous aneurysms of the internal carotid artery. Amer. J. Roentgenol. 89, 361—371 (1963).

LORENZ, R.: Differentialdiagnose der arteriographisch darstellbaren intrakraniellen Geschwülste. Glioblastom, Meningeom, Sarkom. Zbl. Neurochir. 4, 30—60 (1940).

LUCKETT, W.H.: Air in the ventricles of the brain following a fracture of the skull: report of a case. Surg. Gynec. Obstet. 17, 237 (1913).

LYSHOLM, E.: Röntgenologische Diagnostik in „Spezielle Chirurgie der Gehirnkrankheiten". In: Neue Deutsche Chirurgie, Bd. 100. Stuttgart: Ferdinand Enke 1941.

LYSHOLM, E., EBENIUS, B., SAHLSTEDT, H.: Das Ventrikulogramm, I. Teil: Röntgentechnik. Acta radiol. (Stockh.), Suppl. 24, (1935a).

LYSHOLM, E., EBENIUS, B., SAHLSTEDT, H.: Das Ventrikulogramm, II. Teil: Die Seitenventrikel. Acta radiol. (Stockh.), Suppl. 25, (1935b).

LYSHOLM, E., LINDBLOM, K., SAHLSTEDT, H.: Das Ventrikulogramm, III. Teil. Acta radiol. (Stockh.), Suppl. 26 (1937).

MASLOWSKI, H.A.: Vertebral angiography: Percutaneous lateral atlanto-occipital method. Brit. J. Surg. 43, 1—8 (1955).

MCDONALD, C.A., KORB, M.: Intracranial aneurysms. Arch. Neurol. Psychiat. (Chic.) 42, 298 (1939).

MCDOWELL, F.: Indications for arteriography in cerebrovascular disease. Ass. Res. nerv. Dis. Proc. 41, 188—195 (1966).

METZINGER, H., ZÜLCH, K.J.: Vertebro-basilar occlusion and its morphological sequelae. In: Cerebral circulation and stroke, ed. K.J. Zülch, pp. 67—81. Berlin-Heidelberg-New York: Springer 1971.

MEYER, J.S., DENNY-BROWN, D.: The cerebral collateral circulation. I. Factors influencing collateral blood flow. Neurology (Minneap.) 7, 447—458 (1957).

MEYER, J.S., WALTZ, A.G., GOTOH, F.: Pathogenesis of cerebral vasospasms in hypertensive encephalopathy. I. Effects of acute increases in intraluminal blood pressure on pial blood flow. Neurology (Minneap.) 10, 735—744 (1960).

MEYER, J.S., WALTZ, A.G., GOTOH, F.: Pathogenesis of cerebral vasospasm in hypertensive encephalopathy. II. The nature of increased irritability of smooth muscle of pial arterioles in renal hypertension. Neurology (Minneap.) 10, 859—867 (1960).

MONIZ, E.: L'encephalographie artérielle, son importance dans la localisation des tumeurs cérébrales. Rev. neurol. 2, 72 (1927).

MONIZ, E.: Tronc basilaire et artères dérivées. Encéphale 28, 705 (1933).

MONIZ, E.: L'angiographie cérébrale. Paris: Masson & Cie. 1934.

MONIZ, E.: Die cerebrale Arteriographie und Phlebographie. In: Handbuch der Neurologie, Erg.-Bd. II. Berlin: Springer 1940.

MORRIS, L.: Angioma of the cervical spinal cord. Radiology 70, 785—797 (1960).

MURTAGH, F., CHAMBERLAIN, W.E., SCOTT, M., WYCIS, H.T.: Cervical air myelography. A review of 130 cases. Amer. J. Roentgenol. 74, 1—21 (1955).

NEWTON, T.H., POTTS, D.G.: Radiology of the skull and brain. Saint Louis: The C.V. Mosby Comp. 1974.

NONNE, M.: Über Fälle von Symptomenkomplex „Tumor cerebri" mit Ausgang in Heilung (Pseudotumor cerebri). Über letal verlaufene Fälle von „Pseudotumor cerebri" mit Sektionsbefund. Dtsch. Z. Nervenheilk. 27, 169—216 (1904).

NONNE, M.: Über Pseudotumor cerebri. (Sitzungsbericht des 22. Treffens der Society of British Neurological Surgeons vom 22. Juni bis 3. Juli 1937 in Berlin und Breslau.) Zbl. Neurochir. 2, 357—358 (1937).

PATTERSON, R.H., GOODELL, H., DUNNING, H.S.: Complications of carotid angiography. Arch. Neurol. (Chic.) 10, 513—520 (1964).

PENDERGRASS, E.P.: The value and the indications for encephalography and ventriculography. With discussion of the technique. Surg. Clin. N. Amer. 10, 1461 (1930).

PENDERGRASS, E.P.: Encephalography: an explanation of a possible error in technique. Amer. J. Roentgenol. 25, 754 (1931a).

PENDERGRASS, E.P.: Indications and contraindications for encephalography. J. Amer. med. Ass. 96, 408 (1931b).

PENFIELD, W.: Principles of the pathology of neurosurgery. In: Nelson's Loose Leaf Surgery, pp. 303—347. New York: 1927.

PENFIELD, W., NORCROSS, N.C.: Subdural traction and posttraumatic headache. Arch. Neurol. Psychiat. 36, 75—94 (1936).

PENIN, H., KÄUFER, C.: Der Hirntod. Stuttgart: Georg Thieme 1969.

PFEIFER, R.A.: Anastomosen der Hirngefäße, dargestellt am asphyktisch-hyperämischen Kindergehirn. J. Psychol. Neurol. (Lpz.) 42, 1—173 (1931).

PIA, H.W.: Die Verquellung der Cisterna basalis und ambiens im Hirngefäßbild. Acta neurochir. (Wien) 3, 315—328 (1954).

PISCOL, K.: Die percutane Katheterisierung der Vena frontalis zur Darstellung der orbitalen Venen und des Sinus carvernosus. Fortschr. Röntgenstr. 112, 56 (1970).

POPPEN, J.L.: Aid of arteriograms in diagnosis and treatment of intracranial aneurysms. Radiology 52, 347 (1949).

POTTS, G.D., TAVERAS, M.J.: Differential diagnosis of space-occupying lesions in the region of the thalamus by cerebral angiography. Acta radiol. (Stockh.) 1, 373—383 (1963).

POUYANNE, H., CAILLON, F., LEMAN, P., GOT, M., SALLES, M., GOUAZE, A.: L'angiographie vertébrale par voie sous-clavière. Neurochirurgia (Stuttg.) 3, 35—45 (1960).

RADNER, S.: Intracranial angiography via the vertebral artery. Acta radiol. (Stockh.) 28, 838 (1947).

RADNER, S.: Vertebral angiography by catheterization. A new method employed in 221 cases. Acta radiol. (Stockh.), Suppl. 87 (1951).

RAMSEY, G.G., FRENCH, J.D., STRAIN, W.H.: Iodinated organic compounds as contrast media for radiographic diagnoses, pantopaque myelography. Radiology 43, 236 (1944).

RAND, R.W., RAND, C.W.: Intraspinal tumors of childhood. Chapt. XI: Vascular anomalies of the spinal cord. Springfield/Ill.: Charles C Thomas Publ. 1960.

RATSCHOW, M.: Die Perlschnurarterie. Zbl. Neurochir. 15, 154—159 (1955).

RAY, B.S., DUNBAR, H.S., DOTTER, CH.T.: Dural sinus venography as an aid to diagnosis in intracranial disease. J. Neurosurg. 8, 23—37 (1951).

RIECHERT, T.: Die Arteriographie der Hirngefäße. 2. Auflage. München: Urban & Schwarzenberg 1949.

RIESSNER, D., ZÜLCH, K.J.: Über die Formveränderungen des Hirns (Massenverschiebungen, Zisternenquellungen) bei raumbeengenden Prozessen. Dtsch. Z. Chir. 253, 1—61 (1939).

RIGGS, H.E., RUPP, C.: Variation in form of circle of Willis. Arch. Neurol. (Chic.) 8, 8—14 (1963).

RING, B.A.: Middle cerebral artery: anatomical and radiographic study. Acta radiol. (Stockh.) 57, 289—300 (1962).

RING, B.A., WADDINGTON, M.: Ascending frontal branch of middle cerebral artery. Acta radiol. Diagn. 6, 209—220 (1967).

ROBERSON, G.H., LLEWELLYN, H.J., TAVERAS, J.M.: The narrow lumbar spinal canal syndrome. Radiology 107, 89—97 (1973).

ROBERTSON, E.G.: Encephalography. Melbourne: Macmillan 1941.

ROBERTSON, E.G.: Further studies in encephalography. Melbourne: Macmillan 1946.

ROBERTSON, E.G.: Pneumoencephalography. Springfield/Ill.: Charles C Thomas 1957.

RUBINSTEIN, L.J.: Atlas of tumor pathology. Tumors of the central nervous system. II. series, fasc. 6. Washington: Armed Forces Institute of Pathology (AFIP) 1972.

RUGGIERO, G.: L'encéphalographie fractionée. Paris: Masson & Cie. 1957.

RUGGIERO, G.: Radiological exploration of the ventricles and subarachnoid space. Berlin-Heidelberg-New York: Springer 1974.

RUGGIERO, G., CASTELLANO, F.: Carotid-cavernosus aneurysms. Acta radiol. (Stockh.) 37, 121 (1952).

RUGGIERO, G., DAVID, M.: Le choix du type de myélographie dans les affections du rachis d'intérêt neurochirurgical. IXth International Congress of Radiology 1959, pp. 462—465. Stuttgart: Georg Thieme 1961.

RUSSELL, D.S., RUBINSTEIN, L.J.: Pathology of tumours of the nervous system. 3. Aufl. London: E. Arnold 1971.

SALAMON, G.: Atlas de la vascularisation artérièlle du cerveau chez l'homme. Paris: Sandoz Editions 1971.

SAMII, M.: Pneumoencephalo-Tomographie. Stuttgart: Ferdinand Enke 1974.

SCHALTENBRAND, G.: Spontane Luftfüllung der Ventrikel bei Zisternenpunktion im Sitzen. Med. Klin. 28, 609—611 (1932).

SCHIEFER, W.: Zwischenfälle bei der Hirngefäßdarstellung. In: Der Hirnkreislauf. Physiologie — Pathologie — Klinik, von H. Gänshirt, S. 781—796. Stuttgart: Georg Thieme 1972.

SCHIEFER, W., STRUCK, G.: Serienangiographische Untersuchungen bei diffusen cerebralen Gefäßerkrankungen. Dtsch. Z. Nervenheilk. 176, 595—616 (1957).

SCHIEFER, W., TÖNNIS, W., UDVARHELYI, G.: Das Glioblastoma multiforme im Serienangiogramm. Acta neurochir. (Wien) 4, 76—105 (1954).

SCHIEFER, W., TÖNNIS, W., UDVARHELYI, G.: Die Artdiagnose des Meningeoms im Gefäßbild. Dtsch. Z. Nervenheilk. 172, 436—456 (1955).

SCHIEFER, W., VETTER, K.: Das zerebrale Angiogramm in den verschiedenen Altersstufen. Zbl. Neurochir. 17, 218—231 (1957).

SCHIERSMANN, O.: Einführung in die Enzephalographie. Stuttgart: Georg Thieme 1952.

SCHLESINGER, B.: Einführung in die Ventrikulographie;

326

eine Diagnostik der Hirngeschwülste. Berlin-Wien: Urban & Schwarzenberg 1937.

SCHMIDT-WITTKAMP, E., ROSCHER, M.: Zur Lagebestimmung des „Angulus venosus" im seitlichen Phlebogramm. Fortschr. Röntgenstr. **105**, 92—98 (1966).

SCHMORL, G.: Beiträge zur pathologischen Anatomie der Wirbelbandscheiben und ihre Beziehungen zu den Wirbelkörpern. Arch. orthop. Unfall-Chir. **29**, 389 (1931).

SCHOBER, R., BENDER, R.: Orbita-Phlebographie. Fortschr. Röntgenstr. **109**, 345 (1968).

SCHOBINGER, R.: Intra-osseus-venography. New York-London: Grune & Stratton 1960.

SCHÜRMANN, K.: Darstellung der A. vertebralis und ihrer Äste im Angiogramm von der A. carotis externa aus. Zbl. Neurochir. **14**, 362—365 (1954).

SCHURR, P.H.: Angiography of the normal ophthalmic artery and the choroidal plexus of the eye. Brit. J. Ophthal. **35**, 473—478 (1951).

SCOTT, M., FREDERICK, M., LAPAYOWKER, M., BAIRD, R.M.: Vertebral basilar and carotid angiography by injection of brachial artery. Amer. J. Roentgenol. **90**, 546 (1963).

SELDINGER, S.I.: Catheter replacement of the needle in percutaneous arteriography. Acta radiol. (Stock.) **39**, 368 (1953).

SHAPIRO, R.: Myelography, 3. Aufl. Chicago: Year Book Medical Publ. Inc. 1975.

SHIMIDZU, K.: Beiträge zur Arteriographie des Gehirns — einfache percutane Methode. Langenbecks Arch. klin. Chir. **188**, 295—316 (1937).

SICARD, J.A., FORESTIER, J.E.: Méthode radiographique d'exploration de la cavité epidurale par le lipiodol. Rev. neurol. **28**, 1264 (1921).

SICARD, J.A., FORESTIER, J.E.: Méthode générale d'exploration radiologique par l'huile iodée (Lipiodol). Bull. Soc. méd. Hôp. Paris **46**, 463 (1922).

SJÖGREN, S.E.: Percutaneous vertebral angiography. A review of 250 cases. Acta radiol. (Stockh.) **40**, 113 (1953).

SJÖQVIST, O.: Arteriographische Darstellung der Gefäße der hinteren Schädelgrube. Chirurg **10**, 377 (1938).

SKALPE, J.O., AMUNDSEN, P.: Thoracic and cervical myelography with metrizamide. Radiology **116**, 101—106 (1975).

SORGO, W.: Einführung in die Kontrastmitteldiagnostik cerebraler Erkrankungen. Wien: Franz Deuticke 1941.

SOYKA, D.: Neues auf dem Gebiete der Pneumoencephalographie (1955—1967). Fortschr. Neurol. Psychiat. **37**, 1 (1969).

SPATZ, H., STROESCU, G.J.: Zur Anatomie und Pathologie der äußeren Liquorräume des Gehirns. (Die Zisternenverquellung beim Hirntumor.) Nervenarzt **7**, 425—437, 481—498 (1934).

STEINBERG, J., EVANS, J.A.: A safe and practical intravenous method for abdominal aortography, peripheral arteriography and cerebral angiography. Amer. J. Roentgenol. **82**, 758 (1959).

TÄNZER, A.: Die direkte Sinugraphie. Radiologe **11**, 390—394 (1971).

TAKAHASHI, K.: Die percutane Arteriographie der Arteria vertebralis und ihrer Versorgungsgebiete. Arch. Psychiat. Nervenkr. **111**, 373—379 (1940).

TAKAHASHI, M.: Atlas of vertebral angiography. München-Berlin-Wien: Urban & Schwarzenberg 1974.

TAKAHASHI, M., WILSON, G., HANAFEE, W.: The significance of the petrosal vein in the diagnosis of cerebropontine angle tumors. Radiology **89**, 834—840 (1967).

TALAIRACH, J., DAVID, M., FISCHGOLD, H., ABOULKER, H.: Falcotentoriographie et phlébographie basale. Presse méd. **35**, 724—727 (1951).

TAVERAS, J.M., WOOD, E.H.: Diagnostic neuroradiology. Baltimore: The Williams & Wilkins Comp. 1964, 2. Aufl. 1976.

TÖNNIS, W.: Die Hirngeschwülste. Z. ges. Neurol. Psychiat. **161**, 114—149 (1938).

TÖNNIS, W.: Anzeigestellung zur Arteriographie und Ventrikulographie bei raumbeengenden intrakraniellen Prozessen. Dtsch. med. Wschr. **65**, 246 (1939a).

TÖNNIS, W.: Hydrocephalus infolge Liquorzirkulationsstörung. Arch. Kinderheilk. **118**, 65—79 (1939b).

TÖNNIS, W.: Pathophysiologie und Klinik der intrakraniellen Drucksteigerung. In: Handbuch der Neurochirurgie, Bd. I/1, S. 304—445. Berlin-Göttingen-Heidelberg: Springer 1959.

TÖNNIS, W., MARGUTH, F.: Kreislaufstörungen des Zentralnervensystems. Acta neurochir. (Wien), Suppl. VII (1961).

TÖNNIS, W., SCHIEFER, W.: Die Bedeutung der Serienangiographie für die Artdiagnose. Fortschr. Röntgenstr. **81**, 616—628 (1954).

TÖNNIS, W., SCHIEFER, W.: Die Komplikationen bei Angiographie der Hirngefäße. Fortschr. Neurol. Psychiat. **26**, 265—300 (1958).

TÖNNIS, W., SCHIEFER, W.: Zirkulationsstörungen des Gehirns im Serienangiogramm. Berlin-Göttingen-Heidelberg: Springer 1959.

TORKILDSEN, A., PENFIELD, W.: Ventriculographic interpretation. Arch. Neurol. **30**, 1011 (1933).

VAN DER EECKEN, H.: The anastomoses between the leptomeningeal arteries of the brain. Springfield/Ill.: Charles C Thomas Publ. 1959.

VAN DER EECKEN, H., ADAMS, R.D.: The anatomy and functional significance of the meningeal arterial anastomoses of the human brain. J. Neuropath. exp. Neurol. **12**, 132—157 (1953).

VERBIEST, H.: Arterial and arteriovenous aneurysms of the posterior fossa. Psychiat. Neurol. Neurochir. (Amst.) **65**, 329—369 (1962).

VIALLET, M., VIALLET, P., CHEVROT, L., SENDRA, L., COMBE, P., ANBANIAC, R., AUBRY, P., SARROUY, J., KELLER, T.: Nouvelle méthode d'angiographie. Algérie méd. **59**, 135 (1955).

VIGNAUD, J., AUBIN, M.L., CLAY, C.: La vascularisation de l'orbite. I. Artériographie normale de l'artère ophthalmique. Ann. Radiol. **18**, 171—180 (1975).

VIGNAUD, J., CLAY, C., AUBIN, M.L.: Orbital arteriography. Radiol. Clin. N. Amer. **10**, 39 (1972).

VOGELSANG, H.: Die spinale Ossovenographie. Berlin: Walter de Gruyter 1969.

WACKENHEIM, A.: Some views regarding the diagnostic value of the veins of the posterior fossa. Neuroradiology **3**, 75—76 (1971).

WACKENHEIM, A., BRAUN, J.P.: Angiography of the mesencephalon: normal and pathological findings. Berlin-Heidelberg-New York: Springer 1970.

WEIBEL, J., FIELDS, W.S.: Direct percutaneous intraclavicular catheterization of the subclavian artery. J. Neurosurg. **20**, 233 (1963).

WEIBEL, J., FIELDS, W.S.: Atlas of arteriography in occlusive cerebrovascular disease. Stuttgart: Georg Thieme 1969.

WELLAUER, J.: Die Myelographie mit positiven Kontrastmitteln. Stuttgart: Georg Thieme 1961.

WENDE, S.: Der diagnostische Wert des „Frontalistest" bei der Karotisangiographie. Fortschr. Röntgenstr. **93**, 185—186 (1960).

WENDE, S., CIBA, K.: Der Wert der Jugularis-Venographie für die Darstellung des Sinus cavernosus. Fortschr. Röntgenstr. **109**, 56 (1968).

WENDE, S., SCHULZE, A.: Die zerebrale Angiographie und ihre Komplikationen. Ein Bericht über 2864 Untersuchungen. Fortschr. Röntgenstr. **94**, 494—505 (1961).

WENDE, S., ZIELER, E., NAKAYAMA, N.: Cerebral magnification angiography. Berlin-Heidelberg-New York: Springer 1974.

WERNER, H.: Zur Angiographie der Kopf-Hals-Region. Med. Klin. **57**, 531 (1962).

WICKBOM, I.: Cerebral angiography. A comparative study. Acta psychiat. (Kbh.) **47**, 337 (1947).

WICKBOM, I.: Angiography of the carotid artery. Acta radiol. (Stockh.), Suppl. **82** (1948).

WICKBOM, I.: Angiographic examination of intracranial arterio-venous aneurysms. Acta radiol. (Stockh.) **34**, 385 (1950).

WICKBOM, I.: Angiographic determination of tumour pathology. Acta radiol. (Stockh.) **40**, 529 (1953).

WICKBOM, I., STATTIN, S.: Roentgen examination of intracranial meningiomas. Acta radiol. (Stockh.) **50**, 175—186 (1958).

WIDERÖE, S.: Über die diagnostische Bedeutung der intraspinalen Luftinjektion bei Rückenmarksleiden, besonders bei Geschwülsten. Zbl. Chir. **48**, 394—397 (1921).

WILCKE, O.: Eine einfache Methode zur Bestimmung der Hirndurchblutung mit Radio-Isotopen. Acta neurochir. (Wien) **12**, 31—39 (1964).

WITT, A.N.: Praktische Erfahrungen mit der Nukleographie. Z. Orthop. **80**, 57 (1950).

WOLF, B.S., HUANG, Y.P., NEWMAN, C.M.: The lateral anastomotic mesencephalic vein on other variations in drainage of the basal cerebral vein. Amer. J. Roentgenol. **89**, 411—422 (1963).

WOLFF, H., SCHALTENBRAND, G.: Die percutane Arteriographie der Hirngefäße. Zbl. Neurochir. **4**, 233—241 (1939).

WOLFF, H., SCHMIDT, B.: Das Arteriogramm des pulsierenden Exophthalmus. Zbl. Neurochir. **4**, 241—250, 310—318 (1939).

YASARGIL, M.G.: Die Röntgendiagnostik des Exophthalmus unilateralis. Bibl. ophthal. (Basel), Suppl. **50**, 10—11 (1957).

YASARGIL, M.G.: Die Vertebralisangiographie: Ihre Bedeutung für die Diagnose der Tumoren. Acta neurochir. (Wien), Suppl. IX, 1—108 (1962).

YATES, P.O., HUTCHINSON, E.C.: Cerebral infarction: the role of stenosis of the extracranial cerebral arteries. Spec. Rep. Ser. Med. Res. Counc., London, no. 300. London: Her Majesty's Stationery Office 1961.

ZIEDSES DES PLANTES, B.G.: Subtraktion. Stuttgart: Georg Thieme 1961.

ZÜLCH, K.J.: Röntgendiagnostik beim cerebralen Anfall. Verh. dtsch. Ges. inn. Med. **56**, 24—48 (1950a).

ZÜLCH, K.J.: Zur Pathologie der äußeren Liquorräume. Beobachtungen über die Entstehung der Arachnoidalcysten und der liquormechanischen Vorgänge beim Hydrocephalus occlusus. Zbl. Neurochir. **10**, 25—38 (1950b).

ZÜLCH, K.J.: Mangeldurchblutung an der Grenzzone zweier Gefäßgebiete als Ursache bisher ungeklärter Rückenmarksschädigungen. Dtsch. Z. Nervenheilk. **172**, 81—101 (1954).

ZÜLCH, K.J.: Röntgendiagnostik des Schädelhirntraumas. In: Das Hirntrauma, von E. Rehwald, S. 283—319. Stuttgart: Georg Thieme 1956a.

ZÜLCH, K.J.: Biologie und Pathologie der Hirngeschwülste. In: Handbuch der Neurochirurgie, Bd. III. Berlin-Göttingen-Heidelberg: Springer 1956b.

ZÜLCH, K.J.: Die Hirngeschwülste in biologischer und morphologischer Darstellung. 3. Aufl. Leipzig: Joh. Ambr. Barth 1958.

ZÜLCH, K.J.: Störungen des intrakraniellen Druckes. In: Handbuch der Neurochirurgie, Bd. I/1, S. 208—303. Berlin-Göttingen-Heidelberg: Springer 1959.

ZÜLCH, K.J.: Neurologische Diagnostik bei endokraniellen Komplikationen von otorhinologischen Erkrankungen. Arch. Ohr.-, Nas.- u. Kehlk.-Heilk. **183**, 1—85 (1964).

ZÜLCH, K.J.: Brain tumors. Their biology and pathology. 2nd ed. New York: Springer Publishers Comp. Inc. 1965.

ZÜLCH, K.J.: Die spinale Mangeldurchblutung und ihre Folgen. Diskussion. Verh. dtsch. Ges. inn. Med. **72**, 1007—1059 (1967).

ZÜLCH, K.J.: The morphologic basis of the abnormal echo-encephalogram. In: Proceedings in echo-encephalography (Kazner, Schiefer, Zülch, eds.), pp. 12—24. Berlin-Heidelberg-New York: Springer 1968.

ZÜLCH, K.J.: Some basic patterns of the collateral circulation of the cerebral arteries. In: Cerebral circulation and stroke (K.J. Zülch, ed.), pp. 106—122. Berlin-Heidelberg-New York: Springer 1971a.

ZÜLCH, K.J.: Atlas of the histology of brain tumors. Berlin-Heidelberg-New York: Springer 1971b.

ZÜLCH, K.J.: Atlas of gross neurosurgical pathology. Berlin-Heidelberg-New York: Springer 1975.

ZÜLCH, K.J., DREESBACH, H.A., ESCHBACH, O.: Occlusion of the middle cerebral artery with the formation of an abnormal arterial collateral system — Moyamoya-Type — 23 months later. Neuroradiology **7**, 19—24 (1974).

ZÜLCH, K.J., ESCHBACH, O.: Die Typen des inneren und äußeren Hydrocephalus bei atrophisierenden Prozessen des Hirns. Radiologe **5**, 431—435 (1965).

ZÜLCH, K.J., ESCHBACH, O.: The interhemispheric steal syndromes. Neuroradiology **4**, 179—184 (1972).

ZÜLCH, K.J., KURTH-SCHUMACHER, R.: The pathogenesis of „intermittent spinovascular insufficiency" („spinal claudication of Déjerine") and other vascular syndromes of the spinal cord. Vasc. Surg. **4**, 116—136 (1970).

ZÜLCH, K.J., MENNEL, H.D.: The biology of brain tumours. In: Handbook of clinical neurology (Vinken, Bruyn, eds.), Vol. 16, pp. 1—55. Amsterdam: North-Holland Publ., Comp. 1974.

ZÜLCH, K.J., MENNEL, H.D., ZIMMERMANN, V.: Intracranial hypertension. In: Handbook of clinical neurology (Vinken, Bruyn, eds.), Vol. 16, pp. 89—149. Amsterdam: North-Holland Publ., Comp. 1974.

Sachverzeichnis

Abrodil 277
Abszesse 110, 271
Aerocele 42, 263
Akustikusneurinome 107, 114, 252, 253
Altersabbau, präseniler 22
Altersatrophie 41
Alterstumoren 102, 256
Alzheimersche Krankheit 41
Amipaque 277
Anästhesie, lumbale 281
Anastomosen 158, 162
— extrakraniale 158
— intracerebrale 163, 164
— intrakraniale 158, 159
Aneurysmen 48, 122 ff., 133, 155, 243, 245, 270, 272
— A. carotis 39, 242
— örtliche Prädilektion 48
Anfärbung (blush) 165
Anfallsleiden 22
Angioblastome 13, 35, 37, 114, 117, 250, 251
Angiogramm, anatomische Varianten 137
— A. carotis externa 79
— A. ophthalmica 173
— cerebraler Kreislaufstillstand 171
— cerebrovaskuläre Insuffizienz 134
— Durchflußzeit 136
— kapilläre Phase 76
— Kindesalter 75, 76
— normales 65
— — arterielle Phase 65
— — Circulus arteriosus Willisi 65
— — Phasenablauf 66, 67
— — Strömungsgeschwindigkeit bei Kindern 65
— — Zirkulationszeit 65
— pathologisches 89
— Schädel-Hirn-Trauma 114
— V. jugularis 177
Angiographie 49 ff, 129
— Funktionsdiagnostik 136
— Gefahren und Komplikationen 63
— Gegenindikation 270
— Indikation 177, 270
— Komplikationen 133 ff.
— kraniale 49 ff.
— — Geschichte 51
— — Technik 53, 58, 177
— spinale 305
— — Geschichte 307
— — Reichweite der Untersuchungsmethoden 310
Angiom 48, 71, 129, 130, 270, 272
— Halsmark- 308
— des Rückenmarks, Häufigkeit 309
— spinales 299
Angiospasmus 169
Angiotomographie 59
Angulus venosus 77
Anoxie 171
Anzapfsyndrome 166, 168
Aortographie, retrograde 310

Aquädukt 200
— Blockaden 19
— Formen des 19
— Verschlüsse 245, 246
— — angeborene 245
— — primäre 13, 19, 245
— — sekundäre 245
Arachnitis 39
— spinalis 300
Arachnoidale Ringsysteme 162
Arachnoidalräume 21
Arachnoidalzysten 4, 13, 39, 241, 267
Arnold-Chiari-Syndrom 245
Arteria(e) angularis 80
— ascendentes 74
— auditiva int. 81
— axillaris 55
— basilaris 81, 86, 105, 139, 149, 155
— carotis int. 68, 70 ff., 94, 147
— — — Cavernosusabschnitt 68, 94
— — — Endabschnitt 73
— — — Gabel 68, 96, 98
— — — Ganglionabschnitt 68, 73, 94
— — — Halsabschnitt 94
— — — Kanalabschnitt 68
— — — schematische Darstellung 70
— — — Siphon 68, 73
— — — Verletzungsfolgen 121, 122
— — — Zisternenabschnitt 68, 94
— — Punktion der 53
— cerebelli inf. ant. 81, 86, 105, 139
— — — post. 81, 86, 139, 163
— — sup. 81, 86
— cerebri ant. 70, 72, 73, 91, 100, 137, 149
— — — Balkenabschnitt 72, 74
— — — Chiasmaabschnitt 72
— — — media 137
— — — Orbitaabschnitt 72, 74
— — — Pars circularis 73
— — media 72, 74, 91, 94, 98, 124, 137
— — — Inselabschnitt 72, 74
— — — Keilbeinabschnitt 72, 74
— — — Sylviische Gefäßgruppe 72
— — post. 11, 74, 81, 85, 86, 105, 137
— — — embryonaler Typ 137
— — — Ramus occipitalis 86
— — — Rami temporales 86
— chorioidea ant. 72, 74
— — post. 81
— communicans ant. 48
— corporis callosi 72
— epicallosa 72
— facialis 80
— femoralis 54
— frontales 73, 74
— gyri angularis 73
— lenticulostriatae 74
— meningea media 80
— occipitalis 80
— — int. 81
— — lateralis 81
— — medialis 81
— ophthalmica 68, 102, 173, 175
— orbitalis 73, 74
— parietalis 73, 74

Arteria(e) parietalis post. 73
— pericallosa 72
— pharyngea ascendens 79
— primitiva acustica 68
— — hypoglossica 68
— — trigemina 68, 71
— radicularis ant. magna (ADAMKIEWICZ) 307, 310, 311
— spinalis ant. 80, 307
— — — zervikaler Anteil 309
— subclavia 80
— temporalis post. 73
— — superficialis 80
— temporooccipitalis 81
— tentorii 68, 71
— vertebralis 80, 86, 149
— — Angiogramm der, venöse Phase 87
— — Punktion der 54
— — schematische Darstellung 84, 85
— — Serienangiogramm 82, 83
— — Verschluß der 44
Arterienkette 307
Arterienringe 162
Arterienspasmus 48, 168
Arteriosklerose 139
— ektatische 140, 146, 155
— stenosierende 140, 146
Astrozytome 28, 31, 33, 35, 110, 111, 228, 229, 230, 236, 257
—, pilozytische/Spongioblastome 13, 28, 33, 34, 35, 114, 241, 242, 245, 247, 250, 251
Atrophien, Kleinhirn 259
— olivopontocerebelläre 41
— umschriebene 262
Atrophische Prozesse 3, 21, 41, 270
Autoregulation 169

Balken 7
Balken-Lipom 33
Balkenmangel 102, 108, 267
— „Stierhorn"-Ventrikel 268
Balkentumor 271
Bandscheibenprolaps 295ff., 319
— lateraler zervikaler 296
— lumbaler 298
— thorakaler Spinalkanal 297
— zervikaler 295
Bandscheibenprotrusion 295
Basiläre Impression 105
Basilarisgabel 86
Basistumoren 13
„Blush" 135, 165, 166
Blutdruckanstieg-Krise 169
Blutungen, intracerebrale 131
— traumatische 42
Brückentumoren 247

Calcar avis 206
Carotis-Sinus cavernosus-Fistel 42, 121, 132
Carotis-Verschluß 22
Cavum Vergae 266
Cella media 203, 205
Cerebraler Kreislaufstillstand 171
Chondrome 13, 245, 252
Chordome 105, 293

Circulus Willisi 139
Cisterna(e) ambiens 215, 247, 254
— cerebelli sup. 215
— chiasmatis 214
— corporis callosi 215, 247
— crurales 212, 213
— fissurae Sylvii 214
— fossae Sylvii 216
— interpeduncularis 212, 213, 247
— intrasellaris 214
— laminae terminalis 214
— magna 251
— — cerebellomedullaris 210
— medullaris 211
— pontis 212, 213, 247
— pontocerebellaris 20, 211, 247, 252
— quadrigeminalis 215, 247
— veli interpositi 215, 247, 248
Computer-Tomographie 273
Confluens sinuum 78
Contusio cerebri 42

Dandy-Walker-Syndrom 252
Dermoide 38, 293
Diastematomyelie 302, 303
Dimer-X 279
— Myelogramm, normales 283
Diskogramm, normales 316
— pathologisches 315, 316
Diskographie 313ff.
— Komplikationen 316
— Normalbefunde 315
— Technik 315
„Dreiländereck" 136
3. Ventrikel 201
— Kontrastdarstellung 189, 190
— Tumoren 13, 18, 241
Druckkonus 7, 9, 15, 247
— cerebellärer 7, 9
— temporaler 15
Durasack, lumbosakraler, Kontrastfüllung 280
Durchblutungsstörungen 44

Einklemmung 11, 14, 196
Eiweißmangelschäden 41
Ektasien 156
Embolien 147, 157
Eminentia collateralis 206
Empyem, epidurales 293
Endarterien 44
Encephalitiden 22, 41
Encephalogramm, 24-Stunden- 194
Encephalographie, Gefahren 196
— Grundaufnahmen 191
— Röntgen-Technik 191
— Schema 192, 200, 206, 207, 209, 220
— suboccipitale 186
Ependymome 13, 28, 31, 33, 35, 114, 231, 236, 241, 245, 251, 252, 257
Ependymzysten 13, 28, 33, 240, 241
Epidermoide 13, 34, 38, 110, 236, 245, 252, 293
Epitheliome, zylindromatöse 39
Erblindung, passagere 64
Exophthalmus, Pulsans 132
Extracerebrale Prozesse 13

Falxzeichen 15, 104
Fehlbildungen, spinale 301
Fernzeichen 102, 104
Fibrolipome 302
Fibromuskuläre Dysplasie 147
Fibrosarkome 114
Filum terminale 28
Fissura Sylvii 214
Foramen costrotransversarium 169
– Magendie 12, 251
– Monroi 13
Frontallappentumoren 15, 16, 271
Frontopolarzeichen 102, 104
Frühe Venen 112, 114, 165
Frühkindliche Hirnschäden 22

Gangliozytome 13, 28, 31, 242
Gasresorption 194
Gefäßerkrankungen 22, 270
Gefäßgeschwulst 270
Gefäßmißbildungen 48, 270
– Spinalkanal 308
Gefäßstenose 140
Gefäßveränderungen, Arteriosklerose 139
Gefäßverengungen 133ff., 169, 272
Gefäßverschlüsse 21, 22, 44, 133, 141, 142, 145, 150ff.,
    272
Gefäßversorgung, arterielle 307
– venöse 307
Gegenstromangiographie 55ff.
Germinome 13, 36, 241
Glioblastome 28ff., 110ff., 197, 227ff., 257
Gliome 101, 232, 249
Glomustumoren 13, 39, 114, 118, 177, 178, 252
Granulationsgeschwülste 110
Granulome 39
Grenzzonen der großen Arterien 166
Großhirnhemisphärenprozesse 270

Hämangiome 173
Hämatome 110
– epidurale 119, 121, 271
– extracerebrale 43, 114
– intracerebrale 43, 109, 121
– subdurale 42, 90, 91, 102, 114, 119, 120, 197, 263,
    271
Hahnenkammwindungen 22
Hemisphärenprozesse 14, 222
– basale 223
– laterale 223
Heubnersche Arterien 74
Hinterhorn 205
Hirnabszeß 114, 197, 265
– traumatisch 42, 43
Hirnatrophie 48, 91, 102, 197
– allgemeine 257, 260
– halbseitige 260, 261
Hirndrucklehre 1ff.
Hirndruckzeichen 270
Hirnduranarbe 21
Hirngefäße, basale, schematische Darstellung 75
Hirngeschwülste, Artdiagnose 25
Hirn-Hernien 7ff., 16ff.
Hirninfarkte 45, 46, 47
Hirnkammern 220

– Erweiterungen, diffuse 263
– – posttraumatische 264
– örtliche Veränderungen 263
– zystische Ausweitungen 263
Hirnkontusionen 21, 114
Hirnödem 6
– traumatisch 42
Hirnprozesse, schrumpfende 41
Hirnschädigung, frühkindliche 22
– halbseitige 261
Hirnstammprozeß 270
Hirntod 171, 270
Hirntrauma 21
– Spätfolgen 21
Hirnvenen, innere 16, 77
– – schematische Darstellung 107
– äußere 76
Hirnventrikel 198
Hungerdystrophien 41
Huntingtonsche Chorea 41
Hydrocephalus 12, 197, 239, 257
– aresorptivus 13, 257
– externus 21, 22, 258, 259
– hypersecretorius 257
– internus 21, 22, 96, 102, 103, 240, 258, 259
– – e vacuo 260
– „normal pressure" 257
– occlusus 11, 12, 17, 18, 257
Hyperämie, reaktive 165
Hyperkinesen 47
Hypertension 60
Hypokapnie 60
Hypophysenadenome 13, 33, 38, 242, 245
Hypophysentumoren 94, 95, 177, 244

Infarkte 6, 44ff.
– mit Ödem 6
– Pathogenese der 44
Insult 167
– angiospastischer 135
Interhemispheric steal-Syndrom 168
Interkostalarterien, selektive Darstellung 310
Intoxikationen 22, 41
Intradurale Erkrankungen 320
Intrakranialer Druck 1ff.
– – allgemein 6
– – örtlich 6

Jodipin 277
Jugularis-Venogramm, normales 179

„Kaninchenohr"-Form 247
Karzinome, adenoide 39
– der Sinus ethmoidales 228
– zylindromatöse 228
Katheterisierung 53, 54
– Methoden 57
Kleinhirn, Atrophien des 41
– Atrophien der Rinde 41, 262
Knickbildung (kinking) 140
Kollateralen 44, 136, 158ff., 165ff.
Kolloidzysten 13, 28, 33, 241
Kontrastmittel 57
– Austritt von 169
Kontrastmittelfüllung, innerer Gehörgang 255

Kontrastmittelinjektion, intramurale 171, 311
Kontrastmittelmethoden 270
Kontrastmittelsäule 294
— Abdrängung durch extradurales Infiltrat 294
— korkenzieherähnliche Aussparungen 310
Kontrastmittelstop 279
— durch medianen Prolaps 298
Kontrastuntersuchung des Spinalkanals mit Luft, Informationswert 284
Kraniale Angiographie 49 ff.
— Kathetermethoden 54
— Punktionsmethoden 53
— Technik 53, 58
Kraniopharyngeome 13, 18, 33, 38, 242, 244, 257
Kreislaufstillstand, cerebraler 171, 172

Lamina quadrigemina 215, 241
Lappenatrophien 262
Lipiodol 277
Lipome 38, 232, 293
Liquorblockaden 12, 17 ff., 237
Liquordynamik 279
Liquorräume, äußere 208
— — Veränderungen der 234
Liquorreaktionen 196
Little-Syndrom 47
Luftbilder, normale, bei raumfordernden Prozessen 256
Luftembolie 197
Luftencephalographie, lumbale 184
Luftfüllung, äußere Liquorwege 186
— Aquädukt 185
— Kleinhirn 186
— Seitenventrikel 185
— subdurale 217
— 3. Ventrikel 185
— 4. Ventrikel 185
Luftmyelogramm, Lipom 292
— thorakales, normales 290
— zervikales, normales 289
Luftmyelographie 283
Lumbalarterien, selektive Darstellung 310
Lumbale Venographie 310
Luxusdurchblutung 165
Lymphome 40
Lysholmsche Linie 200

Mangeldurchblutung 44, 135
Mantelkante 91
Massa intermedia 201
Massenblutungen 169
— hypertonische 48
Massenverschiebungen 1 ff., 6, 7, 10, 11, 14, 21
Medulloblastome 13, 35, 36, 114, 250
Megadolichobasilaris 155, 156
Megadolichocarotis 155
Meningeale Anastomosen 149
— Verwachsungen 300
Meningeome 13, 28, 30 ff., 97, 106, 109, 112 ff., 228 ff., 242, 245, 252, 257, 293
— Clivus 250
— 3. Frontalwindung 229
— Falx 228, 234
— Keilbein 99, 227
— Olfaktoriusrinne 100, 101
— Tentorium 250

— Tuberculum sellae 33
Meningitis 22
Meningozele 301, 302
Metastasen 62, 114, 118, 197, 257, 293
Metastasierung 36
Mikroaneurysmen 61, 170
Mikroangiome 129, 131
Mikroembolien 135
Minimalversorgung, Rückenmarksgefäße 307
Mißbildungen 13, 266
— arteriovenöse 129
Moya-Moya-Syndrom 158, 164 ff.
Multiple Sklerose 22, 41
Muskelspasmen 311
Myelogramm, normales 288 ff.
— — zervikales 288, 289
Myelographie 275 ff., 310
— diagnostische Schwierigkeiten 286
— Dimer-X 282, 293
— Fehlerquellen 285
— Geschichte 277
— Indikationen 287
— Komplikationen 285
— mit negativen Kontrastmitteln 283
— mit positiven, wasserlöslichen Kontrastmitteln 279
— — — wasserunlöslichen Kontrastmitteln 278
— Punktionsschwierigkeiten 285
— Technik 278
— Technik nach JIROUT 283
— — — LINDGREN 283
— — — MURTAGH 283
— Überempfindlichkeitsreaktionen 285
Myelopathie, zervikal 296

Nahzeichen 15, 102, 104
Narkoseschäden 133
Nervenwurzeln, Ausriß der 300, 301
Neurinome 13, 34 ff., 106, 293
Neuropathologie, spezielle 23 ff.

Occipitallappen-Infarkt 11
— -Tumoren 271
Ödem, diffuses 22
Olfaktoriusmeningeom 33
Oligodendrogliome 28 ff., 110, 228 ff., 236, 257
Ophthalmica-Venogramm 175
Optikus-Gliome 245
Orbita, Venen der 78
Orbitaabschnitt 72
Ossovenographie 310, 317 ff.
— Anatomie 319
— Komplikationen 320
— Kontraindikationen 320
— Technik 319

Pacchionische Granulationen 11
Pantopaque 277
Parallelverschiebung 102, 104
Parasiten 38
Parietallappen-Geschwülste 271
Phlebographie, orbitale 173
— Röntgenanatomie 174
— Untersuchungstechnik 174
Picksche Krankheit 41, 262
Pinealis-Tumoren 13, 36

Pinealome 34, 242
Pinealozytome 13, 36, 241, 257
Plasmozytome 293
Plexus basilaris 79
— chorioideus 110
— — Glomus des 206, 207
Plexusmeningeom, intraventrikulär 13
Plexuspapillome 13, 28, 251, 257
Pneumencephalocele (Aerocele) 263, 265
Pneumencephalogramme, Deutung der 218
— normale 198
— pathologische 222
Pneumencephalographie 181 ff.
— Gefahren 196
— Gegenindikation 270
— Geschichte 183
— Indikation 270
— Technik 184
Pneumo-Encephalo-Tomographie 199
Pol-Tumoren 230
Porencephalie 21, 47, 269
Posttraumatische Veränderungen 300
Pseudotumor cerebri 256
Pulsationsphänomene 278
Punktionsblutung 169

Queckenstedtscher Versuch 279
Queranastomosen, suprakallosale 137

Radiatio corporis callosi 202
Radikulographie 281
Ramus communicans ant. 70, 124
— — post. 68, 69, 85, 104
— — — infundibuläre Dilatation 72
Randzackenbildung, hyperostotische 169
Raumfordernde Prozesse 6, 25 ff., 222
— — Artdiagnose im Luftbild 256
— — extradurale 293
— — intrakraniale/spinale 25
— — Prädilektionen 25
Recessus infundibularis 205
— opticus 205
— pinealis 201
— suprapinealis 18, 201, 245
Reserveräume 6
Retothelsarkome, epidurale 40
Rindenatrophie 41
Ringanastomosen 166
Rückenmark 302
— Atrophien des 301
— Mißbildungen (Angiome) 308
Rückenmarksgefäße, Maximalversorgung 307
— Minimalversorgung 307
— normale und pathologische Anatomie 307

Sanduhrneurinom 320
Sarkome 37, 114
Schädel-Hirn-Trauma, Angiogramm des 114
— Begutachtung 262 ff.
— bei breitflächiger Gewalt 42
— bei umschriebener Gewalt 42
— Blutungen nach 42
— Folgezustände 42, 43
— Kontrastmitteldiagnostik 43
— Verletzungen durch Sturz 42

Schichtaufnahmen 193
Schlängelung (tortuosity) 140, 155
Schlingenbildung (coiling) 140, 155
Schmetterlings-Gliome 232, 233
Schrumpfungsprozesse 3, 257, 270
Seitenverschiebungen 6, 7
Seldinger-Technik 309
Septum-3. Ventrikellinie 16
Septumgliome 13
Septum pellucidum-Zyste 234
— — — „geschlossene" 266
— — — „offene" 266, 267
Serienangiographie 58
Sinugraphie 176
— Komplikationen 177
— Untersuchungstechnik 176
Sinus cavernosus 78, 79, 121
— durae matris 78
— intercavernosus ant. 79
— — post. 79
— occipitalis 79
— petrosus inf. 78, 79
— — sup. 78, 79
— rectus 78, 87
— sagittalis inf. 78
— — sup. 78, 177
— — Verschluß des 170
— sigmoideus 78
— sphenoparietalis 78, 79
— transversus 78, 87
— — venöser Abfluß 170
Spasmen nach Subarachnoidalblutungen 169
Spasmus 125, 135
Spinalarterien, thorako-lumbaler Abschnitt 309
Spinale Angiographie 305 ff.
— — Komplikationen 311
— — Untersuchungstechnik 309
Spinalkanal, lumbaler, thorakaler 290
— raumfordernde Prozesse 40
Splenium corporis callosi 81
Spongioblastome 13, 114, 241 ff.
Stammganglientumoren 14, 17
Steal-Syndrom 46, 166
Stenosen 135, 139 ff., 270
Stenosierung 156, 157, 169
Stichlochdrainage 279
„Stierhorn"-Ventrikel 268
Stiftgliome 28
Stoffwechselstörungen 22
Striatum-Blutung 169
Subarachnoidalblutung 13
Subarachnoidalraum, zervikaler 288
Subclavian-Anzapf („Steal"-)-Phänomen 166, 168
Subdurographie 274
Subtraktion 52, 61
Sulci 216
Syringomyelie, Differentialdiagnose 301

Temporalhorn 208
Temporallappen-Tumoren 16, 271
Tentoriumschlitz 4, 5, 10, 17
Teratome 13, 38, 241, 245, 293
Thorotrast 51
Thrombangiitis obliterans 162, 166
Thrombosen 43, 147, 157

Sachverzeichnis

Tomogramm 201
Torcular Herophili 170
Transitorische ischämische Attacke (T.I.A.) 135
Trigeminus-Neurinome 95, 245
Trigonum 13, 206
Tuberöse Sklerose 28, 236
Tumorarten, Häufigkeit 25
Tumoren, Aquädukt 238
– Artdiagnose im Luftbild 256
– basale 242
– beidseitige 232
– im Bereich der A. cerebri ant., schematische Darstellung 92
– – – – – media, schematische Darstellung 93
– Brücke 19
– Brückenwinkel 20, 252
– Chiasma-Hypothalamus 242
– Clivusbereich 105
– doppelseitige frontale 229
– dorsale 223
– Durchblutungsgeschwindigkeit 110
– extradurale 293, 294, 319
– extrapontine 19
– intradurale 319
– – extramedulläre 292
– frontale 10, 15, 28, 90, 96, 97, 100, 226
– frontobasale (subfrontale) 228
– frontodorsale 228
– frontolaterale 229
– frontomediale 228
– frontotemporale 97, 230
– fronto-temporo-parietale 231
– Gegenseite 90
– Großhirnhemisphären 222
– Halsmark 251, 252
– hinterer Balken 234
– hintere Schädelgrube 34, 250, 270, 272
– Hypothalamus 245
– infiltrierendes Wachstum 14
– intrakraniale, Sitz, Form und typische Ausbreitung 25
– intramedulläre 291
– intraventrikuläre 13
– „juxtamedulläre" 293
– Kleinhirnbrückenwinkel 105, 254, 255
– Kleinhirnhemisphäre 250
– Kleinhirnwurm 250
– (Lindau) 37
– mediane Liquorbahn 14, 17
– Mittellinie 33ff., 222, 242, 272
– multiple 256
– normale Luftbilder bei 256
– occipitale 10, 17, 100, 231
– Orbita 175
– paramediane 222, 245
– – des Großhirns 33
– parasselläre 94
– parietale 15, 30, 100, 230
– parietodorsale 230
– parietolaterale 231
– pathologische Vaskularisation 110
– präselläre 90, 96
– Schädelbasis 39
– Schema 223, 224, 225, 231, 246

– Schläfenlappen 90, 97
– Schläfenpol 100
– Seitenventrikel 17, 235
– Septum 234
– spinale 35
– spinale, Segmentverteilung 25
– Stammganglien 17, 235
– supraselläre 90
– temporale 10, 15, 31, 229
– temporobasale 230
– temporolaterale 230
– Thalamus 236
– 3. Ventrikel 13, 238, 241
– 4. Ventrikel 13, 247, 251
– Verteilung der 40
– Vierhügelgebiet 19, 241
– vorderer Balken 232
– Zentralwindungen 229
Twiningscher Punkt 247

Überdruckinjektion, retrograde 53
Überempfindlichkeitsreaktion 58
Ulegyrien 47

Vegetative Reaktionen 195
Vena(e) angularis 78, 174
– ascendentes 76
– basalis 87
– – Rosenthal 77
– cerebellaris inf. 87
– – praecentralis 108
– – sup. 79, 87
– cerebri int. 77, 87, 105, 108
– – mediae 76
– chorioidea 77, 87
– descendentes 76
– frontalis 174
– jugularis 78
– magna Galeni 77, 87, 108
– medullaris ant. 77, 87
– occipitales 79
– – ascendentes 87
– – descendentes dorsales 87
– – – mediales 87
– ophthalmica inf. 78, 174
– – sup. 78, 132, 174
– parietalis (Rolandi) 76
– petrosa 88, 108
– pontomesencephalica ant. 77, 87, 88, 108
– – post. 87
– praecentralis cerebelli 77, 87, 88, 108
– – (Trolard) 76
– retrotonsillaris sup. 87
– septi pellucidi 77
– spinalis ant. 77, 87
– temporooccipitalis (Labbé) 76
– thalamostriata 77, 103, 105
– vermis inf. 87
Venen der hinteren Schädelgrube, schematische Darstellung 87, 88
Venenwinkel 105
Venöse Abflußstörungen 170
Ventrikel-Abschnitte, Schema 204
Ventrikelbild im Sitzen 198

Ventrikel, Formveränderung, Schema 219
— halbseitige Füllung der 194
— Nichtfüllung der 194
Ventrikelprozeß 270
Ventrikelsystem, Schema 199
Ventrikeltumoren 236
Ventrikelweite 221
Ventrikulographie 188
Vergrößerungs-Angiographie 59, 60, 157
Verschlüsse 135, 251, 270
Vertebralisangiographie 58, 271, 310
Verwachsungen, meningeale 300
„Vier-Gefäße-Angiographie" 136
Vierhügelgliome 13
Vierhügeltumoren 19, 241
4. Ventrikel 185, 198
— — Tumoren 13, 247, 251
Vorderhorn-Hauptteil 203
Vorderhorn-Spitze 202

Wallenbergsche Arterie 81, 139
Wasserscheiden 44, 307, 308
— kritische Gefährdung 309
Wirbelkörper-Angiome 320
Wirbelsäule, maligne Prozesse 319
Wurzeltaschen 281, 289

Zirkulationszeit 136
Zisternen 7ff., 208ff.
— basale, Schema 210
— hintere Schädelgrube, Schema 211
— Schema 214
— „trockene" 187
Zisternographie, mit Luft 252
— mit positiven Kontrastmitteln 254
Zyklopen-Ventrikel 267, 268
Zysten 110, 293
— arachnoidale 18
— traumatische 42

F. Wachsmann, G. Drexler
Graphs and Tables of Use in Radiology
Kurven und Tabellen für die Radiologie.
Tables et Graphiques pour la Radiologie.
Gráficas y Tablas para Radiología. With
collaboration of numerous experts. 2nd
revised and enlarged edition. Approx. 240
pages. 1976. In preparation. ISBN
3-540-07809-6

U. Zeidler, S. Kottke, H. Hundeshagen
Hirnszintigraphie
Technik und Klinik. Mit einem Geleitwort
von E. Trostdorf
2. neubearbeitete und erweiterte Auflage. 156
Abbildungen in 232 Einzeldarstellungen. IX,
302 Seiten. 1975. Gebunden DM 178, – ;
US $73.00. ISBN 3-540-06994-1

H.M. Duvernoy
The Superficial Veins of the Human Brain
Veins of the Brain Stem and of the Base of
the Brain
With 71 figures (138 seperate illustrations).
VIII, 110 pages. 1975. Cloth DM 88, – ;
US $36.10. ISBN 3-540-06876-7

Distribution right for Japan: Nankodo Co.
Ltd., Tokyo

B. Schlesinger
The Upper Brainstem in the Human
Its Nuclear Configuration and Vascular
Supply
With 326 figures, partly colored. XVI, 266
pages. 1976. Cloth DM 390, – ; US $159.90.
ISBN 3-540-07497-X

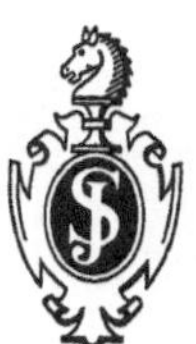

Springer-Verlag
Berlin Heidelberg New York

**Radiological Exploration of the Ventricles and
Subarachnoid Space**
By G. Ruggiero, J. Bories, A. Calabrò, G.
Cristi, G. Scialfa, F. Smaltino, A. Thibaut.
With the cooperation of G. Gianasi, G.
Maranghi, C. Philippart, E. Signorini.
90 partly colored figures (279 separate
illustrations). XV, 152 pages. 1974. Cloth
DM 148, – ; US $60.70. ISBN 3-540-06572-5

Distribution rights for Japan: Igahn Shoin
Ltd., Tokyo

R. Schober
Röntgenkontrastmittel und Liquorraum
31 Abbildungen. IV, 76 Seiten. 1964. DM
29, – ; US $11.90. ISBN 3-540-03209-6

H. Krüger
Echoventrikulographie
Die Echoencephalographie der inneren
Liquorräume. Methodik und Anwendung.
Unter Mitarbeit von G. Güttler
68 Abbildungen. VIII, 93 Seiten. 1972.
Gebunden DM 52,80; US $21.70. ISBN
3-540-05524-X

Proceedings in Echo-Encephalography
International Symposium on
Echo-Encephalography, Erlangen, April 14th
and 15th, 1967 Editors: E. Kazner, W.
Schiefer, K.J. Zülch. Translator: M. Lewke
278 figures. XI, 258 pages. 1968. Cloth DM
86, – ; US $35.30. ISBN 3-540-04300-4

Distribution rights for U.K.,
Commonwealth, and the Traditional British
Market (excluding Canada): Wright & Sons
Ltd., Bristol

W. Schiefer, E. Kazner
Klinische Echo-Encephalographie
Mit einer Einführung in die akustischen
Grundlagen von W. Güttner
174 Abbildungen in 280 Einzeldarstellungen.
VIII, 202 Seiten. 1967. Gebunden DM 92, – ;
US $37.80. ISBN 3-540-03969-4

Englische Ausgabe lieferbar

Preisänderungen vorbehalten

A. Mostafawy
Pediatric Sonoencephalography
The Practical Use of Ultrasonic Echoes in
the Diagnosis of Childhood Intracranial
Disorders. In cooperation with J.B. Nagle
52 figures. XI, 137 pages. 1971. Cloth DM
96, – ; US $39.40. ISBN 3-540-05216-X

T. Nomura
Atlas of Cerebral Angiography
24 figures, 1 color plate, 212 special plates,
6 angiograms. XI, 322 pages. 1970. Cloth
DM 98, – ; US $40.20. ISBN 3-540-05222-4

Published by Igaku Shoin Ltd., Tokyo. Sole
distribution rights for all countries except the
Far East: Springer-Verlag

A. Wackenheim, J.P. Braun
Angiography of the Mesencephalon
Normal and Pathological Findings. 128
figures. XI, 154 pages. 1970. Cloth DM
120, – ; US $49.20. ISBN 3-540-05266-6

Cerebral Localization
An Otfrid Foerster Symposium. Editors:
K.J. Zülch, O.D. Creutzfeldt, G.C.
Galbraith. With contributions by numerous
experts
95 figures. X, 339 pages. 1975. Cloth DM
88, – ; US $36.10. ISBN 3-540-07379-5

Gliomas
Current Concepts in Biology, Diagnosis and
Therapy. Symposium on "Cerebral
Gliomas" held at the University of Chicago,
May 18–19, 1974. Editor: J. Hekmatpanah
67 figures. X, 164 pages. 1975 (Recent
Results in Cancer Research, Vol. 51). Cloth
DM 54, – ; US $22.20. ISBN 3-540-07086-9

G. Salamon
Radiologic Anatomy of the Brain
In cooperation with numerous experts
282 figures in 463 separate illustrations.
Approx. 450 pages. 1976. Cloth DM 360, – ;
US $147.60. ISBN 3-540-07528-3

Distribution rights for Japan: Nankodo Co.
Ltd., Tokyo

**Malignant Lymphomas of the Nervous
System**
International Symposium. Organized by the
Österreichische Arbeitsgemeinschaft für
Neuropathologie and the Research Group of
Neuropathology of the World Federation of
Neurology, Vienne, August 29–31, 1974
Editors: K. Jellinger, F. Seitelberger
238 figures. VIII, 301 pages. 1975. DM
84, – ; US $34.50. ISBN 3-540-07208-X

H.W. Kölmel
Atlas of Cerebrospinal Fluid Cells
201 figures (131 in color). VIII, 124 pages.
1976. Cloth DM 98, – ; US $40.20. ISBN
3-540-07607-7

S. Kunze
**Die zentrale Ventrikulographie mit
wasserlöslichen, resorbierbaren
Kontrastmitteln**
24 Abbildungen. VI 77 Seiten. 1974.
(Schriftenreihe Neurologie/Neurology Series,
Band 13). Gebunden DM 38, – ; US $15.60.
ISBN 3-540-06782-5

J. Ulrich
Grundriß der Neuropathologie
95 Abbildungen. XVIII, 193 Seiten. 1975.
(Heidelberger Taschenbücher, Band 155.
Basistext Medizin). DM 19,80; US $8.20
ISBN 3-540-07330-2

Preisänderungen vorbehalten

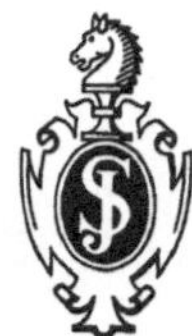

Springer-Verlag
Berlin Heidelberg New York